现代实用护理知识丛书

卫生厅护理质量控制中心审定

急诊急救护理基础与核心技能

主 编　宋瑰琦　朱禧庆

副主编　张小红　秦玉荣　牛 娟

中国科学技术大学出版社

合 肥

内 容 简 介

本书是一本急诊急救护理知识与技能的专门著作,分上、下两篇,系统地介绍了急诊急救医学的概念、急诊急救护理的基本知识与核心技能。书中收集了近年来国内外急诊急救护理知识创新和技术进步的最新成果,融急诊急救护理知识的全面性、科学性和临床技术的先进性、指导性于一体。可供在职、在岗医护工作者岗位培训、技术进修之用,也可供医学院校护理专业选作教材或教学参考书,同时还可供各类高等学校、中小学乃至幼儿园负责安全教育的老师和感兴趣的读者学习参考。

图书在版编目(CIP)数据

急诊急救护理基础与核心技能/宋瑰琦,朱禧庆主编. —合肥:中国科学技术大学出版社,2015.3

(现代实用护理知识丛书)

ISBN 978-7-312-03335-3

Ⅰ. 急… Ⅱ. ①宋…②朱… Ⅲ. ①急诊—护理—技术培训—教材②急救—护理—技术培训—教材 Ⅳ. R472.2

中国版本图书馆 CIP 数据核字(2014)第 227889 号

责 任 编 辑:罗淑娟(特聘) 张善金
出 版 者:中国科学技术大学出版社
　　　　　　地 址:合肥市金寨路 96 号 邮编:230026
　　　　　　网 址:http://www.press.ustc.edu.cn
　　　　　　电 话:发行部 0551-63602905 邮购部 0551-63602906
印 刷 者:合肥学苑印务有限公司
发 行 者:中国科学技术大学出版社
经 销 者:全国新华书店
开 本:710mm×960mm 1/16
印 张:26
字 数:496 千
版 次:2015 年 3 月第 1 版
印 次:2015 年 3 月第 1 次印刷
印 数:1—4000 册
定 价:45.00 元

《急诊急救护理基础与核心技能》

编 委 会

主　　编　宋瑰琦　朱禧庆

副主编　张小红　秦玉荣　牛　娟

编　　者（以姓氏笔画为序）

王巧民　王　芳　王锦权　方诗元　牛朝诗

叶　祺　孙立琴　任　安　毕金霞　刘　宝

吕德超　朱禧庆　张小红　张　丽　张连荣

吴凤琼　邵　敏　余　华　李建生　宋瑰琦

林文风　段巧健　胡成文　胡爱贤　钟先进

秦玉荣　陶　菊　黄正芹　曹教育　程宝珍

选题策划　罗淑娟　张善金

各章节编写者一览表

姓　名	编　写　内　容	姓　名	编　写　内　容
宋瑰琦	第一章第一节、第五章	叶　祺	第七章第三、四、五、六节
朱禧庆	第一章第二节、附录	吴凤琼	第七章第九节
张小红	第一章第二节、第三节	李建生	第七章第十节
程宝珍	第一章第四节	秦玉荣	第七章第十一、十二节，第十八章
黄正芹	第一章第五节、第九章	钟先进	第七章第十三节
王贵梅	第二、十一、十二、十三、二十章	王巧民	第七章第十四节
余　华	第三章	任　安	第七章第十五节
王锦权	第四章第一、二节	胡成文	第七章十六节
刘　宝	第四章第三节	毕金霞	第七章第十七节
邵　敏	第四章第四、六节	段巧建	第八章
胡爱贤	第四章第六节	林文风	第十章
方诗元	第六章第一节	张连荣	第十四章
牛朝诗	第六章第二节	孙立琴	第十五、十六章
张　丽	第六章第三节	陶　菊	第十七章
吕德超	第四章第四节、第七章第一节	王　芳	第十九章
曹教育	第七章第二、七、八节		

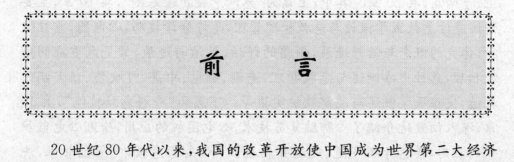

前　　言

　　20世纪80年代以来,我国的改革开放使中国成为世界第二大经济体,人均收入超过了1000美元,基本实现进入小康社会的梦想。但是,经济的快速发展往往也给环境和人类生产、生活带来严峻挑战和诸多问题,人们在享受现代文明的同时,也在不断地受到各种疾病、灾害事故和意外伤害所造成的急危重症的威胁。如何快速、准确、有效地应对突发健康事件,最大限度地降低由此而导致的伤残率和死亡率,提高人们的生存质量,受到了社会各界的广泛重视和关注。专业医护人员作为救死扶伤、促进人民健康的主要力量和主力军,承担着巨大的社会责任。

　　为了建立一支具有现代化专业水平的护理队伍,以适应社会发展对高水平医护人员的需求,安徽省护理学会、安徽省护理质量控制中心在安徽省卫生厅的支持和帮助下,根据国家卫计委的相关要求和标准,组织省内知名护理专家和一线护理骨干先后编写出版了《护理知识1 000题》《临床护理技术操作与质量评价》《临床专科护理实践指导》《三级综合医院评审护理管理指导》等书籍,为高水平护理队伍的成长发挥了积极的作用。现在我们在急诊急救专科护士培养已有八届毕业生所用教材的基础上,又完成了《急诊急救护理基础与核心技能》的编著,希望以此满足广大医护工作者、教师、学生和社会大众的期待。

　　呈献给广大读者的这本《急诊急救护理基础与核心技能》,系统地介绍了医学领域急诊急救护理的基本理论和近年来国内外相关知识创新和技术进步的最新成果,融急诊急救护理知识的全面性、科学性和临床技术的先进性、指导性于一体,内容丰富多彩,涉及临床各科室。全书分上、下两篇,共20章。其中,上篇为"急诊急救护理基础",共10章,主要讲述急诊急救医学概论与急救护理管理,急诊分诊技巧,心电图,重症监护,休克的概念与治疗进展,创伤的评估、救治与进展,常见危重症的急救护理,急性中毒概述与急救护理,淹溺、触电、中暑、叮咬伤、狂犬病的救治,灾难医学概述与院前救护实施等。下篇为"专科急救技能",共10章,深入细致地介绍了心肺脑复苏技术,心电图机的应用,除颤心电监护仪的应用,紧急开放气道、气道异物梗阻(FBAO)急救,气管插管术,洗胃术,呼吸机的使用,血液净化仪的使用,血流动力学监测技术,外伤止血、包扎、固定、搬运等。书后附录还给出了急救技能操作评分标准,供培训考核参考。

本书是集体智慧和力量的结晶,内容涉及临床各科室,参加本书编写的作者均是安徽省急危重症领域的知名专家和一线骨干医护工作者,由宋瑰琦、朱禧庆任主编,张小红、秦玉荣、牛娟任副主编,负责拟定编写大纲和全书统稿总篡。安徽省卫生厅、安徽省立医院领导对本书的编写出版给予了热情的支持和指导,安徽省护理质量控制中心组织相关专家审阅了本书的全部内容,并提出了许多宝贵的修改意见和建议,提供了大量的参考文献和资料,在此一并表示深切的感谢!

急诊急救护理是急救医学的重要组成部分,也是现代护理学的一个重要分支,急诊急救知识与技能是广大医护工作者服务社会,保障人民群众生命安全,提高人们健康水平的必要技能之一,事关人民大众家庭幸福、生活美满和生命质量,因此我们不敢有丝毫懈怠。尽管我们在编写过程中已经尽到了最大努力,试图将本书打造成为一本质量上乘、技术先进的好书,但是由于技术水平和知识视野有限,疏漏之处在所难免,恳请同行专家和广大读者不吝赐教,批评指正,使之在日后再版时更臻完美。

编　者

2015年1月

目　录

▌下篇　专科急救技能▐

上　篇

急诊急救护理基础

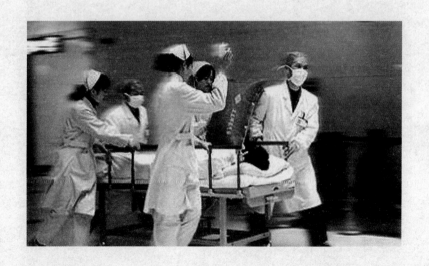

第一章　急救医学概论与急救护理管理

第一节　我国院前急救发展现状与趋势

一、概述

院前急救(pre-hospital emergency medical care)是指在医院之外的环境中对各种危及生命的急症、创伤、中毒、灾难事故等伤病者进行现场救护、转运及途中救护系统的统称,即从病人发病或受伤开始到医院就医之前这一阶段的救护。院前急救是急救医疗系统中的首要环节和重要的基础部分。当今社会对院前急救工作的成效评价日益重视,已将其作为衡量一个国家与地区急救工作的水平和能力高低的标志。

现代急救的新概念改变了过去传统的急救医疗模式,即实施急救的场所要走出医院的"围墙",如在家庭、社区或其他院外公共场所的第一现场进行救护,使伤病者在发生危机情况的第一时间能得到及时的救治。虽然院前急救是短暂的、应急的,但是及时有效地进行现场救护,快速、安全地转送病人,可以为挽回生命赢得宝贵的抢救时机,为在院内作进一步救治打下基础。反之,如果现场行动迟缓、措施不当,甚至不作任何处理,只是等待专业救援人员到来或盲目转送,就可能导致严重后果,给病人留下严重的后遗症、残障甚至危及生命。由此可见,加强院前急救建设,对提高伤病员的抢救成功率,有效降低伤残率、死亡率,使损失降低到最低程度是至关重要的。

二、我国院前急救现状

日前我国大部分地区都建设了以城市为单位的急救中心和紧急医疗救援中心,从业人员达数万人,初步形成了二级或三级的城市急救网络。但由于我国急救医学起步较晚,急救体系建设与急救医学的发展和广大群众的需求还有一定差距。各城市院前急救发展不平衡、模式不统一、布局不合理、人员技术力量薄弱、人才短缺、公民急救知识普及率低、管理力量分散、整体水平与发达国家相比还有较大差距。

（一）模式不统一

因经济发展水平和实际情况不同,各城市急救中心建设规模与运作模式也不同,目前我国院前急救运作模式有以广州、成都、珠海为代表的调度指挥型模式,以重庆等为代表的院前—院内紧密结合型模式（依托型）,以上海为代表的单纯院前型模式,以北京为代表的急救网络型模式（独立型）,以深圳为代表的院前—院内松散结合型模式,香港特区采取医疗急救与消防、司警联合应急型模式。以上6种模式,各有其不同特点,工作效率也有一定差异。它们各有其不同优点,但又都存在一定的局限性。独立型和香港的联合应急型可以较好地确保院前急救的统一指挥、统一调度,达到院前急救工作的高度时效性、精确性、可控性与可核查性。目前比较一致地认为独立院前急救型比较适合我国大中型城市的实际情况,适合中国国情,也是国际上公认比较先进的体系建设模式。我国很多大中型城市的急救中心已着手向这种模式转变。但这种模式在我国所占比例不大。

（二）服务半径大,反应时间较长

德国救护车服务分固定的与临时在出事地点集合的两种,无论是从陆地上或从空中运送伤病员,德国的救援工作都是高效率的,空中救援尤其是德国急救工作的一大特点。现在已有36个直升救护机站基地,执行50～70 km半径的急救任务,几乎覆盖了近95%的领空,医务人员于5～20 min可抵达灾害或事故现场,20～45 min将伤病员送到医院。这为我国院前急救的发展带来了借鉴。

在全国各大中型城市建立了急救医疗中心,小城市和县镇也已基本建立了急救医疗站,全国县以上的综合医院和部分专科医院都设置了急诊科,并建立了急救ICU、CCU重症监护病房,形成了中心—站—（所）—科（室）相结合的急救医疗网络。但各城市医疗救治机构发展不平衡,机构基础设施落后,装备水平不高。且远郊区资源配置远不及城区,远郊区120急救网络体系在基础建设和内部管理等方面都存在着很大差距。这些都影响了院前急救的反应时间及抢救成功率。云南省调查显示,院外急救资源配置不足,政府投入资金不够,调度指挥系统落后,救护车和随车医疗装备配备缺乏,且省级、州（市）级、县（市、区）级急救中心越向下,院外急救资源配置越薄弱,制约急救工作的开展。而且我国多数城市存在的问题是布局不合理,急救站点数量不够,网络不密。急救分站大多建在医院,多集中在城区,服务半径过长,且远郊区县的急救半径存在很大差异,相邻两个急救站之间的距离最近为7 km,最远为75 km。且乡镇人群需求越来越多,分站点分布不合理,服务范围扩大,导致急救反应时间长。北京市总体120急救网络呼叫反应时间在5 min之内的,城区为1.86%,郊区为4.33%；15 min之内的,城区为44.96%,郊区为35.23%。因城区交通堵塞服务距离短的城区反应时间长于郊区,但因郊区道路状况不好,距离远时城区反应时间远短于郊区。无锡市平均急救反应时间为 10 min,城区为 8 min;珠海市急救网络平均反应时间为 11.4 min,其中城区反应时间为 11 min,乡镇反应时间为 17 min。李艾娥等对湖北省 11 个地级城市急救医疗服务体系 2007~2008 年急救服务情况调查显示,襄樊等(上海急救模式)的急诊反应时间为 11 min,黄石等(重庆急救模式)的急诊反应时间为 13 min,荆门等(广州急救模式)的急诊反应时间为 14 min,京津唐高速公路交通事故伤急救反应时间 1 h 内占 26.5%,1~2 h 占 53.7%,与国家规定的城区反应时间 5 min、郊区 7 min 还有很大差距,与国际先进水平平均急救反应时间 5 min 相距甚远。反应时间长导致患者等待不及造成救护车放空,造成资源浪费,救护车到达救护现场时间偏长,甚至导致大部分车祸伤和心脑血管疾病患者在急救"黄金时间"内失去救治机会;我国急救反应时间长的主要原因是反应半径大,路途时间长,调度员的综合能力及责任心有待提高,信息传递不准确,道路交通不便。

(三)人员流动性大,急救人员救护水平偏低

美国院前急救由有一定经验的国家注册急诊专业医师经过院前急救医疗专业培训考核后进行,并在危重病救治时配备急诊专业注册护士,且其医疗救护员(emergency medical technician,EMT)是全美急救医疗服务体系的基石,是院前急救的主力军,主要担负院前急救,特别是基础生命支持(basic life support,BLS)的重任。医疗救护员分初级:EMT-basic(EMT-B);中级:EMT-intermediate(EMT-I);高级:EMT-paramedic(EMT-P)。

在澳大利亚大多数州一般是救生员(paramedic)负责现场救护,救生员不仅需要经过医护方面的专业培训,而且必须学会驾驶。一辆救护车配备两名救生员,其中一名兼当司机,另一名负责救护患者,一般半天两人互换一次。

在英国,从事急救医疗服务的工作人员分为两类,一类是仅从事抢救工作的人员,另一类则为从事非紧急工作的人员。凡从事抢救工作的人员必须接受 12 周的专业培训。

在日本,救急救命士是指经厚生劳动大臣允许,以在医生的指导下实施救急救命处置为职业的人,与美国的医疗救护员(EMT)和澳大利亚的救生员(EMT)在业务性质和业务范围上非常相似。

我国与国外院外急救体系不同,从事院前急救的人员主要是急诊医师、助理医师、护士、驾驶员、担架员这 5 类人员的不同组合。急救救护车内一般配备 1 名医生、1 名护士和 1 名驾驶员,或只配医生和驾驶员各 1 名。院前急救医生大多为大专及以下学历,助理医师职称,基本上是从临床医学院校的医疗系毕业的大专生,大多没有经过正规的急诊医学专业培训,有执业医师资格就能从事院前急救,普遍

存在学历较低,专业和培养基础相对较弱,急救水平不高。对驾驶员和担架员更无医疗急救技能方面的要求,只有简单的上岗培训,有的甚至连上岗培训也没有,只是知道工作中的注意事项和最简单的急救知识,未接受系统的急救医学培训,也没有定期复训与考试制度。中国目前还没有统一的急救员认证和管理制度,没有统一的急救培训教材,且缺乏系统的急救专业技能培训,现场抢救能力较弱。国内院前急救缺乏统一的行业准入制度和管理规定,对从事院前急救的各技术人员分工不细、职责不明,院外急救人员急救技术水平参差不齐。而且由于院外急救工作的特殊性及业内人士对这种工作的偏见,相当数量的专业技术人员不愿意从事这种工作,目前从业的急救医生中有很大一部分未经过急救专业培训。而目前正在从事这项工作的专业人员由于缺乏系统学习的机会,对自己的专业水平不满意,纷纷脱离院外急救队伍,使院外急救不但人员缺乏,且队伍不稳定,一直处于低水平运转状态。上海市从事院前急救的青年调查结果显示,院前急救从业青年对院前医疗急救行业的认可程度普遍较差,对工作的认可程度及个人发展评价都不高,尤其是认为院前医疗急救工作压力大,承受压力的能力普遍较差。院前急救工作强度大,压力高,待遇低,人员工作积极性不高。院前急救医师队伍人员紧缺,流失率高,队伍不稳定等已成为制约院前医疗急救发展的瓶颈性问题。

(四)公民急救知识缺乏

美国国民公众急救意识极强,有资料报道基本急救技术普及率达 89.95%。1966 年美国心脏协会提倡在公众中普及心肺复苏初步救生术,迄今为止,美国已有 5000 万人接受过此项培训,即每 4 人中有 1 人。1990 年开始倡导应用自动体外除颤器(AED),并要求迅速向大众普及。有调查显示,美国执法机关在院前急救中发挥着积极的作用,配备 AED 的执法机构数量明显增加(从 3% 增加到 31%),执法官员也较好地掌握院前基本救护知识及 AED 使用方法。而且调查显示,89% 的院前救护同时派遣 EMS 和行政执法人员,其中有 88% 是行政执法人员在 EMS 之前到达现场,行政执法人员常常为院前急救的第一反应人,也降低了院前患者死亡率。目前美国院前急救设备(如 AED)在公共场合均已配备,而家庭便携式 AED 几乎每家必备,小型急救箱(first aid kit)普及率高达 99.25%,除专门培训心肺复苏的机构外,各大中小学校、各社区服务机构均有专业教员给予院前急救培训,使救生率高达 99.87%。据美国 200 个人口密集城市调查显示,第一反应者中 95% 的人员都携带 AED。

在我国,公民急救知识缺乏,现场目击者缺乏急救知识。在专业救护人员到达之前未能进行有效的现场救护,无法进行早期判断。大多数心跳呼吸骤停病人发现者为现场目击者,他们大多未接受正规的初级救生的培训,正规呼救不力,院前急救实施时间和技术因而延误,错过急救时机。有专家提出,最大限度降低意外伤残率,提高抢救成功率,不仅是急救医护人员的职责,更是现场"第一目击者"应当履行的社会义务。因此,我国目前最为重要的是要将急救知识向社会公众普及,提高全民的急救意识和急救能力。2007年2月,中国北京首都国际机场候机厅等处安装了AED,标志着AED计划在我国的正式启动。2008年北京奥运会开幕,为配合奥运,北京大学人民医院、哈尔滨医科大学第二附属医院和上海交通大学胸科医院已先后在院内安装AED,同时急诊救护车配备AED,并对相关医务人员和保安进行了培训。2010年10月,海南省人大常委会在新修改的《海南省红十字会条例》中,在国内首次正式以立法形式要求公共场所配置AED及社会化普及急救知识和技能,同时要求公众服务人员和高危职业从业者应是接受急救技能培训的重点人群等。

三、院前急救的发展趋势

(一) 建立快捷有效的院前急救体系

政府应对各急救站进行统一的规划、组织及管理,制定相应的政策、法规及制度,并给予一定的政策及财政支持。在理顺院前急救管理体制的同时,卫生行政部门内部应加强部门协调,明确院前急救管理职责,建立城区120急救调度指挥中心,完善院前急救网络建设。积极推动县级急救中心(站)的建设,指导乡镇建立急救站,县及乡镇急救中心(站)的建立要结合当地的现状,尽可能缩小服务半径,避免建设不足或重复建设。

统一院前模式,逐步完善院前急救网络建设,建立快捷有效的院前急救体系。政府宏观调控,加大对贫困地区院前急救建设的扶持力度,给予物资设备捐助或者短期的人才支持。建立一整套合理、高效、有序的管理和指挥管理系统,以充分发挥交警、消防、急救多部门的团队协作功能。目前提出了现场急救、转送途中救护、院内急诊救治三个急救环节的急救措施,重点强调急救链,使其相互联系,保护一条生命通道,随时处置可能发生的意外情况,使患者快速、安全地入院,院前急救是急危重症治疗中的重中之重,是根本。

改良院前急救与医院急诊人员训练,改进网络信息系统,发展区域化的专业急救。我国内地车祸死亡人数每年约12万,为全球第一。在意外事故中,严重创伤者的致残率高达36.1%。意外事故死亡处于社会人口死因第4位至第5位。目前大多城市没有或无完善的城市救援体系。院外急救网络缺乏合理布局,抢救方式单一,在救援时间和质量上与国际相去甚远。我们可以借鉴香港及国外先进经验,将消防、警察和医疗急救人员进行整合,把"110""119""120""122""999"等紧急呼救电话综合为一个号码,并建立与国际接轨的EMS机构,根据地域设立若干个

EMS点，形成网络，发展急救信息建设体系，运用GPS定位系统，以缩短救援半径和救援时间，降低空车率，提高抢救成功率，实现城市救援网络的一体化、标准化、规范化，尽快与国际接轨。

（二）加强现场第一反应人的培训，普及公民自救互救知识

许多突发意外伤害事故或急危重症多发生于行车途中、家中、工作场所等，能给患者最快救治的不是专业急救人员，而是现场第一目击者。非专业人员参与院前急救，尤其是人员构建（包括人员和培训）与基础设施体系集成和改进对提高院前急救尤其是撞伤后管理急救成功率有重要意义。

全球对第一目击者急救技能的普及及培训也越来越重视。国际红十字会将每年9月的第二个星期六定为"世界急救日"，目的是让越来越多的民众掌握更多的急救知识。但目前，我国公众急救知识普及培训发展不平衡，全民急救知识普及效率低，因此全民急救知识普及刻不容缓。

加强对市民群众急救知识的普及教育。由于大多数急危重病的急性发病和意外伤害都发生在院外，有报道称：在院外心脏骤停现场，不做CPR心肺复苏，也无AED（体外除颤器），患者存活率几乎为0；做CPR，有但未使用AED，患者存活到达医院的几率为5%，在美国严格训练的临床试验社区这一数字为8%；早期CPR联合早期AED，社区心脏骤停患者存活到医院的机会达33%，机场患者为50%，赌场为74%。如果第一目击者能掌握基本的救护知识，在专业救护人员到达以前能进行初步救护，如有效的徒手心肺复苏、简要的外伤包扎止血固定等，将为进一步的专业抢救赢得宝贵时间，提高抢救成功率和减少伤残率。在2011年7月15～16日由中国科协主办、中国医学救援协会在北京承办的第52期"心肺复苏、自动除颤与灾害自救互救生命链"新观点新学说学术沙龙上，李宗浩作了题为《在当代医学救援的激流中推倒医院围墙，建立心肺复苏、自动除颤与灾害自救互救生命链》的主题发言，就公众所关注的"公众AED使用免责"问题，强烈要求AED在我国公共场所尽快启动、普及。尤其应在学校、宾馆、车站、机场、社区服务等公共场所配置AED，"像普及灭火器一样普及自动体外除颤器（AED）"。

公民急救技能普及培训，政府应加大资金投入，组织各级各类机构，对特殊人群，如交警、消防、保安等采取人人过关，持证上岗培训。应采取多种方法、多种渠道，在医学允许范围内，适当简化操作程序，选择简单有效的操作模式，详细交待注意事项，使非专业人员易于理解记忆，容易接受，提高学习兴趣，迅速扩大公民急救知识普及率。

（三）稳定急救医护人员队伍，提高院前救护水平

现代院前急救不仅要求建立高效的医疗急救指挥系统，更需要配备训练有素、

装备精良、反应迅速的院前急救专业队伍。应加强院前急救站、医院急诊科急救专业队伍建设,培养固定的急诊专业医师。急诊专业医师首先应经过三年以上相关专科的培训,熟悉各专科常见病的诊疗常规,掌握常见急危重病症的抢救原则,然后在急诊科进行急救专业理论和技能的培训,熟悉和掌握常见的急救技术,也应加强急诊专业医师心理素质的培养,提高应急反应能力,能独立应对各种复杂的突发事件。同时应由相关的政策提高其待遇和地位,稳定急救医护人员队伍,促进其业务水平提高。

(四) 强化社区医务人员急救技能,迅速提高公民自救互救能力

因发生在家中的突发急、危症患者占院前救护比例大,应同时要求提高社区服务中心医务人员协同院前急救相关人员,如社区保安、社区保洁人员的救护能力,因社区服务中心离居民住宅距离最近,反应时间短。同时,社区也是普及急救知识与技能的良好平台,培训社区急救人员,使其掌握急救基础技术,如心肺复苏技术、创伤急救技术、紧急气道管理技术等。通过在社区推广适宜的急救技术,是一个普及急救知识与技能行之有效的方法。因此,加强社区医务人员院前急救技能培训,提高社区医务人员救护水平,为转运及进一步抢救赢得宝贵时间,是提高社区危重患者抢救成功率、减少伤残率的重要方面。

综上所述,我国的院前急救应该以人为本,以科学发展为主题,以加快行业专业水平发展为主线,为公众提供更快、更好的院前急救医疗服务。坚持行业规范和准建设的主攻方向,参照"健康中国 2020"规划,尽快完善立法、应急预案、快速反应、信息通信、人才队伍建设、物质储备等机制,满足社会日益增加的急救医疗服务需求。中国院前急救的未来应该是一个全民参与的"社会化急救",应该是一个法制健全、标准化的"规范化急救",应该是一个信息通畅、网络覆盖全面、自动响应的"信息化急救",应该是一个反应迅速、机动性强、人员梯队合理、资源储备充足的"准军事化急救"。

第二节 急诊急救护理流程应用与管理

一、概述

流程管理(process management,PM)是一种以规范化的构造端到端的卓越业务流程为中心,以持续地提高组织业务绩效为目的的系统化方法,它以业务流程再造与优化为基础,包括规范流程、优化流程和再造流程 3 个层面。流程管理强调规范化、持续性和系统化,它是以流程为目标,以流程为导向来设计组织框架的,使所做的每一项工作都有明确的规范和要求,使每一个职工都能自觉地按章办事并养成力争把工作做好的职业习惯。

急救中心(急诊科)是医院抢救急危重病人的前沿阵地。急诊工作具有面对患者发病急、病情变化快、随机性大、时效性强、团队协作与科室协调要求高等特点，为确保急诊病人得到及时有效救治，缩短就诊时间，延长救治时间，提高抢救成功率，减轻伤残程度，急诊急救工作必须全面实施流程管理，这不仅是急诊管理者的任务，也是竞争日益激烈的医疗市场的需要。

二、流程管理的目标

流程管理的目标是在规章制度制约下，将急诊急救区域输入的不可控的外部因素，即疾病种类、病人流量、就诊方式等与可控的内部因素，即人力资源、设备资源、医疗环境、急救能力等进行有机的结合，使急诊病人得到及时、有效治疗，病情稳定后输送到相关专科进行后续的进一步治疗，真正实现无缝隙链接服务，在临床实施过程中会获得来自急诊医护人员实践性效果评价、相关科室反馈性信息、病人满意度以及社会、政府或媒体监督等反馈性信息流，从而得以优化流程，使流程再造，进一步提升急诊急救效能(效率×质量)，确保病人安全，提高抢救成功率和病人满意度。

三、急诊急救工作流程设计条件

（一）基本设置

1. 功能布局

为了保障急诊急救工作的时效性，功能布局上要体现"一站式"服务。依据卫生部《急诊科建设与管理指南(试行)》的要求，急诊科应当设医疗区和支持区。医疗区包括分诊处、就诊室、治疗室、处置室、抢救室和观察室、急诊病房，三级综合医院和有条件的二级综合医院应当设急诊手术室和急诊重症监护室；支持区包括挂号、急诊化验、超声、影像、药房、收费等各类辅助部门，且医疗区和支持区布局合理，集"诊、查、治"于一体，抢救设施齐全，急救药械完好率为100%；标识醒目，有抢救患者优先的措施，保障绿色通道畅通，有利于缩短急诊检查和抢救距离半径。

2. 护理人员配备与资质

在人员配备方面，急诊科应当有固定的急诊护士，且不少于在岗护士的75%，护士结构梯队合理；在资质方面，急诊护士应当具有3年以上临床护理工作经验，经规范化培训获得岗位适任资格，掌握急诊、危重症患者的急救护理技能，常见急救操作技术的配合及急诊护理工作内涵与流程，并定期接受急救技能的再培训，再培训间隔时间原则上不超过2年。

（二）突出急诊、急救特点

1. 时间就是生命

急诊医学是一门用最短的时间来挽救生命、减轻病痛的艺术,时间长短也是评价工作效率、医疗护理质量和管理水平的重要标志之一。有条件的医院急救中心依据病情等级应建立三区(A 区、B 区、C 区)四级(Ⅰ级急危症、Ⅱ级急重症、Ⅲ级急症、Ⅳ级非急诊),Ⅰ级急危症开通绿色通道直接护送至 A 区(红色);Ⅱ级急重症护送至 B 区(黄色);Ⅲ级急症和Ⅳ级非急诊安排或指引至 C 区(绿色)。期间护士加强巡视,依据病情变化对 A 区、B 区、C 区病人进行动态调整,同时对三区四级和绿色通道流程制作标牌上墙并予以醒目的地标,不仅方便和引导患者快捷就诊,而且时刻警醒着医护人员"时间就是生命"的急救理念。

2. 强调抢救成功率

现代急诊医学要求急诊科医护人员不能只停留在实施心肺复苏等一般性抢救措施上,应承担休克、出血各种危急症的救治,以及多脏器功能衰竭的早期诊断和救治等;应具备急危重症患者病情的评估能力及应对措施;能熟练掌握深静脉穿刺、气管切开、气管插管、血液灌流、心脏起搏、脑血肿穿刺及减压等治疗技术,以达到抢救及时、到位、技术娴熟的要求。

3. 记录及时、完整

记录及时与完整是保证医疗、护理安全的重要措施,也是避免不必要的医患纠纷的法律依据。例如,抢救记录单应记录接诊、通知医生及抢救开始时间,抢救过程中所采取的措施与时间,转归时间与护送人员等,医、护人员共同签名;对于急危重症病人,经救治后病情平稳需护送到相关科室作进一步专科治疗时,应使用《急诊危重病人转运交接单》,首要环节是提前电话通知接收科室,并明确电话告知的内容(病人的诊断、性别、年龄、神志、特殊管道和特殊用药)及接听人的资质与姓名;其次是病人一般资料、转运措施、交接信息;最后到接收科室后双方护理人员依据《急诊危重病人转运交接单》的内容进行交接,确认无误后双方签名,这样不仅做到急诊急救工作流程的无缝隙链接,而且做到有据可查,既保证了病人的安全,也避免了医护人员之间、科室之间的扯皮推诿现象。

4. 体现人性化服务理念、增强主动服务意识

在医疗市场竞争日趋激烈的新形势下,对病人实行人性化服务,已成为医院提高核心竞争力的重要手段。急诊是突发的,大部分病人缺乏心理准备,心理打击大,这就给急救工作提出更高的要求。在整个护理流程中,始终坚持以人为本,开展充满"人性化、人情味"的服务,加强与病人及家属的沟通与心理疏导,使病人得到心理安慰。增强主动服务意识,主动关心病人,想病人所想,急病人所急。为了在急救护理中充分体现"整体护理"的理念,只有将具有综合的、动态的、决策的和反馈功能的护理程序过程运用于急救护理流程,才能使之合理化、科学化。

5. 倡导团队协作精神,树立全程服务观念

急诊工作从接诊开始直至诊疗过程的结束,在这个完整的医疗护理程序中,涉及各个科室、部门的人员,均应充分体现一种以关爱、尊重为核心的人道主义精神,从接诊的第一个良好印象开始环环相扣,直至病人满意而归。

6. 不断完善,步步深入

一项流程的完成,并不预示该项工作的终结,而应在工作实践中进行动态管理,预测问题,发现问题,解决问题,在原有的流程基础上不断地进行规范、优化和重构,不断完善,以提高护理质量和为病人提供优质服务。

四、实施流程管理的步骤

界定核心流程—评价核心工作流程状况—绘制流程图—流程试运行—找出核心流程中的薄弱环节—优化流程—流程正式运行—护士长督导执行流程—保证流程的正常运行—再次评估流程—再造流程。

(一) 评估:收集相关信息

输入信息:了解病情的等级、就诊方式、病人身份等进行分区分级,一般来说,医院对"120"危重症病人、高中专考生、"因公负伤"公安干警是开通绿色通道的指证。反馈信息:同相关科室的信息传输与交接、病人的反馈、医护人员实践性反馈等。

(二) 制定与实施

1. 制定

根据收集的信息资料进行整理、制定,例如,创伤病人急救护理流程,预检分诊护士5~10 s内进行快速全面的初步评估—依据生命迹象开通绿色通道—抢救室护士6~8 min内初期抢救(VIPCO程序)—初步控制窒息、休克、大出血后进一步评估(15 min内)—多发伤的动态评估:发现隐蔽的深部损伤、继发损伤、并发症—转运前进行全面、细致的评估(3 min),这种规范化、程序化护理措施简明扼要,环环相扣,易于掌握,同时每个步骤都有量化的服务时限要求,为创伤病人的抢救赢得宝贵的"白金时间"和"黄金时间"。

2. 实施

将流程以书面和上墙的形式展现在大家面前督促学习,指导工作。

(1)岗前集中学习:尤其对轮转和低年资护士进行上岗前学习,使之对流程有一个较全面的理性认识。

(2)岗中学习与应用:主要采取现场指导和发挥高年资护士的"传、帮、带"作用,将理性与感性认识相结合。

（3）模拟演习与现场操作相结合。

（4）随机与定期督查相结合,通过多元化的培训方式使大家掌握流程、运用流程,以达到全员规范化实践。

（三）反馈与重新评估

在流程运行过程中,随机与相关科室沟通;对急诊医师和护士采取口头和问卷的方式进行动态的调查与管理,找出阻塞点、盲点,进行重新评估、修订,以不断完善、优化进行流程再造。

五、流程应用效果

（一）规范流程,使急诊急救工作更规范化、合理化,确保时效性

急诊由于病人流动性大,无法估计且难以控制病人的流量,病种复杂、病情多变,中间环节多,为了保持良好的就医秩序和环境,充分体现"时间就是生命"的急救理念,变被动为主动,安徽省立医院结合本院实际情况,制定了《急诊病人接诊流程》《急救绿色通道流程》《大型突发事件应急工作流程》《急性左心衰急救流程》《急性心肌梗死急救流程》《急性颅脑损伤急救流程》等。对于急危重症患者,开通急救"绿色通道",由护士直接送入抢救室,做到先抢救后挂号登记;对于病情不稳定的危重病人,需要其他科室协助者,按工作流程及时通知有关专家直接到急诊参加会诊、抢救;对于需紧急手术的患者,由急诊直接进入手术室进行手术。将中心内急救有机结合,减少了中间环节,减少了急诊和其他科室之间的"接口"问题,加强了科室之间的合作,也加强了医护之间的配合,使危重病人的救治变得更加顺畅,在很大程度上改善了各科室之间相互扯皮推诿的现象,形成了院、中心"急救一体化",体现了时效性。

（二）优化流程,有效地避免和减少医疗护理纠纷,确保安全性

急诊预检分诊是把好急诊病人诊治的第一关,为了快捷、有效地分诊,制定了胸痛、腹痛、昏迷、车祸伤、坠落伤等十类常见急症的分诊流程,为了在急诊推广优质服务,在原流程的基础上进行了优化,将分诊信息化管理与病情分级流程(三区四级)相结合,不仅使急诊分诊与挂号一体化,取消了病人或家属往返于分诊台与收费处挂号的多步环节,而且真正体现了"病情轻重缓急"的分诊原则,使急危重症病人得到了及时有效的分流和救治;为保障急危重症病人院内安全转运,制定了《急诊病人院内转运工作流程》及《急诊危重病人转运交接单》;贯彻无缝隙链接服务,确保病人的安全;在实施过程中,以满足病人医疗护理服务需求为宗旨,不断持续改进,规范医护人员的每一个工作环节,对贯穿服务流程的质量要素进行监控、记录及反馈。做到事事有人管、有记录,做到"写你应做的,做你所写的"。大大地提高了患者的满意度,有效地减少了不必要的纠纷,变事后解决问题为事前预防为主。

(三)再造流程,运用 PDCA 模式,促进护理质量持续提高

在临床实践过程中,护士长、质控护士采取定期和随机督查的方式,参照流程的标准查找薄弱环节或不足之处,对存在的问题进行汇总,每月召开一次全员"头脑风暴会",集思广益,分析、提炼、归纳、整改,使流程得以再造,以不断提高护理质量。

急诊是一个多学科、跨部门的工作场所,是急、危、重症病人的抢救中心,也是医疗纠纷高发的科室。因此,规范流程、优化流程和再造流程,进行全面流程管理,提高工作效率,充分体现急诊急救的时效性,有效防止了医疗纠纷,保障病人安全,提高护理服务质量显得特别重要。

六、展望

流程管理是一种新的管理理念,要想把这种理论应用于实践并取得良好的效果,不仅需要观念的转变、知识的储备,更需要护理管理者树立敏感的流程再造意识,不断地摸索与实践,善于用批判性思维发现问题,分析问题,解决问题,引导再造,使流程更加合理、科学、有效,以完善服务细节,提高病人的满意度,真正体现护理工作贴近患者,贴近临床,贴近社会,为医院树立良好的形象,从而达到病人受益、医院受益,实现社会效益与经济效益的统一。

第三节　急诊危重病人院内安全转运的管理

一、概述

急诊科经常是急诊危重病人的首诊科室,病人经初步复苏、抢救后,因进一步诊断与治疗的需要常常要进行院内转运。虽然院内转运只需短暂的十几分钟,但转运途中由于条件限制存在着许多对病人病情不利,甚至危及生命的不安全隐患。根据相关文献报道,院内转运能增加重症病人并发症的发生,转运的病人有比平常高 9.6% 死亡率的危险。为确保急诊危重病人院内转运安全,可结合各家医院的实际情况制定管理措施,以达到规范转运与交接。下面以省立医院为例加以说明。

二、规范病人转运制度与流程

在严格遵照转运医嘱的同时,对病人的病情进行评估,如果发现有生命危险应就地抢救,不宜转运,待生命体征平稳后,依照"急诊病人院内转运流程"进行转运。

三、转运前护理

(一) 再次核对转运医嘱及预评估

急危重症病人可能会在转运途中发生意识、生命体征的改变；各种管道的堵塞和滑脱；有窒息和坠床的危险等不同程度的并发症，作为护士不应机械地执行医嘱，也应自身对转运的可能性、危险性进行充分的预评估，以做好应急抢救准备，避免盲目转送。

(二) 与接收科室的沟通

转运病人前应事先电话通知接收科室（告知：诊断、性别、年龄、神志、特殊管道和特殊用药、需准备急救物品 6 项内容），接听电话者白班为主班护士，中、夜班为当班高年资责任护士，接收科室获知信息后应立即做好床位、氧气等准备工作，迎接病人到来。

(三) 转运风险告知

转运前由医师向家属交待病情及转送过程中可能发生的意外，在征得病人和(或)家属的理解和同意后履行签字手续。

(四) 转运前病人的准备

1. 意识清醒病人

意识清醒病人要做好解释工作，给予心理安慰，取得患者的配合；护士应评估患者的焦虑及疼痛程度，可根据医嘱适当应用镇静药物。

2. 昏迷病人

昏迷病人应清理呼吸道，采取平卧位，头偏向一侧保持呼吸道通畅，防止分泌物、呕吐物堵塞呼吸道引起窒息。

3. 颅脑损伤病人

颅脑损伤病人应尽量去除引发颅内压增高的因素，包括降颅压药物的应用，控制其烦躁，并妥善给予约束等。

4. 气管插管或气管切开病人

气管插管或气管切开病人应检查人工气道的固定是否妥当，必要时可加固原有固定，以保持管道位置正确、畅通，防止运送过程中不慎将插管滑脱，转运前应为患者吸净痰液。

5. 外伤病人

外伤失血病人依据病情建立 2～3 条有效的留置针静脉通路，以保证有效循环；骨折病人应妥善做好固定。

6. 危急值病人

所谓"危急值"是指某项或某类检验异常结果，而当这种检验异常结果出现时，表明患者可能正处于有生命危险的边缘状态,临床医生需要及时得到检验信息,迅速给予患者有效的干预措施或治疗,就可能挽救患者生命,否则就有可能出现严重后果,失去最佳挽救机会。因此,危急值病人在转运前应确保异常化验结果已得到处理。

无论哪类转运病人,都要妥善固定好病人的静脉针和各种导管;导尿病人应清空尿袋;药物标记明显;上好护栏和输液架。整理病人资料,核对并携带转运病人尚未使用完的药物和物品。

(五)转运人员和工具

根据病情需要,选择合适的转运方式;携带监护仪、呼吸机等急救器械、药品和物品;由具备职业资格的医师和(或)护士护送。

(六)再次评估

离开抢救室前再次评估患者的意识、瞳孔、生命体征、血氧饱和度等病情,详细记录意识、生命体征以及各引流管名称、位置、刻度、气道情况等。

四、转运中的护理

(一)安全合适的转运体位

1. 病人体位

不同病情的病人予以不同的体位并拉起床栏,转运途中尽可能避免剧烈的震荡,上下坡时保持头高位。

(1)意识障碍病人宜采取平卧位,头偏向一侧,防止呕吐物误吸。

(2)颅脑损伤病人抬高床头 15°～30° 侧卧位或头偏向一侧,有利于脑静脉回流减轻脑水肿,且保持呼吸道通畅;脑脊液漏者头偏向患侧,以利于顺位引流,同时借重力作用使脑组织移至颅底硬脑膜裂缝处,促使局部粘连而封闭伤口。

(3)颈腰椎骨折或损伤病人:3～4 人同时搬运,即轴线翻身,保持头部躯干成直线位置,妥善固定,疑有颈椎损伤的病人需颈托固定。

(4)胸部伤病人:半卧位或伤侧向下的低斜坡位。

(5)腹部伤病人:仰卧位膝下垫高。

(6)心衰病人:坐位或半坐位,双腿下垂。

(7)休克病人:仰卧中凹位(头和躯干抬高 20°～30°,下肢抬高 15°～20°)。

(8)烦躁不安的病人:应给予适当的约束。

2. 医护人员位置

转运时,医护人员如为一人,应站在病人的头侧,一手扶床,以便观察病情;如为二人,应一人在头侧,一人在对侧尾侧,转运中保持平稳,防止过快过猛。

（二）保持呼吸道通畅

无论哪类转运病人，转运途中都要注意保持呼吸道通畅，以防病情加重或窒息。

（三）有效氧气吸入

对一般缺氧者转运中可用便携式氧气筒，避免使用氧枕，以保证氧气一定的压力和流量；对严重缺氧或病情危重者，应配备便携式呼吸机，且具备正压通气功能，确保病人转运过程中的通气安全。

（四）严密观察病情并做好应急处理

转运中应严密监测病人意识状态、瞳孔、呼吸频率与呼吸形态、脉搏等，依据病情变化做好应急处理。

（五）保持各种管道通畅、固定在位

转运途中要确保静脉输液通畅，以便急救用药；各种引流管通畅、有效，严防滑脱。

（六）人文关怀

通过语言和非语言的沟通观察其神志、精神状态、言语表达能力、心理状况等，以获取病情信息及提供其安全感。

五、转运后护理（病区交接）

到达接收科室（病区）后，协助病区护士将病人过床，交清接明患者诊断、病情、神志、管道、用药及皮肤情况，并在《急诊危重病人转运交接单》和《住院病人登记本》上签名确认。

六、做好善后工作

（一）整理抢救室

及时检查补充药品和耗材，消毒擦拭抢救仪器设备，使各种物品均处于完备状态。

（二）总结经验，完善不足

针对转运中存在的问题，要总结、分析，提出改进措施，以完善不足。

总之，急诊危重病人转运的过程是一个治疗监护的过程，转运病人必须采用合适安全的护理方式，确保急诊危重病人的院内转运安全。

第四节　急诊各种抢救设施物品及用药的管理

一、抢救设施物品的管理

(一) 抢救设施物品管理的重要性

随着急救医学的发展,国内外急救医学仪器的应用日益广泛,对急救仪器管理日显重要。急救的特点是病情急、重、危,必须争分夺秒地进行救治,急救仪器的使用直接关系到挽救生命的时速。因此,加强仪器的有序管理,保证仪器在最佳状态下为病人所用,能及时配合医疗抢救;保证病人使用仪器安全,杜绝或减少故障发生,避免因故障造成的纠纷;提高仪器的使用率,且维护得当,可延长其使用寿命;提高消毒工作质量,减少院内感染,并使其发挥最大的社会、技术、经济效益。

(二) 抢救设施物品管理的目标

仪器完好率达 100%,人人掌握正确的操作方法,人人知晓消毒、维护、保养原则,无差错事故发生,无纠纷投诉,确保医疗安全及抢救的成功率。

(三) 急救仪器设备、急救用品

根据对救治影响程度分为:

(1) 直接起支持及抢救作用。心肺复苏机、呼吸机、除颤仪、全自动洗胃机、电动吸引器、氧气装置、简易呼吸器、开胸包及胸腔闭式引流、气管切开包、气管插管用物等。

(2) 改善抢救条件。心电图机、心电监护仪、喉镜、面罩、口咽通气管、开口器、静脉切开包、产科器械包、清创缝合包。

(3) 辅助治疗作用。一次性医用耗材、急救搬动、转运器械等。

(四) 管理方法

抢救物品管理是急诊科护理质量管理的重要指标,从重大抢救角度讲,应急状态比反应速度更为重要。如果抢救物品发生故障,不能在患者身上实现抢救功能,抢救速度再快也是无用功。抢救物品完好的应急管理状态应具备以下条件:①一应俱全;②百分之百有效;③彼此相互匹配;④能在最短时间内送到使用者手里,并能在最短时间内使用到患者身上;⑤放置位置固定,不易在紧急抢救中发生使用错误;⑥用在患者身上能够立即实施抢救功能。

管理方法有多种,包括 PDCA、"5S"(整理、整顿、清扫、清洁、素养)、品管圈(quality control circles,QCC)、五常法等。

品管圈,简称 QCC 小组,是在生产或工作岗位上从事各种劳动的员工,围绕单位的经营战略、方针目标和现场存在的问题,以改进质量、降低消耗、提高人的素质和经济效益为目的组织起来,运用质量管理的理论和方法开展活动的小组。组建QCC小组的目的是通过定期的选题会议和活动,提出、讨论、解决或改善工作中的主要问题。

五常法:常组织、常整顿、常清洁、常规范、常自律。

我们主要采用 PDCA 程序导入"5S"活动,进行持续改进急救仪器的管理。

1. 组织管理工作

1) 计划工作(plan)

(1) 科室成立三级质控网络。由护士长、质控护士→总务护士→组长组成。一级自控,由每班护士组长负责所有抢救仪器物品的清点,仪器备用状态的核实,工作中仪器性能的检查,发现问题及时汇报总务护士或护士长,并登记,班班交接。二级互控,由总务护士每日一次对所有仪器进行性能及完整性检查,定期进行保养,将检查结果记录在仪器检查登记本上,及时与相关科室联系,及时向护士长汇报、反馈,共同查找原因。三级监控,由护士长、质控护士采用随机抽查和定期检查、全面检查、重点检查相结合的方式,并记录在护士长手册中。

(2) 制定管理细则。建立《急救物品药品登记本》《交接班登记本》《贵重仪器使用登记本》《仪器检查保养登记本》《贵重仪器维修记录》《急救药械质量检查评分标准》等。

(3) 制定仪器管理和操作流程。科室根据医院管理和科室仪器管理制度,制定出相应的仪器管理流程。同时将科室所有仪器进行分类,制定出基本的操作流程图及仪器保养的注意事项,塑封后挂于每一种仪器固定、醒目位置,便于每位护士学习。将仪器英文说明书翻译成中文,根据科室实际情况制订功能模式选定方法。将所有仪器的说明书置于固定文件夹中,便于管理。

(4) 强化护理人员质量观,保证护理安全。科室有计划地组织业务骨干,对年轻护士反复培训学习各种仪器的性能、正确使用方法、注意事项、清洁保养方法,并定期考核,将成绩记入护士成长记录中。

2) 实施(do)

在实施过程中导入"5S"活动,"5S"管理是一种比较优秀的质量管理方法,起源于日本。"5S"管理就是整理、整顿、清扫、清洁、素养五个项目。通过规范现场、现物,营造一目了然的工作环境,培养员工良好的工作习惯,最终目的是提升人的品质,养成良好的工作习惯。

(1) 整理(seiri)。区分必需品与非必需品,现场不放置非必需品。每天由总务护士对急救仪器、急救物品进行检查,对性能不正常的、损坏的、已过期的,清理出使用现场。

(2) 整顿(seiton)。将寻找物品的时间减少为 0。物品的放置场所原则上要100％设定放真正需要的物品,物品的保管要"四定",即定品种数量、定位放置、定人管理、定期维修。一对一表示,表示方法要统一,达到一目了然的效果。物品摆放要有固定的地点和区域,以便于寻找;根据物品使用的频率进行物品摆放位置设计,应以最小的抢救半径为原则;物品摆放目视化,标识明确,根据急救仪器的使用频率和性能特点,为每一件物品进行定位、定距、定方向,摆放整齐,目视化强,使检查者过目知数,使用者一目了然。如心电图机,使用频率高者,应放在取放最方便、最省力、最醒目的位置。如呼吸机、备用氧气筒笨拙,推拉不方便,除颤仪、抢救车使用的频率相对较低,应放在容易推拉、不被其他物品阻碍靠里的位置等。抢救床放置于固定的中心供氧、中心负压吸引旁,床头固定放置监护。心肺复苏室各抢救仪器围绕复苏床按定位抢救定点放置。制定各种急救仪器的使用标准作业程序,使使用者一目了然,即使是初学者也能准确地使用。急救用品用后及时补充,不可擅自外借或移换位置,以免抢救时因不能迅速获取而延误抢救时机。

(3) 清扫(seiso)。将工作场所、所有的设备物品保持在无灰尘、干净清洁的状态下。每天由总务护士彻底清扫急救仪器,并将关节处涂润滑油,检查电源、插座、仪器性能、接管有无松动及老化等,是否处于备用状态。对需要定期消毒的部件进行彻底消毒处理,安装备用,确保使用性能良好,处于备用状态。无菌物品应检查有效期,到期应及时消毒。各班使用的仪器设备自己负责清扫,清扫设备要与设备的检查结合起来,着眼于对设备的维护保养,使仪器设备处于备用状态。

(4) 清洁(seiketsu)。它是对前三项工作的坚持与深入,以确保前三项工作质量到位。由科室质控小组成员或护士长随机检查上述三个环节的质量管理情况,将检查结果作为评优和绩效奖励的依据。将上面的"3S"实施制度化、规范化,并贯彻执行及维持提升。

(5) 素养(shitsuke)。形成制度,养成习惯。通过清理、整顿、清扫、清洁,人人都能做到班班交接,自觉维护急救器材的清洁,养成良好的工作习惯,提高人员综合素质,使急救物品到位率达 100％,以提高工作效率。

3) 检查(check)及处理(action)

由科室质控小组成员或护士长随机检查,检查结果在晨会、每月的护士会上反馈,组织讨论,强调共同参与意识,人人发表意见,及时提出整改措施,进入下一个PDCA 循环中,并将检查结果作为评优和绩效奖励的依据。

2. 重要仪器的具体管理工作

1）仪器的定期监测

监测目的是保证仪器在使用中长期处于最佳工作状态。每天对常用的仪器进行全面检测一次,呼吸机使用频率低,可每周检查一次,由总务护士进行,并记录检查结果,不同仪器监测项目不同。

（1）人工呼吸机:定期检测的项目有:空气压缩机的工作压力情况;呼吸机的实测氧浓度;呼吸机内源性 PEEP;可调潮气量与实测潮气量的误差;警报系统;所有参数调节旋钮的灵敏度及正确性等。

（2）生命体征监护仪:监测重点是各种传感器是否能准确反映病人实际状态,报警装置是否灵敏,袖带是否漏气,血氧饱和度监测是否灵敏等。

（3）中心供氧、中心负压吸引:压力是否足够,各管道的连接是否漏气。

（4）除颤仪、心电图机:导线连接是否良好,电量是否充足,心电图波形是否正常、有无干扰等。

（5）洗胃机:运转是否正常,压力是否正常,进出液量是否平衡等。

（6）输液泵、注射泵:报警设置是否灵敏,流速是否准确,电量是否充足等。

（7）心肺复苏床:氧源是否充足,压力是否足够,各开关是否灵敏,各连接管道是否紧密,按压泵深度调节是否正常等。

2）仪器的使用

由于监护、治疗仪器较贵重,所以要求凡新购进的仪器,一定要先请设备工程师讲解其性能、使用范围、操作方法、使用注意事项、保养维护方法,并将操作步骤附在机面上,通过上课形式对所有医护人员包括进修人员进行培训,使每个人都掌握正确的操作方法,严格按照操作规程进行操作,若因违反操作规程而造成仪器损坏者,应视情节轻重严肃处理。新到科室的人员严格规范培训考试合格后,方可在老师指导下使用。所有贵重仪器,不熟悉性能者,严禁使用。

3）仪器的消毒

急诊仪器种类多,而且使用频率高,为了防止因仪器的消毒不彻底造成院内交叉感染,根据不同的仪器、不同的部件做好彻底的消毒处理。遵循的原则是既要达到消毒的目的,又不能损坏仪器的部件。常用的消毒方法如:用清水或 1:（250～500）含氯消毒液抹拭心电监护仪、血压监测仪、洗胃机、呼吸机主机外壳;而呼吸机管道则用浓度为 2 000 mg/L 的 84 消毒液浸泡 30 min,作初步消毒,然后用清水冲洗凉干,再经高压蒸气灭菌或环氧乙烷灭菌后备用。洗胃机消毒方法,先将接胃管与进液管放入 50 ℃净水中开机循环 4～5 次,清除管道内污物,再将所有管道放入浓度为 2 000 mg/L 的 84 消毒液(不少于 3 000 ml)中,开机循环 20 次,然后将所有管道放入 2 000ml 清水中开机循环 3～4 次,最后将所有管道从清水中拎起并离开水面空机循环 2 次,将机内存水排空即可,关闭工作开关和电源,擦干洗胃机的外壳。血氧饱和度探头、除颤仪电极板用 75％ 酒精擦拭。吸痰器、有血迹污染的血压计袖带用浓度为 500 mg/L 的 84 消毒液浸泡 30 min,然后用清水冲洗晾干,血压计袖带每次用后可用素洁手消毒液喷雾悬挂通风,勿卷折。氧气的湿化瓶用浓度为 500 mg/L 的 84 液浸泡 30 min,然后用清水冲净后晾干备用,有条件的话尽可能用一次性的用物,如面罩、口咽通气管等。喉镜等使用频率低的则用环氧乙烷灭菌备用。清创手术器械、开口器、拉舌钳清洁后高压蒸气灭菌,使用频率低的则用环氧乙烷灭菌备用,手术器械定期上油,保证轴关节活动灵活。所有仪器显示屏均用 95％ 的酒精擦拭消毒。

4) 仪器的日常保养

加强仪器日常保养,对减少机器故障、延长仪器使用寿命十分重要。

仪器的工作环境不容忽视,一般有以下要求:①室内通风,温度 20～30 ℃,相对湿度 70％ 左右;②供电电压稳定;③避免强光直射;④避免强电磁场干扰;⑤避免任何化学试剂腐蚀。

在仪器的日常保养方面应注意:①保持仪器清洁,但禁用酒精或其他有机溶剂擦洗;②仪器蓄电池要定期充电,长期不用者应取出存放;③电脑控制类仪器应减少开关电源次数;④无论仪器大小,避免剧烈振动。

3. 消耗品管理

将各种消耗用品分门别类、固定地点放置,每月制订购置计划,同类消耗品尽可能统一规格及品牌,定量供给,以避免浪费。

4. 抢救车的管理

由总务护士专管,做到五定,建立急救药械一览表,班班交接制,物品按一览表摆放。

5. 抢救床、平车、轮椅的管理

抢救床定位放置,每天一次由护工清洁消毒,床单一人一用,随时污染随时清洁消毒;平车、轮椅由分诊护士具体负责清点,办理使用手续,用后及时督促担架员进行清洁消毒,定位放置,摆放整齐。总务护士每周检查一次,及时排除故障,确保车轮运转正常,保证病人安全转运。

在国外有专门负责各种监护治疗仪器使用的治疗师,还有专门负责仪器维修和保养的工程师。目前我国仪器使用正处于一个新兴和发展的阶段,与国外相比仍有一定的差距,尤其是在仪器的管理方面,大多停留在护士长兼管的水平上。技术人员对仪器保养主动性不够,缺乏定时、定人、定科的专职检修。希望厂家工程师、医院设备科技术人员定期上门检修、保养、技术指导,讲解简单故障的识别排除,形成更加完善的管理体系。

二、急救用药的管理

(一)急救药品的管理意义

药品是关系到患者生命健康的特殊商品,而急救药品应用复杂,责任大,对危重患者的抢救、控制病情、缩短患者的治疗时间起着关键的作用,护理人员工作在临床一线,不仅是临床用药的最后环节,更是用药前后的监护人,这就需要广大护理人员思想上高度重视,确保患者的用药安全、有效。因此,强调急救药品管理的科学化、规范化、程序化。

(二)急救药品的管理目标

急救药品合格率100%,完好率100%,护士熟练掌握急救药品的种类,各种药品的药理作用、适应证、配伍禁忌、注意事项。

(三)管理方法(同前述)

1. 抢救车药品(此处强调整理、整顿、清扫)

(1)整理。每周一次由总务护士对急救车内的药品、物品进行清点。每次抢救完后由当班护士及时补充,组长进行清点核对,检查药品的种类、数量、质量、有效期,做到标签清晰;药名和数量与基数相符;药品保证无过期、无浑浊等现象。急救车内的药品按《急诊科建设与管理指南》要求并且经过医务处、护理部和药剂科审核的15种常用急救药品。急救物品药品执行严格的交接班制度,每班清点,班班交接,保持性能完好。

(2)整顿。抢救车最上层放置急救药品,根据药理作用依次分类放置,标识醒目。如第一排依次为心肺复苏药、呼吸兴奋剂等,每格置小标签:药名、剂量×支数、有效期至×年×月。优点:便于快速获取,清点也节省时间,不会因清点过频而致字迹模糊,不至于过期造成浪费。

(3)清扫。每周一次由总务护士彻底检查清扫,并在药品登记本上注明检查清扫日期、合格率、完好率、签名,确保无尘、无渣、无破损,每次用后及时清洁消毒。

2. 毒麻药品

专人专柜上锁,专本登记,账物相符,遵医嘱使用,用后凭处方由专人从药房领取补充,班班交接。药师每周检查一次。

3. 普通药品

普通药品放置备用药柜,标识醒目,分类放置。如强心剂、抗心律失常药、扩血管类、解毒剂、止血药、退热剂、平喘药等。

4. 高危险药品的管理

高危险药品存放点应标识醒目,设置黑色警示标牌,提醒护理人员注意。不得与其他药品混合放置,配置时实行双人复核,确保准确无误。抢救室高危险药品有:10%KCL、10%NaCL、50%GS、西地兰等。

(四)口头医嘱的执行

紧急情况下医生可下达口头医嘱,护士执行时必须复述一遍,确认无误后方可执行。给药时须与医生再次核对药物的名称、剂量、用法,确保用药安全。保留用过的空瓶子,以备查对,抢救结束后 6 小时内,医生根据抢救用药记录补开医嘱。及时完善护理记录,医、护共同签名。

(五)常用急救药物的用法与用量

常用急救药物的用法与用量列于表 1.1 中。

表 1.1 常用急救药物的用法与用量

药名	成人剂量	作用机制	适应证及注意事项
胺碘酮(可达龙)	心跳过快:150 mg 静脉推注 10 min,然后 1 mg/min 静脉滴注 6 h,再减为 0.5 mg/min 维持 18 h;室颤及无脉搏室速:初剂量 300 mg 静脉推注 10 min,然后 1 mg/min 静脉滴注 6 h,再减为 0.5 mg/min 给予 18 h,必要时,再重复 150 mg	Ⅲ类抗心律失常药物,阻断钠、钾、钙离子,还具有 β 阻断作用	适应证: 室颤及无脉搏室速; 多型性室速; 宽波不明性室速; 稳定性室速; SVT、PSVT; MAT; 室颤及室速合并心室反应过快时 注意事项: 会引起血管扩张、血压下降; 可能会有减少心肌收缩作用; QT 延长,因此不要与普鲁卡因酰胺合用; 半衰期较长(>40 天)
肾上腺素	心动过缓:2～10 μg/min 静脉滴注;	β 刺激作用,增加心跳及心肌收缩力	适应证: 有症状心跳过慢,使用阿托品、TCP、多巴胺无效后的选择; 低血压 注意事项: 会使心跳加快、血压上升,增加心肌需氧量,冠心病病人应小心使用

药名	成人剂量	作用机制	适应证及注意事项
肾上腺素	心跳停止:1 mg 静脉推注,每 3～5 min 一次,然后以 20 ml NS 冲注,若无效,改用 0.2 mg/kg; 30 mg+NS 250 ml,静脉滴注,100 ml/h	α 刺激作用: 使全身血管收缩,增加舒张压,使心脏在 CPR 时血流量增加; β 刺激作用: 增加心跳及心肌收缩力,使心肌需氧量增加	适应证: 心跳停止; 室颤及无脉搏室速电击后 注意事项: 滴注,应用较大静脉管径,以免药物外漏; 高剂量不会增加 CPR 存活率,反而造成急救后心肌功能异常
阿托品	Asystole、PEA: 每 3～5 min 给予 1 mg 静推,最大剂量: 0.03～0.04 mg/kg; 心跳过慢: 每 3～5 min 给予 0.5～1 mg 静脉推注,最大剂量 0.04 mg/kg; 气管给药: 2～3 mg 以 10 ml NS 稀释	副交感神经抑制作用;抗迷走神经作用,使心跳加快;如果因副交感神经作用使心跳停止时,可使心跳恢复	适应证: 有症状心跳过慢的首选药物; 发生在房室结的 AV Block(Ⅱa); 心室停止跳动; Asystole 以及 PEA 的第二种治疗药物(Ⅱb); 房室结以下的 AV Block(Mobitz Ⅱ)无效 注意事项: 心肌缺血时,小心使用; 体温过低的心跳过慢,避免使用; 宽波类型 Ⅱ°以上的 AV Block 无效
多巴胺	小剂量: 1～5 μg/(kg·min); 中剂量(心脏剂量): 5～10 μg/(kg·min);	小剂量: 肾及肠系膜的血管扩张,心跳及血压上刀不明显; 中剂量: β 刺激作用,增加心肌收缩力及	适应证: 有症状心跳过慢的第二种治疗药物; 休克、低血压

(续)表 1.1

药名	成人剂量	作用机制	适应证及注意事项
多巴胺	高剂量(升压剂量): 10~20 μg/(kg·min)	心跳的第二种治疗药, 而使心排出量增加; 高剂量: α 刺激作用, 血管收缩, 血压上升	注意事项: 先补足循环容量再使用; 会使心跳加快、血管收缩; 停药时要逐渐减量; 不要与碳酸氢钠混合使用
异丙肾上腺素	心动过缓:2~10 μg/min 静脉滴注,按心跳速度调整剂量	完全的 β 刺激作用,增加心跳及心肌收缩力,使心排出量增加、周围血管扩张	适应证: 若无心律调节器,有症状心跳过慢的第四种药物选择; 顽固性尖端扭转型室速; 心脏移植的心跳过慢; β 阻滞剂中毒
加压素	心跳停止:40 U,可静脉推注、骨内注射、气管给药	非肾上腺素的周围血管收缩肌,直接刺激平滑肌,造成平滑肌收缩,引起作用; 半衰期:10~20 min	适应证: 室颤及无脉搏室速电击后; 血管扩张引起的休克 注意事项: 血管收缩作用强,会引发心肌缺血; 有生命体征的冠心病病人勿用
硝普钠	50 mg 用 5% GS 250~1 000 ml 稀释静滴	强有力的血管扩张剂,扩张周围血管使血压下降	适应证: 用于其他降压药无效的高血压危象:急性心力衰竭 注意事项: 溶液现配现用,6 h 内用完,避光使用; 除用 5% GS 溶液稀释外,不可加其他药物; 孕妇禁用,肾功能不全、甲状腺功能低下者慎用,严密监测血压

药名	成人剂量	作用机制	适应证及注意事项
西地兰	负荷剂量： 10～15 $\mu g/kg$ 静脉推注，肾功能不全、体型较小者应减少剂量；或 0.25 mg 静脉缓慢推注，每 6 h 一次，直到总剂量 1 mg；然后改为 0.125～0.25 mg/d	延缓房室结传导；增加心肌收缩力；可减少 Af、AF 引起的心室率过快；增加心排出量	适应证： Af、AF 引起的心室率过快； PSVT； CHF 注意事项： 注意观察是否有洋地黄中毒现象，会出现严重心律不齐； 服用洋地黄的病人需要电击治疗时，尽量使用低能量(10～20 J)
硝酸甘油	5～10 mg 加入 5%GS 或 0.9% NS 250～500 ml(0.02 mg/ml)中稀释后静脉滴注或使用微泵控制输注。 开始剂量为 0.005～0.01 mg/min(1 ml/min)，可每 3～5 min 增加 5 $\mu g/min$，以后根据病人反应逐渐增加用量	直接松弛血管平滑肌，进入血管内皮细胞和平滑肌细胞后释放出 NO_2^-，与胞内巯基(—SH)反应生成一氧化氮(NO)而发挥作用	适应证： 心绞痛； 急性心肌梗死； 心功能不全； 高血压 注意事项： 血管舒张反应：可出现体位性低血压，血压过度降低可引起交感神经兴奋，心率加快，心肌耗氧量增加； 长期用药突然停止可能诱发心绞痛，心肌梗死，应逐渐停药； 慎用于血容量不足或收缩压低的患者，发生低血压的可合并心动过缓，加重心绞痛； 可用于眼内压升高者，但禁用于颅内高压的病人，青光眼患者禁用
尿激酶	150 万～200 万 U 溶于 0.9%NaCl 或 5%GS 50～100 ml 中静滴；20 万～100 万 U 溶于 0.9% NaCl 或 5% GS 20～60 ml 中冠状动脉内灌注	直接使纤维蛋白溶酶原转变为纤维蛋白溶酶，从而水解纤维蛋白，故可溶解血栓	适应证： 用于急性心梗、肺栓塞、急性脑血栓形成和脑血管栓塞、周围和视网膜动脉或静脉栓塞 注意事项： 主要副作用是出血； 溶解后立即应用，不得用酸性输液稀释，以免药效下降； 严重高血压、严重肝病、出血倾向慎用； 低纤维蛋白原血症及出血性素质忌用

（六）常用急救药物微泵注射配置方法

常用急救药物微泵注射配置方法见表 1.2。

表 1.2　常用急救药物微泵注射配置方法

药名	药物剂量（mg）	稀释液	稀释液剂量（ml）	速度（ml/h）	用量
多巴胺	150	NS	35	2～5	2～5 μg/(kg·min)
多巴酚丁胺	150	NS	35	2～5	2.5～10 μg/(kg·min)
硝酸甘油	5	NS	49	3～6	5～10 μg/min
肾上腺素	1.5	NS	48.5	2	0.02 μg/(kg·min)
异丙肾上腺素	1.5	NS	47	2	0.02 μg/(kg·min)
利多卡因	1000			6～9	1～3 mg/min
胰岛素	40 U	NS	39	根据病情调节速度	
10%氯化钾	15 ml	NS	35	根据病情调节速度*	

＊局部刺激性大，需在深静脉内注射。

第五节　急诊护理职业风险因素分析与管理对策

急诊科是以病人生命需求为中心的特殊单位，要求急诊护士技术精湛，心理素质高，职业定位明确，护理服务过硬。从普通的急症病人抢救到成批伤员的救治，从 2003 年的"非典"流行到 2008 年安徽省阜阳市手足口病疫情防治和四川汶川大地震的抗震救灾，到处都活跃着急诊急救护理队伍。在医院的急诊科，危险系数最高，职业风险最大，护士心理承受压力很大，专业技术要求更精细。急诊科时有护患纠纷发生和出现护理缺陷。若处理不慎，轻者影响医疗护理质量，更有甚者造成社会矛盾。因此，需要我们充分认识与急诊护理相关的各类风险因素，及时发现和有效处理工作中的各类风险，预防风险事件的发生，不断提高急诊护理质量。

一、急诊护理职业风险因素

（一）急诊病人及工作特点所致的职业风险

急诊病人急、危、重，就诊时多以一种症状为首发临床表现，病因尚未明确，或者患者病情危重易出现并发症或因个体差异不同，如过敏体质等，都会给护理工作带来风险。若护患间缺乏有效沟通,患者有冒险行为、不健康的生活方式或不信任医务人员,可能会使护理风险上升。老年患者及婴儿视听触觉障碍,患者贫穷或"三无人员"等都将加大风险。急诊抢救患者时,由于情况紧急,口头医嘱较多,执行时可能会因为听不清或未正确理解而发生差错。

（二）医院环境因素所致的职业风险

急诊高峰时,病人及家属聚集在急诊大厅,噪声分贝太高,分诊前无法采取防护措施。平车、轮椅、诊察床等公用物品,病人使用后只换罩单。急诊科护士日常工作中的各种放射线污染、化学毒物损害(如有机磷中毒洗胃),工作辛劳和精神紧张造成的慢性消耗、体力透支和终日面对危重病人痛苦的疲惫心理等,均造成了急诊护士的高危险因素大于其他科室。

（三）护士个人素质所致的职业风险

责任心不强,缺乏慎独精神,不严格遵守操作规程,有章不循。护理记录书写不规范,使护士在举证中处于被动地位。未告知或告知过度给患者治病和医生选药增加了不必要的影响。服务态度不好,出现生、冷、硬、顶现象,极易引起患者及家属的反感,引发纠纷。观察病情不细致、用药不当、药物配伍不当都可能给患者带来危害,形成药源性疾病,造成一些不良后果。

（四）知识缺乏所致的职业风险

1. 基础护理知识缺乏

护理最基本的基础知识、传染病隔离技术掌握不扎实,不能正视各类疾病的转归,不能重视各种疾病的感染知识,连简单的隔离方法都不能正确掌握。

2. 法律意识淡薄

不懂得怎样用法律手段保护自己及医院的合法权益。

3. 专科技能操作或仪器使用不熟

各种技能操作及仪器的使用不熟练,经验不足,协作技术技能不高及高新技术技能缺乏,将对患者安全构成威胁。

（五）个人防护意识差所致的职业风险

作为急诊科护士,工作中一味强调窗口的服务形象应是举止稳健、应急能力强,却忽视了良好的自身习惯养成。接触病人不重视洗手,与病人污染物接触不注意自我防护和及时处理。这种完全无视防护原则的动作可带来严重后果。

（六）心理因素所致的职业风险

急诊护士强调心理素质锤炼,对于紧急情况能够处变不惊,处置裕如。但面对突发的公共危机、灾害事故、战场伤员,尤其是"5.12汶川大地震"一线的护理人员心理压力非常大。强烈的心理压力影响着工作质量和效率,对自身健康也有严重损害。护士承受家庭、社会、工作等多重压力,长期处于疲劳的工作状态,在工作时不能集中精力,致使判断失误而出现护理差错甚至是事故。

（七）意外事件导致的风险

患者在就诊、转运途中或抢救治疗期间出现窒息、呼吸心跳骤停、自杀、坠床、摔伤以及一些突发的治安事件、公共卫生事件可以带来一系列风险。

（八）组织管理方面

1. 医疗设备因素

医疗设备陈旧,医疗设备管理不完善均可引发医疗纠纷。

2. 规章制度不健全

对于在工作中逐渐暴露的护理缺陷或新技术、新业务没有形成一个良好的规范或制度,使护理人员无章可循,盲目操作。

3. 人员安排不合理

科室人员安排不当或工作程序安排缺乏合理性,给患者带来风险。

4. 物品、药品管理不善

药品过期或各类药品、无菌物品与有菌物品未分开放置,或标识不清等等,都会给护理工作带来风险。

二、风险管理方法

（一）识别护理风险

风险识别是风险管理的第一步,识别并确定目前存在的和潜在的护理风险。

（二）成立护理风险管理小组

为了有效应对护理风险,应当设立院级护理风险管理小组,负责护理风险应对工作。

（三）转变观念

对风险管理的定义、护理工作中常见的风险事件范围、风险管理的流程、风险事件的呈报等知识的培训,使护士正确认识风险的存在,重视风险的防范,坚持严格事前控制,严肃事后处理的原则,做到有预见性地对潜在的风险重点分析,改进工作流程,及时杜绝和防范护理差错事故的发生,对每一起护理缺陷查明原因,明确责任。做到危机管理常规化,从而提高自身服务品质和专业形象。

（四）加强风险事件呈报

鼓励护士如实呈报风险事件,改变风险事件呈报的内容,在呈报表中,不要求当事护士写自我检讨,仅要求护士书写事件发生的客观过程。加强对风险呈报的监督和风险事件的分析。

三、管理对策

（一）规范职业行为，提高整体素质

通过培训，使护士能够用《护士行为规范》指导自己的言行，调整护士与患者、护士与集体、护士与社会之间的关系。通过素质教育，可以引导他们如何与患者沟通，如何与患者建立诚信，以避免不必要的麻烦。

（二）重建知识结构，提高自身素质

在知识爆炸的大潮中，应当将专业知识学习和更新延伸到整个人生。急诊护士应不断掌握和更新、运用新知识，并将其转化为提高素质和工作能力的途径，完善和构建知识结构，特别应注重基础知识的随时充电和保鲜。一个急诊专科护士不仅需要具备高、精、尖的技术和技能，掌握现代化设备，而且更应该重视基本理论、基本技术、基本技能的学习。一般来说，要想掌握30％的专科知识技能，必须有70％的基础知识做底蕴。

（三）改善环境，增强防护意识

由于急诊科接触急诊病人的特殊性，平时接诊应采取一级防护措施，将重点放在软环境、软实力上。医院和科室的共用物品应一人一用一消毒，发现疑似传染病应及时、真实地报告上级机关并采取相应隔离措施。

（四）增强法律意识

组织学习相关的法律法规，以掌握法律的尺与度，学会如何应用法律条文保护患者和自我保护。组织学习护理病历的书写，使护理人员从执法的高度认识护理记录的重要性，注意护理记录的双刃性，既能对护士起到保护作用，也可以是保护患者合法权益的依据。

（五）保持健康的心态，养成良好的职业行为

帮助急诊护士学会排解和宣泄心理压力，学会寻求心理援助，心理援助可以帮助急诊护士在非常时刻学会应对突发事件的沉静心态，学会在灾难面前保持冷静头脑，学会用信念鼓励自己。急诊护士还应注意锻炼身体，增强体质，学会休息，定期进行体检，养成良好的职业习惯和卫生习惯，以便更好地应对急诊工作。

（六）尊重患者权利

在维护患者尊严、尊重患者人格的同时，严格履行告知义务，以保护护患双方的合法权益。指导护士正确与患者交流沟通，避免护理人员不及时与家属沟通，或与家属谈话时语言简单、态度生硬，引起家属的误解和不满。

（七）严格医院管理

（1）建立仪器保养检修制度，定期监测仪器的功能、灵敏度，以保证仪器的正常运转。

（2）对护理缺陷进行剖析后制定相应制度、规范。

（3）对物品、药品的管理。损伤性医用垃圾应建立医疗垃圾处理流程；制作各种明显标识并分类放置，特别是对强腐蚀性药物单独放置。

（4）严格履行告知义务。

（5）加强对实习护士、进修护士的风险管理。

实行岗前培训制度，使其了解医院的各项规章制度及操作流程、规范，并要求年资高、有经验的护士进行带教，做到"放手不放眼"。

（6）建立护理风险管理组织网络系统。

（7）制定各种意外事件处理程序及上报制度。

平时组织急诊护士进行处理突发事件和紧急情况演习，提高反危机能力。对暴力、停水、停电、火灾等意外事件的预防、处理、上报等作具体的规定，突出以预防为主的原则。

四、结语

和平时期，人们都在安静求实地生活。公众突发抢救事件给急诊专科护士素质和专科技术增添了新的内容，如护理行为与当前疾病特点、认知过程和采取的必要措施。这些措施的增加绝不是手段的叠加，几个正确相加，才是安全、规范、正确的流程和正确的方法。因此，培养一名合格的急诊专科护士，不仅仅要求急诊、急救专科知识过硬，还需在护理基础知识的掌握、心理调整参数的评价和树立危机管理意识的训练等方面进行考核，使急诊护士加强专业自律能力，重新塑造急诊专科护士的职业形象。

第二章 急诊分诊技巧

第一节 概 述

一、急诊分诊制度的产生与发展过程

医疗分诊首先是从军事医疗开始的,目的是选择治疗那些能重返前线的伤兵及决定伤兵转运到后方的必要性及顺序,这种军事医学的分诊制度在20世纪60年代初期被引入美国医院的急诊科。1963年,第一个急诊分诊制度在耶鲁新港口医院被审议实施,目的在于充分利用仅有的资源,减少急诊科的混乱和拥挤,缩短病人的候诊时间,使急危重症病人得到及时救治。开始时急诊分诊工作由医生承担,1964年纽约医院开始实行急诊护士分诊制度。调查结果表明,护士分诊与医生分诊没有显著的质量上的差别,此后,美国其他医院也相继开始实行急诊护士分诊制度。我国自20世纪90年代初,急诊分诊工作才开始普及,并伴随着急诊医学专业的发展而不断得到改进与完善。

二、定义

急诊分诊是根据病人的主诉、主要症状和体征进行初步判断,分清疾病的轻重缓急及隶属专科,及时安排救治程序及指导专科就诊,使急诊病人尽快得到诊治。

三、目的

(1)用分诊技术,给病人进行病情分级。

(2)合理安排病人就诊次序,优先处理危急症。

(3)有效控制急诊室内的就诊人数,并安排适当的诊治地点。

(4)尽快提供初步的急救程序及适当的护理措施。

(5)与病人建立可信关系,及时沟通。安抚及稳定病人紧张情绪,并提供适当的健康指导。

四、原则

(1)分诊护士应具有高度的责任心和丰富的专业知识及技能。

(2)简要了解病情,重点观察体征,测量并记录生命体征,进行必要的检查和

初步判断。

（3）根据病情轻、重、缓、急合理安排就诊次序，并做好预检分诊登记。

（4）对于一般急诊病人，可以引导其到专科诊室就诊，病情复杂难以确定科别的，按首诊负责制处理。护士应做好会诊、转科协调工作。

（5）遇危急重病人应立即开通绿色通道，实行先抢救后补办手续的原则。

（6）对危急重病人，在医生未到达之前，护士酌情予以吸氧、吸痰、CPR、止血等处理。

（7）遇成批伤病员时，应进行快速检伤分类并使用伤票，即根据病情分类使用不同颜色予以标识区分（红、黄、绿、黑）病情的轻、重、缓、急，同时立即启动突发事件应急预案，逐级汇报相关部门，以便于组织抢救与协调，尽快使病人得到分流处理。对于多发伤病人，由病情最重的科室首先负责处理，其他科室密切配合。

（8）遇患有或疑患传染病病人，应将其安排到隔离室就诊，确诊后及时转入相应病区或转传染病院进一步处理，同时做好传染病报告与消毒隔离工作。

（9）对于特殊病人，如事故、吸毒、自杀或疑似他杀等涉及法律问题者，在给予相应处理的同时应立即通知有关部门，如保卫科、交警、派出所等。

（10）对于由他人送来的三无病人（无姓名、无家庭住址、无医疗费），应先予分诊处理，并及时通知保卫科或当地派出所，使其尽快与家属联系。如遇神志不清者，应由两人以上工作人员将其随身携带的钱物收拾清点并签名后上交保存，等亲属来归还。

第二节 分诊程序

急诊分诊程序可分为接诊、护理评估、鉴别分诊与处理三个步骤。

一、接诊

（1）护士应主动迎接急诊就诊病人，安排病人坐于候诊椅上或躺在床上，快速预检，根据病情轻、重、缓、急安排到不同的区域就诊，急危重症病人开通绿色通道直接进入红色标识 A 区（复苏室）、急重症人黄色标识 B 区（抢救室）、普通急诊安排在绿色标识 C 区（急诊内、外诊室、大厅候诊区）。

（2）由救护车转运的病人或其他入院途径的危急重病人，分诊护士应主动到急诊大门口接诊。

（3）做到心中有数，对候诊病人应密切观察，病人突发病情变化时能及时通知有关医生和护士参加抢救。

（4）评估病情，监测生命体征，建立电子病历，将急诊病人信息进行计算机管理。急诊信息登记内容包括:病人就诊时间(精确到分)、姓名、性别、年龄、家庭地址、初步诊断、神志、生命体征、科别、转归(急诊留观、入院、转院、急诊手术、死亡)。同时电脑软件系统根据录入的神志、生命体征进行预警评分、分级、分区。

二、护理评估

分诊护士必须利用 2～5 min 的时间为急诊病人完成重点资料收集,并将资料进行评估、分析、判断、分类、分科,同时按病情轻、重、缓、急安排就诊顺序及区域。

(一)常用的分诊技巧

1. SOAP 公式

即主诉、观察、估计、计划四个英文单词第一个字母组成的缩写,是分诊工作中常用的技巧之一。

S(subjective,主诉):听取病人或陪伴者主诉,收集他们所提供的资料。

O(objective,观察):看病人实际情况。

A(assess,评估):将上述资料进行综合分析后,对病情做出初步判断。

P(plan,计划):根据判断结果进行病情分级及专科分诊,并有计划安排就诊。

2. PQRST 公式

即诱因、性质、放射、程度、时间五个英文单词第一个字母组成的缩写,适用于疼痛病人的分诊。

P(provokes,诱因):疼痛的诱发因素及怎样使之缓解与加重。

Q(quality,性质):疼痛的感觉,如绞痛、钝痛、针刺样等。

R(radiates,放射):疼痛的部位及向哪些部位放射。

S(severity,程度):疼痛的程度,如果把无疼痛至不能忍受的疼痛比喻为 1～10 的数字,病人的疼痛相当于哪个数字。

T(time,时间):疼痛开始、持续及终止时间。

3. CRAMS 评分

采用循环、呼吸、运动、语言 4 项生理变化加解剖部位的一种简易快速、初步判断伤情的方法。以 CRAMS 代表,每项正常记 2 分,轻度异常记 1 分,严重异常为 0 分,总分≤8 分为重伤。CRAMS 记分是总分越小,伤情越重。

C(circulation,循环):毛细血管充盈正常和收缩压>100 mmHg 为 2 分[1],毛细血管充盈延迟和收缩压 85～99 mmHg 为 1 分,毛细血管充盈消失和收缩压<85

---

[1] 压力的法定计量单位为 Pa,mmHg 为非法定计量单位,1 mmHg = 133. 332 Pa,1 mmH$_2$O = 9. 806 375 Pa,1 mmHg=1. 36 cmH$_2$O。考虑到目前人们的使用习惯,本书相同之处均未作换算,必要时请读者自行换算。

mmHg 为 0 分。

R(respiration,呼吸):正常为 2 分,急促、浅或呼吸频率＞35 次/min 为 1 分,无自主呼吸为 0 分。

A(abdomen,胸腹部):无压痛为 2 分,有压痛为 1 分,肌紧张、连枷胸或有穿通伤为 0 分。

M(motor,运动):运动自如为 2 分,对疼痛有反应为 1 分,无反应或不能动为 0 分。

S(speech,语言):正常为 2 分,谵妄为 1 分,讲不清完整的词语为 0 分。

4. 改良早期预警评分(MEWS)

应用:对于早期发现潜在危重患者非常重要;合理分流急诊病人去向;降低人为因素对潜在危重病情的误判率。外科病人 MEWS 评分 4 分可以作为加强监护指证。

评分 5 分为临界点,＜3 分预后较好;＜5 分大多无需住院治疗;≥5 分病情有潜在危险,住专科甚至 ICU 治疗;＞9 分死亡危险明显增加,需住 ICU 治疗。

AVPU 清醒程度评估法是一种描述意识的简单方法,A—警觉,V—对声音刺激的反应,P—只对疼痛有反应,U—无反应(详见表 2.1)。

表 2.1　改良早期预警评分(MEWS)量表

项目	0	1	2	3
收缩压(mmHg)	101～199	81～100	≥200(或)71～80	＜70
HR(bpm)	50～100	41～50(或)101～110	＜40(或)111～129	≥130
R(次/min)	9～14	15～20	21～29(或)＜9	≤30
T(℃)	35～38.4		＜35(或)＞38.5	
意识	A	V	P	U

(二)分诊技巧在护理评估中的应用

1. 资料收集

分诊护士可运用"看、听、问、查"等方法,获得病人第一手资料。

(1)看:用眼直接观察,即在最短时间内用眼睛"扫描"一下病人的一般情况,则可对病人病情的严重程度有个初步掌握,紧急情况下可立即处理。可以从以下几个方面观察病人:①神志;②体位;③外表;④皮肤。

(2)听:由病人主诉或陪同人员代诉其主观感受、发病情况,以了解病人来院急诊的主要原因。同时可用听诊器去听病人的呼吸或异常杂音、肠鸣音等。

(3)问:根据初步了解的信息,进一步对病人或知情人提出有目的的提问。其内容有发病原因、诱因、病史、伴随症状、院前用药及治疗效果等。询问时适当运用诱导问诊的技巧。

（4）查：查体也是分诊的一个重要步骤，但查体和问诊有时难分先后，可边问边查，也可根据病情决定先后次序。由于时间紧急，查体仅限于对与病情有关的部位作重点检查。

（5）辅助检查：如根据需要留取尿、粪等标本送检，对急诊病人的诊治很重要。

在此要注意"三清"：①看清与主诉相符合的症状及体征；②听清病人或旁人的主诉；③问清与发病或创伤有关的细节。

2. 病情分级

综合分析病人资料，将病情按轻、重、缓、急分为Ⅳ级，并安排就诊顺序。

Ⅰ级：危急症，有生命危险，必须立即紧急救治。如心跳、呼吸骤停，休克，持续严重的心律失常，严重呼吸困难，急性重度中毒，致命性创伤，严重变态反应等。

Ⅱ级：急重症，有潜在生命危险，需要紧急处理与严密观察，如心、脑血管意外，严重创伤，开放性骨折或严重骨折等。

Ⅲ级：紧急，生命体征尚稳定但病情有可能转差，急性症状持续不缓解的病人。如高热、小面积烧伤等。

Ⅳ级：非紧急，慢性病症急性发作病人。如慢性胆囊炎急性发作、轻度变态反应等。

三、鉴别分诊与处理

详见本章第三节。

第三节 常见急症的鉴别分诊

一、意识障碍

意识是指大脑的觉醒程度。意识障碍是指维持人脑意识的特定脑部结构受损，而导致人对外周环境意识觉醒下降的抑制状态。可以因颅脑损伤、病变引起，也可因全身性疾病引起脑细胞缺血、缺氧或中毒，从而引起脑代谢障碍。病人来院就诊均由他人护送，主要表现有：嗜睡、谵妄、昏迷、晕厥、癫痫等。

（一）资料收集

1. 看

病人对周围环境的反应，四肢活动度，有无呼吸困难、发绀、缺氧状态等。

2. 听

常由他人代诉，应注意听取：意识障碍程度，起病形式，有无受刺激等诱因，同时要听有无呼吸异常、打鼾等。

3. 问

(1)询问有无伴随症状,如呕吐、大小便失禁、跌倒、发热、抽搐、偏瘫等。

(2)询问有无既往史及日常生活情况,如癫痫、高血压、糖尿病等,了解患者职业、工作、婚恋等情况,有无服安眠药的习惯、特殊环境作业操作等。

(3)询问发病现场及院前处理,如现场有无高压线断线、煤气泄漏、农药储放或药瓶残留以及有无用药治疗等。

4. 查

突出重点,查与意识有关的体征:

(1)生命体征与瞳孔的改变。

(2)意识障碍严重程度,可根据格拉斯哥昏迷记分(glasgom coma scale,GCS)评估(见表2.2)。

表2.2　格拉斯哥评分表

睁眼反应(E)	评分	言语反应(V)	评分	运动反应(M)	评分
自动睁眼	4	回答正确	5	能按吩咐运动	6
呼唤睁眼	3	回答有误	4	对疼痛能定位	5
疼痛睁眼	2	用词错乱	3	能够躲避疼痛	4
不睁眼	1	语意不明	2	刺激时肢体屈曲	3
		不能言语	1	刺激时肢体过伸	2
				对刺激无反应	1

注:最低3分,最高15分。轻型:GCS 13～15分,昏迷时间0～30 min;中型:GCS 9～12分,昏迷时间30 min至12 h;重型:GCS 3～8分,昏迷时间在12 h以上。

(3)呼吸、排泄物有无特殊气味。

(4)检查躯体有无损伤、四肢活动及皮肤黏膜情况。

5. 实验室及其他检查

如对疑有颅脑疾病者进行 CT、MRI 检查,对疑有中毒的病人留取血液、尿液或呕吐物送检等。

(二)病情评估

1. 意识状态

(1)嗜睡:可被唤醒,并能正确回答和做出各种反应。

(2)意识模糊:能保持简单的精神活动,但对时间、地点、人物的定向能力发生障碍。

（3）昏睡：较难唤醒，醒后不能准确回答，反应迟钝。

（4）昏迷：轻度昏迷者呼之不应，对强烈的疼痛刺激可见病人有痛苦表情、呻吟和下肢的防御反射，角膜及瞳孔反射存在；中度昏迷者对各种刺激无反应，对剧烈疼痛有防御反射，角膜反射微弱，瞳孔对光反射迟钝；重度昏迷者全身肌肉松弛，对各种刺激均无反应，如腱反射、吞咽反射、咳嗽反射、角膜反射和瞳孔对光反射均消失。

（5）谵妄：意识模糊，定向障碍，感觉错乱，躁动乱语。

2. 危急征象

病人神志丧失，唤之不应，瞳孔散大，大动脉搏动消失，胸廓无起伏，可认为心跳、呼吸停止；昏迷伴生命体征不稳定、瞳孔改变；昏迷伴脏器功能衰竭；严重创伤昏迷等。

（三）鉴别分诊与处理

1. 生命体征改变

（1）体温改变：体温升高见于各种颅内或颅外感染性疾病、脑出血、蛛网膜下腔出血或其他继发感染等。体温过低见于休克、低血糖、甲状腺功能减退等。

（2）脉搏改变：脉搏过缓可见于颅内压增高、房室传导阻滞、酒精中毒等；脉搏过快见于感染、氯丙嗪中毒等。

（3）血压改变：血压升高见于高血压脑病、脑血管意外、肾病等；血压降低见于各种原因休克。

（4）呼吸改变：如深大呼吸见于代谢性酸中毒（糖尿病、尿毒症等）；鼾声呼吸伴一侧面肌瘫痪提示脑卒中；呼吸缓慢见于颅内压增高；呼吸急促多为急性感染性疾病；呼吸困难见于心肺功能不全等。

2. 瞳孔

（1）双侧瞳孔散大见于酒精中毒、氰化物中毒、癫痫、低血糖状态。

（2）双侧瞳孔缩小见于氯丙嗪中毒、有机磷中毒、尿毒症、桥脑出血等。

（3）双侧瞳孔大小不等或忽大忽小可能是脑疝早期征象。

（4）一侧瞳孔散大和对光反射消失见于蛛网膜下腔出血、颅内血肿等。

3. 气味

如呼气带有尿味见于尿毒症昏迷；呼气带有烂苹果味见于糖尿病昏迷；呼气带有苦杏仁味气息提示氢氯酸等中毒；呼气及排泄物有大蒜味见于有机磷中毒；呼气及尿液中出现"氨味"提示为肝昏迷；呼气及呕吐物有酒味提示为酒精中毒。

4. 皮肤情况

皮肤灼热干燥见于热射病等；皮肤湿润见于低血糖昏迷、心梗等；皮肤苍白见于尿毒症、低血糖昏迷等；皮肤樱桃红色见于一氧化碳中毒；皮肤潮红见于脑出血、酒精中毒等；肝昏迷病人皮肤多伴有黄疸；唇颊和手指发绀以及静脉充盈，提示心肺功能不全；皮肤有出血点应警惕流行性脑脊髓膜炎、流行性出血热等；此外，头颅部分的皮肤有伤痕或骨折，可作为颅脑损伤以及癫痫大发作的佐证。

5. 颈征、四肢情况

如颈项强直或伴有颈痛是枕骨大孔疝的早期表现；如伴有偏瘫常见于脑血管意外、颅内占位性病变等。

根据上述鉴别给予分诊，属外科的有急性颅脑损伤引起的意识障碍；属内科的有各类中毒及慢性疾病引起的意识障碍。

二、休克

休克是由于多种原因引起有效循环血量相对或绝对不足，导致全身微循环障碍，造成以组织缺血、缺氧为主要特征的临床综合征。

（一）资料收集

1. 看

早期症状：兴奋、烦躁、面色苍白、口唇肢端轻度发绀，出冷汗，少尿或无尿，主诉头晕、乏力、肢端发凉等。随着休克程度的加重可转为抑制状态：表情淡漠、意识不清，甚至昏迷，呼吸浅快；伴有酸中毒时呼吸深而慢。

2. 听

可由本人或家属代诉：口渴、头晕、心悸等症状。

3. 问

（1）询问病因：请病人或陪同人员代诉，如仍不能确定其休克原因，可作诱导问诊，如既往病史、药物过敏史、女性月经史等。

（2）有无伴随症状，如出血、晕厥、心悸、胸闷、胸痛、腹痛、腹泻等。

（3）近期治疗用药情况，如抗生素等。

4. 查

测量生命体征，检查皮肤温湿度、弹性及皮肤、黏膜有无花斑，四肢末端循环情况。

5. 实验室及其他检查

根据需要可选查血、尿、粪便常规或培养，血生化、凝血功能，胸片、EKG、CT 等。

（二）病情评估

1. 休克是否存在

存在以下情况应考虑休克：

（1）病因：如严重创伤、严重心律失常，大量失液、失血，急性过敏等。

（2）临床表现：如病人诉口渴，有兴奋、烦躁、表情淡漠，皮肤潮湿、面色苍白、肢端发凉、发绀，脉搏细速、微弱甚至测不到，少尿或无尿等症状。

（3）血压变化：收缩压<12 kPa（90 mmHg），脉压差<2.66 kPa（20 mmHg），原有高血压者较原来血压降低 3.99 kPa（30 mmHg）或降低 20% 以上。以上情况要考虑休克存在。

2. 休克分期

（1）休克早期：神志清楚，可有烦躁、口渴、面色苍白、四肢湿冷、心跳加快、脉搏尚有力、脉压差小、尿量较少，血压尚正常但不稳定。因此，血压下降不是判断早期休克的唯一指标。运用休克指数对判断低血容量性休克有一定的参考价值：休克指数＝脉率/收缩压（以 mmHg 为单位），正常值在 0.5 左右。若休克指数为 1，提示血容量丧失 20%～30%；若休克指数为 1.5～2，提示血容量丧失 30%～50%；若休克指数>2，提示血容量丧失 50% 以上。

（2）休克中期：神志尚清或恍惚，表情淡漠，心率快，心音低钝，脉搏微弱，血压下降<8 kPa（60 mmHg），脉压差<2.66 kPa（20 mmHg）；皮肤苍白、青紫、花斑、湿冷、出汗多，温度低，少尿（<20 ml/h）甚至无尿。

（3）休克晚期：神志不清（昏迷），皮肤、黏膜发绀，四肢厥冷，脉搏细弱，血压低或测不到，无尿，全身及内脏出血倾向，严重时可导致 ARDS、急性肾功能衰竭等多脏器衰竭。

（三）鉴别分诊与处理

1. 休克分类

根据休克原因分为 5 类：①心源性休克；②低血容量性休克；③感染性休克；④过敏性休克；⑤神经源性休克。

2. 分诊处理

属外科诊治的有血浆丢失致低血容量性休克（低血容量性休克主要为循环血量减少，如大量出血、失水、失血浆（大面积烧伤、创伤、炎症）等，使血容量急剧减少）；急性胆囊炎、急性腹膜炎引起的感染性休克；急性腰、颈椎、脊柱损伤引起神经源性休克；属感染科诊治的有重症传染性疾病引起的休克。分诊护士一旦发现病人有休克征象，即使是休克早期也应将其列入危重抢救对象，立即送入抢救室作相应处理。

三、腹痛

腹痛是急诊常见症状，多由腹内脏器功能性或器质性病变引起，也可由腹外脏器及全身性病变所致，其特点是发病急，变化快、病情重。

（一）资料收集

1. 看

神情、面色、体位、腹痛反应（烦躁、呻吟、按腹辗转）、年龄、性别以及有无早期休克征象等。

2. 听

腹痛起始时间、部位、疼痛性质和伴随症状。

3. 问

1）可根据 PQRST 公式

（1）诱因（P）：腹痛与饮食、外伤、剧烈运动、腹部手术等有无关系，怎样可使疼痛加重或缓解。

（2）性质（Q）：是绞痛、锐痛还是钝痛、胀痛，是持续性还是阵发性。

（3）放射（R）：腹痛的部位，有无放射痛及放射的部位。

（4）程度（S）：疼痛是否剧烈，能否忍受，如用数字 1～10 来比喻，疼痛大约"相当于几"。

（5）时间（T）：疼痛开始时间、终止时间及持续时间。

2）腹痛伴随症状

恶心、呕吐、腹泻；便血、脓血或排便、排气终止；尿频、尿急或血尿；发热；休克症状等。

3）既往病史

溃疡病史、胆绞痛史、胰腺炎、糖尿病、心血管疾病、手术创伤史、药物食物过敏史、女性病人月经史等。

4. 查

腹部外形：是否对称，有无隆起，有无手术切口瘢痕，有无肠型、肠蠕动波，腹部是否压痛、反跳痛、腹肌紧张，麦氏点有无压痛，墨菲氏征是否阳性。同时测量体温、脉搏、呼吸、血压的变化；检查皮肤、黏膜的色泽等。

5. 实验室及其他检查

查血、尿、粪常规，尿酮体，血、尿淀粉酶，血糖、心肌酶谱，腹腔穿刺，阴道后穹窿穿刺，EKG，腹部平片，B 超，CT 或 MRI 等。

（二）病情评估

危急征象：腹膜刺激症状、胃肠梗阻症状；腹痛伴腹胀，移动性浊音并有急性出血症状；腹痛伴休克；急性化脓性胆管炎、肠系膜动脉栓塞。

（三）鉴别分诊处理

1. 内、外科腹痛鉴别

内、外科腹痛鉴别见表2.3。

表2.3 内、外科腹痛鉴别

临床表现	外科	内科
发热	先腹痛后发热	先发热后腹痛
腹痛	由轻到重，由模糊到明确，由局部到弥漫	由重到轻，模糊，无固定
腹膜激惹症	明显，持续，进展	不明显，间隙，消失
全身中毒反应	腹痛后出现	腹痛前出现

2. 常见急腹痛分诊

（1）属外科诊治：如胃、十二指肠穿孔；急性胆囊炎、胆石症；急性胰腺炎；胆道蛔虫症；急性阑尾炎穿孔；绞窄性肠梗阻；肝脾破裂；泌尿系结石等。

（2）属内科诊治：如急性心肌梗死可能；代谢障碍引起的腹痛；过敏性紫癜等。

（3）属妇科诊治：如疑有宫外孕破裂；急性盆腔炎；卵巢肿瘤扭转等。

（4）属感染科诊治：如急性胃肠道感染等。

对腹痛病人在诊断未明确之前禁用止痛剂。一般仅应用解痉类药物，以解除胃肠道痉挛性疼痛；引起腹痛的原因复杂，可涉及内、外、妇、儿等各科的许多疾病，如一时难以确诊，病人又伴有休克，应先救命，后分诊。

四、胸痛

胸痛是病人自觉胸部疼痛，为临床常见症状。胸痛的程度与病情轻重通常无平行关系。由内脏疾病引起的胸痛，病变隐蔽，症状体征不典型，给分诊带来困难，如不及时救治，有时可危及生命。

（一）资料收集

1. 看

神志、意识及对胸痛耐受状态；有无咳嗽、咳痰、呼吸困难、发绀；有无面色苍白、人汗淋漓、休克征象；有无强迫体位等。

2. 听

胸痛发生时间、持续时间、诱发原因及缓解胸痛方法。

3. 问

1）要点

根据 PQRST 五个要点：

（1）诱因（P）：对于突发性胸痛要询问在什么情况下发生胸痛。

（2）性质（Q）：胸痛的性质是闷痛、钝痛还是压榨性疼痛，是持续性还是阵发性。

（3）放射（R）：胸痛位于的部位，有无放射痛及部位。

（4）程度（S）：疼痛是否剧烈，能否忍受，如用数字 1～10 来比喻，疼痛大约"相当于几"。

（5）时间（T）：疼痛开始时间、终止时间及持续时间。

2）伴随症状

胸痛时伴有发热、呕吐、胸闷、咯血、濒死感；咳嗽、深呼吸时胸痛加剧；进食吞咽时胸痛加重；向一侧卧时胸痛减轻等。

3）既往史及胸痛史

心血管疾患；肺、胸膜、纵膈、食管、横膈、腹部脏器疾病史；神经官能症及以往胸痛发作史等。

此外，还有院前用药及效果等。

4. 查

胸部局部组织有无压痛，有无红、肿、热、痛及隆起，有无带状疱疹，呼吸运动是否对称，呼吸音有何异常，心律、心音是否正常。测量生命体征并观察胸痛对生命体征的影响。

5. 实验室及其他检查

查血 Rt、血液生化及心肌酶谱、心电图、胸片、胸部 B 超、CT，必要时做食管摄片等。

（二）病情评估

危急征象：突发胸痛伴咯血；胸痛伴低氧血症；胸痛伴严重心律失常、心源性休克；剧烈胸痛有放射性疼痛，病人有窒息濒死感；胸痛伴出冷汗、呼吸困难、血压下降。呼吸循环障碍者均为危急症状，应给予及时抢救。

（三）鉴别分诊与处理

1. 属外科诊治

（1）胸痛局限于胸壁上，有红肿热痛可能为局部炎症。肋骨有隆起、压痛，深呼吸、咳嗽加重可能是肋软骨炎。

（2）急性创伤后引起胸痛，变动体位时疼痛加剧，有反常呼吸运动，可能是肋骨骨折。病人气促、呼吸困难、发绀、烦躁、血压下降可能为血气胸等。

（3）胸骨后疼痛，进食吞咽加重，可能为食管纵膈病变；活动后突发胸部或后背肩胛间撕裂样痛，向颈、腹部放射伴面色苍白、四肢厥冷、出汗，可能为夹层动脉瘤引起的痉挛。

2. 属内科诊治

（1）有心血管疾病、长期卧床史或近期手术者突然发生胸痛、咯血、呼吸困难，可能为肺栓塞。

（2）有冠心病史，反复发作心前区或胸骨后疼痛向左侧肩背部、左臂内侧或左颈部、面颊部放射，可能为心绞痛、心肌梗死。

（3）发热、咳嗽、一侧胸痛可能为肺部炎症或胸膜炎。

（4）胸骨下剧烈疼痛向背、颈、下颌放射，咳嗽、呼吸活动时疼痛加剧，心率加快、脉压差小，呼吸困难，可能为急性心包炎。

（5）如青壮年劳累后突然胸痛、呼吸困难，可能为自发性气胸。

3. 属皮肤科诊治

如病人剧烈胸部灼痛、沿一侧肋间神经分布，表面皮肤有水泡，可能为带状疱疹。

4. 其他分诊

如肺癌、纵隔肿瘤也可引起不同程度的胸痛，并伴有相应症状。可分诊到原科室诊治，如呼吸科、胸外科或肿瘤科等。

五、外伤

因各种意外创伤所致病人急诊就诊时，病人体表上多有明确标志，如局部肿胀、皮肤破损、出血、肢体活动障碍、疼痛等。多数病人可直接描述受伤原因及创伤的特定部位。但如果病人伴有意识障碍，不能明确主诉，那么护士在分诊时要注意受伤部位及伴随的严重症状，分清轻重缓急，以抢救病人的生命为首位。

（一）收集资料

1. 看

神志、呼吸、面色；观察有无明显出血，注意颜面部大出血，是否影响呼吸功能；瞳孔大小；头部有无裂伤，颅骨有无凹陷骨折，伤口有无流出脑脊液；胸腹部有无伤口，若血流如注有搏动性出血，可能为心脏、大血管创伤等。

2. 听

可由患者本人或陪同人员代诉事故发生的场合、事由、时间等情况。

3. 问

（1）询问致伤情况：物体性质、方向、力度，初步处理方法及时间。

（2）询问自觉症状：头晕、口渴、心慌等。

（3）根据情况询问伤员近期生活、工作、精神状态。

4. 查

（1）测量血压、脉搏、呼吸，计算脉压差，评估有无失血性休克。

（2）检查意识、瞳孔，以评估是否有颅脑损伤、颅内出血等。

（3）查看局部体征：胸廓呼吸运动是否正常，若有反常呼吸，提示多发性肋骨骨折；若伤员烦躁不安、大汗淋漓、呼吸异常、呼吸缓慢或暂停、发绀、心动过缓、一侧呼吸运动减弱、低血压，提示可能为张力性气胸。若伤员面色苍白、脉搏细弱、血压下降，则可能有内出血。

5. 实验室及其他检查

在病情允许情况下做 X 线、CT 等检查，需要时可作胸、腹部穿刺，以确定有无血气胸及内脏破裂、出血等。

（二）病情评估

凡发现伤员有心跳骤停、大出血、开放性气胸、窒息、休克，应立即先抢救后检查。

（三）分诊处理

（1）外伤是以外科医生诊治为主，常采用多专科协同处理，如胸外科、神经外科、普外科、骨科，必要时请内科会诊。

（2）急救中先行呼吸、循环支持，维护生命，及时进行创面止血、镇痛处理后尽快做好术前准备，送手术室进行手术治疗。

（3）对外观创伤不明显的伤员也要严密观察，以免延误救治。

第四节　分诊服务流程图

一般急诊分诊和危重病人急诊分诊服务流程图如图 2.1 和图 2.2 所示。

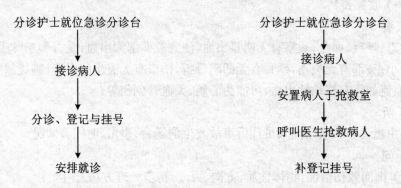

图 2.1　一般急诊分诊服务流程图　　　图 2.2　危重病人急诊分诊服务流程图

急诊分诊是一项专业技术,分诊护士应富有责任心,认真对待,努力学习,掌握各科常见病的临床特点,并提高护患沟通技巧,做好问诊和护理体检,迅速将病人分至相应科室,由专科医生组织抢救,成功的分诊将为抢救生命赢得宝贵时间。

第三章 心 电 图

第一节 心电图基础知识

一、概念

心脏在发生机械收缩之前,首先发生电激动,其激动电流经身体组织传到体表,在体表不同部位显示电位差,用特制的精密仪器(心电图机)将其用曲线方式连续描记出来的图形称为心电图。

二、心电图在临床上的应用价值

(1) 诊断心律失常最可靠的方法之一。能准确诊断各种心律失常,尤其对于Ⅰ度房室传导阻滞、束支传导阻滞、预激综合征等,目前仍可以说心电图是唯一可靠的诊断方法。

(2) 判定心肌梗死的重要依据。心电图的特征性变化、临床症状、血心肌坏死标记物增高及影像学(冠状动脉造影)是目前临床诊断心肌梗死的重要依据。

(3) 发现心肌损害的独特方法。

(4) 对心房、心室肥大的诊断有一定价值。因是从电学角度反映心房、心室的肥大,故实践中易出现假阳性或假阴性,在某些方面不及影像学检查,但若两者配合可提高诊断的准确率。

(5) 对心包炎、肺梗塞诊断有辅助意义。

(6) 帮助了解某些药物(如洋地黄、奎尼丁、胺碘酮等)的作用及电解质紊乱与某些内分泌疾病对心肌的影响。

(7) 在心脏介入治疗及心脏手术中心电监护。对于心律失常的及时发现及性质判断,并为临床策略提供直接依据。

三、心电图不能解决的问题

(1) 心脏瓣膜病。心电图无法显示心脏瓣膜病变的情况,只有在心脏瓣膜病变引起心房、心室肥大到一定程度时才能从心电图上显示的心房、心室的异常波形来间接推断心脏解剖病变而非特异。

（2）心脏储备功能。心电图记录的结果不能完全反映心脏的储备功能,对于有严重器质性心脏病的患者心电图检查结果可能正常,而心电图检查存在异常结果时可能无任何器质性心脏病。

（3）心脏病的病因诊断。如左心室肥厚的病因可以是高血压、心脏瓣膜病、先天性心脏病等,而心电图无法明确具体病因。

因此,心电图仅仅为临床上众多诊断方法中的一种,决不能代替病史询问、体格检查、各种化验及其他检查方法,孤立地依靠心电图只能得到一些片面的认识,甚至会造成错误的结论,应该在临床实践中注意避免。

四、心电图波形的组成及命名

每个心动周期的心动电流形成一个心电图波组(P-QRS-T),它的第一个波是P波(心房除极波);第二个波称为QRS波群(心室除极波);P波起始部至QRS波开始之间的一段称P-R间期,其中P波结束与QRS波起始之间称为PR段。QRS后的波称为T波(心室复极波),QRS波终末部和T波起始部之间的一段称为ST段;QRS波起始至T波结束至下一个P波开始之间的段称为TP段;在某些导联中,可以见紧接T波后的小波称为U波。如图3.1所示。

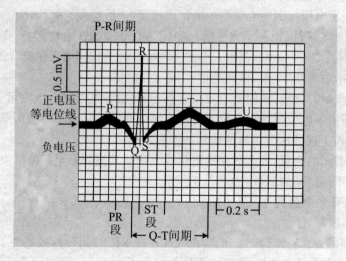

图3.1　心电图波形的组成

五、QRS波形的组成及命名

P波后第一波群称"QRS"波群,一般由1～3个波组成,第一个向下的波称Q波,第一个向上的波称R波,R波后第一个向下的波称S波,S波后再向上的波称R波,R波后再次向下的波称S波……各种形状,一般以英文字母的大写表示波形较大的波,小写表示波形较小的波(如 Rs 表示波群由高大的 R 波与较浅小的 S 波组成),若 QRS 波仅为一个向下的波形则称 QS 型。如图 3.2 所示。

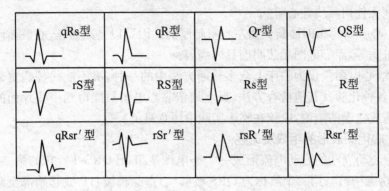

qRs型	qR型	Qr型	QS型
rS型	RS型	Rs型	R型
qRsr′型	rSr′型	rsR′型	Rsr′型

图 3.2　QRS 波的组成

六、心电图的测量方法

心电图记录纸上电压和时间的表示法:心电图记录纸是印有纵横直线的长条坐标纸,纵横坐标组成了许多小正方格,每个小方格大小为 1 mm²。横坐标表示时间,纵坐标表示电压。因为心电图一般记录速度(走纸速度)为 25 mm/s,定电压标准为 10 mm/mV,所以每一小方格横(坐)标为 0.04 s,纵(坐)标为 0.1 mV。特殊情况下走纸速度为 50 mm/s,则每一小横格表示 0.02 s;如定电压标准为 20 mm/mV,则每一小纵格表示 0.2 mV,依此类推。

心电图波幅的测量:凡向上的波按垂直距离,由等电位线上缘测量至波峰顶上缘;凡向下波由等电位线下缘测量至谷底下缘。既向上又向下的所谓双相波(如双相 P 波),则按上述两法测量后两数相加取算术和。

心电图时间的测量:大多数在等电位线上缘从某波开始至某波结束的时间。

心电图不同间期的测量:如图 3.3 所示。

(一) 心率的测量方法

1. 心率规则时

(1) 算术公式:心率(次/min)=60 s/PP 或 RR 时间(s);或心率(次/min)=1 500 格(每分钟为 1 500 格)/PP 或 RR 小格数。

(2) 查心率表法:根据 PP 或 RR 小格数的多少,立即可查出心率次数。

(3) 标尺测量法:最为简便,应用一特制的标尺测量 3 个 R 波之间的距离,从标尺上即可读出心率数,目前临床上应用较为普遍,缺点是精确度略差。

2. 心率不规则时

如心房颤动,心房率与心室率不规则时,可数出三大格(3 秒)内心房波(f 波)

和心室波（R 波）的次数,各乘以 20 即得平均每分钟心房率和心室率。

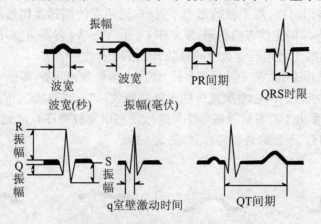

图 3.3　心电图不同间期的测量

（二）ST 段的测量方法及临床意义

测量 ST 段抬高与压低以 QRS 波结束至 T 波开始前的一段（即 TP 段）为基线作比较标准,若 TP 段不清楚,便以 PR 段为基线。如测量 ST 段压低,则以 PR 段的下缘测量至 ST 段下缘的垂直距离;如测量 ST 段抬高,则从 PR 段上缘测量至 ST 段上缘的垂直距离,如图 3.4 所示。

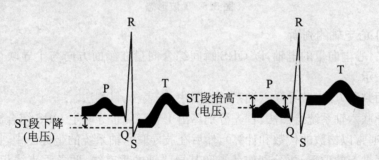

图 3.4　ST 段抬高与压低

正常情况下,一般在等电位线上或稍有偏移。但在任何导联其压低不应超过 0.05 mV,在肢体导联及 $V_4 \sim V_5$ 导联抬高不应超过 0.1 mV,在 $V_1 \sim V_3$ 导联不应超过 0.3 mV。

ST 段压低超过正常值提示心肌损伤或缺血;ST 段抬高超过正常值提示心肌损伤、急性心肌梗死、心包炎。

(三) T波形态与临床意义

正常 T 波形态:正常 T 波的形态不对称,近侧支的倾斜度比远侧支小。方向一般应与 QRS 波的主波方向相同,常常在 Ⅰ、Ⅱ、$V_4 \sim V_6$ 导联直立,而在 avR 导联应倒置。直立的 T 波电压应大于同导联 R 波的十分之一。

异常 T 波形态:异常 T 波形态多样,临床上常可分为两类,即原发性 T 波改变(系心肌本身功能改变,心室肌复极顺序紊乱所致,如心肌缺血、心肌炎等)与继发性 T 波改变(系由于心室肌除极程序异常致使心肌复极顺序紊乱而 T 波改变者,如束支传导阻滞、预激综合征等)。如图 3.5 所示。

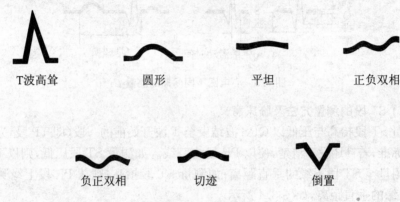

| T波高耸 | 圆形 | 平坦 | 正负双相 |
| 负正双相 | 切迹 | 倒置 |

图 3.5 T 波形态

(四) 心电轴的判断

定义:心电向量的电轴,以 QRS 瞬间综合向量在额面方向与 Ⅰ 导联正电段的角度来表示。

常用判断方法:肢导联六轴系统绘图法、查表法、目测法。

肢导联六轴系统绘图法:首先分别算出 Ⅰ 导联和 Ⅲ 导联上 QRS 综合波电压的代数和(通常以格数的代数和计算),然后在肢导联六轴系统的坐标图中,找出各点在某导联轴上的位置,再分别作各点和其导联轴的垂直线,两条垂直线相交点(设为 E 点),如将 O 点和 E 点连成一条直线(OE 线),该线和 Ⅰ 导联正电段的角度即为心电轴的度数。如图 3.6 所示。

查表法:同上法分别算出 Ⅰ 导联和 Ⅲ 导联上 QRS 综合波电压的代数和(通常以格数的代数和计算),然后在心电轴表的纵横坐标上分别找出其数字,纵横坐标相指的数字即为心电轴的度数。

目测法:根据心电图临床工作经验,可以用快速目测法大约估计出心电轴的正常、左偏及极右偏。"口对口向左走,尖对尖朝右偏"。

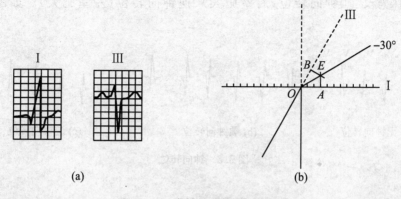

图 3.6　心电轴的计算和测量方法

正常(＋30⁰～＋90⁰)；轻度左偏(＋30⁰～0⁰)；中度左偏(0⁰～－30⁰)；显著左偏(－30⁰以上)；轻中度右偏(＋90⁰～＋120⁰)；显著右偏(＋120⁰～＋180⁰)；重度右偏(＋180⁰～＋270⁰)。如图 3.7 所示。

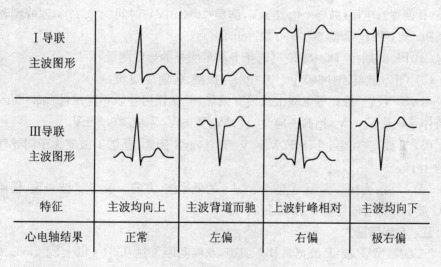

特征	Ⅰ导联主波图形	Ⅲ导联主波图形		
特征	主波均向上	主波背道而驰	上波针峰相对	主波均向下
心电轴结果	正常	左偏	右偏	极右偏

图 3.7　心电轴的判断

(五) 钟向转位

因左右心室肥厚等原因,心脏能沿着心底部至心尖的长轴转位,称为钟向转位。从心脏横膈面自下往上看,分顺钟向转位与逆钟向转位。

心电图中依据胸导联 QRS 波形来决定,主要以 V_3 为中间过渡区,同时参考 V_4。

临床意义：顺钟向转位（右室肥大）、逆钟向转位（左室肥大）。如图 3.8 所示。

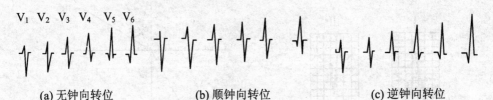

(a) 无钟向转位　　　　　(b) 顺钟向转位　　　　　(c) 逆钟向转位

图 3.8　钟向转位

第二节　常见心电图的识读

一、正常心电图

(1) P 波：形态（多为圆拱形，有时可轻度切迹）；方向（Ⅰ、Ⅱ、avF、$V_4 \sim V_6$ 直立，avR 倒置）；电压（肢导＜0.25 mV，胸导＜0.2 mV）；时间（＜0.11 s，双峰型者切迹间距＜0.04 s）；频率（60～100 次/min）。

(2) PR 间期：0.12～0.20 s（选择 P 波最明显的导联测量）。

(3) QRS 波群：时间（0.06～0.10 s）、振幅、病理性 Q 波。

(4) ST 段：一般在等电线上或稍有偏移，但在任何导联不应压低≥0.05 mV；在肢体导联及 $V_4 \sim V_6$ 抬高不应≥0.1 mV；$V_1 \sim V_3$ 不应≥0.3 mV。

(5) T 波：应在Ⅰ、Ⅱ、avF、$V_4 \sim V$ 直立，avR 倒置；直立 T 波应大于同导联 R 波的 1/10。

(6) U 波：为在 T 波后 0.02～0.04 s 的低平波，方向一般与 T 波一致，任何导联 U 波不能超过同导联 T 波的 1/2。

二、左心房肥大

"二尖瓣型"P 波：P 波宽高具有切迹，双峰间距常达 0.04 s 以上（Ⅰ、avL、avR 明显）。

三、左室肥大

RV_5＞2.5 mV；RⅠ＞1.5 mV；

$RV_5 + SV_1$＞3.5 mV（女）或 4.0 mV（男）；

电轴左偏、QRS 时间延长达 0.10～0.11 s；

伴 ST-T 改变（Ⅰ、Ⅱ、avL、V_5、V_6）：肥大伴劳损。

四、右室肥大

V_1 R/S>1；

$RV_1+SV_5>1.2$ mV；顺钟向转位；

电轴右偏；

伴 ST-T 改变。

五、双室肥大

V_1、V_2 示右室肥大；

V_4、V_5 示左室肥大。

六、电解质与心律失常

（1）心肌组织具有兴奋性、自律性、传导性和收缩性四种生理特性,前三种统称为电生理特性,是以心肌细胞膜的生物电活动为基础的。

（2）细胞内外电解质的不均匀分布及其跨膜运动决定了心肌细胞的电生理特征,这就是电解质与心律失常有关的原因。

（3）电解质中又以钾与心律失常的关系最密切和最重要。

（4）血钾低于 3.5 mmol/L 为低血钾。

（5）血钾高于 5.5 mmol/L 为高血钾。

七、低血钾

（1）主要表现:U 波增高（显著≥1 mm）,大于同一导联 T 波,ST 段压低≥0.5 mV,T 波降低,QT 间期延长。

（2）U 波增高、T 波降低、ST 段压低同时存在高度提示"低血钾"。

（3）血钾为 3.0～3.5 mmol/L 时,10%患者有 ECG 改变;血钾为 2.7～3.0 mmol/L 时,35%患者有 ECG 改变;血钾低于 2.7 mmol/L 时,78%患者有 ECG 改变。

（4）标准导联与胸前导联明显,尤以 V_3 导联为甚。

八、高血钾

（1）T 波高尖成"帐幕状"（Ⅱ、Ⅲ、avF、V_3、V_5 显著）。

（2）血钾高于 6.5 mmol/L 时,QRS 波出现改变（增宽）。

（3）血钾高于 7.0 mmol/L 时,P 波振幅减小,P 波增宽,PR 间期延长（心房传导减慢）。

（4）血钾高于 8.0 mmol/L 时,P 波消失,QRS 宽大畸形与高尖 T 波连成双相曲线——窦室传导。

（5）血钾高于 10 mmol/L 时,心室节律不规整。

（6）血钾高于 12～14 mmol/L 时,心室停搏或室颤。

九、冠心病

(1) 冠状动脉粥样硬化使血管腔狭窄或阻塞,或(和)因冠状动脉功能性改变(痉挛)导致心肌缺血缺氧或坏死而引起的心脏病,统称为冠状动脉性心脏病,简称冠心病,也称缺血性心脏病。

(2) 急性冠脉综合征:不稳定型心绞痛、急性心肌梗死(ST 段抬高与非 ST 段抬高型),约占所有冠心病患者的 30%。

十、心肌缺血

(1) ST 段异常。2 个以上导联水平下降超过 0.05 mV 或 1~2 个导联压低大于 0.1 mV。

(2) T 波异常。3 个以上以 R 波为主的导联中 T 波低平(小于 $\frac{1}{10}$R)、双相、倒置。

(3) 伪改善。

十一、急性心肌梗死(ST 抬高型)

(1) 超急性损伤期:ST 斜型升高;T 波高耸。

(2) 急性期:ST 段弓背向上抬高与 T 波连成单相曲线;T 波逐渐倒置成冠状 T;R 波降低;病理性 Q 波(Q>0.04 s,Q>$\frac{1}{4}$R)。

(3) 亚急性期:ST 逐渐回落;T 波逐渐恢复正常或恒定倒置。

(4) 慢性稳定期(陈旧期):病理性 Q 波(有的能消失);ST 正常;T 波正常或倒置。

十二、ST 段抬高型心梗定位诊断

ST 段抬高型心梗定位诊断见表 3.1。

表 3.1　ST 段抬高型心梗定位诊断

导联	前向壁	前壁	前侧壁	广泛前壁	下壁	下间壁	下侧壁	高侧壁*	正后壁**	右心室
V_1	+			+		+				
V_2	+	±		+		+				
V_3		+		+		+				
V_4	±	+	±	+						
V_5		+	+	+			+			
V_6			+	+			+			

(续)表 3.1

导联	前向壁	前壁	前侧壁	广泛前壁	下壁	下间壁	下侧壁	高侧壁*	正后壁**	右心室
V₇			±	±			±			
V₈									+	
V₉									+	
aVR									+	
aVL		±	±	±	−	−	±	+		
aVF					+	+	+		−	
Ⅰ		±	±	±	−	−	±	+		
Ⅱ					+	+	+			
Ⅲ					+	+	+		−	
V₄R										+

* 在 V₅、V₆、V₇ 导联高，1～2 肋间处有阳性改变；

** V₁、V₂ 导联 R 波升高。

十三、急性心肌梗死(非 ST 抬高型)

(1) 无病理性 Q 波，有相关导联 ST 段，段压低，$\geqslant0.1$ mV，但 aVR 导联(有时还有 V₁ 导联)ST 段抬高，或有对称性 T 波倒置(心内膜下心肌梗死所致)。

(2) 无病理性 Q 波，也无 ST 段变化，仅有 T 波倒置。

(3) 诊断必须借助实验室检查血心肌坏死标记物增高或影像学(冠状动脉造影)才可以确诊。

十四、心律失常

(1) 心律失常是指心脏冲动的频率、节律、起源部位、传导速度或激动次序的异常。

(2) 按其发生原理，区分为冲动形成异常和冲动传导异常两大类。

十五、心脏冲动形成与传导系统解剖及动作电位特征

心脏冲动形成与传导系统解剖及动作电位特征如图 3.9 所示。

十六、心律失常发生机制

(1) 冲动形成异常：异常自律性、触发活动。

(2) 冲动传导异常：传导阻滞、折返。

(3) 折返是所有快速性心律失常中最常见的发生机制。

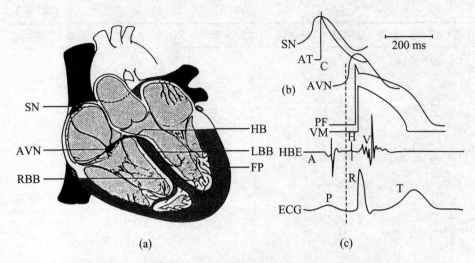

图 3.9　心脏冲动形成与传导系统解剖及动作电位特征

十七、产生折返的基本条件

(1) 心脏两个或多个部位的传导性与不应期各不相同,相互连接形成一个闭合环。

(2) 其中一条通道发生单向传导阻滞。

(3) 另一通道传导缓慢,使原先发生阻滞的通道有足够时间恢复兴奋性。

(4) 原先阻滞的通道再次激动,从而完成一次折返激动。冲动在环内反复循环,产生持续而快速的心律失常(见图 3.10)。

十八、预激综合征

(1) 由于心房、心室肌之间的联系,除了正常的房室结——希浦氏系统以外,还有"异常附加旁道",冲动可以从旁道预先到达心室使之激动,称为预激综合征。

(2) 常见旁道类型:Kent 束(位于房室间的特殊肌束,直接沟通房室传导)、James 束(连接后结间束与房室结下部或希浦氏束的肌束)、Mahaim 束(起自心房部,终止于心室部)。

(3) 根据胸前导联心电图分型:A 型($V_1 \sim V_6$ 预激波与 QRS 主波均向上)、B 型(V_1 导联 QRS 主波向下,$V_2 \sim V_6$ 主波向上)、C 型($V_1 \sim V_2$ 导联 QRS 主波向上,$V_5 \sim V_6$ 主波向下)。

十九、预激综合征(Kent 氏束)

(1) PR 间期缩短,<0.11 s。

(2) QRS 增宽,起始部存在"△"波。

(3) PJ 间期正常,继发性 ST-T 改变。

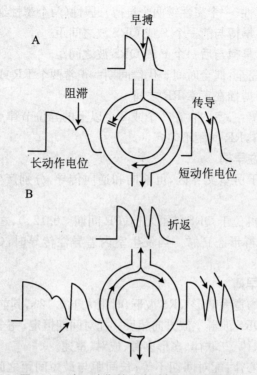

图 3.10　由不应期的分离引起折返的图解

A. 股环传导方向用箭头表示；　B. 不同时程内的动作电位在环的不同部位表示

（4）A 型（V_1、V_5 主波向上）、B 型（V_1 主波向下，V_5 主波向上）、C 型（V_1 主波向上，V_5 主波向下）。

二十、其他类型预激综合征

（1）James 旁道型（L-G-L 综合征）：除 PR 间期＜0.11 s 外，其 QRS-T 正常。

（2）Mahaim 氏型：PR 间期正常，但有 QRS 波增宽伴预激波。

（3）间歇型。

二十一、房性早搏（期前收缩）

P 波提前发生，与窦性 P 波形态各异，不完全性代偿间歇居多；QRS 波群形态通常正常，有时也可出现室内差异性传导。

二十二、描述早搏的几个概念

（1）偶发：每分钟少于 3～5 次。

（2）频发：每分钟 5 次以上。

（3）二联律：一个窦性搏动继一个早搏。

（4）三联律：真性（一个窦性继两个早搏）、假性（两个窦性继一个早搏）。

（5）偶合时间：早搏与前一个 P 或 QRS 波之间距。

（6）代偿间期：早搏与后一个 P 或 QRS 波之间距。

（7）代偿间期完全：偶合时间＋代偿间期＝正常两个 RR 或 PP 间距。

（8）插入性：早搏插在正常 RR 之间。

（9）多源性室早：心室内存在 2 个或 2 个以上的异位节律点，使心电图表现为多种畸形 QRS 波群，RR 间距不匀齐。

二十三、交界性早搏

（1）冲动起源于房室交界区，可前向和逆向传导，分别产生提前发生的 QRS 波群与逆行 P 波。

（2）逆行 P 波可位于 QRS 波群之前（PR 间期＜0.12 s）、之中或之后（RP 间期＜0.20 s），QRS 波群形态正常。当发生室内差异性传导时，QRS 波群形态可有变化。

二十四、室性早搏

（1）提前出现的宽大畸形 QRS 波群，时限大于 0.12 s，其前无相关 P 波；ST 段和 T 波的方向与 QRS 波群主波方向相反。配对间期恒定；完全代偿间期。

（2）类型：二联律、三联律、多形多源、成对、室速。

（3）室性并行心律：配对间期不等；长间距与最短间距之间成倍数关系；室性融合波。

二十五、室早 Lown 氏分级

（1）0 级：无室早。

（2）1 级：偶有室早。

（3）2 级：频发室早，每小时多于 30 次。

（4）3 级：多形性室早。

（5）4A 级：室早连发（成对）。

（6）4B 级：短阵室速。

（7）5 级：R on T。

二十六、室早良恶性的判断

（1）良性室性心律失常：指无器质性心脏病的室早或非持续性室速。

（2）有预后意义的室性心律失常：指有器质性心脏病的室早或非持续性室速。

（3）恶性室性心律失常：指有血液动力学障碍后果的持续室速或室颤。

二十七、室性心动过速

（1）3 个以上的室早连续出现。

(2) QRS 宽大畸形大于 0.12 s,T 波与 QRS 主波方向相反。

(3) 心室率 100～250 次/min。

(4) 规则。

(5) 房室分离,偶有夺获心房。

(6) 心室夺获与室性融合波。

(7) 通常突然发生。

二十八、室性心动过速类型

(1) 短阵室速:重复 3～7 次的室性心律,历时数秒钟,一般不超过 30 s。

(2) 持续性室速:持续 30 s 以上。

(3) 早搏型室速:为一连串室性早搏组成,每次偶合时间基本相等。

(4) 并行心律性室速:符合并行心律特点,偶合时间不一致,融合波,公倍数。

(5) 多形性室速:指室速发作时,心电图的同一导联上出现以上形态的 QRS 波。根据室速发作前基础心律 QT 间期将多形性室速分为尖端扭转型室速与多形性室速,发作前基础心律 QT 间期延长者为尖端扭转型室速;发作前基础心律 QT 间期正常者为多形性室速。

(6) 尖端扭转型室速:为多形性室速的一种特殊类型,发作时 QRS 波峰呈周期性变化,围绕等电线扭转,频率 200～250 次/min,QT 间期大于 0.5 s,U 波显著。

(7) 洋地黄中毒致双向性室速:QRS 主波方向呈正负交替畸形。

(8) 单形室速:室速发作时,心电图同一导联上 QRS 波形态只有一种。

二十九、特发性室速

(1) 指不伴有明显器质性心脏病,也排除了代谢或电解质异常以及长 QT 间期综合征的室速。

(2) 发生机制:折返性机制、自律性机制、触发活动机制。

(3) 按起源分型:特发性右室流出道室速、特发性左室流出道室速。

三十、非阵发性室性心动过速

(1) 一系列出现宽大畸形的 QRS 波,确认为室性。

(2) 频率为 60～110 次/min,节律可有轻度不齐。

(3) 开始与终止呈渐进性。

三十一、阵发性室性心动过速

(1) 心率 150～250 次/min,节律规则。

(2) QRS 波群形态与时限均正常。

(3) P 波—房速;逆行 P 波—交界速。

(4) 起始突然,通常由一个期前收缩触发。

三十二、非阵发性交界性心动过速

(1) 具备结性心律特征:QRS 波正常室上性形态,其前无 P 波或有逆性 P 波。

(2) 心率 70～150 次/min,发作和终止均非骤然,节律规则。

三十三、心房颤动

(1) P 波消失,代之以大小振幅不等的小 f 波,f 波频率 350～600 次/min。

(2) 心室率极不规则。

(3) QRS 波群形态通常正常,发生室内差异性传导,QRS 波群增宽变形。

三十四、一旦房颤患者的心室律变得规则,应考虑以下可能性

(1) 恢复窦性心律。

(2) 转变为房性心动过速。

(3) 转变为房扑,以固定的房室传导比率。

(4) 发生房室交界区性心动过速或室性心动过速。

(5) 完全性房室传导阻滞。

三十五、心房扑动

(1) P 波消失,代之以规律的锯齿状扑动波 f 波,在Ⅱ、Ⅲ、aVF 或 V₁ 导联最为明显,心房率通常为 250～350 次/min。

(2) 心室率规则或不规则,取决于房室传导比率是否恒定。

(3) 大多 QRS 波群形态正常,伴室内差异性传导,QRS 波群增宽变形。

三十六、心室扑动与颤动

(1) 室扑为正弦波形,波幅大而规则,频率 150～300 次/min。

(2) 室颤的波形、振幅、频率均极不规则,无法识别 QRS 波群、ST 段、T 波。

三十七、人工起搏心电图

脉冲信号波:垂直型、占时短(2 ms)的所谓钉样标记,其后紧接一个心房激动波(心房起搏者)或心室激动波(心室起搏者)。

三十八、起搏故障的心电图表现

(1) 起搏信号波时大时小,或有时消失,以致心房或心室活动时起时停。

(2) 起搏信号波虽如常出现,但不能每次激动心房或心室。

(3) 起搏频率比原来频率增加或减少 5 次/min 以上。

(4) 在按需起搏方式中出现"竞争心律",如并行收缩、同率性房室分离、R on T 等。

三十九、窦性心动过缓

(1) 具有窦性心律的特征。

(2) 窦性节律频率减慢:成人＜60 次/min。

四十、窦性停搏

（1）窦房结在某个时期内兴奋性降低，不能产生冲动，而使心房暂时停止活动，称为停搏或窦性静止。

（2）心电图特点：在正常窦性心律中突然出现显著的长间歇；长间歇中无 P、QRS、T 波群的存在；长间歇与基本 PP 间期无倍数关系；长间歇后往往出现房室交界性或室性逸搏。

四十一、被动性心律失常

（1）包括逸搏和逸搏性心律。

（2）逸搏：当窦房结长时间不能发出激动（窦缓或窦停）或窦性激动下传受阻，异位节律点被迫发出冲动来维持心脏搏动，偶尔的 1～2 次称"逸搏"，如连续 3 次或以上则称"逸搏性心律"。

（3）逸搏是一种正常的生理保护机制。

（4）根据异位节律点位置可分为房性、结性（交界性）、室性。

四十二、主动性心律失常

（1）过早搏动。

（2）并行心律。

（3）异位节律（阵发性心动过速；非阵发性心动过速；扑动；颤动）。

四十三、房性逸搏

（1）在一个较窦性 PP 间距为长的间歇后，可见延迟出现的 P'-QRS-T 波群。

（2）P' 形态异于窦性 P 波。

（3）P'R 间期均≥0.12 s。

（4）QRS-T 波群形态同窦性心律（即：室上性形态）。

四十四、房性逸搏性节律

（1）连续 3 次或 3 次以上的房性逸搏，即房性逸搏节律。

（2）节律缓慢，规则，50 次/min 左右。

四十五、结性逸搏

（1）在一个较窦性 PP 间距为长的间歇后，可见延迟出现的 QRS-T 波群。

（2）QRS-T 波群形态多为室上性形态，偶可因室内差异性传导出现宽大畸形。

（3）多无 P 波（逆行 P' 埋于 QRS 波中）或有逆行 P' 波，P' 波可位于 QRS 波之前（P'R<0.12 s）或之后（RP'<0.20 s）。

（4）可发生房性融合波。

四十六、结性逸搏性心律

(1) 连续 3 次或以上的结性逸搏,称逸搏性心律。

(2) 心率 40～50 次/min,节律缓慢而规则。

四十七、室性逸搏

(1) 较长间歇(大于最长的 PP 间距)后,延迟出现一宽大畸形之 QRS-T 波。

(2) QRS 波形态往往因节律点位置而不同。

(3) QRS 波之前无 P 波,偶有无关 P 波。

(4) 可发生室性融合波或房性融合波。

四十八、室性逸搏性心律

(1) 连续 3 次或以上的室性逸搏组成频率缓慢(20～40 次/min)、节律不很规律的心律,称室性选择性心律。

(2) QRS-T 波形态同室性逸搏。

四十九、窦房阻滞

(1) 窦房结 P 细胞发放的冲动,经移行细胞传出延迟或传出阻滞,称为窦房阻滞。

(2) 1 度窦房阻滞心电图无法诊断。

(3) 2 度窦房阻滞分Ⅰ型和Ⅱ型。

(4) 3 度窦房阻滞具有完全性阻滞的特点与窦性停搏鉴别困难。

五十、2 度Ⅰ型窦房阻滞

(1) PP 间期逐渐缩短,直至最后一次 P 波“脱落”(文氏现象)。

(2) P 波脱落前 PP 间期最短。

(3) P 波脱落后的 PP 间期>脱落前的 PP 间期。

(4) 具有脱落 P 波的间期<脱落前 PP 间期的 2 倍。

五十一、2 度Ⅱ型窦房阻滞

(1) PP 间期规则。

(2) 突然出现长间歇,长间歇中无 P、QRS、T 波群。

(3) 长间歇是基本 PP 间期的倍数。

五十二、病态窦房结综合征

(1) 显著的窦性心动过缓(50 次/min 以下),伴或不伴逸搏,运动后心率增加不明显。

(2) 窦性停搏。

(3) 窦房传导阻滞。

(4) 窦缓伴反复发作的房性心动过速或心房颤动(慢快综合征)。

(5) 窦房传导阻滞与房室传导阻滞同时并存。

（6）阿托品试验或异丙肾上腺素试验阳性。

（7）窦房结恢复时间延长（正常值≤1 400 ms，≥2 000 ms 具诊断意义）。

五十三、完全性右束支传导阻滞

（1）V_1：QRS 波呈 M 型（rSR′型）或 R 波粗顿。

（2）V_5：S 波粗顿且增宽。

（3）QRS 间期≥0.12 s。

（4）继发性 ST-T 改变：V_1 降低伴 T 波倒置，V_5 可能升高，T 波直立。

（5）肢体导联可有相应改变：Ⅰ、avL 导联类似 V_5，avR 导联 R 波粗顿。

五十四、不完全性右束支传导阻滞

仅 QRS 间期＜0.12 s，其他同上。

五十五、完全性左束支传导阻滞

（1）V_1：QRS 波呈 QS 波或 rS 型，S 波粗顿且增宽。

（2）V_5、V_6：R 波粗顿，前无 q 波。

（3）QRS 间期≥0.12 s。

（4）继发性 ST-T 改变：V_5、V_6 压低伴 T 波倒置。

（5）肢体导联可有相应改变：Ⅰ、avL 导联类似 V_5，Ⅲ导联有 S 波。

五十六、不完全性左束支传导阻滞

仅 QRS 间期＜0.12 s，其他同上。

五十七、左前分支传导阻滞

（1）QRS 波群：Ⅰ、avL 为 qR 型，Ⅱ、Ⅲ、avF 为 rS 型。

（2）RavL＞RⅠ，SⅢ＞SⅡ。

（3）电轴左偏－30°以上（Ⅰ、avLq 波不明显者，电轴左偏应在－45°以上）。

（4）QRS 时间正常或轻度延长。

五十八、左后分支传导阻滞

（1）QRS 波群：Ⅰ、avL 为 rS 型，Ⅱ、Ⅲ、avF 为 qR 型，RⅢ＞RⅡ。

（2）电轴右偏≥＋110°。

（3）QRS 时间正常或轻度延长。

五十九、室内传导阻滞

（1）QRS 间期延长，≥0.11 s。

（2）QRS 形态改变，但很难断定是左束支还是右束支。

（3）仅有 QRS 间期延长，≥0.11 s，QRS 形态基本正常。

（4）可有 T 波改变。

六十、房室传导阻滞

根据阻滞程度分为：

（1）1度房室传导阻滞：房室传导延迟。

（2）2度房室传导阻滞：心房与心室间呈间歇性传导，又称部分房室阻滞。

（3）3度房室传导阻滞：心房与心室间传导全部阻滞，又称完全性房室阻滞。

六十一、1度房室传导阻滞

在窦性心律或房性心律下，如果心电冲动从心房到心室传导时间超过正常时限，PR间期超过0.20 s，即可诊断。

六十二、2度房室传导阻滞

（1）2度房室传导阻滞：心房与心室间呈间歇性传导，又称部分房室阻滞，在心电图上主要表现为一部分P波后QRS波脱落（P波后无QRS波）。

（2）阻滞的程度通常以房室传导比来表示，即P波数目与QRS波数目之比，如4：3阻滞，即指4个P波中有3个下传心室。

（3）常分为2度Ⅰ型房室传导阻滞与2度Ⅱ型房室传导阻滞。

（4）阻滞程度≥4：1的2度房室传导阻滞又称为高度房室传导阻滞。

六十三、2度Ⅰ型房室传导阻滞

PR间期逐渐延长，直至出现一个P波后无QRS波群（QRS波脱落），其后PR间期重新恢复到最短，包含受阻P波在内的RR间期小于正常窦性PP间期的2倍。

六十四、2度Ⅱ型房室传导阻滞

PR间期固定，若干个心动周期后出现一个QRS波脱落，长RR间期（含未下传P波的RR间期）等于短RR间期的两倍。

六十五、3度房室传导阻滞

（1）3度房室传导阻滞又称完全性房室阻滞。

（2）心房的冲动完全不能下传心室，因此，心房受窦房结或房颤、房扑或房速控制而独自搏动，心室则受阻滞部位以下的逸搏点控制，心室率缓慢而匀齐，形成心电图上P波与QRS波完全无关、各自搏动的现象，即房室分离。

（3）PP规则，RR规则，心房与心室各有自己的节律，P与R无固定关系。

（4）房率大于室率（PP短于RR），心室率多规则，多为40~60次/min。

（4）QRS波距节律点位置可接近正常，也可宽大畸形。

六十六、急性心包炎

（1）除avR导联中ST段下降外，其余导联均呈弓背向下抬高。

（2）需注意与心梗亚急性期相鉴别。

第四章 重症监护

第一节 呼吸系统监测

一、概述

呼吸系统的主要生理功能是提供机体所需的氧气,排出代谢产生的二氧化碳,一般可分为上呼吸道和下呼吸道。上呼吸道包括鼻、咽和喉,占整个呼吸道解剖死腔的 50% 及气道阻力的 45%。上呼吸道对吸入气体具有加湿、加温和过滤作用。下呼吸道包括呼吸系统的通气区(传导部分)、移行区和换气区(呼吸部分)。

二、呼吸系统监测

(一) 呼吸系统一般监测

(1) 呼吸频率:正常成人呼吸频率 16～20 次/min,,大于 24 次/min 为呼吸频率增快,小于 10 次/min 为呼吸频率减慢。

(2) 呼吸节律:是否规律。

(3) 呼吸深度:观察胸廓的起伏,大致判断潮气量。

(4) 听诊呼吸音变化:判断有无肺叶通气不良、痰堵、支气管痉挛等现象。

(5) 观察面色及口唇、指(趾)甲色泽。

(二) 肺的通气与换气

正常的肺通气及换气是完成呼吸功能,即为组织细胞提供氧气、排出组织细胞所产二氧化碳的基本保证。

1. 肺脏通气

肺脏通气的动力即空气泵是由呼吸肌、胸廓、胸膜腔和肺脏组成的。动力来自呼吸肌。吸气开始时,气道内压力等于大气压。在呼吸中枢的指令下膈肌、肋间外肌等吸气肌收缩,胸廓容积增加,胸膜腔内压减低,可达 $-0.6\ kPa$,受到胸膜腔负压的吸引,肺脏膨胀,肺泡内压减低到大气压以下,气体进入肺脏。吸气末,肺泡内压等于大气压。吸气肌停止收缩,胸廓在自身弹力作用下回缩,胸廓容积减小,胸膜腔内压回升到 $-0.25\ kPa$,肺脏受压,肺泡内压增高并大于大气压,肺内气体排出体外。呼气末,气道内压又回到大气压水平。如此周而复始,构成了呼和吸的循环。

2. 肺的容量和通气功能检查

1) 潮气量(tidal volume,TV)

平静呼吸时每次呼出或吸入的气量。正常值男性为 594±183 ml,女性为 440±136 ml。应用机械通气时,往往以 8～12 ml/kg 体重,计算潮气量。

2) 深吸气量(inspiratory capacity,IC)

平静呼气后所能吸入的最大气量。正常值性为 2427±618 ml,女性为 1 746±315 ml。深吸气量减潮气量为补吸气量。

3) 补吸气量(inspiratory reserve volume,IRV)

平静吸气末,再尽力吸气所能吸入的气体量为补吸气量,一般正常成年人为 1 500～2 000 ml。

4) 补呼气量(expiratory reserve volume,ERV)

平静呼气后所能呼出的最大气量。正常值男性为 1 279±467 ml,女性为 799±271 ml。

5) 肺活量(vital capacity,VC)

最大吸气后所能呼出的最大气量。正常值男性为 3 657±714 ml,女性为 2 511±461 ml。正常人肺活量与身高成正比而与体重关系不大,随年龄增加肺活量减小。由于其正常值波动范围较大,故只有当肺活量减少到预计值的 20% 以上时,方可认为有肺活量的下降。

6) 残气量(residual volume,RV)

最大呼气后肺内存留的气体量。正常值男性为 1 720±573 ml,女性为 1 285±348 ml。肺气肿时残气量增加,肺不张时残气量减少。

7) 功能残气量(functional residual capacity,FRC)

平静呼气后肺内所含的气量。正常值男性为 2 950±722 ml,女性为 2 122±371 ml。功能残气量的生理意义是缓冲呼吸过程中肺泡 PO_2 和 PCO_2 分压的变化幅度,由于功能残气量的稀释作用,吸气时,肺内 PO_2 不致突然升得太高,PCO_2 不致降得太低;呼气时,PO_2 不会降得太低,PCO_2 不会升得太高。

8) 肺总量(total lung capacity,TLC)

最大吸气后肺内所含的气量。正常值男性为 5 398±972 ml,女性为 3 845±538 ml。

9) 死腔气量

每次吸入的气体,一部分留在从上呼吸道至呼吸性细支气管以前的呼吸道内,这一部分气体不参与肺泡与血液之间的气体交换,称为解剖无效腔或死腔。其容积约为 150 ml。

10)最大自主通气量(maximal voluntary ventilation)

最大通气量是在单位时间内以最快速度和最大幅度呼吸所测得的,它反映呼吸的动态功能。一般以正常预计值的±20%为正常值。

11)用力呼气量(forced expiratory volume,FEV)

深吸气后用最快速度呼出的最大气量,是测定呼出气流速的简便方法。测量最初 1 s 用力呼气量,并计算出占用力呼气量的百分比,即为第一秒率(FEV1%),一般不应小于 70%。

12)肺泡通气量

肺泡通气量等于潮气量减去解剖死腔量。分钟肺泡通气量=呼吸频率×肺泡通气量=呼吸频率×(潮气量一死腔气量)。

3. 肺脏换气

肺脏换气是指肺泡气与血液之间的气体交换过程。其功能与许多因素有关,肺容量的改变、气体弥散、气体分布不匀、通气量变化、血液循环障碍、血液成分的变化以及肺组织的病变等,都会影响肺换气功能。临床上常用的换气功能指标有:

(1)通气/血流(V/Q):即通气与血流比例。正常人每分钟肺泡通气量为 4 L,肺血流量为 5 L,则通气/血流比为 0.8。如果通气大于血流(比值增高),则反映死腔量增加;若血流超过通气(比值降低),则产生静脉血掺杂。

(2)氧合指数(PaO_2/FiO_2):是监测肺换气功能的主要指标之一,计算简单,正常值为 430~560 mmHg。PaO_2/FiO_2 是国内外诊断急性肺损伤(ALI)和急性呼吸窘迫综合征(ARDS)最常用、最主要和最简单的指标。结合病史和其他指标,当 $PaO_2/FiO_2 < 300$ mmHg 时,为 ALI;$PaO_2/FiO_2 < 200$ mmHg 时,为 ARDS。

(三)血气分析

1. 临床意义

动脉血气分析其作用在于:①了解血液中的氧分压、二氧化碳分压和氢离子浓度;②其中氧分压、二氧化碳分压是反映患者换气功能和通气功能的指标;③二氧化碳分压和氢离子浓度是判断酸碱平衡紊乱的重要参数。

2. 采血用物、部位、采血量

(1)用物:无菌治疗盘;无菌 2 ml 或 5 ml 注射器;肝素液;橡皮塞;弯盘。

(2)部位:如桡动脉、足背动脉、肱动脉、股动脉等。间断多次采血可保留一动脉导管或对血管做标记轮流采血,以保护血管。桡动脉较为理想,首选桡动脉。选桡动脉穿刺时应先做 Allen 试验。术者用双手同时压迫病人的尺桡动脉后,嘱病人交替握拳和放松动作 5～7 次,至手掌部变苍白。术者松开对病人尺动脉的压迫,观察手掌颜色变化,若 10 s 内手掌颜色变正常,则 Allen 试验为阳性,是桡动脉穿刺的适应证。

(3)采血量:常规肝素组抗凝采血需 2 ml 血液;无抗凝血气分析采血仅需 0.5～1.0 ml 的血量即可。

3. 采血过程中影响结果的相关因素

(1)病人状态的稳定性。病人若心理状态不稳定,在短时间内可以影响病人的呼吸状态,从而影响血液中 pH、$PaCO_2$、PaO_2 等不稳定参数的结果。因此,护士在采血前应对患者状态进行评估,以提高血气分析结果的准确性。

(2)治疗因素。吸氧及吸氧浓度对 PaO_2 有直接的影响。采血前,应停止吸氧 30 min。如果病情不允许,采血时要记录给氧浓度。当改变吸氧浓度时,要经过 15 min 以上的稳定时间再采血,机械通气病人更改参数后半小时再采血。含脂肪乳剂的血标本会严重干扰血气电解质测定,还会影响仪器测定的准确性和损坏仪器。应尽量在输注乳剂之前取血,或在输注完脂肪乳剂 12 h 后,血浆中已不存在乳糜后才能送检,而且血气申请单上必须注明病人使用脂肪乳剂及输注结束时间。

(3)抗凝剂的影响。血气分析所使用的动脉血标本必须抗凝,而肝素钠是最为普及的抗凝剂。

(4)标本的存放。一般标本采集到完成测定时间不超过 30 min,如需存放,应置于 4 ℃冰箱内,放置时间不超过 1 小时,存放时间过长,会造成 pH 下降,PO_2 下降,PCO_2 上升。

(5)患者体温的影响。温度会影响 pH、$PaCO_2$、PaO_2 的测定值。因此,必须在化验单上注明患者的实际体温。

4. 血气分析常用指标正常值及临床意义

(1)pH:实际上是指动脉血的酸碱度,正常 pH 为 7.35～7.45,pH 是酸碱平衡测定中最重要的参数,它反映了体内呼吸因素与代谢因素综合作用的结果。

(2)动脉血氧分压(PaO_2):指溶解于动脉血中的氧分子所产生的压力,血中的溶解量与其分压的大小成正比,健康人在海平面大气压时 PaO_2 的正常值为 10.7～13.3 kPa(80～100 mmHg)。

(3)动脉学氧饱和度(SaO_2):是指动脉血氧与血红蛋白结合的程度,即氧合 Hb 占总 Hb 的百分比,正常值 95%～98%。

(4)动脉血氧含量(CaO_2):是指血液实际结合 O_2 总量,包括物理溶解氧和与血红蛋白相结合氧两部分。

(5)肺泡—动脉血氧分压差(P(A-a)O_2):P(A-a)O_2 为肺泡氧分压与动脉氧分

压差值,是反映肺换气功能指标。正常值为 5～15 mmHg。

(6) 动脉中二氧化碳分压($PaCO_2$):指溶解在动脉血中的二氧化碳所产生的压力,它反映了肺泡通气功能是否有障碍。正常值为 35～45 mmHg,平均值为 40 mmHg。

(7) 氧合指数(PaO_2/FiO_2):正常值为 400～500;反映机体的缺氧状态。ALI:200<氧合指数<300;ARDS:氧合指数<200。

(8) 实际碳酸氢盐(AB):血浆中实测 HCO_3^- 的含量,受呼吸因素影响。

标准碳酸氢盐(SB):是指在 38 ℃下,血红蛋白完全饱和,经 $PaCO_2$ 为 40 mmHg 的气体平衡后的标准状态下测得的 HCO_3^- 含量,不受呼吸影响。

意义:AB 与 SB 为反映酸碱平衡中代谢因素的指标,与 SB 不同之处是 AB 在一定程度受呼吸因素影响,正常:AB=SB,24±3 mmol/L。如果 AB>SB,则通气不足,呼酸;AB<SB,通气过度,呼碱;AB=SB<正常值,代酸;AB=SB>正常值,代碱。

(9) 剩余碱(BE):是在标准条件下,即血红蛋白充分氧合,温度在 38 ℃,$PaCO_2$ 为 40 mmHg,将 1 L 全血用酸或碱滴定,使 pH=7.4 时所需酸或碱的量,滴酸为正,滴碱为负。BE 正常值为 －3～＋3 mmol/L,小于 －3 mmol/L 为代谢性酸中毒,大于 3 mmol/L 为碱中毒。只反映代谢性指标,其意义与 SB 基本相同。

(10) 缓冲碱(BB):指 1 L 全血或 1 L 血浆中所具有缓冲作用的碱性物质(负离子)总和,包括 HCO_3^-、Hb^- 和血浆蛋白 Pr^- 和 HPO_4^-。其意义:反映体内碱贮备水平,不受呼吸影响。

(11) 血清主要电解质及阴离子间隙(AG):

钠:为细胞外液中重要阳离子,135～145 mmol/L。

钾:为细胞内液中重要阳离子,3.5～5.5 mmol/L。

氯:为细胞外液中主要的阴离子,96～108 mmol/L。

根据电中性原理,人体血清中的阳离子与阴离子的总数是相等的。

阴离子间隙(AG):指血浆中未测定的阴离子(UA)与未测定的阳离子(UC)的差值。由于细胞外液中阴阳离子总当量数相等,故有:已测定阳离子(Na^+)＋未测定阳离子(UC)－已测定阴离子(Cl^-＋HCO_3^-)＋未测定阴离子(UA)。阴离子间隙可根据血浆中常规可测定的阳离子(Na^+)与常规测定的阴离子(Cl^- 和 HCO_3^-)的差算出,即 AG=UA－UC,AG 的正常值为 8～16 mmol/L,平均值为 12 mmol/L。它可鉴别不同类型的代谢性酸中毒。①增高:见于代谢性酸中毒、糖尿病酮症酸中毒、尿毒症等。阴离子间隙正常的代谢性酸中毒如高血氯性代谢性酸中毒。②低:临床表现为低蛋白血症等。由于长时间的负氮平衡,以致血浆蛋白减少,胶体渗透压降低,出现全身性水肿为其特征。

(四) 血氧饱和度监测

脉搏血氧饱和仪(pulse oximetry)是监测脉搏血氧饱和度(SpO_2)的重要工具,是根据血红蛋白的光吸收特性而设计的。SpO_2监护由于其简单、方便、无创、测定结果可靠、能够持续监测而成为目前临床上常规监测血氧合功能的重要方法。

(五) 呼吸力学监测

(1) 用力吸气负压:通过接口或气管导管和负压表紧密连接,患者吸气时直接读出负压表值。正常值为$-7.4\sim-9.8$ kPa。

(2) 气道阻力及气道顺应性:可在机械通气时通过监测参数读出。

三、救护与护理

(1) 观察患者的呼吸形态、呼吸频率节律的变化,观察胸廓的起伏变化。

(2) 密切观察生命体征、血氧饱和度及神志变化,加强面色、口唇、甲床色泽的观察。

(3) 听诊呼吸音,动态了解肺内的变化。

(4) 监测血气分析和水电解质及酸碱平衡的情况。

(5) 观察患者咳嗽、咳痰的性质、量,有无呼吸困难的表现,观察全身症状、体征。

(6) 出现轻度呼吸困难,患者卧床休息,必要时给予半卧位或前倾位,给予低流量的吸氧。保持室内安静、通风、合适的温湿度,冬季注意保暖,鼓励患者咳嗽、咳痰,必要时给予胸部物理治疗(拍背、雾化吸入、缩唇呼吸、腹式呼吸等)。

(7) 根据患者血气分析结果和患者综合情况判定,呼吸困难严重者在给予心理护理的同时,进行有创呼吸功能维持,结合患者病情加强呼吸模式参数的管理,及时处理呼吸机报警,分析原因,对症处理。

(8) 给予正确有效的人工气道护理:①给予人工气道良好有效的固定,加强管道安全护理;②气囊的管理:定时监测气囊压力,控制在 $20\sim30$ cmH_2O(1 mmHg$=1.36$ cmH_2O,下同);③温湿化:方法有呼吸机恒温加湿器、人工鼻、雾化给药、气道内滴入等;气道湿化液为等渗液无菌注射用水、0.45%氯化钠溶液等;④按需无菌吸痰;⑤加强床边隔离。

(9) 药物护理:①正确留取痰培养及血培养,根据培养及药敏实验结果选择有效抗生素治疗,现用现配,观察有无二重感染的发生;②注意用药不良反应的观察,注意输入浓度速度的观察。

(10) 给予优质的生活护理,适当地加强锻炼,给予高蛋白、高热量、高维生素、易消化的饮食,避免过冷或过热、易产气食物,补充营养,适量饮水。

第二节 血液动力学监护

一、概述

血流动力学监测目前已广泛应用于急诊室、手术室及 ICU,成为危重病人抢救所必备的方法之一。一般来说,分无创性监测和创伤性监测两大类。无创性血流动力学监测(noninvasive hemodynamic monitoring)是应用对机体组织不会造成损坏的方法来获得血流动力学指标;创伤性血流动力学监测(invasive hemodynamic monitoring)是指经体表插入各种导管或探头到心腔或血管腔内,直接测定心血管功能参数的监测方法。在临床工作中要求我们严格掌握适应证,提高临床操作技术水平,熟悉各项监测指标及其意义,从而正确指导临床救治工作。

二、血液动力学监测

(一) 动脉血压监测(monitoring arterial blood pressure)

动脉血压(arterial blood pressure)即血压,是血管内的血液对于单位面积血管壁的侧压力,是最基本的心血管监测项目。血压可以反映心排血量和外周血管总阻力,与血容量、血管壁弹性、血浆黏度等因素有关,是衡量循环系统功能的重要指标之一。动脉血压的测量对于一些急诊情况下,如创伤、胃肠道出血等病情的判断具有重要作用。

血压的监测可分为两大类:无创性测量方法和创伤性测量方法。

1. 无创性动脉血压监测

无创性测量方法根据袖带充气方式的不同,可分为手动测压法和自动测压法两大类。

手动测压法包括波动显示法、触诊法和听诊法,其中听诊法最为常用。

无创性间接血压监测方法具有简便、易操作、无不良反应和无并发症等优点,但是对于血流动力学不稳定的病人,间接测量方法可能会低估病人的血压水平,同时它也容易受一些机械因素的影响,如体位的变化等,而造成测量结果的不准确,因此对于危重的病人需要进行直接的动脉血压监测。

2. 有创性动脉血压监测

动脉压力直接监测是将动脉导管置入动脉内,通过压力监测仪直接测量动脉内压力的方法。该方法能够反映每一个心动周期的血压变化情况,可直接显示收缩压、舒张压和平均动脉压,对于血管痉挛、休克、体外循环转流的病人其测量结果更为可靠。正常情况下动脉内导管测量的血压比通过袖带测量的血压高出 2～8 mmHg,危重病人可以高出 10～30 mmHg。

（1）动脉内压力监测的适应证：包括①休克；②重症疾病；③严重的周围血管收缩；④进行大手术或有生命危险手术病人的术中和术后监护；⑤其他一些存在高危情况病人的监护。

（2）动脉内压力监测所需仪器设备及测量：包括①合适的动脉导管；②充满液体的带有开关的压力连接管；③压力换能器；④连续冲洗系统；⑤电子监护仪。

动脉导管插入后，将其尾部通过压力延长管与换能器相连，通过特定的导线连到具有压力测定功能的电子监护仪上。换能器应放在腋中线第4肋间水平，测压前先与大气相通，调定零点。一般每15～20 min以肝素稀释液（2～4 μg/ml）数滴冲洗1次，保持动脉导管的通畅。

（3）动脉内导管的置入部位及方法：进行动脉导管置入应选择具有广泛侧支循环的动脉，以保证一旦发生血栓时远端组织仍有血液供应。同时穿刺的部位应让病人感到舒适，便于护理，离监护设备较近。常用于穿刺的动脉有桡动脉、股动脉、腋动脉、肱动脉及足背动脉，一般情况下人们往往首选桡动脉，进行桡动脉穿刺时应先做Allen's试验（术者用双手同时按压患者桡动脉和尺动脉；嘱患者反复用力握拳和张开手指5～7次至手掌变白；松开对尺动脉的压迫，继续保持压迫桡动脉，观察手掌颜色变化。正常结果：手掌5～7 s内变红。阳性结果＞7 s，不宜选用桡动脉穿刺插管）。其次为股动脉，在导管进入动脉之后将其固定好，局部包扎，尾端通过压力连接管与传感器及测压装置相连，便可进行压力监测。

（二）中心静脉压监测（monitoring central venous pressure）

1. 概念

中心静脉压（central venous pressure，CVP）是指腔静脉与右房交界处的压力，是反映右心前负荷的指标。在临床上常被用于出血、术后、意外创伤、败血症及其他一些怀疑有血容量不足或过多的急诊情况指导治疗。由于其操作简单，较为安全，因此成为临床上危重病人抢救治疗的方法之一。

2. 监测部位及方法

常用于CVP测量的途径有颈内静脉、颈外静脉、锁骨下静脉、股静脉等，根据操作者的经验和病人的不同情况，可选择不同部位。在置管成功后，通过压力连接管和三通开关，使导管尾端与输液装置和压力换能器、多功能监护仪相连，压力换能器应与右心房处于同一水平，每次测压前应调定零点。有时也可以利用带有刻度的玻璃管，通过三通开关与导管相连，组成中心静脉压测定的简易装置进行测量，如图4.1所示。

3. 监测的意义

CVP的大小与血容量、静脉张力和右心功能有关。CVP的正常值为5～

12 cmH$_2$O,如果 CVP<(2~5) cmH$_2$O,提示右心房充盈欠佳或血容量不足;CVP>(15~20) cmH$_2$O,提示右心功能不良或血容量超负荷。应用扩张血管的药物等也会使 CVP 降低;胸腔压力增加、腹腔压力增加、使用血管升压药物及输液治疗时 CVP 也会升高。

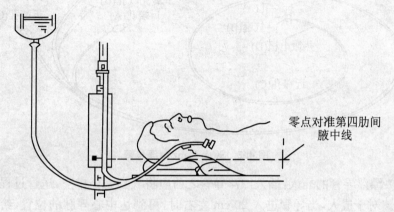

零点对准第四肋间
腋中线

图 4.1　中心静脉压测定

（三）肺动脉压监测(monitoring pulmonary arterial pressure)

1953 年 Lategalo 和 Rahn 等人就提出了顶端带有球囊的肺动脉导管这一新概念,1970 年 Swan 和 Ganz 首次报道了它在临床上的应用,通过它可以测量肺动脉压(pulmonary arterial pressure,PAP)和肺小动脉楔压(pulmonary arterial wedge pressure,PAWP),从而更准确地去评估左室充盈压和左室容积,为临床的救治工作提供帮助。

1. 监测仪器和设备

（1）肺动脉导管(Swan-Ganz 漂浮导管)有两腔至七腔等不同型号,我们常用的是四腔导管,长度 60~110 cm 不等(图 4.2)。

（2）具有压力监测功能的床旁监护仪。

（3）测压装置及其连接:包括压力换能器、换能器盖、加压输液袋、装有肝素生理盐水的冲洗系统、压力连接管及三通开关等。加压输液袋内装有肝素生理盐水,袋内压力为 300 mmHg,从而可以保证在监测过程中以 3 ml/h 的速度连续冲洗导管,防止血凝块形成。

（4）深静脉穿刺包。

2. 导管的插入技术和方法

（1）常用的穿刺部位:颈内静脉、锁骨下静脉、股静脉。

（2）穿刺前的准备：操作人员应同常规的外科手术一样，需戴帽子、口罩及穿无菌隔离衣，戴无菌手套。病人穿刺局部备皮、消毒，铺无菌巾。

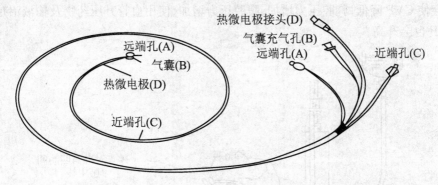

图 4.2　Swan-Ganz 漂浮导管

（3）漂浮导管的插入：插入漂浮导管之前应将气囊完全排空，送管过程中要动作轻柔。对于成人，当导管进入 20 cm 左右时，可到达中心静脉的位置，给气囊充气 1.2～1.5 ml 的空气，导管随着气囊的漂移前进，在监护以上我们依次可以见到右房、右室、肺动脉及肺小动脉楔压的特征性波形（图 4.3）。从腔静脉到获得肺小动脉楔压的部位需要 10～20 s。如果病人存在心脏内分流，应用二氧化碳代替空气充盈气囊，防止气囊意外破裂而造成系统空气栓塞。

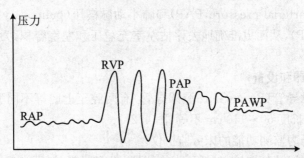

图 4.3　Swan-Ganz 导管在插入过程中所应显示的全部压力波形的示意图

3. 肺动脉监测各压力值

（1）肺动脉压（PAP）：正常值为收缩压 20～25 mmHg，舒张压 8～14 mmHg。

（2）肺小动脉楔压（PAWP）：正常值为 6～12 mmHg。

（3）右房压：可代替中心静脉压，与右室舒张末期压力相似，对评估右室动能有价值。正常值为 0～8 mmHg。

（4）右室压：正常收缩压为 20～25 mmHg，舒张压为 0～8 mmHg。舒张末期压力与右房压相等。

（四）心排血量的监测

心排血量（cardiac output，CO）是每分钟由心脏泵出的血液量，是衡量心室功能的重要指标，受心肌收缩性、前后负荷及心率等因素的影响，因此心排血量的监测对于临床上危重病人的抢救有着重要的指导作用。

1. 测定方法

心排血量是单位时间内心脏的射血量，测定方法可分为有创性和无创性两大类。无创性心排血量测定包括心阻抗血流图、超声心动图和多普勒技术心排血量测定等，有创性心排血量测定包括 Fick 氧耗量法、热稀释法和指示剂稀释法。

2. 临床意义

人在静息状态下，心排血量的正常值为 $4\sim8$ L/min，心排血指数为 $2.5\sim4.2$ L/(min·m²)，每搏量的正常值为 $60\sim130$ ml。它是评价心血管功能的重要指标。临床上心排血量减少可见于各种心脏病（高血压性心脏病、冠心病、瓣膜病、心肌病、先心病和心包疾病）引起的心力衰竭以及心源性休克、巨大肺栓塞、感染性休克的低动力状态和低血容量性休克的失代偿期。心排血量增加常见于以下情况：生理性的有体育运动、情绪激动、妊娠、发热、湿热环境；病理性的有贫血、甲状腺功能亢进、体循环动静脉瘘、维生素 B1 缺乏、类癌综合征及部分肺源性心脏病、原发性高动力循环等。

（五）周围循环监测

周围循环监测主要是反映人体外周组织灌流状态，目的是维护周围循环的功能正常。动脉压测定是周围循环监测的良好指标。

1. 毛细血管充盈时间

主要观察甲床循环，可进行毛细血管充盈实验，压迫甲床后即放松，记录颜色由白转红的时间，正常为 $2\sim3$ s。若充盈时间延长，同时有口唇和甲床青紫，口及肢体发冷和苍白，表示周围血管收缩、微循环供血不足和血流淤滞，常见于休克和心力衰竭病人。

2. 皮肤和肛门的温差

连续监测皮肤温度和中心温度（如肛温），可间接反映外周血管有无收缩及周围组织灌流情况。正常时足趾温度与中心温度的差值应小于 2 ℃，若大于 3 ℃则表示微循环已处于严重衰竭状态。

3. 尿量

若肾功能无异常，持续监测尿量是反映血容量、心排血量和组织血液灌流的简单可靠指标。正常成人尿量应＞30 ml/h，小儿 1 ml/(kg·h)；24 h 尿量小于 400 ml 为少尿,小于 100 ml 为无尿。尿量减少常提示血容量减少、心排血量降低、肾脏及周围组织灌注减低。

4. 经皮氧监测

经皮氧监测(transcutaneous tension of oxygen, $PteO_2$)是指经患者完整皮肤表面监测动脉氧分压,用以反映动脉血氧的变化。对于成人,当血流动力学稳定时,$PteO_2$ 大约是动脉血氧分压的 80%。当动脉氧分压正常时,$PteO_2$ 及 $PteO_2$/PaO_2 的比值反映了周围组织的灌注情况。$PteO_2 > 65$ mmHg 时,表示周围循环灌注良好;$PteO_2$ 为 $40 \sim 65$ mmHg 时,表示周围循环灌注处于边缘状态;$PteO_2 < 25$ mmHg 时,表示机体处于严重的休克状态。$PteO_2$/PaO_2 的正常值大于 0.7,老年人大于 0.65,低于此值常表示周围循环灌注不良。

5. 血细胞比容检查

当周围末梢血的血细胞比容比中心静脉血高出 3% 时,表示外周血管有明显收缩。

6. 血液流变学检查

当周围循环灌注减低时,血流速度常比较缓慢,毛细血管血液淤滞,易引起血浆外渗,血液浓缩,血液黏滞性升高,测定全血和(或)血浆黏度常增高。

7. 外周血管阻力

外周血管阻力反映了外周血管的收缩和舒张情况,与血管的管径成反比。血管阻力升高一般表示血管收缩,周围组织的灌注下降。外周血管阻力=(平均动脉压-平均中心静脉压)÷心排出量×80。正常值为 $100 \sim 130$ (kPa·s)/L。

(六) 循环功能的判断

循环功能的主要指标是心排血量,为每搏量与心率的乘积,每搏量主要受心室的前负荷、后负荷及心肌收缩性能三方面的影响。

(七) 心电监护

1. 心率

通过对患者心率、心律和心电图波形的监测,判断患者心脏和机体状态,为病情判断和治疗提供依据。

2. 血压监测

无创血压监测可以作为常规监测手段,但对低血压、休克、无脉症等应该选用有创血压监测。

三、救护与护理

(1) 密切观察患者神志、面色、心率、血压、尿量,加强对呼吸频率节律的观察。

(2) 加强管道的护理,保持管道固定在位,定时用稀肝素水冲管道,保持管道通畅并做好仪器的维护。

（3）实时、动态、正确地进行中心静脉压及动脉压监测。

（4）严密监测血标本结果，根据患者的病情正确处理医嘱，开通静脉通道，给予晶体胶体及血制品的补充，注意补充的顺序，严密监测有无输血输液反应并及时处理。

（5）正确记录出入量，及时汇报医生，给予正确处理。

（6）患者卧床休息，严重休克时给予头低脚高位。

（7）饮食给予高热量、高蛋白、高维生素、易消化的饮食，适量及时地补充水分。

第三节 机 械 通 气

一、机械通气的基本原理

使用呼吸机为呼吸功能不全的患者实施人工通气治疗称之为机械通气。其主要作用是改善通气、部分改善换气功能、减少患者呼吸作功及纠正病理性呼吸作功。呼吸机能替代人体的呼吸调节系统，在吸气相时控制呼吸的开始、气体的输送量及通气的时间，使肺脏充气膨胀，当送气达到所设定的潮气量或气道压力水平时，送气停止，转为呼气相，此时主要靠患者胸廓和肺的弹性回缩力排出废气，完成呼气。在呼吸机的控制和辅助下，使肺不断地膨胀和回缩，达到维护呼吸机能的作用。

目前，临床上主要用正压通气的方法进行呼吸支持治疗，正压通气以各种参数为特征。任何正压通气的方式必备的机械功能有启动、限制和切换。

（一）启动

启动是指呼吸机开始输送气体的驱动方式，可分为时间启动、压力启动和流量启动。

1. 时间启动

指呼吸机以固定的时间间歇输送气体。呼吸机预设的频率、潮气量、呼吸比值与患者呼吸无关，达到预定的呼气时间后转为吸气相。控制通气可以看作是时间启动。

2. 压力启动

患者在自主呼吸时吸气引起气道压的轻微下降触发呼吸机送气。因为患者呼气末气道压通常为零，所以呼吸机的负压触发范围常设为 $-0.5\sim-2.0\ cmH_2O$。主要用于辅助呼吸。

3. 流量启动

指患者开始吸气前或吸气初期呼吸机回路中流量发生改变而触发呼吸机送气。有些系统将呼吸速度测定器放置于通气回路和病人之间来测定吸气流量。而另一些系统则设置基础流量和流量触发敏感性,当呼气管路内流量减少到触发敏感性阈值时则触发呼吸机送气。流量触发敏感度一般设置为 1~3 L/min。流量触发较压力敏感性高,主要用于辅助呼吸。

(二) 限定

"限定"指限定呼吸机输送气体的量。依据容量、压力和吸气时间几个参数来控制吸气过程。

1. 容量限定

预设潮气量,在设定的时间内达到设定的潮气量,吸气停止。

2. 压力限定

预设气道压力,按能维持设定的气道压力水平所必需的流速送气,当达到设定的吸气时间,吸气停止。

3. 流速限定

预设流速,同样通过改变容量、压力和时间三个参数来达到预设的流速。

(三) 切换

"切换"是指呼吸机由吸气相转为呼气相的方式。根据呼吸切换的指标分为容量切换、压力切换、流速切换和时间切换四种模式。

1. 容量切换

呼吸机将预设的吸入气量送入肺内后转为呼气。

2. 压力切换

呼吸机向气道送气达到预定的压力,吸气转为吸气。

3. 流速切换

当吸气流速小于 1~3 L/min 时,即停止吸气,转为呼气。

4. 时间切换

当呼吸机送气达到预定的吸气时间时,即停止吸气,转为呼气。

二、常用通气方式

(一) 机械控制通气和机械辅助通气

1. 机械控制通气(controlled mechanical ventilation, CMV)

CMV 是指呼吸机完全替代患者的自主呼吸,预设呼吸频率、潮气量、呼吸时比和吸气流速后,呼吸机产生、控制和切换病人的呼吸,并承担或提供全部的呼吸功。临床上用于:①患者的自主呼吸消失或减弱;②自主呼吸不规则或呼吸频率过快。

2. 机械辅助通气(assisted mechanical ventilation, AMV)

AMV 是指病人存在自主呼吸状态下,由病人吸气引起气道压的轻微下降或气道气体流速的改变触发呼吸机,即按预定潮气量或吸气压力、吸气流速、吸与呼比例(简称吸呼化)将气体传送给病人。呼吸机频率随自主呼吸变化。AMV 模式的优点是病人自主呼吸易与呼吸机通气同步,减少病人作功,减轻机械通气对机体血流动力学的不利影响。临床上用于自主呼吸节律较稳定,但通气量不足的病人。

(二) 间歇指令性通气和同步间歇指令性通气

1. 间歇指令性通气(intermittent mandatory ventilation, IMV)

指令性通气与控制性机械通气概念相同。IMV 是指两次机械控制呼吸之间允许病人自由地呼吸,实质为自主呼吸合并机械控制通气。IMV 时指令通气和自主呼吸不同步,易于人机对抗,故临床上少用。

2. 同步间歇指令性通气(synchronous intermittent mandatory ventilation, SIMV)

SIMV 与 IMV 的不同点是具有同步装置,它在 IMV 的基础上进行了改进。SIMV 是指呼吸机在每分钟内按预先设置的呼吸参数,包括频率、流速、容量、呼吸比例等给予患者指令通气,病人可以有自主呼吸。在同步触发窗内出现自主吸气,便触发指令通气。在触发窗内无自主呼吸,在触发窗结束时呼吸机自动给予控制通气。SIMV 的优点是自主呼吸易与呼吸机同步。临床上用于脱机前过渡和训练,也可作为长期部分通气支持模式。

3. 分钟指令性通气(mandatory minute ventilation, MMV)

MMV 是指在呼吸机上预设好一定水平的分钟通气量,给病人进行机械通气时,呼吸机内的微电脑持续地监控着病人的每分钟通气量。如果在单位时间内病人自主呼吸气量低于预设的每分钟通气量,呼吸机就会自动通过增加指令通气方式,增加分钟通气量。如果自主呼吸通气量大于或等于预设水平,呼吸机只提供持续气量供自主呼吸用,呼吸机则不作指令通气。临床上用于自主呼吸不稳定的患者,以确保病人获得恒定的每分钟通气量。

(三) 压力支持通气(pressure support ventilation, PSV)

PSV 是患者存在自主呼吸前提下的部分通气支持模式,在呼吸机上预先设置好触发灵敏度和压力支持水平。每次通气均由病人触发,呼吸机给予压力支持,使气道压力迅速上升到预置压力值,即压力支持水平,压力支持一直维持到呼吸机确认吸气用力结束。以吸气流量减少为依据,当吸气流量降低至阈值水平以下时,呼吸机切换到呼气相。在 PSV 的模式中病人自己决定吸气时间、呼气时间、流速、呼吸深度,简言之,PSV 是病人触发,压力—目标,病人切换的通气模式。PSV 的优点:与自主呼吸同步,减少呼吸肌作功,较少发生气压容积伤。缺点:潮气量不稳定,可能发生通气不足或通气过度。临床上用于自主呼吸频率正常,但呼吸肌力量不足的病人;也可使用此模式锻炼呼吸肌,做脱机前的准备。

（四）呼气末正压和持续气道正压

1. 呼气末正压(positive end-expiratory pressure,PEEP)

PEEP 指呼吸机在吸气相时产生正压,将气体压入肺内;在呼气相气道正压逐渐降低,但至呼气末气道压力并不降至零,而仍保持在一定的正压水平上。此类呼吸机借助于装在呼气端限制气流活瓣装置使呼气末气道仍保持在正压水平上。PEEP 的优点:能防止肺泡萎缩,并可使已萎缩的肺泡重新扩张,提高肺顺应性,增加肺泡通气量,改善通气/血流比值,减低肺内分流,提高动脉血氧分压。缺点:可能增加气道峰压引起肺气压—容积伤,减少回心血量,降低心排血量。为了发扬优势、克服缺点,有学者提出了最佳 PEEP 的概念,最佳 PEEP 是指既能有效改善动脉氧合,保障组织氧供,又能保护心肺功能。临床上常用的简便标准是 $PiO \leqslant 50\%$,$PaO_2 > 60$ mmHg 时的 PEEP 值。临床上用于肺内分流所致的低氧血症,例如 ARDS 以及慢性阻塞性肺部疾病(COPD)急性加重期的呼衰病人。

2. 持续气道正压(continuous positive airway pressure,CPAP)

CPAP 是指病人在有自主呼吸的前提下,在吸气相,呼吸机产生持续的正压气流,正压气流大于吸气气流;在呼气相,呼气活瓣系统给呼出气流以一定的阻力,使整个呼吸周期中的气道压力均大于大气压。所以,CPAP 又可理解为自主呼吸状态下的呼气末正压。CPAP 的优点:防止肺泡萎缩,改善肺顺应性,增加潮气量,在呼气相具有 PEEP 作用。缺点:要求病人自主呼吸规则,否则不宜应用。临床上用于通气和换气功能不全的病人以及阻塞性睡眠呼吸暂停综合征病人。

三、特殊通气方法

（一）反比通气(inverse ratio ventilation,IRV)

IRV 是指吸气时间长于呼气时间,即吸—呼时间比(I∶E)≥1 的通气模式。常规通气的正常吸—呼时间比为 1∶2 或 1∶3。反比通气时间比 I∶E 为(1~4)∶1。IRV 的优点:延长了肺泡内气体交换时间,改善肺顺应性和通气/血流比例,降低肺内分流,改善氧合,使肺泡膨胀时间延长,防止肺泡萎缩。缺点:清醒病人不易耐受;平均气道压较高导致心排血量下降;容易产生肺气压—容积伤。临床上用于无自主呼吸或自主呼吸差的呼吸衰竭病人。

（二）压力控制通气(pressure controlled ventilation,PCV)

PCV 是指呼吸机预设气道压和吸气时间,在吸气相早期,快速气流进入肺内使气道压力达到预设水平,然后气流减慢,在整个吸气过程中维持预设的气道压力和既定的吸气时间,然后切换为呼气。PCV 的优点:气道压可以预先设定,防止肺气压—容积伤。缺点:压力设置不当或呼吸道阻力增加可致潮气量不足。临床上用于 ARDS、哮喘和 COPD 所致呼吸衰竭的病人。

（三）压力限定通气(pressure limited ventilation,PLV)

PLV 是指限定气道峰压的条件下保证潮气量的通气方式。这种模式可降低气道峰压,减少气压—容积伤。临床上用于 ARDS、COPD 和哮喘所致呼吸衰竭的病人。

（四）双水平气道正压通气(bi-level positive airway pressure,BIPAP)

BIPAP 是指在吸气相和呼气相分别能够对吸气压力和呼气时间以及呼气压力和呼气时间进行调节的较新的通气模式。高的压力(P_{high})相当于吸气压力可调范围是 $0 \sim 90\ cmH_2O$ 之间;低的压力(P_{low})相当于呼气压力可调范围是 $0 \sim 90\ cmH_2O$ 之间。T_1 相当于吸气时间,T_2 相当于呼气时间。四个参数的不同组合,可调出各种通气方式。BIPAP 的优点:允许自主呼吸在两个压力水平上发生;气道压可以预设,从而防止气压—容积伤;对循环系统影响较少。缺点:压力设置不当或呼吸道阻力变化会导致通气量不足。临床上用于 ARDS、哮喘、COPD、气胸合并呼吸衰竭。

四、常用正压通气时的呼吸参数设置和调节

（一）分钟通气量(minute ventilation volume,VE)

每分钟通气量(VE)为潮气量(V_T)与呼吸频率(RF)的乘积,即 $VE = V_T \times RF$。只要 V_T 和 RF 确定了,VE 也就设定了。下面分别叙述 V_T 与 RF 的设置和调节。

1. 潮气量(tidal volume,V_T)

V_T 的设置和调节方式随呼吸机的种类不同而异。定容型呼吸机可以直接设置 V_T,定压型呼吸机在预设吸气压力水平下通过调节吸气时间和流速来确定 V_T。成人选择的 V_T 一般为 $8 \sim 15\ ml/kg$ 体重。为了简便操作,并有利于记忆,一般均可将 V_T 按 $10\ ml/kg$ 设置。选择预设 V_T 时还应考虑其他相关因素,例如,身高、体重大及发热病人能量、耗氧量增加,V_T 设置需相应增加。对于 ARDS 病人、限制性通气功能障碍病人,肺扩张受限,潮气量应相对较小。另外,还要考虑到有效 V_T,有效 $V_T = V_T - V_D$,V_D 为死腔量,包括生理死腔和通气机死腔。生理死腔量成人为150 ml。通气机动态死腔量一般为 $50 \sim 75\ ml$。有些呼吸机具有自动补偿死腔量的功能。在实际工作中首次设置的 V_T 不一定合理,应根据病人的一般情况和血气分析进行调整。

2. 呼吸频率(respiratory frequency,RF)

呼吸频率设置的合适与否,涉及病人的呼吸作功和呼吸机的协调状况。合理

的频率设置要考虑到病人的自主呼吸水平、V_T、$PaCO_2$目标水平及选择的通气模式。成人患者自主呼吸减弱或停止,使用控制通气模式,呼吸频率一般为 12~20 次/min;新生儿为 40 次/min;年长儿为 20 次/min。一些病人自主呼吸频率明显增快(>28 次/min),选用压力支持通气(PSV)或辅助控制通气(A/C)时,设置频率要略低于自主频率 2~4 次/min。

3. 通气量设置的目标水平和报警设置

判断每分钟通气量的主要指标是 $PaCO_2$ 水平。理想的 $PaCO_2$ 水平维持在 35~45 mmHg,$PaCO_2$<35 mmHg 表示过度通气,$PaCO_2$>50 mmHg 表示通气不足。通气量报警设置一般高限值应略大于设置的潮气量或每分钟通气量,低限值应为能维持患者生命的最低潮气量或每分钟通气量。

(二) 吸呼气时间比

吸呼气时间比(吸/呼比)是指在一个呼吸周期中吸、呼气时间各占的比例。吸气时间有助于吸入气体的分布,呼气时间有助于二氧化碳的排出。设置吸/呼时比应全面考虑病人的疾病情况,吸/呼时比对呼吸动力学、血流动力学和自主呼吸的影响。呼吸功能基本正常的病人,一般吸气时间为 0.8~1.2 s,吸/呼时比为 1∶(1.5~2.0);有阻塞性通气功能障碍的病人,可选择吸/呼时比为 1∶(2~2.5);限制性通气功能障碍的病人,可选择 1∶(1~1.5)的吸/呼时比。吸/呼时比的设置方法依呼吸机类型的不同而异。有的机型可直接设置,有的以设置吸气时间设置,有的机型以调节流速的方法设置。有些呼吸机可预设"吸气暂停"时间,以利于吸入气体在肺内更充分地交换。此时吸/呼时比的算法为:(吸气时间+暂停时间)/呼气时间。

(三) 通气压力

在机械通气中需调节的压力主要是吸气压力。吸气压力均为正压,以抵消胸、肺的弹性阻力及气道阻力。吸气压力越高,潮气量越大。最佳吸气压力的设置是既能获得适当潮气量又不影响循环功能,也不至于引起气压—容积伤。一般呼吸功能正常的成人气道压力应维持在 15~20 cmH_2O;小儿为 12~15 cmH_2O。

(四) 吸入氧浓度

以最可能低的吸入氧浓度同时能获得较理想的氧合状态($PaO_2 \geqslant 60$ mmHg)为原则。一般在应用呼吸机的初始阶段选用高浓度的氧,以后逐渐将氧浓度降至 60%以下。若氧合不理想,可试用 PEEP 或者 CPAP;延长吸气时间等方法。

五、正压通气对人体生理的影响

(一) 对血流动力学的影响

正压通气增加胸腔内压,减少静脉回流,右室回流减少;肺泡压超过肺静脉压时增加肺血管阻力和右室后负荷,结果在低血容量情况下,右心室输出量下降,左心回血减少,左心室舒张末容积和心输出量减少。故在增加 PEEP 前注意补充血容量以减少其负面影响。但在有内源性 PEEP 患者,特别是 ARDS 患者,渐加的 PEEP 可导致右室心衰,右室扩大,室间隔左移,左室的充盈和顺应性下降,这时补充血容量要非常小心。高的 PEEP 在严重的 COPD 患者可使肺泡过度扩张,使通气血流比例失调,缺氧加重。单侧肺疾病时 PEEP 能导致肺血流向非通气区再分布,加重氧合失调。正压通气胸腔内压增高可使心衰和容量负荷过多的患者动脉压上升。

(二) 对脏器功能的影响

正压通气时膈下移,腹内压升高,腹内脉管系统周围压增加,系统平均压和右房压增加。心输出量下降,动脉压下降,器官灌注减少,静脉回流下降,肝肾血流再分布,使肾小球滤过率降低,水、钠潴留,尿量减少,胃肠道功能受抑制。同样脑外伤病人高的 PEEP 能增加颅内压,故 PEEP 应在需要维持氧合时应用。

六、适应证和常规呼吸管理

(一) 适应证

(1) 低通气量(以动脉 pH 而不是 $PaCO_2$ 评估)导致动脉血 pH 低于 7.3;在较高或较低 pH 时出现病人疲乏和发生并发症时均需机械通气。但慢性代偿性高二氧化碳血症通常较稳定而不需机械通气支持。

(2) 严重低氧血症($SaO_2 < 90\%$)而对保守治疗无效病人应行气管插管机械通气。肺不张和(或)肺水肿患者所致的低氧性呼吸功能衰竭行 CPAP 供氧可能有益。

(3) 呼吸做功过度(呼吸过快,即大于 35 次/min,呼吸困难,辅助呼吸肌参与呼吸,鼻翼扇动,出汗,心动过速),呼吸疲劳,应在气体交换功能发生异常之前进行机械通气。

(4) 需要术中和术后呼吸支持的病人,如全肺切除及上腹部手术后呼吸功能不全、严重肺部外伤、多发性肋骨骨折和连枷胸、多脏器外伤所致的呼吸功能不全、心脏病手术、重症肌无力需手术者、各种原因引起的急性肺损伤所致的呼吸窘迫和呼吸功能不全。

(5) 各种原因引起的心跳呼吸停止或呼吸浅慢,频率<8 次/min,临床有缺氧性紫绀。

(6) 气体交换障碍需要:①ARDS;②新生儿肺透明膜病;③心力衰竭,肺水肿;④慢性阻塞性肺疾病及哮喘;⑤严重急性肺部感染。

(7) 呼吸肌活动障碍,中枢及外周神经功能障碍,神经肌肉疾病。

(8) 监测指标:①潮气量(V_T)<5 ml/kg;②最大吸气负压(peak inpiratory pressure,PIP)>-20 cmH$_2$O;③第一秒时间肺活量(forced expiratory volume in one second,FEV1)<10 ml/kg;④死腔指数(V_D/V_T)>60%;⑤动脉二氧化碳分压($PaCO_2$)>50~55 mmHg,动脉氧分压<60 mmHg 和(或)$\frac{PaO_2}{FiO_2}$<150,混合静脉血氧分压(PvO_2)<35 mmHg,肺泡—动脉血氧差(P(A-a)O$_2$)>350 mmHg(FiO$_2$ 为 1.0 时)。

(二) 常规呼吸管理

1. 呼吸管理目标

(1) 提供足够的肺泡通气($PaCO_2$)。

(2) 尽可能用最低的氧浓度提供足够的氧合。

(3) 增加的胸内压只能是最小的潜在的危害,防止肺泡塌陷。

(4) 正压通气时要促进病人—呼吸机同步,向自主呼吸过度,病人安静。

(5) 提供合适的呼吸肌工作负荷。

(6) 血液动力学稳定。

(7) 避免自动 PEEP(auto-PEEP)。

2. 呼吸机应用中的注意事项

(1) 长时间机械通气需要气管造口。

(2) 严密监测呼吸和循环指标,根据血气结果调整呼吸机参数,及时处理呼吸机的报警。

(3) 注意原发病的治疗,如心功能差不能停机者,先强心利尿改善心功能;支气管痉挛用支气管扩张剂,加强营养支持。

(4) 加强呼吸道的管理:①保护呼吸道的通畅,最重要的是清除分泌物,湿化加物理疗法,必要时更换人工气道。②预防感染:注意无菌操作,防止误吸,定时消毒,必要时预防应用抗生素。

3. 病人与呼吸机对抗的处理

恰当的呼吸机触发敏感度可使人机呼吸同步,否则当呼吸机送气时病人呼气或屏气,从而产生人机对抗,气道压力增高,降低通气效果。

(1) 人机对抗的原因:①不适应呼吸机呼吸,呼气有阻力感;②呼吸机有轻微漏气或压力触发点调得过高;③通气量不足,呼吸性酸中毒;④严重缺氧,病人神经系统兴奋,精神错乱,谵妄,镇静不充分,高的 PEEP,烦噪不安;⑤存在其他需用力呼吸的疾病,如气胸、肺水肿、代谢性酸中毒、心力衰竭以及膈神经轻瘫所致的横膈功能障碍。

（2）处理：使用同步呼吸机，最好有流量触发（COPD 患者最好不用）；回路中小漏气可调低触发灵敏度，可改用漏气补偿功能的呼吸机，可使用压力支持呼吸和 IMV。也可用以下办法处理自主呼吸：①去除原因，如气道分泌物积聚；②检查并重新设置呼吸机参数，使呼吸频率在正常范围，是否缺氧，手动过度通气排除过量的二氧化碳，使自主呼吸减弱，重新接呼吸机，可恢复 CMV 模式；③减低或消除自动 PEEP；④微弱的自主呼吸，不干扰呼吸机工作，也不影响病人的呼吸和循环功能，可不处理；严重的人机对抗经上述处理仍不改善者应排除张力性气胸、大片肺不张、肺感染加重等并发症，要即时处理；⑤适当的镇静，如吗啡、异丙酚、咪唑安定等；⑥必要时用肌松药，如阿曲库铵、泮库溴铵。

七、撤机

(一) 撤机指证

（1）解除呼吸衰竭原因。

（2）停止深度镇静及神经肌阻断，能唤醒，自主呼吸有力，咳嗽反射好，足够的睡眠。

（3）无脓毒症。

（4）血流动力学稳定，心指数＞2.2 L/(min·m^2)，血压＜140 mmHg，无心律失常，肢体温暖，中心温度＞35.5 ℃，无严重的组织水肿。

（5）电解质代谢紊乱已纠正。

（6）可接收的动脉血气（≤3～5 cm 的 CPAP 模式）：①在 FIO$_2$＜0.4～0.5 时 PaO$_2$＞70 mmHg；②PaCO$_2$＜48 mmHg；③pH 7.30～7.45。

（7）可接收的呼吸力学：①肺活量（VC）＞10～15 ml/kg，潮气量 V$_T$＞5～6 ml/kg；②最大吸气压力＞−20～−25 mmHg；③自主呼吸次数＜24 次/min；④PEEP≤4～5 cmH$_2$O；⑤浅速呼吸指数（rapid shallow breathing index，RSBI，定义 RSBI＝呼吸次数/潮气量，潮气量单位为升）≤100～105 预示脱机成功。

(二) 撤机方法

1. 早期快速撤离法

仅适用于短期机械通气（＜72 h），要考虑病人年龄、术前肺功能、左心功能、手术内容、体外循环时间、麻醉药类型，病情稳定就可脱机，CMV＋T 管试验，30～60 min 做血气正常生命体征平稳便可拔管。

2. SIMV/IMV 撤离法

指呼吸次数降至 4 次/min，最好流量触发，白天锻炼呼吸肌，晚上让其完全休息，可过渡到 PS 为 3～8 cmH$_2$O 或 CPAP 模式脱机。前瞻性对照研究报道 SIMV 撤机效果最差，具体脱机方式由临床医师经验而定。

3. PSV 撤离法

白天增加 PSV 模式下病人自主呼吸时间,晚上全部支持呼吸。如果病人能耐受 12 小时的 PSV,则每天或几天下降 $2cmH_2O$,同时评价病人的潮气量和呼吸次数,如果患者 PSV 在 $5\sim8$ cmH_2O 压力水平下能舒适地呼吸,可 24 小时脱机。PSV+IMV 时,先降 IMV 至 4 次/min。PSV 潜在不足时完全由病人触发呼吸,窒息患者、呼吸中枢不稳定者不能用,同时可致心输出量下降、肺不张、漏气所致的气道高压和血液动力学的影响。

4. MMV 撤机法

保证任何一种撤机通气模式的安全性,最终目标是患者承担 100% 的 MMV 甚至更多。长时间撤机过程中随着 SIMV 或 PSV 的减少逐步减少 MMV 的通气量。

新的通气模式应用于撤机,如 BIPAP 等。

(三) 撤机时注意事项

(1) 宜白天医护人员多时脱机及拔管以便抢救,喉喘鸣严重时需要激素或重新插管。

(2) 肌松药作用消失后脱机,停用 4 小时后,拔管后理想的麻醉镇痛有利于提高病人的呼吸效果。

(3) 符合撤机要求,RSBI≤105 则进行自主呼吸试验,前提是保持 CPAP 及 PSV($5\sim7$ cmH_2O)或脱机后接 T 管试验以供氧及湿化,病人有呼吸窘迫征(呼吸次数>35 次/min,SpO_2<90%,心率>140 次/min 或其变化超过基线的 20%,收缩压>180 mmHg 或<90 mmHg,焦虑,出汗等)时应停止自主呼吸试验,但 30 min 的自主呼吸试验与长时间(如 2 小时)试验同样有效。

(4) 撤机时严密监测,加强护理。

(5) 拔管后吸氧,鼻导管或面罩吸氧。

(6) 脱机失败应查原因:①肺部疾病治疗不彻底;②合并心脏疾病;③自动 PEEP 和充气过度;④营养电解质失衡;⑤呼吸机依赖;⑥未充分休息,自主呼吸试验疲劳;⑦各种原因引起的严重肌无力。

(7) 长时间通气或疑有喉头水肿者,拔管前 30 min 用地塞米松 $5\sim10$ mg。拔管前 $4\sim6$ h 停止鼻饲。

(8) 长时间呼吸支持者撤机要逐步过渡,完全支持通气→SIMV/IMV→CPAP,可加 PSV($6\sim8$ cmH_2O)。先 FIO_2 降至 $0.35\sim0.5$,PEEP 每半小时降 $2\sim5$ cmH_2O 至 5 cmH_2O,然后 SIMV/IMV 呼吸次数,每半小时降 5 次至每分钟 5 次,30 min 后查血气。

八、机械通气并发症的防治

（一）气管插管、套管产生的并发症

（1）气管插管过深：插入过深，或者固定不牢，X线见气管插管超过隆突并进入一侧支气管，使对侧肺呼吸音减低。治疗：酌情外拔并固定。

（2）气管插管内阻塞：多由于痰栓、痰痂、误吸堵塞管端，表现为吸气峰压高限报警。应注意湿化，清除异物和痰痂，必要时更换插管。

（3）导管脱出：固定不牢固，插管过浅，剧烈咳嗽，过度移动，套管垫太厚，病人自己拔出，导管型号过小。一旦脱出要立即置管，可临时面罩气囊加压给氧通气。胃内积气要插胃管。

（4）气管黏膜坏死、出血：气囊压迫，导管过粗。防止胃酸返流，用低压气囊，气囊定时放气，治疗为对症处理，止血，必要时用纤维支气管镜。

（5）肺部感染：可能与气囊声门间气管内异物（如分泌物、返流性碱性胃液）蓄积有关，或气管内直接污染。处理是抗感染，预防胃酸返流，尽量不要抑制胃酸的分泌。

（二）呼吸机故障引起的并发症

（1）管道漏气：低吸气峰压、低平均分钟通气量、低呼出潮气量、低平均气道压报警，小的漏气可触发呼吸机辅助呼吸，可通过降低触发敏感度或者使用漏气补偿呼吸，检查气囊，吸气管道是否松脱，雾化贮水瓶是否旋紧，必要时手控呼吸或更换呼吸机。

（2）部分或全部呼出道阻塞。

（3）管道接错或脱落：吸气管与呼气管接反时就没有气体输出，导致病人呼吸困难和窒息；接管脱落或扭曲时呼吸机可完全停止或呼吸道阻塞；处理重新接管。

（4）报警装置失灵，注意通气不足时不报警，要观察病人多项指标的变化及定时复查血气。

（5）气源、电源中断：首先脱离呼吸机，用皮球加压给氧，再查呼吸机。

（三）机械通气并发症

1. 呼吸机诱发的肺损伤

（1）肺实质跨肺压异常升高可发生肺泡过度扩张性损伤；正压通气当呼吸参数设置不当时，平台压升高＞35 mmHg，跨肺压高，肺泡过度膨胀损伤导致炎性病变和肺泡—毛细血管膜通透性增加。如胸壁顺应性减低，提高平台压较为安全。

（2）肺泡不复张性损伤：若 PEEP 低，不足以维持肺泡正常状态，随呼吸周期性的开放和关闭，这种肺泡气道压的摆动（剪切力）会产生炎症和增加肺泡—毛细血管膜通透性。这样，ARDS 患者 PEEP 在 $10 \sim 15 \, cmH_2O$ 水平可避免此种损伤。

（3）氧中毒：$FIO_2 > 0.5$ 通气超过几天就能损伤肺泡—毛细血管，肺泡塌陷和无顺应性的僵硬肺。故在维持动脉氧合充分的前提下尽量减少 FIO_2，但也不应因担心氧中毒而不吸氧导致低氧血症。

2. 气压伤

（1）正压通气中，特别是有严重的肺基础病变患者，肺泡易破裂致气胸和纵膈、肺间质积气，皮下积气。

（2）机械通气中，产生急性血液动力学不稳定，应高度怀疑张力性气胸。

3. 病人与呼吸机不同步

（1）切换不同步：指病人不能触发呼吸机呼吸。①传感器必须有一定水平的感觉迟纯以避免呼吸自动触发；胸内压的改变经肺实质传至呼吸机时有衰减；即使呼吸机感受到病人的呼吸，其活瓣反应时间还有一定的延迟（≥100 ms）。由以上可知，病人呼吸肌必须克服等容样（isometric-like）压力负荷才能触发呼吸。②由于呼吸机的触发敏感度设置过低造成人机对抗，可通过更改阈值纠正，流量触发的滞后时间较压力触发短，故可减速少切换不同步，但过低的触发流速（<1 L/min）又易引起误触发（autocycling）。③内源性 PEEP（PEEPi）存在，病人产生足够的吸气动作来克服 PEEPi 才可能产生切换。因此，要采取消除 PEEPi 的技术（如支气管扩张剂，延长呼气时间），提高呼吸机的 PEEP（<80％×PEEPi）可对抗呼气受限病人的 PEEPi，帮助平衡管道和呼气末肺泡压。④小的吸气压力支持可提高呼吸机的起动流速的传递，以提高呼吸机活瓣系统的反应性。⑤未来的呼吸机的感受器放在气道、胸膜腔、膈神经处可提高触发的敏感性。

（2）流量不同步：在容量通气中，低设置的呼吸机流量可能无法满足病人吸气流量的需要。因此，增加吸气流量或改变吸气流的方式（如线性递减型流速波）可改善流量不同步。另外，容量控制改为压力目标通气有利于人机同步，因为后者有一个高的起动流速，能较快地匹配胸膜腔的压力变化，并保持恒定的气道压。呼吸机的流量在辅助呼吸、支持呼吸、非辅助非支持呼吸模式下可达到以下三个目标：①呼吸肌完全没有负荷；②呼吸肌承担部分负荷；③对呼吸肌没有影响，呼吸机仅提供足够的气流和固定的气道压。

（3）周期不同步：呼吸机终止气体传输的过程称周期（cycling）。周期同步要求满足病人的需要和足够的潮气量。期前终止将不能满足病人潮气量的需要，增加病人吸气相呼吸肌负荷。延迟终止（吸气时间过长）可导致：①过多的潮气量；②呼气时间不足（结果是肺泡内空气聚集）；③人肌对抗，病人想要关掉它，增加呼气相呼吸肌负荷；④呼吸机前一次呼吸已终止时病人起动下一次吸气动作。如气道阻力高和肺顺应性增高患者，需延长吸气时间，若吸气时间比病人自主吸气时间长,病人将主动呼气以终止吸气相,这种情况可用压力控制加以避免。吸气时间的设定,应以流量至零之前或病人主动呼气之前而终止吸气相为准。新研制的呼吸机允许在压力支持过程中调节终止流量而改善同步性。

4. 自动 PEEP(Auto-PEEP)

(1) 由于呼气气流阻力增加和(或)呼气时间不充分导致气体残留,肺泡动力性过度膨胀,残留气体所产生的压力称为自动 PEEP。自动 PEEP 可致肺泡压增高,影响血液动力学,同时也可造成人机对抗。

(2) 自动 PEEP 的检测:①部分呼吸机自动检测;②自主呼吸病人(CPAP)可通过食管气囊监测(吸气相食道压下降的幅度);③病人用力吸气仍未切换呼吸机或呼气过程未结束就进行下一次呼吸,注意存在自动 PEEP;④流量—时间曲线图上观察到呼气流量未降到零就进行下一次呼吸气体传输。

(3) 影响自动 PEEP 的因素:①气管管径细、气道痉挛、气道分泌物等所致的气道阻力增加以及肺的顺应性增加均可增加产生自动 PEEP 的可能;②呼吸机参数设置不当,如潮气量过大、峰流速偏低、呼吸频率过快、吸气时间长、吸呼比不当等均可增加产生自动 PEEP 的可能性。

(4) 改善 Auto-PEEP 水平的方法:①降低动态气流的阻塞,如扩张支气管、胸部体疗、气道的吸引、大内径的气管插管;②改善呼吸模式,如增加呼气时间(降低呼吸频率和潮气量)、降低吸气时间(增加吸气峰流速和使用低的可压缩容积管道)、使用低的 SIMV 呼吸频率;③允许 $PaCO_2 > 60$ mmHg(降低呼吸频率和潮气量);④正常的 pH(代谢性酸中毒时用 $NaHCO_3$ 和避免有意的过度通气);⑤应用 PEEP/CPAP 降低呼吸做功。

5. 血流动力学紊乱

胸内压升高,静脉回流减少,心输出量下降,注意补充血容量,但对于左心衰病人可能有益。

6. 医院性肺炎

机械通气有发生呼吸机相关性肺炎的危险,多与气管导管套囊周围分泌物误吸有关,也可与空气直接传播有关,但呼吸机相关肺炎的根源并不是呼吸本身,因此呼吸管道和湿化器不必定期进行更换。

7. 低碳酸血症

分钟通气量过多致 $PaCO_2 < 35$ mmHg,PaO_2 正常或升高,pH>7.45,其结果是呼吸性碱中毒、抽搐和血压下降。处理:降低预置通气量,必要时用镇静剂,附加无效腔。

8. 肺不张

通气不足,肺泡的顺应性下降,痰栓堵塞,气管插管进入支气管。处理:病因治疗,加 PEEP 在叹气(sigh)呼吸。

9. 胃肠道方面

(1) 气管插管套囊充气不足,气体克服贲门括约肌的阻力进入胃内,胃肠道充气膨胀、出血、溃疡穿孔。术后定时抽吸胃内容物。

(2) 长期机械通气鼻饲营养,应注意消化不良。

10. 低氧血症

任何原因引起的肺通气不足和肺内气体弥散功能障碍通气比例失调均可导致低氧血症。处理:检查有无漏气或通气量设置偏低,要延长吸气时间,增加 FIO_2,如 $FIO_2 > 0.6$,$PaO_2 < 60$ mmHg,则加 PEEP。

附:关键词(中英文对照)

A/CMV assisted/controlled mechanical ventilation	辅助/控制通气
AMV assisted mechanical ventilation	辅助/控制机械通气
ARDS acute respiratory distress syndrome	急性呼吸功能不全
BIPAP bi-level positive airway pressure	双水平气道正压通气
CMV controlled emchanical ventilation	机械控制通气
COPD chronic obstructive pulmonary disease	慢性阻塞性肺疾病
CPAP continuous positive airway pressure	持续呼吸道正压通气
EIP end-inspiratory pause	吸气末停顿
FEV_1 forced expiratory volume in one second	一秒量
ICU intensive unit	重症监护室
I/E inspiratory time/expiratory time ratio	吸/呼时间比
IRV inversed ratio ventilation	反比通气
MMIP maximal inspiratory pressure	最大吸气压
MMV mandatory minute ventilation	指令分钟通气
MV maximal voluntary ventilation	机械通气
MV minute ventilation	每分钟通气量
P(A-a)O_2 alveolar-arterial oxygen difference or gradient	肺泡—动脉血氧分压差或梯度
PCV pressure controlled ventilation	压力控制通气

PEEP expired end-expiratory pressure 呼气末正压

PIP peak inspiratory pressure 最大吸气压力

PLV pressure limited ventilation 压力限定通气

PSV pressure support ventilation 压力支持通气

SaO_2 arterial O_2 saturation 动脉血氧饱和度

SIMV synchronized intermittent mandatory ventilation

同步间歇指今通气

SvO_2 mixed venous O_2 saturation 混合静脉血氧饱和度

RF respiratory frequency 呼吸频率

TV_d dead space volume 死腔量

V_T 或 V_t tidal volume 潮气量

第四节 血气分析与酸碱平衡的监测

一、概述

血气分析是指溶解于血液中的气体成分(O_2、CO_2、N_2等)的分压和含量的测定,主要测定血液中的氧分压、二氧化碳分压、氧饱和度等,通常同时测定酸碱平衡的有关指标。通过分析判定而了解肺的通气和换气功能、呼吸衰竭类型与严重程度以及各种类型的酸碱失衡状况。

二、动脉血气分析测定的方法

(一)动脉血的采集

1. 用物

无菌治疗盘;无菌 2 ml 或 5 ml 注射器;肝素液;橡皮塞;弯盘。

2. 部位

理论上从全身任何动脉采集标本均可。理想的部位应是表浅易于触及、穿刺方便、体表侧支循环较多、远离静脉和神经的动脉。如桡动脉、足背动脉、肱动脉、股动脉等。间断多次采血可保留一动脉导管或对血管做标记轮流采血,以保护血管。桡动脉较为理想,首选桡动脉。选桡动脉穿刺时应先做 Allen 试验。术者用双手同时压迫病人的尺桡动脉后,嘱病人交替握拳和放松动作 5～7 次,至手掌部变苍白。术者松开对病人尺动脉的压迫,观察手掌颜色变化,若 10 s 内手掌颜色变正常,则 Allen 试验为阳性,是桡动脉穿刺的适应证。

3. 采血量

常规肝素组抗凝采血需 2 ml 血液;无抗凝血气分析采血仅需 0.5～1.0 ml 的

血量即可。

(二) 采血过程中影响结果的相关因素

1. 病人状态的稳定性

病人若心理状态不稳定,在短时间内可以影响病人的呼吸状态,从而影响血液中 pH、$PaCO_2$、PaO_2 等不稳定参数的结果。如由于害怕取样,有些病人呼吸急促,引起 pH、PaO_2 增加,$PaCO_2$ 减少;瞬间憋气则会使 pH、PaO_2 减少,$PaCO_2$ 增加。对于婴幼儿,部分患儿的家长往往把患儿用衣物"封闭"起来,或由于在保温箱中接受较长时间治疗,同时为了保暖使通风较差,造成 CO_2 的重复性呼吸,出现 $PaCO_2$ 增高的假象;若患儿长时间啼哭不止,由于通气量加大,将使 $PaCO_2$ 呈非病理性下降。因此,护士在采血前应对患者状态进行评估,以提高血气分析结果的准确性。

2. 治疗因素

吸氧及吸氧浓度对 PaO_2 有直接的影响。采血前,应停止吸氧 30 min。如果病情不允许,采血时要记录给氧浓度。当改变吸氧浓度时,要经过 15 min 以上的稳定时间再采血,机械通气病人更改参数后半小时再采血。含脂肪乳剂的血标本会严重干扰血气电解质测定,还会影响仪器测定的准确性和损坏仪器。应尽量在输注乳剂之前取血,或在输注完脂肪乳剂 12 h 后,血浆中已不存在乳糜后才能送检,而且血气申请单上必须注明病人使用脂肪乳剂及输注结束时间。

3. 抗凝剂的影响

血气分析所使用的动脉血标本必须抗凝,而肝素钠是最为普及的抗凝剂。肝素溶液对血气测定值的影响主要是稀释。稀释对 $PaCO_2$、HCO_3^- 测定值影响最大。正常动脉血当稀释 5% 时,$PaCO_2$ 下降 0.27 kPa(2.0 mmHg),碳酸氢根浓度、BE 下降 1.2 mmol/L,PaO_2 上升 0.53 kPa(4.0 mmHg),pH 无影响。有研究发现肝素溶液稀释的 2 ml 血样中因有 0.25 ml 的死腔肝素(塑料注射器),其稀释会使 $PaCO_2$ 由 40 mmHg 降低至 35 mmHg。

4. 标本的存放

血液中含有可呼吸的活性细胞(白细胞、网织红细胞),它们在取样后仍然继续消耗氧气产生 CO_2,一般动脉血样本体外 37 ℃ 保存,每 10 分钟 $PaCO_2$ 增加 1 mmHg,pH 减少 0.01。因此抽血后应立即送检,一般从标本采集到完成测定,时间不超过 30 min。遇特殊情况不能立即测定时,应放在含有冰水的容器中或 4 ℃ 冰箱内,但保存时间不超过 2 h。测定前要在室温下放置数分钟,因为温度每下降 1 ℃ 可使 pH 上升 0.014,对 PaO_2、$PaCO_2$ 也有影响。

5. 患者体温的影响

温度会影响 pH、$PaCO_2$、PaO_2 的测定值。患者体温高于 37 ℃ 时,每增加 1 ℃,

PaO_2 将增加 7.2%，$PaCO_2$ 增加 4.4%，pH 降低 0.015；体温低于 37 ℃时，对 pH 和 $PaCO_2$ 影响不明显，而对 PaO_2 影响较显著，体温每降低 1 ℃，PaO_2 将降低 7.2%。因此，必须在化验单上注明患者的实际体温。

三、血气分析常用指标正常值及临床意义

（1）PH：实际上是指动脉血的酸碱度，正常 pH 为 7.35～7.45，pH 是酸碱平衡测定中最重要的参数，它反映了体内呼吸因素与代谢因素综合作用的结果。pH<7.35 表示体内有酸中毒；pH>7.45 表示有碱中毒。即使在 7.35～7.45 之间时，也不能排除体内无代谢和呼吸性酸碱失衡，有可能是酸碱综合作用结果。

（2）动脉血氧分压（PaO_2）：指溶解于动脉血中的氧分子所产生的压力，血中的溶解量与其分压的大小成正比，因此，测定 PaO_2 就有可能进一步了解血中氧含量，从而分析体内组织代谢情况。健康人在海平面大气压时 PaO_2 的正常值为 10.7～13.3 kPa（80～100 mmHg）。PaO_2<10.7 kPa（80 mmHg）为低氧血症；PaO_2=8～10.7 kPa（60～80 mmHg）为轻度低氧血症；PaO_2=5.3～8 kPa（40～60 mmHg）为中度低氧血症；PaO_2<5.3 kPa（40 mmHg）为重度低氧血症。

（3）动脉学氧饱和度（SaO_2）：是指动脉血氧与血红蛋白结合的程度，即氧合 Hb 占总 Hb 的百分比，正常值为 95%～98%。

（4）动脉血氧含量（CaO_2）：是指血液实际结合 O_2 总量，包括物理溶解氧和与血红蛋白相结合氧两部分：$CaO_2(ml)=1.34×$血红蛋白$(g/L)×SaO_2+0.003\,1×PaO_2(mmHg)$，正常值为 19～21 ml，其中 0.003 1 是氧在血中的物理溶解系数。

（5）肺泡—动脉血氧分压差（$P(A-a)O_2$）：$P(A-a)O_2$ 为肺泡氧分压与动脉氧分压差值，是反映肺换气功能指标。正常值为 5～15 mmHg。其正常值随年龄的变化而变化，但高年龄者也不应超过 30 mmHg。$P(A-a)O_2$ 增大的原因：肺泡弥散障碍；生理性分流增大或病理性右—左分流；通气/血流比例严重失调。

（6）动脉中二氧化碳分压（$PaCO_2$）：指溶解在动脉血中的二氧化碳所产生的压力，它反映了肺泡通气功能是否有障碍。由于 CO_2 弥散力很强，相当于氧弥散系数的 20 倍，故当血液透过肺泡壁毛细血管时肺泡中的 CO_2 与 $PaCO_2$ 之间很快达到平衡，肺泡气的二氧化碳分压等于动脉血中的二氧化碳分压，故它可反映肺泡通气效果，正常值为 35～45 mmHg，平均为 40 mmHg，$PaCO_2$ 的变化是判断酸碱失衡的重要指标，例如，当 $PaCO_2$ 升高时，可能是原发性呼吸性酸中毒，也可能是代谢性碱中毒时引起的变化。

（7）氧合指数=PaO_2/FiO_2。正常值为 400～500 mmHg；反映机体的缺氧状态。ALI：200 mmHg<氧合指数<300 mmHg。ARDS：氧合指数<200 mmHg。

（8）实际碳酸氢盐（AB）：血浆中实测 HCO_3^- 的含量，受呼吸因素影响；标准

碳酸氢盐(SB):是指在38℃,血红蛋白完全饱和,经$PaCO_2$为40 mmHg的气体平衡后的标准状态 AB与SB为反映酸碱平衡中代谢因素的指标,与SB不同之处是AB在一定程度受呼吸因素影响,正常:AB=SB,24±3 mmol/L;如AB>SB,通气不足,呼酸;AB<SB,通气过度,呼碱;AB=SB<正常值,代酸;AB=SB>正常值,代碱。

(9)剩余碱(BE):是在标准条件下,即血红蛋白充分氧合,温度在38℃,$PaCO_2$为40 mmHg,将1 L全血用酸或碱滴定使pH=7.4时所需酸或碱的量,滴酸为正,滴碱为负。BE正常值为−3~+3 mmol/L。BE<−3 mmol/L为代谢性酸中毒,BE>3 mmol/L为碱中毒。只反映代谢性指标,其意义与SB基本相同。

(10)缓冲碱(BB):是指1 L全血或1 L血浆中所具有缓冲作用的碱性物质(负离子)总和,包括HCO_3^-、Hb^-和血浆蛋白。Pr^-和HPO_4^-意义:反映体内碱贮备水平,不受呼吸影响。

(11)血清主要电解质及阴离子间隙(AG):

钠:为细胞外液中重要阳离子,135~145 mmol/L;

钾:为细胞内液中重要阳离子,3.5~5.5 mmol/L;

氯:为细胞外液中主要的阴离子,96~108 mmol/L。

根据电中性原理,人体血清中的阳离子与阴离子的总数是相等的。

阴离子间隙(AG):指血浆中未测定的阴离子(UA)与未测定的阳离子(UC)的差值。由于细胞外液中阴阳离子总当量数相等,故有:已测定阳离子(Na^+)+未测定阳离子(UC)=已测定阴离子(Cl^-+HCO_3^-)+未测定阴离子(UA)。阴离子间隙可根据血浆中常规可测定的阳离子(Na^+)与常规测定的阴离子(Cl^-和HCO_3^-)的差算出,即AG=UA−UC,AG的正常值为8~16 mmol/L,平均值为12 mmol/L。它可鉴别不同类型的代谢性酸中毒。增高:见于代谢性酸中毒、糖尿病酮症酸中毒、尿毒症等;阴离子间隙正常的代谢性酸中毒,如高血氯性代谢性酸中毒。低:临床上表现为低蛋白血症等。由于长时间的负氮平衡,以致血浆蛋白减少,胶体渗透压降低,出现全身性水肿为其特征。

四、酸碱失衡的判断

(一)单纯性酸碱失衡

单纯性酸碱失衡共有四种情况,即呼吸性酸中毒(简称呼酸),呼吸性碱中毒(呼碱),代谢性酸中毒(代酸),代谢性碱中毒(代碱)。当机体发生呼吸性或代谢性原发失衡以后,机体必然通过一系列机制进行代偿,以保持pH在正常范围内,此时称为代偿性酸碱失衡。表4.1列出了单纯性酸碱失衡预计代偿公式。

表 4.1　单纯性酸碱失衡预计代偿公式

原发失衡	原发改变	代偿反应	预计代偿公式	代偿极限
代谢性酸中毒	HCO_3^- ↓	$PaCO_2$ ↓	$PaCO_2 = 1.5 \times HCO_3^- + 8 \pm 2$	10 mmHg
代谢性碱中毒	HCO_3^- ↑	$PaCO_2$ ↑	$PaCO_2 = 40 + 0.9 \times \Delta HCO_3^- \pm 1.5$	55 mmHg
呼吸性酸中毒				
急性	$PaCO_2$ ↑	HCO_3^- ↑	$HCO_3^- = 24 + 0.07 \times \Delta PCO_2 \pm 1.5$	30 mmol/L
慢性	$PaCO_2$ ↑	HCO_3^- ↑	$HCO_3^- 24 + 0.35 \times \Delta PCO_2 \pm 5.58$	40~45 mmol/L
呼吸性碱中毒				
急性	$PaCO_2$ ↓	HCO_3^- ↓	$HCO_3^- 24 + 0.2 \times \Delta PCO_2 \pm 2.5$	28 mmol/L
慢性	$PaCO_2$ ↓	HCO_3^- ↓	$HCO_3^- = 24 + 0.5 \times \Delta PCO_2 \pm 2.5$	12~15 mmol/L

注:① pH 变量方向与原发变量一致,代偿不会过度。

② △ 为变化值。

③ 代偿极限为单纯型酸碱失衡代偿所达到的最小值和最大值。

【举例 4.1】　COPD 患者,血 pH 7.33;$PaCO_2$ 56 mmHg;HCO_3^- 30 mmol/L;K^+ 3.5 mmol/L;Na^- 138 mmol/L;Cl^- 98 mmol/L。

分析:(1)确定原发失衡:呼吸系统疾病,$PaCO_2$ 增加,PH 下降,为呼吸性酸中毒。

(2)根据呼酸代偿公式:预计
$$HCO_3^- = 24 + 0.35 \times (56 \sim 40) \pm 5.58$$
$$= 24.02 \sim 35.18 \text{ mmol/L}$$

实测 HCO_3^- 30 mmol/L 在预计代偿范围内。

结论:单纯性呼吸性酸中毒。

【举例 4.2】　胸腔积液患者,血 pH 7.42;$PaCO_2$ 29 mmHg;HCO_3^- 19 mmol/L;K^+ 3.9 mmol/L;Na^+ 135 mmol/L;Cl^- 106 mmol/L。

分析:(1)确定原发失衡:呼吸系统疾病,$PaCO_2$ 下降,PH 虽在正常范围内,但已大丁平均值 7.40,略呈偏碱趋势,为呼吸性碱中毒。

(2)根据呼碱代偿公式:预计
$$HCO_3^- = 24 + 0.5 \times (29 \sim 40) \pm 2.5$$
$$= 16 \sim 21 \text{ mmol/L}$$

实测 HCO_3^- 19 mmol/L 在预计代偿范围内。

结论:单纯性呼吸性碱中毒。

(二) 混合性酸碱失衡

1. 二重酸碱失衡

此类型酸碱失衡传统上包括呼酸并代碱、呼酸并代酸、呼碱并代碱及呼碱并代酸四种类型,其临床血气分析的特点见表4.2。

表4.2 二重酸碱失衡

酸碱状态失衡类型	PH	$PaCO_2$	HCO_3^-
呼酸并代碱	↓=↑	↑	↑
呼酸并代酸	↓	↑	↓
呼碱并代碱	↑	↓	↓
呼碱并代酸	↓=↑	↓	↓

注:"="正常范围;"↑"高于正常;"↓"低于正常。

【举例4.3】 慢性肺心病患者,因为呼吸困难伴双下肢浮肿住院,住院后经抗感染、强心、利尿以后双下肢浮肿减轻,但出现恶心、烦躁。血气结果显示:pH 7.41,$PaCO_2$ 67 mmHg,HCO_3^- 42 mmol/L,血 Na^+ 140 mmol/L,K^+ 2.5 mmol/L,Cl^- 90 mmol/L。

分析:$PaCO_2$ 67 mmHg,为呼吸性酸中毒(结合病史)。根据代偿公式:

$$HCO_3^- = 24 \pm 0.35 \times (67 \sim 40) \pm 5.58 = 27.87 \sim 39.03$$

实际 HCO_3^- 42 mmol/L > 39.03 mmol/L 为合并代谢性碱中毒,AG=8 mmol/L,在正常范围内。

结论:呼酸合并代碱。

【举例4.4】 支气管哮喘急性发作,喘息8小时,神志恍惚。血气结果显示:pH 7.30,PaO_2 55 mmHg,$PaCO_2$ 28 mmHg,HCO_3^- 16 mmol/L,血 Na^+ 140 mmol/L,Cl^- 106 mmol/L。

分析:支气管哮喘病史,$PaCO_2$ ↓示呼碱,换气过度,pH↓示酸中毒,两者变化不一致,应考虑存在混合性酸碱失衡。使用急性呼碱代偿公式:

$$HCO_3^- = 24 + \Delta PaCO_2 \times 0.2 \pm 2.5$$
$$= 24 + (28 - 40) \times 0.2 \pm 2.5 = 21.6 \pm 2.5 (mmol/L)$$

HCO_3^- 代偿范围 19.1~24.1 mmol/L,实测 HCO_3^- 16 mmol/L < 19.1 mmol/L 低于代偿范围。计算 AG:

$$Na^+ - (Cl^- + HCO_3^-) = 140 - (16 + 106)$$
$$= 18 \text{ mmol/L} > 16 \text{ mmol/L}$$

故考虑高 AG 代酸存在。

结论:呼碱并高 AG 代酸。

2. 三重酸碱碱失衡(Triple acid-base disorders,TABD)

随着 AG 和潜在 HCO_3^- 的概念在酸碱平衡中的应用,如何判断复杂酸碱状态失衡是临床上需要解决的问题。现在人们认为 TABD 可分为二种:①呼酸型:呼酸+代碱+高 AG 代酸;②呼碱型:呼碱+代酸+高 AG 代酸。

TABD 中的代酸既可是高 AG 代酸,也可是高 Cl^-(正常 AG)性代酸,这两种情况在理论上都应存在。然而高 AG 代酸与呼酸、呼碱及代碱并存时,其增高的 AG 值不变,因而可作为判断高 AG 代酸的理论依据。但高 Cl^- 性代酸与其他单纯型酸碱失衡并存时,其 Cl^- 值可受它们的影响而改变,也就是说,AG 与 HCO_3^- 呈等量单向变化的关系,而 Cl^- 与 HCO_3^- 呈等量多向变化的关系,故 Cl^- 增高诊断高 Cl^- 性 TABD 是不可靠的,这就是为什么目前临床上仅能对高 AG 代酸作出判断,而对高 Cl^- 性代酸尚缺乏有效判断手段的原因。

潜在的 HCO_3^- 是近年来提出的新概念,是指排除并存高 AG 代酸时对 HCO_3^- 掩盖作用以后的 HCO_3^-,由于高 AG 代酸有了定量诊断方法,那么潜在 HCO_3^- 就有了计算的方法,其计算公式为:

$$潜在 HCO_3^- = 实测 HCO_3^- + \Delta AG$$

根据电中性原则 AG↑多少,HCO_3^- 就↓多少,其临床意义在于可揭示代碱合并高 AG 代酸的三重酸碱失衡,潜在 HCO_3^- 对 TABD 时代碱的并存是极其重要的指标。

【举例4.5】 一位慢性阻塞性肺部疾病患者来医院就诊,血气分析结果:pH 7.34,$PaCO_2$ 65 mmHg,HCO_3^- 36 mmol/L,血 Na^+ 140 mmol/L,Cl^- 84 mmol/L。

分析:(1) $PaCO_2$↑,pH↓示呼酸。

(2) 根据呼酸预计代偿公式计算 HCO_3^-:

$$HCO_3^- = 24 + 0.35 \times (65 - 40) \pm 5.58 = (24 + 8.75) \pm 5.58$$

所以,HCO_3^- 的代偿范围应是 27.17~38.33 mmol/L。

(3) 计算 AG:

$$AG = Na^+ - (Cl^- + HCO_3^-)$$
$$= 140 - (84 + 36) = 20 > 16 \text{ mmol/L}$$

故考虑有高 AG 代酸存在。

(4) 计算潜在 HCO_3^-:

$$潜在 HCO_3^- = 实测 HCO_3^- + \Delta AG = 36 + (20 - 16)$$
$$= 40 > 38.33 \text{ mmol}$$

提示代碱。

结论:呼酸＋代酸(高 AG)＋代碱(呼酸型 TABD)。

3. 混合性酸碱失衡的判断步骤

(1) 首先测定动脉 pH、PaO_2、$PaCO_2$ 和 HCO_3^- 四个基本参数,并同步作 Na、K、Cl 测定,结合临床确定原发失衡。

(2) 根据原发失衡选用合适预计代偿公式。

(3) 计算代偿值,在公式代偿的允许范围内判断为单纯性酸碱失衡,否则判断为混合性酸碱失衡。

(4) 当考虑有无 TABD 存在时,尚应使用公式测定 AG 的升高,并应排除假性 AG 的升高。因 AG↑是揭示高 AG 代酸存在的唯一线索。

(5) 若考虑 TABD 代碱存在与否,则应计算潜在 HCO_3^-。若潜在 HCO_3^- 大于实测 HCO_3^-,已可判断代碱的存在。

第五节 人工气道的管理

一、人工气道的基本概念

所谓人工气道是指为保证气道通畅而在生理气道与空气或其他气源之间建立的有效连接。人工气道技术大致可分为确定性和非确定性。确定性人工气道是指能保证可靠有效的通气并适宜长时间使用,这种气道可靠安全,只有患者气管内插管和气管切开这两种气道属此。而非确定性人工气道则相反,常见的非确定性人工气道技术有:手法开放气道、口咽和鼻咽通气管、面罩和简易呼吸器、喉罩、食管气管联合通气管。我们着重讨论建立确定性人工气道技术后人工气道的管理措施。

二、人工气道建立的适应证

在下列情况下需要建立人工气道:

(1) 气道完整性受到破坏或气道受阻。

(2) 呼吸衰竭需要呼吸机辅助呼吸。

(3) 紧急保护气道以防止可预见的影响气道通畅性的因素。

临床上需要建立紧急人工气道的常见危重病症包括深昏迷、呼吸衰竭或呼吸停止、心跳骤停、严重气道痉挛、气道异物梗阻、镇静剂或麻醉剂作用、颅脑及颈部外伤、误吸或有误吸危险、意外拔管、大量难以控制的上呼吸道出血、急性上呼吸道梗阻等。

建立人工气道无绝对禁忌证,关键在于选择最合适的方法,除非患者或法定监护人明确表示拒绝。

三、3 种确定性人工气道的比较

因经口插管较经鼻插管容易进行,在大部分急救场合中都采用经口插管。如不属于紧急情况,应争取进行经鼻插管,因经鼻插管不通过咽后三角区,不刺激吞咽反射,患者易耐受,可保持较长时间。经鼻与经口插管各自的优缺点对比可见表4.3。

表 4.3　经口、鼻插管优缺点比较

	经 口 插 管	经 鼻 插 管
优点	(1) 插入容易,适于急救场合; (2) 相对管腔大,吸痰容易	(1) 易耐受,留置时间较长; (2) 易于固定; (3) 便于口腔护理
缺点	(1) 容易移位、脱出; (2) 不易长期耐受; (3) 口腔护理不便; (4) 可产生牙齿、口咽损伤; (5) 喉损伤	(1) 管腔小,吸痰不方便; (2) 不易迅速插入,不适于急救场合; (3) 易产生鼻出血、鼻骨折; (4) 可有鼻窦炎、中耳炎等合并症; (5) 喉损伤

气管切开适应证:

(1) 需要长时间地机械通气。

(2) 已行气管插管,但仍不能顺利吸除支气管内分泌物。

(3) 因上呼吸道阻塞、狭窄、头部外伤等,气管插管无法进行者。

(4) 对喉部作放射性治疗者,为避免喉以下呼吸道的放射性损伤而采取的预防措施。

为安全起见,若有可能,气管切开最好在先行气管插管、已建立起人工气道、确保呼吸的前提下进行。进行机械通气治疗,绝不应把气管切开作为常规来进行。许多患者经过气管插管后的短期治疗即可得到缓解而拔掉气管插管。

气管切开与气管插管的对比:

气管切开的主要优点是:①明显减少解剖无效腔,因而也能减少呼吸功的消耗;②比气管插管的管腔短、口径大,故气流阻力小,也方便于吸除气管、支气管内的分泌物,如需插入支气管镜,也远较气管插管方便;③患者可吞咽口咽分泌物,亦可饮水、进食,便于营养、水分的补充与管理;④最易被患者耐受,可保持数月或数年。其缺点是:发生合并症的机会及其严重性大于气管插管。

四、人工气道的管理

（一）人工气道的固定

1. 气管切开置管的固定

将 2 根纱带，一长一短，分别系于套管两侧，将长的一端绕过颈后，在颈部左侧或右侧打一死结或打手术结；松紧要适度，以 1 指的空隙为宜。翻身时最好有两人合作，保持头颈部与气管导管活动的一致性，且注意对气管导管的压力减小到最低，尤其是螺纹管长度应适宜，辅以有效支架扶托，可防止脱管发生。若病人病情许可，可人机分离后翻身。

2. 经口气管插管的固定

经口气管插管深度一般在 22～24 cm，固定前测量导管顶端距门齿的距离，并标记清楚插入深度，固定时多需要 1～2 个牙垫；需要黏性较好的胶布缠绕导管与牙垫（2～4 圈），再以"X"或"Y"形将导管固定于面颊部。

3. 经鼻气管插管的固定

一般成人导管标记长度位置是 25～29 cm，在此处做一标记。根据病人头围大小取一长短适宜的纱带，打一油瓶结，系在导管的标记处，将长的一端绕过颈后，在左耳或右耳的前方打一死结或打手术结。经鼻插管虽然比经口插管更让人耐受，但留置时间稍长时，对置管侧鼻翼黏膜的压迫会随之加重，有时还会波及鼻翼的局部皮肤，引起压迫性水肿，并会继发感染，因而应经常改变固定导管的支撑点，如内外两侧交替。另外，应尽量避免呼吸机管路和接口处对导管和其支撑点的压迫，要充分利用呼吸机管路的支架。

（二）环境要求

室温 22 ℃左右，相对湿度 50%～70%，紫外线空气消毒 2 次/天，用含氯的消毒液擦拭桌面、地面 3 次/天，定时通风换气，保持室内空气清新湿润。

（三）气囊的管理

1. 气囊的充盈度

气管毛细血管灌注压约 30 cmH$_2$O，若气囊压力大于此压力则可致缺血性损伤或组织坏死。目前所用的气管导管均采用低压高容气囊，充气后囊内压多不超过 25 cmH$_2$O，不易造成气管黏膜损伤。充气程度以气囊有弹性，如触口唇，一般充气 7～10 ml。采用带有双套囊的导管，交替使用可以减少气管黏膜局部压迫。

2. 监测气囊压力问题

充气时最好有测压装置，无条件测压时，需采用低气道封闭压技术，以减轻气囊对气管黏膜的压迫。在呼吸机开始送气时，向气囊注气，同时将听诊器放于颈部，至听不到"呼呼"漏气声。再注气 0.5～1 ml。有条件者每 4～8 h 监测气囊压力1次,鼻饲前一定要监测气囊压力,防止胃反流物引起误吸。

3. 定期放气囊问题

以往认为气管插管或气管切开气囊应常规定时放气、充气,目前认为这是不需要的,因为气囊放气后1 h内气囊压迫过的黏膜毛细血管血流难以恢复,并不能改善局部血液循环,反而会因漏气影响呼吸机工作,导致人机对抗。另外,定时放气还会使气囊上方痰液流入下呼吸道,引起感染。使用带引流管的气管导管在停机前先通过气囊上端的引流管把气管腔中的滞留分泌物抽吸掉,再将气囊放气。如没条件使用带引流管的气管导管,在停机前可以通过体位引流和喉头吸引来解决分泌物在气囊上方的积聚。如果气囊的间歇放气必须进行(使用乳胶套囊等),下列步骤必须进行:

(1)气管内吸痰。

(2)气囊上方通过喉部彻底地吸痰。

(3)在正压送气时放气囊,紧接着气管内吸痰以吸净残留于气囊上部流入气管的痰液,防止其流入气管。

4. 气囊漏气判断

如果机械通气的过程中气道压力过低,在排除体外段气道漏气后即应考虑气囊破裂,此时病人往往有明显的喉鸣。

(四)人工气道的湿化

人工气道建立后,患者在吸气过程中丧失了上呼吸道对吸入气的加温加湿功能,造成下呼吸道失水,黏膜干燥,分泌物干结,排痰不畅,加重气道阻塞,而湿化可以使其管壁纤毛运动活跃,将附着于纤毛的黏液不断向上推,到达喉部,有利于吸出。因此,气道的充分湿化十分必要。由于呼吸道的不显性失水约为250 ml/d,每日湿化液则不应少于250 ml。

1. 气道加温湿化的方法

(1)恒温湿化器:是以加温湿化气体,减少寒冷、干燥的气体对呼吸道黏膜的刺激,使气体进入呼吸道后温度逐渐升至体温水平。湿化装置温度设置在32~36 ℃,气体相对湿度95%左右,加温后的气体可在呼吸机管道产生凝结水,要经常清除,以免积水太多返流入患者气管内发生气道感染。另外,应该注意加热器内随时添加灭菌注射用水,不得使用生理盐水和药物,不得烧干。警惕恒温调节失灵,导致水温骤升,引起喉痉挛、呼吸道烫伤等。

(2)雾化吸入及给药:呼吸机的雾化器产生的雾滴一般低于5 μm,可以进入终末肺单位,在使用雾化器过程中,特别要注意雾化是否增加潮气量。如果雾化增加潮气量,则需要适当减少潮气量的设置量。另外,一般呼吸机的雾化器均采用随着病人的吸气而喷雾,使用时可适当降低通气频率,增加吸气时间,使雾化效果更好。使用恒温湿化器配合间断以压缩气源为动力雾化吸入,是使用呼吸机时的最佳湿化方法。

(3) 气管内滴入:是一种传统的气道湿化方法。①间断滴入为每隔 30～60 分钟向气道内滴入 2～3 ml 湿化液,若一次滴入太多,易引起病人呛咳和影响呼吸机治疗。吸痰前后也可向人工气道内注入湿化液。②用微量泵持续向人工气道内泵入湿化液,此方法易于控制湿化液量,湿化速度均衡,对病人的刺激性小,操作简单,值得在临床上推广应用。滴入量根据病人情况确定,一般每日不少于 200～250 ml。

(4) 热湿交换器:又称人工鼻,可回收呼出去的热量和湿度,再转入吸入系统。

2. 湿化液的选择

(1) 无菌注射用水:系低渗液体,通过湿化吸入,为气管黏膜补充水分,保持黏膜—纤毛系统的正常功能,主要用于气道分泌物黏稠、气道失水多及高热、脱水病人。注射用水配合胸部物理疗法与单纯胸部物理疗法相比,可显著增加排痰量。但注射用水对气道的刺激较大,若用量过多,可造成气管黏膜细胞水肿,增加气道阻力。

(2) 生理盐水:系等渗液体,对气道刺激较小,主要用于维持气道黏膜—纤毛正常功能。但失水后发生浓缩,对气道的刺激性增强,同时盐水沉积在肺泡支气管形成高渗状态,引起支气管水肿,不利于气体进入。

(3) 0.45％氯化钠溶液:再浓缩后浓度接近生理盐水,对气道的刺激性比生理盐水小。

(4) 5％氯化钠溶液:系高渗液体,对气道的刺激性较大。可从黏膜细胞内吸收水分,从而稀释痰液,并使之易于咳出,主要用于排痰。

在湿化液中加入抗生素可促进耐药菌株的产生,故不宜选用。

3. 湿化效果的观察

湿化所需的量根据痰液黏稠度来调整,将痰液的性质及吸痰时在玻璃管内壁上的附着情况作为判断标准。痰液的黏稠度分为 3 度。

(1) Ⅰ度(稀痰),痰液如米汤或泡沫样,吸痰后玻璃管内壁上无痰液滞留。如量过多,提示要适当减小气道湿化。

(2) Ⅱ度(中度黏痰),痰液外观较Ⅰ度黏稠,吸痰后有少量痰液在玻璃管内壁上滞留,易被水冲洗干净,提示气道湿化满意。

(3) Ⅲ度(重度黏痰),痰液外观明显黏稠,常呈黄色,吸痰后有大量痰液在玻璃管内壁上滞留,且不易被水冲洗干净,提示气道湿化严重不足及肺部感染严重。

气道湿化不足易形成痰栓堵塞气道,肺部感染也随气道湿化的降低而增高。湿化过度易造成黏膜水肿,气道狭窄,气道阻力增加,甚至诱发支气管痉挛;也可导致体内水潴留,加重心脏负担。

(五)吸痰

现提倡按需吸痰,当出现以下表现时需要吸痰:肺部听诊有痰鸣音;呼吸机容量控制通气时,排除呼吸机相关因素,气管插管或气管切开等相关因素引起的气道阻力增高;在压力控制通气时,排除因肺的顺应性降低而引起的潮气量下降;SPO₂及血气分析的异常;排除临床上常见的气胸、急性胸腔积液、腹胀等引起的气道阻力增高。

1. 吸痰管要求

(1)制作材料对气管黏膜刺激性小。

(2)表面光滑,通过人工气道阻力小。

(3)长度足够通过人工导管头端。

(4)柔韧适度,头端有侧孔。

(5)可一次性使用的无菌导管,最好有刻度。

(6)吸痰管外径不应超过气管导管或气管套管内径的1/2。

最理想的导管除有上述优点外,还应有负压控制装置。

2. 吸痰方法

按无菌操作要求,吸痰管插入深度达气管导管或气管套管头端1 cm,防止痰液阻塞导管头端,同时又能防止插入过深引起气管黏膜的损伤,增加出血感染机会,减轻病人剧烈咳嗽而引起机械通气时的人机对抗。

(1)操作前,可先提高给予病人的 FIO_2 及通气量,以增加肺泡氧储备,预防吸痰时的低氧血症发生。

(2)断开呼吸机,将已关闭负压的吸痰管迅速插入人工气道,直到通过人工导管头。打开负压吸引,成人压力选择在 100~120 mmHg,儿童 80~100 mmHg,幼儿 60~80 mmHg,勿超过 200 mmHg。过大可造成远端肺泡闭合,人为造成肺萎陷或肺不张。然后将吸痰管旋转退出。切勿将退出的吸痰管再重新进入患者的气道。

(3)如痰液黏稠,可在下次吸痰前,向气道内打入气道湿化液,接呼吸机辅助呼吸,使液体尽量进入肺远端,后断开呼吸机,重复吸痰操作。

(4)吸痰管在气道内留置的全程时间应小于 15 s。

(5)同步心电监护,出现明显心电图改变、心律失常及紫绀者应立即停止操作并予氧疗。

(6) 吸痰完毕,可更换吸痰管后,吸净口鼻咽部分泌物。

(7) 人工气道的建立破坏了呼吸道的正常解剖功能,声门与气囊之间的间隙成为死腔,常有大量分泌物在此滞留,因此,应及时清除气囊上的分泌物,防止气囊放气后分泌物流入气道导致误吸。

方法:需两人配合:①使患者头低脚高位或平卧位。②充分吸引气管内、口及鼻腔内的分泌物。③将简易呼吸器与气管导管连接,轻轻挤压简易呼吸器,以充分换气。在患者开始吸气时,用力挤压简易呼吸器,使肺充分膨胀,同时助手放气囊。④再一次吸引口鼻腔内的分泌物,如此反复 2~3 次,直到完全清除气囊上的滞留物为止。

五、拔管时的处理

拔管前应做好患者的解释工作。拔管前半小时至 1 小时静脉应用地塞米松5 mg。充分清除口咽部和气管内的分泌物,吸高浓度氧气数分钟,在吸气期拔出导管。导管拔出时可放置吸痰管以便拔管后吸痰,或急救时引导导管重新插入。吸痰管的放置时间一般不超过 24 小时。在患者能发声,会厌功能恢复后拔出胃管,这一时间一般是在拔出导管后的 24~48 小时以内。气管切开导管拔出后,局部可用蝶性胶布固定,无需缝合,数日后创口愈合。

六、常见并发症处理

(一) 气管套管脱出

1. 气管套管脱出常见的原因

(1) 套管系带固定不牢或过松。

(2) 呼吸机管道牵拉。

(3) 患者烦躁、不合作,均可使气管套管脱出。为防止脱管,除随时密切观察患者病情变化,注意其头部位置外,还要注意系紧套管带,打上死结,其松紧度以能容进 1 指为宜。一旦脱出不必过于惊慌,根据病人自主呼吸情况采取相应措施。

2. 气管套管脱出紧急处理方法

有自主呼吸的病人发生套管脱出,首先要安慰病人加强病人自主呼吸,辅以面罩吸氧,然后重新置管。无自主呼吸的病人气管切开时间较长,已形成窦道,则应立即挤压胸廓,做人工通气,改善缺氧,同时想办法重新置管;窦道未形成,则先试行重新置管,操作时间不易过长,一旦不成功,立即经口气管插管。气管插管要深,通过漏气的气管切口,保持病人通气功能,然后设法重新置管。

(二) 插管错位

气管内插管的位置十分重要,插管恰好置于气管隆凸以上、喉以下,应避免插至右支气管,在经常检查呼吸机工作状态及其他生命体征外,同时也必须检查双肺呼吸音。

（三）气道阻塞

（1）套囊滑脱，阻塞气道或气囊破裂，形成人工呼吸活瓣，以及套囊过度充盈。

（2）套管弯曲而发生气道阻塞，这多发生在硅胶弃式套管（一次性硅胶气管套管）上，严重可导致60°的扭曲。

（3）痰痂形成阻塞气道。临床上常因湿化不够，可导致插管或套管的部分或全部堵塞而造成严重后果的发生，因此要高度重视湿化工作。

（4）临床上判断气道阻塞的常用办法：①当发现用容量型呼吸器时，气道压力峰值骤增；②用限压型呼吸器时，潮气量降低；③用手控呼吸气囊时，感觉气道阻力增加；④吸气时出现异常的管性呼吸音；⑤吸引管不能通过人工气道时，都要想到有气道阻塞的可能。

（5）出现气道阻塞症状时的处理方法：当病人出现呼吸道阻塞症状时，立即放松套管，如果吸痰时遇到吸痰管插不深，除检查吸痰管粗细是否合适外，可以稍微改变一下患者头颈位置及套管位置，经上述处理仍不能改善，宁肯拔管更换新套管。

（四）气管黏膜坏死、出血

1. 引起气管黏膜坏死、出血的常见原因

由于长时间应用呼吸，则套囊长期过度充盈，压迫气管壁，致使气管黏膜缺血、坏死、糜烂、溃疡以及损伤血管而出血，少数可引起气管—食管管瘘。

2. 预防措施

长时间持续使用呼吸机者，最好选用充气高容量低压气囊，使管壁承受压力最小，并能很好地封住气道。气囊压力应维持在毛细血管充盈压<25 mmHg的水平。例如，硅塑弃式套囊，即可达到此标准，在充气 8 ml 时，压力在 15 mmHg 以下。银制导管橡胶套管，在充气 4 ml 时，压力可达 110 mmHg，长期应用，疑会导致气管的损伤，所以在使用此套管时，每 2 小时气囊放气一次，每次达 20 分钟，放气同时可加大潮气量，增加氧浓度，以弥补因漏气而造成的通气不足。

第六节　多器官功能障碍综合征的治疗进展

一、概述

（1）当机体受到严重感染、创伤、烧伤等严重损伤后，两个或两个以上器官发生序贯性功能衰竭，这一综合征称为多器官功能衰竭（MOF）或多器官功能衰竭综合征（MOFS）。

（2）多器官功能障碍综合征（MODS）是指遭受急性损害后机体内环境稳态的

失衡,包括早期多器官功能不全到多器官功能衰竭的全过程,是一个范畴更广,对 MOF 认识更早的概念。

(3) 全身炎症反应综合征(SIRS)是指机体失控的自我持续放大和自我破坏的炎症。表现为播散性炎症细胞活化和炎症介质泛滥到血浆并在远隔部位引起全身性炎症,并至少具有以下临床表现中的两项:①T$>$38 ℃或 T$<$36 ℃;②HR$>$90 bpm;③RR$>$20 bpm 或 $PaCO_2<$32 mmHg;④WBC$>$12$\times$10^9/L 或 WBC$<$4$\times$10^9/L 或幼稚杆状白细胞$>$10%;⑤全身高代谢状态。SIRS 可由感染因素引起,若进行性加重可导致全身性感染、严重感染(severe sepsis)、感染性休克(septic shock)甚至 MODS。SIRS 也可由创伤、烧伤、重症急性胰腺炎等非感染因素引起,进行性加重亦可引起 MODS。SIRS 是感染或非感染因素导致过度炎症反应的共同特征,MODS 是 SIRS 进行性加重的最终后果。因此,就本质而言,SIRS 是导致 MODS 的共同途径。

根据 MODS 器官功能障碍发生的主要原因以及 SIRS 在器官功能损害中的地位,可将 MODS 分为原发性 MODS 和继发性 MODS。原发性 MODS 是指某种明确的损伤直接引起器官功能障碍,即器官功能障碍由损伤本身引起,在损伤早期出现,如严重创伤后,横纹肌溶解导致急性肾功能衰竭,大量出血补液导致凝血功能异常,直接肺挫伤导致急性呼吸衰竭,长骨骨折造成脂肪栓塞综合征等。在原发性 MODS 的发病和演进过程中,SIRS 在器官功能障碍发生中所占比重较低。继发性 MODS 并非是损伤的直接后果,而与 SIRS 引起的自身性破坏关系密切,异常的炎症反应继发性造成远隔器官的功能障碍。

在概念上强调:

(1) 原发致病因素是急性而继发受损器官可在远隔原发伤部位,不能将慢性疾病器官退化失代偿时归属于 MODS。

(2) 致病因素与发生 MODS 必须间隔一定时间($>$24 h),常呈序贯性器官受累。若死亡发生在发病 24 h 以内,属于复苏失败之例,需排除。

(3) 机体原有器官功能基本健康,功能损害是可逆性,一旦发病机制被阻断,器官功能可望恢复。

(4) 器官功能障碍是多发的、进行性的、动态的过程。MODS 病死率可高达 60%,四个以上器官受损几乎 100% 死亡,故是当前重症医学中一个非常复杂棘手的难题。所以,继发性 MODS 与原发损伤之间存在一定的间歇期,易合并感染。在继发性 MODS 中,SIRS 是器官功能损害的基础,全身性感染和器官功能损害是 SIRS 的后继过程。

二、病因

(1)组织损伤:严重创伤、大手术、大面积深部烧伤及病理产科。

(2)感染:为主要病因,尤其脓毒血症、腹腔脓肿、急性坏死性胰腺炎、肠道功能紊乱、肠道感染和肺部感染等较为常见。

(3)休克:尤其创伤失血性休克和感染性休克。凡导致组织灌注不良,缺血缺氧均可引起 MODS。

(4)心脏、呼吸骤停后:造成各脏器缺血、缺氧,而复苏后又可引起"再灌注"损伤,同样可诱发 MODS。

(5)诊疗失误:在危重病的处理中使用高浓度氧持续吸入使肺泡表面活性物质破坏,肺血管内皮细胞损伤;在应用血液透析和床旁超滤吸附中造成不均衡综合征,引起血小板减少和出血;在抗休克过程中使用大剂量去甲肾上腺素等血管收缩药,继尔造成组织灌注不良,缺血缺氧;手术后输液过多引起心肺负荷过大,微循环中细小凝集块出现,凝血因子消耗,微循环障碍等均可引起 MODS。

(6)高龄老年病人器官功能处于临界状态,许多不严重的应激因素即可导致 MODS。

诱发 MODS 的主要高危因素列于表 4.4。

表 4.4 诱发 MODS 的主要高危因素

复苏不充分或延迟复苏	营养不良
持续存在感染灶尤其双重感染	肠道缺血性损伤
持续存在炎症病灶	外科手术意外事故
基础脏器功能失常	糖尿病
年龄≥55 岁	糖皮质激素应用量大,时间长
嗜酒	恶性肿瘤
大量反复输血	使用抑制胃酸药物
创伤严重评分≥25	高血糖、高血钠、高渗血症、高乳酸血症

三、发病机制

正常情况下,感染和组织损伤时,局部炎症反应对细菌清除和损伤组织修复都是必要的,具有保护性作用。当炎症反应异常放大或失控时,炎症反应对机体的作用从保护性转变为损害性,导致自身组织细胞死亡和器官衰竭。无论是感染性疾病(如严重感染、重症肺炎、重症急性胰腺炎后期),还是非感染性疾病(如创伤、烧伤、休克、重症急性胰腺炎早期)均可导致 MODS。可见任何能够导致机体免疫炎症反应紊乱的疾病均可以引起 MODS。从本质上来看,MODS 是机体炎症反应失控的结果。

感染、创伤是机体炎症反应的促发因素,而机体炎症反应的失控最终导致机体自身性破坏,是 MODS 的根本原因。炎症细胞激活和炎症介质的异常释放、组织缺氧和自由基、肠道屏障功能破坏及细菌和(或)毒素移位均是机体炎症反应失控的表现,构成了 MODS 的炎症反应失控的 3 个互相重叠的发病机制学说——炎症反应学说、缺血再灌注和自由基学说、肠道动力学说。

(一) 炎症反应学说

炎症反应学说是 MODS 发病机制的基石。研究表明,感染或创伤引起的毒素释放和组织损伤并不是导致器官功能衰竭的直接原因,细菌和(或)毒素及组织损伤所诱导的全身性炎症反应是导致器官功能衰竭的根本原因。但是机体受细菌毒素、损伤刺激后,不仅释放炎症介质引起 SIRS,同时释放大量内源性抗炎介质。

(二) 缺血再灌注和自由基学说

缺血再灌注和自由基学说也是导致 MODS 的重要机制之一。MODS 的自由基学说主要包括 3 方面:①氧输送不足,导致组织细胞直接的缺血缺氧性损害;②缺血再灌注促发自由基大量释放;③白细胞与内皮细胞的互相作用,导致组织和器官损伤,最终发生 MODS。从根本上来看,自由基学说也是炎症反应学说的重要组成部分。

(三) 肠道动力学说

肠道是机体最大的细菌和毒素库,肠道有可能是 MODS 患者菌血症的来源。另外,MODS 患者菌血症的细菌往往与肠道菌群一致。在感染、创伤或休克时,即使没有细菌的移位,肠道毒素的移位也将激活肠道及相关的免疫炎症细胞,导致大量炎症介质的释放,参与 MODS 的发病。因此,肠道是炎症细胞激活、炎症介质释放的重要场地之一,也是炎症反应的策源地之一。

四、临床表现

MODS 临床表现的个体差异很大,一般情况下,MODS 病程为 14~21 天,并经历 4 个阶段。每个阶段都有其典型的临床特征,且发展速度极快,患者可能死于 MODS 的任何一个阶段。表 4.5 列出了 MODS 的临床分期和特征。

表 4.5 MODS 的临床分期和特征

	第 1 阶段	第 2 阶段	第 3 阶段	第 4 阶段
一般情况	正常或轻度烦躁	急性病容,烦躁	一般情况差	频死感
循环系统	容量需要增加	高动力状态,容量依赖	休克,心输出量下降,水肿	血管活性药物维持血压,水肿,SvO_2 下降
呼吸系统	轻度呼吸性碱中毒	呼吸急促,呼吸性碱中毒,低氧血症	严重低氧血症,ARDS	高碳酸血症,气压伤
肾脏	少尿,利尿剂反应差	肌酐清除率下降,轻度氮质血症	氮质血症,有血液透析指证	少尿,血透时循环不稳定
胃肠道	胃肠胀气	不能耐受食物	肠梗阻,应激性溃疡	腹泻,缺血性肠炎
肝脏	正常或轻度胆汁淤积	高胆红素血症,PT 延长	临床黄疸	转氨酶升高,严重黄疸
代谢	高血糖,胰岛素需要量增加	高分解代谢	代谢性酸中毒,高血糖	骨骼肌萎缩,乳酸酸中毒
中枢神经系统	意识模糊	嗜睡	昏迷	昏迷
血液系统	正常或轻度异常	血小板降低,白细胞增多或减少	凝血功能异常	不能纠正的凝血障碍

五、诊断

完整的 MODS 诊断标准是:器官功能障碍＋全身炎症反应。脏器衰竭数目与病死率直接相关,一个脏器衰竭死亡率约为 30％,两个脏器衰竭死亡率约为 60％,三个脏器衰竭死亡率约为 85％,四个脏器衰竭死亡率几乎为 100％。

六、监护

(一) 监护要点

1. 密切观察病情

(1) 体温:MSOF 多伴各种感染,故有人提出"全身炎症反应综合征"。一般情况下口温、肛温、皮温间各差 0.5～1.0 ℃。当严重感染合并脓毒性休克时,口温可达 40 ℃以上,而皮温可低于 35 ℃以下,提示病情十分严重,常是危急或临终表现。

(2) 脉搏:了解脉搏快慢强弱、规则与否和血管充盈度及弹性常反映血容量、新血管功能状态,应注意交替脉、短绌脉、奇脉等表现。尤其要重视次数和缓慢脉象其提示心血管衰竭,表现为心率<54 次/min,MAP≤6.53 kPa,反复发作 VT 或

（和）vf，血清≤7.24，同时伴有 $PaCO_2$≤6.35 kPa。

（3）呼吸：注意快慢、深浅、规则与否等。观察是否伴有发绀、哮鸣音、"三凹征"（即出现胸骨上窝、锁骨上窝、肋间隙内陷）强迫体位及胸腹式呼吸变化等。观察呼吸道是否通畅、有无呼吸困难、有无 Kussmaul 呼吸、Cheyne-stokes 呼吸、Biot 呼吸，反常呼吸及点头呼吸、鱼嘴呼吸等这些均属危重征象。

（4）血压：了解收缩压，注意舒张压、脉压，重视在测血压时听声音的强弱。此亦反映心脏与血管功能状况。"MSOF"常发生心功能不全、血压下降、微循环淤血、动静脉短路开放、血沉分布异常、外周组织氧利用障碍、代谢性酸中毒。

（5）意识：MSOF 时出现脑受损时表现为嗜睡、意识朦胧、谵妄、昏迷等，观察瞳孔大小、对光和睫毛反射，注意识别中枢性疾病及其他原因所造成的征象。

（6）尿：注意尿量、色、比重、酸碱度和 BUN 及 Cr 变化，警惕非少尿性肾衰。

（7）皮肤：注意观察皮肤颜色、温度、湿度、弹性、皮疹、出血点淤斑等，观察有无缺氧、脱水、过敏、DIC 等现象。

2. 加强器官保护

（1）对肺脏的保护：MSOF 时机体免疫功能低下，抵抗力差，极易发生感染，尤其是肺部感染，应予高度警惕。病室内应保持空气流通，工作人员戴口罩接触病员，要做好口腔护理。对长期卧床的患者应经常给予翻身、拍背，保持呼吸道通畅。加强气道湿化的局部灌注，清除呼吸道分泌物已成为防止肺部感染，保持支气管纤毛功能的一项重要措施。加强对吸痰管、氧气导管、湿化瓶、雾化吸入器等的消毒。

（2）对肾脏的保护：要尽量避免使用肾毒性药物，如病情确实需要，也应减少剂量，并注意维持充分的肾血流灌注量和利尿状态。在病情复杂，水和电解质失常时，应用利尿剂容易发生超负荷和肺水肿，因此要密切观察病情变化，对需要导尿或保留尿管的患者，一定要严格无菌操作，防止泌尿系感染发生。

（3）对心脏的保护：注意避免增加患者心脏负担的因素，如激动、兴奋、不安等，消除恐惧心理。注意患者大便通畅，如有便秘，可使用开塞露。应对心功能及其前、后负荷进行严密监测，确定输液量和输液速度，以维持动脉压，尤其脉压差和组织灌注压。根据医嘱及时准确应用强心、抗心率失常药物，应注意应用洋地黄制剂后的毒副反应，如恶心、呕吐等胃肠道反应、黄绿视及心电变化等。

3. 保证营养的摄入

MSOF 时机体处于高代谢状态，体内能量消耗很大，病人消瘦，免疫功能受损，代谢障碍，内环境紊乱，因此设法保证患者营养至关重要。临床上通常通过静脉营养和管饲或口服法改善糖、脂肪、蛋白质、维生素、电解质等供应。在热量中增加氨基酸的比例尤为重要,以维持正氮平衡。注意补充各种维生素(B族与C)和微量元素(镁、铁、锌等)。虽然深静脉营养很重要,但不能完全代替胃肠营养,应合理掌握。

七、治疗

(一) 积极控制原发病

控制原发疾病是MODS治疗的关键,应重视原发疾病的处理。对于存在严重感染的患者,必须积极引流感染灶和应用有效抗生素。若为创伤患者,则应积极清创,并预防感染的发生。当重症患者出现腹胀、不能进食或无石性胆囊炎时,应采用积极的措施,如导泻、灌肠等,以保持肠道通畅,恢复肠道屏障功能,避免肠源性感染。对于休克患者,则应尽快复苏,尽可能缩短休克时间,避免引起进一步器官功能损害。

(二) 改善氧代谢,纠正组织缺 O_2

主要手段包括增加全身氧输送(DO_2, oxygen delivery)、降低全身氧需、改善组织细胞利用氧的能力等。镇静、降低体温、机械通气等均是降低氧需的重要手段。

心源性休克时,小剂量多巴胺($5\sim10\ \mu g/(kg \cdot min)$)+多巴酚丁胺($5\sim10\ \mu g/(kg \cdot min)$)可增加肾脏及肠系膜血流,增加心肌收缩力,增加心排出量和氧输送。

感染性休克时,去甲肾上腺素($2\sim20\ \mu g/min$)+多巴酚丁胺($5\ \mu g/(kg \cdot min)$)联合应用是最为理想的管活性药物,可改善异常的血管扩张,增加外周血管阻力;增加肾脏、肠系膜及冠脉血流。

(三) 代谢支持和调理

MODS使患者处于高度应激状态,导致机体出现以高分解代谢为特征的代谢紊乱。器官及组织细胞功能的维护和组织修复有赖于细胞得到适当的营养底物,机体高分解代谢和外源性营养利用障碍,可导致或进一步加重器官功能障碍。

(四) 免疫调节治疗

基于炎症反应失控是导致MODS的根本原因这一认识,抑制SIRS有可能阻断炎症反应发展,最终降低MODS病死率。免疫调控治疗实际上是MODS病因治疗的重要方面。目前临床上研究较多的连续血液净化(continuous blood purification,CBP)可能是一种较为理想的途径。糖皮质激素和非激素抗炎药,如布洛芬、消炎痛等有利于减少过度应激反应。

（五）控制血糖

在感染及脓毒症治疗过程中,将血糖水平控制在 4.4~6.1 mmol/L,对于改善脓毒症和 MODS 患者的预后有重要的意义。

总之,全面深刻地认识和研究 MODS 的发病机制,采用积极合理的干预手段,必将提高 MODS 的治疗成功率。

第五章　休克的概念与治疗进展

第一节　休克的急救护理

一、概述

休克是机体有效循环血量减少、组织灌注不足、细胞代谢紊乱和功能受损的病理过程,是一个由多种病因引起的综合征。其本质是氧供给不足和需求量增加,特征是产生炎症介质。因此恢复对组织细胞的氧供、促进其有效利用、重新建立氧的供需平衡和保持正常细胞的功能是治疗休克的关键环节。现代休克观是一个序贯性事件,是一个从亚临床阶段的组织灌注不足向多器官功能障碍综合征(MODS)或衰竭(MOF)发展的连续过程。休克有多种分类方法,按病因分类,有低容量性休克、心源性休克、感染性休克、过敏性休克、神经源性休克。按血流动力学改变的机制不同分类,有低容量性休克、心源性休克、分布性休克、梗阻性休克。

二、病理生理

(一)微循环的变化

1. 微循环收缩期

有效循环血量显著减少—循环容量降低和动脉血压下降—机体进行代偿调节:

(1)通过主动脉弓和颈动脉窦压力感受器引起血管舒缩中枢加压反射。

(2)交感肾上腺轴兴奋导致大量儿茶酚胺释放、肾素血管紧张素分泌增加,可引起心跳加快、心排出量增加。

(3)选择性收缩外周和内脏的小血管,使循环血量重新分布,保证心脑重要脏器的有效灌注。但由于内脏动脉,静脉血管平滑肌毛细血管前括约肌受儿茶酚胺等激素影响发生强烈收缩,动静脉间短路开放;毛细血管前括约肌收缩和后括约肌相对开放,(只出不进)组织仍处于低灌注、缺氧状态。

2. 微循环扩张期

休克继续进展,微循环将进一步因动静脉短路和直接通道大量开放,组织灌注不足进一步加重,细胞处于无氧代谢状况,出现能量不足——乳酸类产物蓄积和舒血管介质大量释放,这些物质直接引起毛细血管前括约肌舒张,而后括约肌因对其敏感性低仍处于收缩状态,微循环出现只进不出、血液滞留、毛细血管网内静水压升高、通透性增强,血液浓缩,回心血量降低,心排出量继续下降,心脑重要脏器灌注不足,休克进一步加重,临床上表现为血压进行性下降、意识模糊、发绀、酸中毒。

3. 微循环衰竭期

病情继续发展,淤滞在微循环内的血液在酸性环境中处于高凝状态,红细胞、血小板聚集形成微血栓,甚至引起 DIC,此时组织缺少血液灌注,细胞严重缺氧缺能,细胞内溶酶体膜破裂释放多种酸性水解酶,引起细胞自溶和相互损害,最终导致多个器官功能受损。

(二)代谢改变

(1)无氧代谢引起的代谢性酸中毒。

(2)能量代谢障碍:应激状态下,机体儿茶酚胺和肾上腺皮质激素明显升高,从而抑制蛋白合成,促进蛋白质分解,蛋白质作为底物被消耗,当具有特殊功能的酶类蛋白质被消耗时,可出现多器官功能障碍综合征。

(三)炎症介质释放和缺血再灌注损伤

严重创伤感染休克可刺激机体释放过量炎症介质,形成瀑布样连锁放大反应。炎症性介质包括白介素、肿瘤坏死因子、集落刺激因子、干扰素和血管扩张剂(一氧化氮)等,活性氧代谢产物引起脂质的过氧化和细胞膜的破裂。代谢性酸中毒和能量不足还影响细胞各种膜的屏障功能,细胞膜的通透性增加,细胞膜上离子泵的功能障碍,钠、钙离子在细胞内不能排出,钾离子在细胞外无法进入细胞内,引起细胞外液减少和细胞的肿胀死亡。

(四)内脏器官的继发性损害

(1)肺:休克缺氧可使肺毛细血管内皮细胞和肺泡上皮受损,表面活性物质减少,复苏过程中量使用库血,其中的微聚物造成肺微循环拴塞出现肺泡萎陷和不张、水肿,严重时导致 ARDS。

(2)肾:由于血压下降、儿茶酚胺分泌增加使肾入球血管痉挛和有效循环容量减少,肾滤过率明显下降而发生少尿;肾内血流重分布转向髓质,而皮质内肾小管缺血坏死可出现急性肾衰。

(3)脑:脑灌注压和血流量下降导致脑缺氧,出现脑**水肿**、**颅内压**增高,病人出现意识障碍,严重者可发生脑疝。

(4)心:冠脉血流减少导致心肌缺氧和酸中毒,当心肌微循环内血栓形成可引起心肌局灶性坏死,电解质异常可影响心肌收缩功能。

(5) 胃肠道：因肠系膜血管的血管紧张素Ⅱ受体的密度高于其他部位，对血管加压物质的敏感性高，休克时肠系膜血管上动脉血流量可减少 70%，因灌注不足遭受缺氧性损伤。肠系膜细胞也富含黄嘌呤氧化酶系统，产生缺血—再灌注损伤，引起应激性溃疡和肠源性感染。因正常黏膜上皮细胞屏障功能受损，导致肠道内的细菌或其毒素经淋巴或门静脉系统侵害机体，称为细菌移位和内毒，这是导致休克后继续发展形成多脏器功能障碍综合征的重要原因。

(6) 肝：休克引起肝缺血、缺氧性损伤，破坏肝的合成和代谢功能。来自于胃肠道的有害物质可激活肝的 Kupffer 细胞，释放炎症介质，损害肝细胞。生化监测有 ALT、血氨增高等代谢异常。

三、病情评估

（一）临床表现

休克的临床表现常因病因和休克的轻重程度不同而异。

1. 神志

反映神经中枢血流灌注和缺氧情况。如休克早期患者可表现为兴奋状态，烦躁不安，焦虑激动，随着休克程度的加重，可由神志清晰转为表情淡漠，意识模糊，反应迟钝，甚至昏迷。

2. 皮肤和肢端温度

休克患者的皮肤和黏膜苍白、潮湿，四肢冰冷，毛细血管充盈时间延长，但在早期休克仅有面色苍白和手足发凉。在前额耳缘皮肤或胸骨柄部的皮肤上，用一手指轻压 2～3 s，移去后观察皮肤由苍白逐渐恢复的时间，称为皮肤毛细血管充盈试验，正常人于 5 s 内苍白即消失而呈红润。休克时若转白反应不很明显，是皮下小血管收缩的表现；如苍白恢复时间显著延长，是休克进行的表现；若静脉充血，苍白特别明显，苍白区以外并有发绀，可持续数分钟而不退，是休克继续恶化的表现。

3. 脉搏与血压

休克代偿期，周围血管收缩，心率加快，可达 120 次/min 或更快。初期血压仅表现为舒张压略增高，收缩压稍降低，故脉压减低，以后收缩压可降至 70 mmHg 以下。休克病人脉搏细速，出现在血压下降之前，是判断早期休克的可靠依据。

4. 呼吸

无呼吸道梗阻时，休克患者呼吸浅而促。代谢性酸中毒时，呼吸深而快，严重时呼吸深而慢，发生休克肺和心衰，呼吸困难加重。

5. 体温

大多偏低，小于 37 ℃或体温不升，有畏寒，但感染性休克者体温可高达 39 ℃，甚至更高。

6. 尿量

尿量是观察毛细血管灌流的简单而有效的指标，提示肾脏血液的灌流情况。因此，对疑有休克或已确诊休克的病人均应留置导尿管，记录每小时尿量，并观察尿比重、pH 等，如每小时尿量在 30 ml 以上，说明有足够的肾血液灌注。

7. 颈静脉和外周静脉

休克时，静脉萎陷，血容量补充后可重新充盈。如颈静脉怒张，则提示输液过度或心功能不全。有条件可置中心静脉导管监测中心静脉压。必要时放置肺动脉漂浮导管。

8. 微循环监测、组织氧代谢监测

胃黏膜 pH 的监测（pHi）通过测定胃黏膜内二氧化碳分压的变化，间接反应组织氧利用状况，是反映胃肠黏膜缺血、缺氧及循环变化的敏感指标，其正常值为 7.38 ± 0.03，若 pH < 7.32，表明组织低灌注和氧合障碍。舌下黏膜二氧化碳分压改变与组织氧和状态具有良好的相关性，与动脉血乳酸变化呈现高度一致性。近红外光谱仪检测细胞内细胞色素 AA3 及荧光法检测细胞内 NADPH，判断细胞内 ATP 水平变化，是近年来研究组织代谢的新手段。

9. 血乳酸

血乳酸是体内无氧酵解的产物，正常值为 $1.5 \sim 2$ mmol/L，其水平的高低可以直接反映休克的严重程度，有效地指导复苏，客观地判断预后，它作为复苏终点指标，优于平均动脉压、尿量的测定，阴离子间隙与血乳酸具有同等意义。

10. 碱基

碱基是一个反映组织低灌流程度和持续时间的敏感指标，其正常值为 $+3 \sim -3$ mmol/L，碱缺失的测定可评价休克的严重性与复苏的完全性。

（二）诊断

临床上诊断休克至少应该包括如下内容：导致休克的病因、一定程度的血压下降、组织准注不良及组织缺氧的表现、器官功能的改变。针对不同类型的休克都有具体的诊断标准，但无论是由什么病因导致的休克，其诊断标准中都应强调组织灌注不足。

四、救治与护理

（一）治疗

休克的临床表现相似，而引起休克的原因各异，治疗的目的则均为恢复组织的灌注。

1. 一般紧急治疗

包括积极处理引起休克的原发伤、病，如：创伤制动、大出血止血、保证呼吸道

通畅等。采取头和躯干抬高 20°～30°，下肢抬高 15°～20°体位，以增加回心血量。及早建立静脉通路，药物维持血压。早期予以鼻管或面罩吸氧。注意保温。

2. 补充血容量

它是纠正休克引起的组织低灌注和缺氧的关键。应在连续监测动脉血压、尿量和 CVP 的基础上，结合病人皮肤温度、末梢循环、脉搏幅度及毛细血管充盈时间等微循环情况，判断补充血容量的效果。通畅首先采用晶体液，但由于其维持扩容作用的时间仅 1 小时左右，故还应准备全血、血浆、压缩红细胞、蛋白等胶体液输注。

【知识链接】

液体复苏进展

1. 止血：药物止血和手术止血。

2. 恢复有效血容量：有报道休克 15 分钟可出现中性粒细胞升高，低灌注 45 分钟以上可发生严重组织细胞贫氧性损伤，重度休克超过 2 小时将发生广泛血管内皮结构和功能损害，出凝血功能障碍，激发全身炎症反应，甚至引起多器官功能障碍综合征。时机选择应准确，采用快速扩容观察病人对容量负荷试验的反应。

（1）在 30 分钟～1 小时内快速给予 1～2 L 液体，根据心率、循环血压、尿量及意识状态等临床指标调整速度和量。晶体液、胶体液、血液制品在扩容时的比例一般按 3∶1∶(0.5～1) 计算，即晶体液∶胶体液∶血液制品＝3∶1∶(0.5～1)。但一般失血量在 20% 以下时可不给予输血。

（2）液体选择：在欧洲倾向于胶体液复苏，认为胶体液可扩充血容量、增强心排血量、降低外周血管阻力、减轻组织水肿、防治免疫机制改变、改善红细胞的能量代谢；药效持续时间长，副作用少，价格低廉，对血压恢复快，复苏效果确切，能减少复苏所需的输血量和输液量；认为晶体复苏所需要的液体量将是失血量的 7～10 倍，扩容效果差。大量晶体液后血浆胶体成分被稀释，肢体渗透压下降，血管内水分向组织间渗透，导致组织水肿，可加剧组织细胞进一步损害，引起重要器官障碍。血液中的血小板、凝血因子被稀释，可引起凝血功能障碍，甚至诱发出血部位再次出血。美国外科医师协会制定的创伤高级生命支持指南，积极倡导应用晶体复苏，认为胶体液可能增加病人的死亡率。到目前为止尚无大型、前瞻性、多中心、随机对照研究结论液体复苏的指导性建议。但近期研究显示高渗盐/高胶体液（5%～7% 盐水+7％～10％右旋糖酐)复合液在战场一线受青睐。7.5％氯化钠高渗溶液可产生 2 400 Osm/L 渗透压,相当于正常渗透压的 8 倍,输入血管后产生的渗透压梯度使组织间液、细胞内液迅速向血管内转移,导致血容量扩张,有效循环血量增加;还使肿胀的血管内皮细胞收缩。毛细血管内径恢复正常,疏通微循环减轻心脏前后负荷,改善组织灌流。

3. 液体复苏目标:20 世纪 90 年代以前鼓励足够的液体复苏使循环血压维持在正常值低限,结果预后并不理想。

4. 20 世纪 90 年代后期研究提出一些新观点:

(1) 低压复苏与高压复苏:低压复苏在治疗未控制性出血性休克时减轻了缺血、缺氧损害,保护了自身血流调节功能,从而减少了乳酸的产生和内皮素的合成和释放,可显著改善微循环和减轻酸中毒,因而复苏的效果和预后更好。血压过高(平均动脉压 MAP＞80 mmHg)会增加出血概率,减少存活时间,血压过低(MAP＜40 mmHg)则抑制心脏舒缩功能,加重肝功能损害,容许性低血压复苏,使循环血压能够维持基本的灌注 80～90 mmHg 对机体具有保护作用。

(2) 限制性液体复苏与积极液体复苏:限制性液体复苏又称延迟液体复苏,既可使机体代偿机制和液体充分发挥作用,有效地改善了休克期组织器官的灌注和供氧,又不至于血液过度稀释,在容许的低血压范围内有效地预防血栓脱落和再出血,较好地保护了凝血功能。积极大量的液体复苏可增加血液丢失,引起稀释性凝血功能障碍,减少组织氧供应,引起酸中毒,影响血管的收缩反应造成血栓移位;引起中性粒细胞呼吸爆发,氧化应激增加,出凝血障碍,加剧机体全身炎性反应综合征;更重要的是在极大程度上削弱了机体自身的自我调节功能,宿主防御反应能力下降使并发症和病死率增加。

(3) 低温复苏与常温复苏:低温(肛温 32～33 ℃)可抑制创伤失血性休克后早期炎症反应,对肝肾功能也有一定的保护作用;可降低创伤失血性休克后血清促炎因子浓度,增加血清抗炎因子的含量。但目前关于浅低温对创伤病人影响的研究才刚刚起步,临床上尚有争议。

3. 积极处理原发病

应在尽快恢复有效循环血量后,积极处理原发病。

4. 纠正酸碱平衡失调

休克病人由于组织灌注不足和细胞缺氧常有不同程度的酸中毒,而酸性内环境对心肌、血管平滑肌和肾功能均有抑制作用。在休克早期,又可因过度换气,引起低碳酸血症、呼吸性碱中毒。按照血红蛋白氧合解离曲线的规律,碱中毒是血红蛋白氧离曲线左移,氧不易从血红蛋白释出,可使组织缺氧加重。故不主张早期使用碱性药物。机体在获得充足血容量和微循环改善后,轻度酸中毒常可缓解而不需再用碱性药。但重度休克合并酸中毒经扩容治疗不满意时,仍需使用碱性药物。用药前需保证呼吸功能正常,以免引起 CO_2 潴留和继发呼吸性酸中毒。给药后应按血气分析的结果调整剂量。

5. 血管活性药物的应用

通过调节血管舒缩状态,改变血管功能和改善微循环血流灌注而达到抗休克目的的药物。休克时血管活性药物的选择应结合当时的主要病情,如休克早期主要病情与毛细血管前微血管痉挛有关;后期则与微静脉和小静脉痉挛有关。血管活性药物对各种休克的治疗不是首选药物,也不是绝对必需药物。一般原则是在血压过低而一时又难以通过迅速补充血容量来提升血压,或血容量虽已补足,但血压又暂时难以回升时方考虑使用。

(1)α受体激动剂:α受体激动剂,如去甲肾上腺素、间腔胺(阿拉明)和苯肾上腺素。由于其强大的收缩血管作用,去甲肾上腺素仅用于顽固性休克的抢救。阿拉明不仅升压持续作用可靠,还可增加心输出量,减少引起心律失常,是目前缩血管药物的首选。

(2)β受体激动剂:β受体激动剂,如异丙肾上腺素和多巴酚丁胺等,异丙肾上腺素一般用于血容量已补足,但心输出量仍低,外周阻力较高或严重心动过缓所致休克的辅助治疗,多巴酚丁胺常与多巴胺合用救治心肌梗死伴有泵衰竭的心源性休克。

(3)α和β受体激动剂:α和β受体激动剂,如肾上腺素、多巴胺,肾上腺素是抢救过敏性休克效果最好、作用最迅速的药物,多巴胺是去甲肾上腺素生物合成的前体,对多巴胺受体及血管α和β受体均有兴奋作用,也称为变性血管活性药物。

(4)α受体阻滞剂:分α受体阻滞剂和胆碱能受体阻滞剂两类。α受体阻滞剂包括酚妥拉明、酚苄明,二者均应用于长时间应用缩血管药物所致内脏灌流不良或休克引起的微循环障碍。

(5)血管扩张药物:硝普钠和硝酸甘油为其代表。在改善微循环、减少肺循环阻力、增加左心室顺应性、减轻心脏前后负荷和扩张冠状动脉、改善心肌氧供与代谢过程中发挥了重要作用。硝普钠作用于血管平滑肌,能同时扩张小动脉和小静脉,但对心脏无直接作用,此类药物需在循环血容量充足的情况下使用。硝酸甘油以扩张容量血管为主。两种药物的使用宜根据血流动力学监测决定。

(6)胆碱能受体阻滞剂:胆碱能受体阻滞剂为阿托品、山莨菪碱、东莨菪碱,具有调节微血管舒缩功能、减轻血管渗漏和稳定细胞膜作用,但在休克的治疗上相对应用较窄。

6. 强心药

以西地兰为最常用,主要通过正性肌力作用和负性频率作用治疗某些心脏病伴发快速性房颤所致的心源性休克。也用于扩容液体已够,但动脉压仍低而中心静脉偏高的患者。

7. 治疗 DIC,改善微循环

对诊断明确的 DIC,可用肝素抗凝,有时还使用抗纤溶药,如氨甲苯酸、氨基己酸,抗血小板黏附和聚集的阿司匹林、潘生丁和小分子右旋糖酐。

8. 糖皮质激素

在各种严重休克的抢救中有较好作用,在稳定溶酶体膜、改善微循环、控制休克过程中的炎性介质反应中起到保护作用。一般大剂量、短时间突击性应用。

(二) 护理

1. 补充血容量,恢复有效循环血量

(1) 专人护理:休克病人病情严重,应置于重危病室,并设专人护理。

(2) 建立静脉通路:迅速建立 1～2 条静脉输液通道。如周围血管萎陷或肥胖病人静脉穿刺困难时,应立即行中心静脉插管,可同时监测 CVP。

(3) 合理补液:一般先快速输入晶体液,如生理盐水、平衡液溶液、葡萄糖溶液,以增加回心血量和心搏出量。后输胶体液,如全血、血浆、白蛋白等,以减少晶体液渗入血管外第三间隙。根据血压及血流动力学监测情况调整输液速度(见表 5.1)。

表 5.1　中心静脉压与补液的关系

CVP	BP	原因	处理原则
低	低	血容量严重不足	充分补液
低	正常	血容量不足	适当补液
高	低	心功能不全或血容量相对过多	给强心药,纠正酸中毒舒张血管
高	正常	容量血管过度收缩	舒张血管
正常	低	心功能不全或血容量不足	补液实验*

* 补液试验:取等渗盐水 250 ml,于 5～10 min 内经静脉滴入,若血压升高而 CVP 不变,提示血容量不足;若血压不变而 CVP 升高 3～5 cmH_2O,则提示心功能不全。

(4) 记录出入量:输液时,尤其在抢救过程中,应有专人准确记录输入液体的种类、数量、时间、速度等,并详细记录 24 h 出入量以作为后续治疗的依据。

（5）严密观察病情变化：每 15～30 分钟测体温、脉搏、呼吸、血压 1 次。观察意识表情、口唇色泽、皮肤肢端温度、瞳孔及尿量。若病人从烦躁转为平静，从淡漠迟钝转为对答自如；唇色红，肢体转暖；尿量＞30 ml/h，提示休克好转。

2. 改善组织灌注

（1）休克体位：将病人头和躯干抬高 20°～30°，下肢抬高 15°～20°，可防止膈肌及腹腔脏器上移而影响心肺功能，并可增加回心血量及改善脑血流。

（2）使用抗休克裤：抗休克裤充气后在腹部与腿部加压，使血液回流入心脏，改善组织灌流，同时可以控制腹部和下肢出血。当休克纠正后，由腹部开始缓慢放气，每 15 秒测量血压 1 次，若血压下降不超过 5 mmHg，应停止放气，并重新注气。

（3）应用血管活性药物，以提升血压，改善微循环。应用过程中，监测血压的变化，及时调整输液速度，预防血压骤降引起不良后果。使用时从浓度、慢速度开始，每 5～10 分钟测 1 次血压。血压平稳后每 15～30 分钟测 1 次，并按药物浓度严格控制滴速，严防药物外渗。若注射部位出现红肿、疼痛，应立即更换滴注部位，患处用 0.25％普鲁卡因封闭，以免发生皮下组织坏死。血压平稳后，经逐渐降低药物浓度，减慢速度后撤除，以防突然停药引起不良反应。

3. 增强心肌功能

对于有心功能不全的病人，应遵医嘱给予增强心肌功能的药物，如静脉注射毛花苷 C 快速达到洋地黄化（0.8 mg/d）。一般将毛花苷 C 0.2～0.4 mg 加入 25％葡萄糖溶液 20 ml 内缓慢静脉推注。有效时，可再给维持量。用药过程中，注意观察心律变化及药物的副作用。

4. 保持呼吸道通畅

（1）观察呼吸形态、监测动脉血气、了解缺氧程度：病情许可时，鼓励病人做深、慢呼吸及有效咳嗽。协助病人做双上肢运动，促进肺的扩张，改善缺氧状况。遵医嘱给予吸氧，鼻导管给氧时用 40％～50％氧浓度，每分钟 6～8 L 的流量，以提高肺静脉血氧浓度。严重呼吸困难者，可行气管插管或气管切开，并尽早使用呼吸机辅助呼吸。

（2）避免误吸、窒息：昏迷病人，头应偏向一侧或置入通气管，以免舌后坠或呕吐物误吸。有气道分泌物时及时清除。

5. 预防感染

休克时机体免疫功能下降，容易继发感染，应注意预防。

（1）严格执行无菌技术操作规程。

（2）遵医嘱全身应用有效抗生素。

（3）协助病人咳嗽、咳痰：痰液及分泌物堵塞呼吸道时，及时予以清除。必要

时用 α-糜蛋白酶作氧雾化吸入,每日 4 次,有利于痰液稀释和排出,以防止肺部感染的发生。

（4）保持床单位清洁、平整、干燥；病情许可时,每 2 小时翻身、拍背 1 次,按摩受压部位皮肤,以预防皮肤压疮。

6. 调节体温

（1）密切观察体温变化。

（2）保暖：休克时体温降低,应予以保暖。可采用盖棉被、毛毯等措施,也可通过调节病室内温度升高体温,一般室内温度以 20 ℃左右为宜。切忌应用热水袋、电热毯等进行体表加温,以防烫伤及皮肤血管扩张,后者使心、肺、脑、肾等重要脏器的血流灌注进一步减少。此外,加热可增加局部组织耗氧量,加重缺氧,不利于休克的纠正。

（3）库存血的复温：低血容量性休克时,若为补充血容量而快速输入低温保存的大量库存血,易使病人体温降低。因此,输血前应注意将库存血复温后再输入。

（4）降温：感染性休克高热时,应予物理降温；可将冰帽或冰袋置于头部、腋下、腹股沟等处降温；也可用 4 ℃等渗盐水 100 ml 灌肠；必要时采用药物降温,其他如病室内定时通风以调节室内温度。

7. 预防意外损伤

对于烦躁或神志不清的病人,应加床护栏以防坠床；输液肢体宜用夹板固定。必要时,四肢以约束带固定于床旁。

8. PiCCO 监测的护理要点

PiCCO 是一种全新的脉搏波型轮廓连续心排血量与经肺温度稀释心排血量联合应用技术,只用一根中心静脉和动脉通道就能提供多种特定数据,如 CCO,SV,SVV,SVR,CO,ITBV,EVLW,CFI 等。将单次心排血量测定发展为以脉波的每搏心输出量为基准的连续心排血量监测,其反应时间快速且直观,确实为临床及时地将多种血流动力学数据进行相关比较和综合判断提供了很大方便。由于对休克病人的循环容量状态需要进行动态监测,所以 PiCCO 现被广泛地应用于临床实践。

第二节　严重感染与感染性休克

严重感染及其感染性休克和多脏器功能障碍综合征是当前重症监护病房内的主要死亡原因,也是当今重症医学关注的焦点之一以及所面临的主要焦点和难点。人类老龄化和慢性病的增加,人类的医疗活动如肿瘤和器官移植后免疫抑制剂的应用都是导致严重感染发病率增加的主要原因。

一、血流动力学变化

严重感染与感染性休克以高心输出量和低外周血管阻力并导致组织灌注不足为特征,其血流动性力学的复杂性使支持目标的实现更为困难,因此血流动力学的监测与分析并根据血流动力学指标的变化给予支持就显得尤为重要。临床应该有明确的目标和治疗终点以评价当前干预的效果。严重感染与感染性休克时,循环系统主要表现为体循环阻力下降,同时伴有心输出量正常或增加,肺循环阻力通常略有升高,称之为高动力型血流动力学状态。严重感染常导致左右心室的功能受到明显的抑制,表现为心室射血分数下降,心肌顺应性下降。

二、诊断标准

严重感染和感染性休克通常表现为一个进行性发展的临床过程。临床上沿用的诊断感染性休克的标准包括:

（1）临床上有明确的感染。

（2）有 SIRS(全身炎症反应综合征)的存在。

（3）收缩压<90 mmHg 或较原基础值下阵的幅度>40 mmHg,至少 1 小时,或血压依赖输液或药物维持。

（4）有组织灌注不足的表现,例如,少尿（<30 ml/h)超过 1 小时,或有急性神志障碍。

三、新的指导意见

（1）感染性休克以血流分布异常为主要血流动力学特点,应注意在整体氧输送不减少情况下的组织缺氧。

（2）应重视严重感染和感染性休克是一个进行性发展的临床过程,对这个过程的认识有助于早期诊断。

（3）严重感染与感染性休克的患者应尽早收入 ICU 并进行严密的血流动力学监测。

（4）早期合理的选择监测指标并正确解读有助于指导严重感染与感染性休克患者的治疗。

（5）对十严重感染与感染性休克的病人,应密切观察组织器官低灌注的临床表现。

（6）严重感染与感染性休克的病人应尽早放置动脉导管。

（7）严重感染与感染性休克的病人应尽早放置中心静脉导管。

（8）CVP 为 8～12 mmHg,PAWP 为 12～15 mmHg 可作为严重感染与感染性休克的治疗目标,但应连续动态观察。

（9）SVO₂（静脉血氧饱和度）的变化趋势可反映组织灌注状态，对严重感染与感染性休克病人的诊断和治疗具有重要的临床意义。

（10）严重感染与感染性休克时应监测动脉血乳酸及乳酸清除率的变化。

（11）对严重感染与感染性休克的病人，需动态观察与分析血容量与心脏、血管的功能状态是否适应机体氧代谢的需要。

四、成人严重感染与感染性休克的集束化治疗

早期目标性血流动力学支持治疗是严重感染及感染性休克治疗指南的关键性内容，但除了积极有效的血流动力学支持外，还需要同时联合其他有效的治疗，也就是形成一个联合治疗的套餐，称为"严重感染的集束化治疗（sepsis bundle）"。集束化治疗的目的一方面是为了促进临床医生落实重症感染和感染性休克治疗指南的各项措施，规范治疗行为，另一方面也是为了提高重症感染和感染性休克治疗指南的可行性和依从性，进一步达到落实指南，改善病人预后的目的。

一般认为，早期集束化治疗应包括早期血清乳酸水平测定；抗生素使用前留取病员血标本；急诊在 3 h 内，ICU 在 1 h 内开始广谱的抗生素治疗；如果有低血压或血乳酸＞4 mmol/L，应立即给予液体复苏（20 ml/kg），如低血压不能纠正，加用血管活性药物，维持 MAP＞65 mmHg；持续低血压或血乳酸＞4 mmol/L，液体复苏目标是中心静脉压（CVP）＞8 mmHg，中心静脉血氧饱和度（SCVO₂）＞70％。血流动力学监测和治疗是早期集束化治疗中最重要的组成部分，早期集束化治疗强调时间紧迫性，尽可能在 1～2 小时内放置中心静脉导管监测 CVP 和 SCVO₂ 开始积极体液复苏，6 小时内达到上述目标，并通过监测和调整治疗维持血流动力学的稳定。在努力实现血流动力学稳定的同时，早期集束化治疗还包括：①积极的血糖控制；②糖皮质激素的应用；③机械通气患者平台压＜30 cmH₂O；④有条件的医院可以使用活化蛋白 C。

尽早达到集束化治疗的目标，可以明显改善严重感染和感染性休克患者的预后。虽然不少研究显示采用集束化治疗可以明显降低严重感染和感染性休克患者的病死率，但现有研究仍表明临床医生对集束化治疗的依从性很低。通过教育、培训、规范临床治疗可以提高临床医生对集束化治疗的认知性和依从性，从而达到降低严重感染和感染性休克病死率的最终目标。

第六章 创伤的评估、救治与进展

第一节 创 伤

一、概述

创伤(trauma)的含义有狭义和广义之分。狭义是指机械能量作用于人体所造成的机体结构完整性破坏。广义是指机体遭受外界某些物理性(如机械力、高热、电击等)、化学性(如强酸、强碱及糜烂性毒剂等)、生物性(如虫、蛇、狂犬的咬蜇等)致伤因素作用后所引起的人体结构与功能的破坏。

创伤是医学中最古老又最新颖的课题。说它古老,是因为自有人类出现起就有了创伤;说它新颖,是因为近几十年来,随着城市建设和交通的高速发展,以及汽车数量的急剧增加,创伤呈不断增多之势。创伤正日益成为危害公众健康的一大公害,创伤是 45 岁以下人群死亡的第一位原因,也是所有人群死亡的第三位原因,对社会的危害和对劳动力的损失远大于任何一类疾病。在美国,创伤是 1～35 岁死亡和残疾的首要原因;在我国,创伤是继肿瘤、心、脑血管病之后第四位重要死因。统计表明,创伤约 75％发生在青壮年,对社会劳动力的影响很大,其潜在寿命丧失年数(指平均寿命与死亡时年龄之差,即 YPLL)远大于其他疾病。由此可见,创伤对人类的生命健康和社会发展已构成巨大威胁,应当引起全社会更多的关注。

按潜在工作年龄损失(WYPLL)计算,创伤则居第一位。交通伤(traffic injury)和坠落伤(fall injury)是和平时期创伤发生和致死的两大常见原因。交通伤是指由各种机动交通工具,如汽车、摩托车、拖拉机、火车、飞机等和非机动车辆,如自行车等在行驶过程中所致的人体损伤。高处坠落伤是指人员从比自身身高高出 2 倍以上的地方掉落在地面上,由于重力加速度,可造成头部、颈部、胸部、四肢等部位的严重外伤,伤员预后很差。

随着社会的不断进步和医学的迅速发展,不少疾病(如某些传染病)已得到有效控制,但创伤却日渐增多。创伤已经成为发达社会疾病,据世界卫生组织(WHO)统计,世界上每 50 秒即有 1 人死于车祸。目前,全世界每年死于创伤的人数有百余万,伤数有千万人的独立学科"创伤学"应运而生,故有人将创伤称之为"发达社会疾病",或称"现代文明的孪生兄弟"。

现代医学研究表明,创伤像肺癌、冠心病、疟疾等疾病那样,也有一定的流行病学规律可循。所有创伤,特别是交通伤,常好发于一定的人群,如一定的年龄、职业、性别、个人心理素质、文化教养等,随着研究的深入和拓宽,一门新的学科应运而生,这就是创伤流行病学。它是研究创伤发生、影响因素、流行规律和预防措施的一门分支学科。

二、病因与发病机制

(一) 病因

(1) 交通伤:交通伤占创伤的首要位置。现代创伤中交通伤以高能创伤(高速行驶所发生的交通伤)为特点,常造成多发伤、多发骨折、脊柱脊髓损伤、脏器损伤、开放伤等严重损伤。全球每年因交通事故致死人数约 120 万人,受伤 3000 万～5000 万人。WHO 预计,至 2020 年,道路交通伤致死和致残人数将增加 60%,在全球疾病和伤害负担(含早死和伤残所致的寿命损失年数)中将由 1990 年的第 9 位跃升至第 3 位。行人、骑自行车者、摩托车手、骑电动自行车者受到的保护最少,是"易受伤的道路使用者",欧洲的一项研究显示,按出行千米数计算,与小轿车驾驶员死于车祸的可能性相比,骑自行车者是 8 倍,步行者是 9 倍,骑摩托车者是 12 倍。汽车诞生一百多年来,全世界因交通事故而伤亡的人数超过了 4 亿(有报道为 5 亿)。2004 年我国发生道路交通事故 517 889 起,死亡 107 077 人,伤 480 864 人,直接经济损失约 24 亿元人民币,万车死亡数为 9.93 人,10 万人口死亡数为 824 人,是车祸和死亡人数最多的国家。据官方统计,2011 年我国仅涉及人员伤亡的道路交通事故达 210 812 起,共造成 62 387 人死亡,造成损失更大。

(2) 坠落伤:随着高层建筑增多,坠落伤的比重逐渐加大。坠落伤通过着地部位直接摔伤和力的传导致伤,以脊柱和脊髓损伤、骨盆骨折为主,也可造成多发骨折、颅脑损伤、肝脾破裂。我国学者王占义报道,37 例坠落高度 5～10 m 者死亡 5 例,占 13.6%;9 例 10 米以上者死亡 4 例,占 44.4%。根据 2008 年美国劳工统计局(bureau of labor statistics,BLS)的统计数据显示,在 2006 年盖顶工人发生的职业损伤中,高处坠落导致的最多,占 81%。Toro K 等调查的高处坠落致死亡的 630 个案例中,意外坠落 215 例,占 34.1%。颅脑损伤是高处坠落致合并伤中的第 1 位。谭宗奎等报道高处坠落致颅脑损伤发生率为 41%～45%。高处坠落着地时产生高能量,多引起胫骨近端粉碎骨折,易造成复杂的膝关节内骨折或严重的软组织损伤。国外文献报道,从高处坠落的病人中有 22%～54%发生脊柱骨折,2%～5%合并有脊髓损伤。Toro K 等的调查显示跳楼自杀或意外坠落发生多器官损伤导致的休克,坠落过程中遇障碍物、由于钝器伤导致的急性胸腹部损伤是导致死亡的原因。马震寰等调查的 28 例坠落伤病人中,共损伤组织及器官 197 处,以腹腔脏器破裂和挫裂伤居多。Salonen E. M. 等在研究高处坠落导致面部创伤的多控性计算机断层图像时,发现研究的病例中包含 13 种面部骨折类型,其中颧骨骨折发生率最高,坠落的平均高度为 5.7 米。谭宗奎等的研究中高空坠落组共计损伤665 处,骨折 480 处,占 72.2%。在调查的 308 例高处坠落的病人中,多发性骨折的发生率(34.7%)高于开放性骨折的发生率(15.3%)。骨折部位主要为脊柱、肱骨、尺桡骨,发生率分别为 26.3%、14.0%、26.3%。

(3)机械伤:以绞伤、挤压伤为主,常导致单肢体开放性损伤或断肢、断指,组织挫伤血管、神经、肌腱损伤和骨折。

(4)锐器伤:锋利的致伤物(如刀刃、玻璃)造成。伤口边缘较整齐。切割伤深度随外力大小而异。腕部肘部深切割伤同时有肌腱、血管、神经的断裂。

(5)跌伤:常见于老年人,造成前臂、骨盆、脊柱压缩性骨折和髋部骨折。青壮年跌伤也可造成骨折。

(6)火器伤:由枪弹、弹片等所造成的创伤。不仅枪弹、弹片可在弹道造成各种组织、器官的直接破坏,高速震荡还可造成弹道周围组织、器官的创伤,弹片可将泥土、衣片带入伤口,造成严重的污染,引起化脓性感染、破伤风或气性坏疽。

(二)发病机制

(1)创伤性炎症机制:有红、肿、热、痛、全身发热。其原因包括创伤导致细胞损伤、坏死,出血、充血、血管通透性增加,使渗出(血浆、中性粒细胞、单核巨噬细胞)增多;引起机体损伤的机制:损伤产物或细菌毒素释放炎症介质(缓激肽、补体(C3a\C5a)组织胺、组织胺、IL(白细胞个数)、细胞因子(PDG、FTGF-β、EGF、TGF-α)等对自身组织的损伤;炎症时间一般持续 3～5 天。意义在于适度炎症反应有利于创伤修复,过度炎症反应阻碍修复。

(2)内分泌系统的改变机制有三种:①通过下丘脑-垂体-肾上腺皮质系统的活动,分泌促肾上腺皮质激素(ACTH)、抗利尿激素(ADH)及生长激素(GH)。促肾上腺皮质激素使肾上腺皮质分泌皮质醇。皮质醇参与机体能源的动用,促进葡萄糖异生,使血糖升高,促进脂肪分解,产生能量。皮质醇参与儿茶酚胺对血管功能的调节,帮助维持血压。皮质醇还能抑制炎性反应,减少血管渗出,减轻炎症的损害作用。创伤后,增加皮质醇的分泌是身体必需的防御反应。若无足够量的皮质醇,可发生循环衰竭而死亡。抗利尿激素可减少水分排泄,加强肾远曲小管和集合小管对水分的重吸收,从而有利于维持体液容量及循环血量。②创伤引起交感神经-肾上腺髓质的变化,分泌大量去甲肾上腺素和肾上腺素(儿茶酚胺)。创伤后的儿茶酚胺分泌可以调节心血管功能,保证心脑等重要脏器的血供应,可促进肝脏和肌肉的糖原分解,抑制胰岛素分泌,同时增加高糖素,使血糖升高,可以激活脂肪酶,从而促进贮存脂肪水解为脂肪酸而成为主要的能量来源;同时还使肌肉释放氨基酸。③创伤所致的失血及体液减少可刺激肾上腺皮质分泌醛固酮。醛固酮作用于肾脏,减少碳酸氢钠的排泄,增强肾小管对钠离子的重吸收,从而保存钠离子,有利于维持血浆容量及间质体液容量。

(3)代谢改变机制:在创伤发生以后,有机体细胞原生质溶解。由于糖皮质类固醇和儿茶酚胺的作用,机体蛋白质分解加速,其中耗损最大的是骨骼肌的细胞群。细胞溶解产物被释放进细胞外液,某些化合物转变为葡萄糖,并经碳水化合物氧化途径而燃烧掉,绝大部分氮质以尿素经尿排泄。血、尿中的肌酸及肌酐量增加。肌肉体积明显减少,骨骼肌的变化可因肢体的固定及禁食而加剧。细胞原生质溶解产物释放进细胞外液以及其排泄产生了负氮平衡。在严重创伤伴有感染时,肌肉的 $50\%\sim60\%$ 可以消耗掉,中度创伤时,肌肉细胞可以消耗约 30 g 的氮(相当于 220 g 的蛋白质,或相当于约 1 kg 的瘦肉)。同时,还有脂肪的丧失。创伤以后肌肉及脂肪消耗对伤口愈合、骨折修复、蛋白质及血红蛋白的形成并无影响。伤后约从第 10 天起,机体进入合成代谢期,蛋白质代谢开始进入正氮平衡,直至完全恢复分解代谢时所丢失的蛋白质量。消瘦的肌肉只要维持肌肉神经的完整性,就可以完全恢复。同时,丢失的脂肪也得到恢复,伤员的体重常可超过伤前。

(4)细胞内外液平衡机制:创伤后尽管有细胞原生质的消耗,机体通过各种机制得以保存细胞外液,从而维持血及血浆容量。醛固酮和抗利尿激素分泌增加,尿量减少,减少机体水分的排泄和丧失,减少尿、唾液、汗液内钠的丧失,增加空肠内钠的再吸收。钠离子可保持细胞外液中的水分,即可保持细胞外液容量。

(5)能源改变及脂肪氧化:在创伤后,特别在严重创伤后,一方面伤员无法进食,另一方面虽然机体的糖原可在伤后数小时内提供能量,但贮存的糖原总量有限,很快就可消耗殆尽,肌肉蛋白质也可氧化而提供一些能量,但所需的能量主要依靠脂肪提供。能源就从外源性饮食转向内源性脂肪氧化。贮存的脂肪水解变为脂肪酸及甘油。脂肪酸及甘油循环至不同组织,肌肉可直接燃烧脂肪酸。在肝脏内脂肪酸降解为二碳分段,然后再为其他组织所利用。创伤后能源的改变使血浆游离脂肪酸含量增高。

(6)酸碱平衡的改变:创伤以后即刻发生碱中毒。其原因为:①创伤引起的醛固酮增多使钠离子潴留,钾离子和氢离子排出,同时在碱性尿内无法排泄碳酸氢钠。②急救治疗中,随输血进入体内的枸橼酸盐,经氧化而产生碳酸氢钠。③若有腹部伤而需进行胃肠减压,胃管将胃液吸除,使氢离子丧失。④若伤员换气过度,大量呼出二氧化碳,血浆中二氧化碳分压下降,氢离子丧失。因而,创伤以后伤员可以发生代谢性及呼吸性碱中毒。轻度及短暂的碱中毒是创伤以后的正常反应,无特殊意义,也无需处理。

(7) 肾功能衰竭:休克时,血容量减少,血压降低,肾血管痉挛,造成肾缺血,可使肾小球滤过率降低,肾小管上皮坏死,前者使原尿(滤入肾小球囊的血浆)生成减少,后者使生成的原尿在流经坏死的肾小管时,逆向弥散至肾间质而回到血液中。这些都是尿量减少并加重肾间质的水肿,肾间质因水肿而压力增高,又进一步阻碍肾血流,加重肾缺血主要原因。此外,广泛挤压伤的伤员,除因广泛的组织水肿使血容量降低引起上述不良结果外,还因受挤压的组织被破坏,产生的肌红蛋白、血红蛋白、组胺和缺氧代谢产物(如乳酸、丙酮酸等物质)被吸收后,还使肾中毒,加重对肾脏的损害。其中的肌红蛋白形成管形而堵塞肾小管,进一步促成少尿或无尿。若广泛的挤压伤后出现急性肾功能衰竭,伴有挤压解除后伤肢的迅速肿胀,尿呈茶色(肌红蛋白尿),酸性,即称为挤压综合征。肌肉丰富的部位,如大腿、臀部等部位的挤压伤更易引起挤压综合征。

三、病情评估

创伤病情的评估是通过创伤评分系统进行的。创伤评分系统是对病人的伤情分析、评估和后送的主要依据。通过定量评分估计损伤严重程度,决定候送单位,进行合理治疗,预测结局,评价疗效,对不同救治单位的治疗水平进行比较等。通常分院前评分和院内评分两大系统。

(一) 院前评分

院前评分是指从受伤现场到医院确定性诊断前这段时间内,医护人员对病人进行伤情严重度定量判断的方法,其手段是用记分多少加以评定。主要用于现场分类,使病人能尽快后送并得到合理治疗。方法简单,容易掌握,但比较粗略。院前评分包括四种:

1. 创伤记分(trauma score,TS)

根据收缩压、呼吸次数、呼吸幅度、毛细血管充盈和格拉斯哥昏迷分级进行综合评定,主要用于院前评分、现场分类。其中格拉斯哥昏迷分级(Glasgow coma scale,GCS)包括:①运动能力:6分,按吩咐运动;5分,对疼痛刺激产生定位反应;4分,对疼痛刺激产生屈曲反应;3分,异常屈曲(去皮层状态);2分,异常伸展(去脑状态);1分,无反应。②语言能力:5分,正常交谈;4分,胡言乱语;3分,只能说出单词(不适当的);2分,只能发音;1分,不能发音。③睁眼能力:4分,自发睁眼;3分,能通过语言吩咐睁眼;2分,通过疼痛刺激睁眼;1分,不能睁眼。该评分的意义:TS为1~3分,生理变化很大,死亡率高,死亡率>96%;TS为4~13分,生理变化明显,救治效果显著;TS 为 14～16 分,生理变化小,存活率高,约 96% 存活。TS<12 分,为重伤标准。该方法灵敏度为 63%～88%,特异度为 75%～99%,准确度为 98.7%。缺点是敏感性低而特异性高,造成明显的类选不足,遗漏严重创伤伤员。

2. 创伤指数(trauma index,TI)

依据大体解剖,根据肉眼观察体征记分(受伤部位、损伤类型、循环、呼吸和意识状态)。各项指标分为四级(1,3,5,6 分),以各项总分评定损伤严重程度。TI 评分更能反映创伤患者的伤情轻重程度,伤情越重,TI 评分的分值越高;院前评分对创伤患者去向评估的临床价值:如何及时将院前接诊的急危重伤员合理分流至急诊抢救室、留观室、住院部或 ICU 病房等医疗单元,同时保证有限的危重病医护资源不被误用和滥用,是高效处置并合理救护创伤患者的关键。TI≤9 分,为轻伤,只需普通急诊治疗;TI=10～16 分,为中度伤,需住院治疗,多为单一系统创伤,没有生命危险;TI≥17 分,为危重伤,常为多发伤,有死亡可能;TI 为 17～20 分,死亡率较低;TI 为 21 分以上,死亡率剧增。

3. CRAMS 评分

包括循环(circulation)、呼吸(respiration)、胸腹(thorax and abdomen)、运动(motor)、语言(speech),是生理指标和外伤部位相结合的评分方法。9～10 分为轻伤;7～8 分为重伤;CRAMS≤6 分为极重伤,死亡率 62%。其灵敏度 83%～91.7%,高于 TS 法,特异度 49.8%～89.8%,是比较理想的一种院前评分方法。但其缺点为对脑伤尚不能完善地反应出来。

4. 院前指数(prehospital index,PHI)

院前指数(PHI)以收缩压、脉搏、呼吸和意识四项生理指标为依据,每项指标分别记 0～5 分,最高总分为 20 分;合并有胸部或腹部穿透伤,总分加 4 分。0～3 分为轻伤,死亡率为 0,手术率为 2%;4～20 分为重伤,死亡率为 16.4%,手术率为 49.1%;PHI 判断重伤的灵敏度为 94.4%,特异度为 94.6%,均优于其他院前评分。

(二) 院内评分

院内评分是指病人到达医院后,根据损伤类型及其严重程度对伤情进行定量评估的方法。从量化的角度对伤员的预后进行预测,对不同医疗单位的救治水平进行比较。院内评分方法较多,文献中常用的两种方法介绍如下:

1. 简明创伤定级法(abbreviated injury scale,AIS)

亦称损伤代码分级法,早期由美国医学会汽车安全委员会制定,1971 年正式颁布,旨在训练处理车祸的医务人员使用,1976 年发布第一个 AIS 字典,1985 年字典得到进一步完善和补充。在 AIS 字典中,每一个伤员的伤情都可用一个 6 位数字表示,第 5 位和第 6 位数字之间用小数点隔开。目前国际上公认的一种医院内对每一处损伤进行评定其严重度的创伤评分法,是其他各种评分法的基础。AIS-90 是最新版的 AIS 手册。具体方法为:

(1) 将全身分为九个区域:①皮肤;②头颅部;③颌面部;④颈部;⑤胸部;⑥腹部及骨盆内脏器;⑦脊柱;⑧上肢;⑨下肢。每一处损伤按严重程度分为 6 级,从 1～6 分别代表轻度、中度、较重、严重、危重、最危重。根据精简伤情表,可迅速查出 AIS 分值,也可算出 ISS 分值。

(2) 左起第 1 位数字表示损伤部位代号,左起第 2,3 位数字代表同一分区内不同损伤脏器和部位的代号,左起第 4,5 位数字表示损伤严重性水平的代码,同一器官或部位数越大,伤情越重,左起第 6 位(即小数点右面一位)表示多发伤伤员总的伤情严重性的代码。

2. 损伤严重度评分(ISS)

虽然 AIS 在损伤的严重性和致死性上与死亡概率有密切关系,但不评价多发伤的综合影响。1974 年,Baker 提出了损伤严重度评分(injury severity score,ISS),提出 AIS 最高值的平方,则与死亡率的关系更密切。在 AIS 的基础上,从解剖学观点评估创伤的部位、范围、类型及严重程度。将全身分成 6 个区,取 3 个损伤最严重的部位,将其 AIS 值的平方数相加。全身分为 6 个区:①头颈部,包括脑、颈髓、头颅、颈椎及耳部;②面部,包括口、鼻、眼及面骨;③胸部,包括胸腔内脏器、膈、肋骨及胸椎;④腹部及盆腔内脏器,包括各脏器及腰椎;⑤四肢及骨盆,包括扭伤、骨折、脱位及创伤性截肢;⑥皮肤及软组织,包括撕裂伤、挫伤、擦伤及烧伤。多数作者认为 ISS≤15 者为轻伤;ISS≥16 者为重伤;ISS≥25 者为危重伤。

计算 ISS 的一般原则:①本法把人体分为 6 个区域,ISS 是身体 3 个最严重损伤区域的最高 AIS 值的平方和,那么其上限即为 $3 \times 5^2 = 75$。②ISS 分值范围为 1～75。③75 分见于两种情况:其一是有 3 个 AIS 为 5 的损伤,ISS$=5^2+5^2+5^2=$ 75;其二是任何一个损伤为 6 时,ISS 就自动确定为 75 分,AIS$=6$,ISS$=75$。④AIS$=6$,为最大损伤,自动确定 ISS 为 75 分,即下列情况:(a)头/颈部:碾压骨折,脑干碾压撕裂,断头,颈三节以上,颈髓下轧/裂伤或完全横断,有或无骨折;(b)胸部:主动脉完全离断;胸部广泛碾压;(c)腹部:躯干横断;(d)体表:Ⅱ度或Ⅲ度烧伤或脱套伤,其面积≥90%体表总面积。

【举例 6.1】 某一多发伤员有头颅四肢创伤,通过查损伤代码 AIS 字典得出伤情如下:

损伤	AIS	ISS 区
颈内动脉撕裂	4	头颈区
脑震荡	2	头颈区
股骨骨折无移位	3	四肢区
肱骨骨折无移位	2	四肢区
小腿撕裂伤	1	皮肤区

$ISS=4^2+3^2+1^2=16+9+1=26$。

【举例 6.2】 某一创伤伤员伤情如下：

损伤	AIS	ISS 区
头皮撕裂伤	1	皮肤区
大腿皮肤撕裂伤	1	皮肤区

$ISS=1^2=1$。

【举例 6.3】 某伤员诊断为：①头皮裂伤；②右 3～5 肋骨骨折；③右血胸；④肝破裂；⑤右股骨干粉碎骨折；⑥右手挫裂伤。取胸部③、腹部④、四肢⑤三个部位最重伤，其 AIS 分别为 3,4,3 分，此伤员 ISS 为 $3^2+4^2+3^2=34$，为严重伤。

AIS-ISS 评分确能反映伤员伤情，是一个较好的院内评分方案，有实用价值，已被广泛用于创伤临床和研究。但 ISS 也存在弊病：未能反应伤员伤后的生理变化；未能反应年龄和伤前健康状况对伤情的影响；一个区域只能取一个损伤最严重的部位；对重度和特重度颅脑伤的严重程度表达不充分等。

创伤评分的目的不仅是对伤情轻重的判断，亦是对创伤救治水平一个量化的统一标准，以便相互比较，检查救治质量。

四、救治与护理

创伤急救的快速化和灵敏化对患者救治极为重要。创伤后第一小时在临床上被称为"黄金 1 小时"；重度多发伤、严重创伤和失血性休克患者在伤后"黄金 1 小时"内，前 10 分钟被称为"铂金 10 分钟"。历来，创伤的救治一直是创伤医护研究人员关注的焦点，一体化急救模式即"院前急救—急诊室—急诊手术室—急诊重症监护室—急诊观察病房"模式，其最大特点是体现"急"，为抢救生命赢得时间。

1986 年我国政府公布"120"为全国统一的急救电话号码，从而有效地提高了交通伤救治水平。全国各地参考国外急救医疗服务系统（EMSS）建立了急救网，除院前救治外，还强化了急诊科救治和重症监护室救治，三个环节相互衔接。

1. 创伤救治系统

三个要素：通信联系网络、交通运输系统、抢救治疗组。

三个阶段：院前急救、院内救治、康复治疗。

三个环节：急诊室、创伤手术室、创伤监护病房——TICU。

2. 现场急救任务

（1）迅速评估伤情，病员分类。

（2）发现并紧急处理危及生命的创伤。

（3）使开放性创面免受再污染，减少感染，防止损伤进一步加重。

3. 现场急救的时效性（EMSS）

（1）通信联络系统的畅通。

（2）反应时间的缩短。

（3）院前急救人员的规范化培训。

4. 初步评估步骤

（1）气道（airway）：保持呼吸道通畅，有气道梗阻发生呼吸困难时必须开放气道，迅速清除口腔、鼻腔内的异物，向前托起下颌，把舌拉出，头偏向一侧，然后插入口咽通气管以解除窒息，呼吸衰竭时果断及时地行气管插管或气管切开。

（2）呼吸（breatying）：是否有呼吸，呼吸频率、深浅及胸廓起伏程度、呼吸运动对称性、呼吸音及口唇颜色等。

（3）循环（circulation）：检查桡、股、颈动脉搏动，查甲床充盈情况以及有无活动性大出血。

（4）神经系统：检查意识、瞳孔、肢体运动功能障碍或异常、昏迷程度评分。

（5）充分暴露（explsure）：充分暴露身体各部，进行系统而重点的检查，以便发现危及生命的严重损伤。

5. 需要的重点急救知识

心肺复苏技术（CPR），亦称基本生命支持（basic life support，BLS），是针对由于各种原因导致的心搏骤停，在4～6分钟内所必须采取的急救措施之一。目的在于尽快挽救脑细胞在缺氧状态下坏死（4分钟以上开始造成脑损伤，10分钟以上即造成脑部不可逆的伤害），因此施救时间越快越好。心肺复苏术适用于心脏病突发、溺水、窒息或其他意外事件造成的意识昏迷并有呼吸及心跳停止之状态。心肺复苏可简称ABC，操作如下：A（assessment＋airway）从判断意识是否存在至判断有无自主呼吸，检查气道是否保持气道通畅。B（breathing）口对口吹气。C（circulation）判断脉搏是否消失、胸外心脏按压。

6. 创伤急救五大技术——通气、止血、包扎、固定和搬运

（1）通气：对有窒息、紫绀者，应迅速解开其衣领，清除其口咽部异物、血块和分泌物等窒息情况。舌骨或下颌骨损伤后舌体失去支持而后坠者，应及时将舌体牵引固定于口外。上颌骨水平型离断伤，向下压迫呼吸道，应采取吊颌等方法将上颌骨复位,作临时性固定。舌、口底、软腭、咽喉部水肿压迫气道,可进行气管切开。无条件时可用粗穿刺针经环甲膜入气管使之通气。

(2)止血:出血是创伤后主要并发症之一。成年人全身血容量约为 4 000~5 000 ml,出血量达到总量的 10% 即有危险。出血量<500 ml,无明显症状;800~1 500 ml,出现头晕、眼花、心慌、面色苍白、呼吸困难、脉细、血压下降;出血量>1 500 ml,出现严重的呼吸困难、心力衰竭、休克、出冷汗、四肢发凉、血压明显下降。心脏或大血管损伤的大出血,往往因来不及抢救而即刻死亡。

常用止血方法有:①直接压迫伤口止血法:即伤口直接压迫,无论用干净纱布还是其他布类物品直接按在出血区,都能有效止血。②加压包扎止血法:用厚辅料覆盖伤口后,外加绷带缠绕,略施压力,以能适度控制出血而不影响伤处血运为度,四肢的小动脉或静脉出血、头皮下出血多数患者均可获得止血的目的。③填塞止血法:广泛而深层软组织创伤,腹股沟或腋窝等部位活动性出血以及内脏实质性脏器破裂。可用无菌纱布填塞伤口,外加辅料纱布固定。在做好彻底止血的准备之前,不得将填入的纱布抽出以免发生大出血而措手不及。④抬高肢体止血法:四肢大量出血,在上止血带前应抬高患肢 2 min,在出血部位的上方,如上臂或大腿受伤部位的上方 1/3 处,先用毛巾或棉垫包扎皮肤,以防止伤口大量出血。若动、静脉仍出血不止,必须持续地应用抬高肢体的方法,并包扎敷料与加压。如果肢体骨折,必须等伤肢固定好夹板后,再抬高伤肢。⑤强屈关节止血法:前臂和小腿动脉出血若能制止时,如无合并骨折或脱位,应立即强屈肘关节或膝关节,并用绷带固定,即可控制出血,以利于迅速转送医院。

(3)包扎:可减轻伤者疼痛,减少出血,避免附加损伤及细菌污染。常用方法:创可贴、绷带包扎、三角巾使用。注意事项:①开放伤口不同于闭合伤口,早期处理是否得当关系到进一步治疗的结果。开放伤口在入院前,应用无菌纱布或棉垫包扎,若无无菌敷料,可用干净的棉布包扎。②对于有骨折端穿出皮肤者,不应将折端复位,因为复位后折端上的污染物被带入深层组织内增加了污染,严重者可损伤周围的血管、神经,正确方法是由专人固定骨折端,用无菌敷料包扎。

(4)固定:意外伤害致骨折,出现局部疼痛、畸形、功能障碍等情况。骨折后要限制伤处活动,避免加重损伤和减少疼痛。用夹板固定骨折是最简单有效的方法。所用固定材料可就地取材,如小木板条、木棒、竹片、手杖、硬纸板等。上夹板前,可用棉花、软物垫好,绑扎时应将骨折上下两个关节都同时固定,才能限制骨折处的活动。四肢固定要露出指(趾)尖,以便随时观察末梢血液循环。如果指(趾)尖苍白、发凉、发麻或发紫,说明固定太紧,要松开重新调整固定压力。上肢骨折固定的位置要取屈肘位,绑好后用带子悬吊于颈部,下肢骨折要取伸直位固定。脊柱骨折要将伤员平抬平放在硬板上再给予固定,千万不能用帆布、绳索等软担架运送,一定要保持脊柱挺直位置,更不能扶持伤员试图行走。如果处理不当,可造成脊髓神经损伤,造成不堪后果。

(5)搬运:包括:①徒手搬运,有单人搬运法、双人搬运法、三人搬运法、多人搬运法等;②担架搬运。

7. 多发伤的手术实施优先救命

第一类紧急手术,包括:①解除窒息;②制止大出血;③解除心包填塞;④封闭开放性气胸和引流张力性气胸;⑤解除过高的颅内压。

第二类优先处理,包括:①腹部脏器损伤;②上有止血带的血管伤;③严重挤压伤;④开放性骨折以及严重的软组织伤。

第三类及时处理,包括:①没有颅内压增高的颅脑伤和脊髓伤;②一般的非脏器伤;③无窒息和无大出血的颌面颈部伤。

同时有两个以上威胁生命的第一类伤时,可同时进行两个部位的手术。第一类手术处理后,第二类优先手术的损伤即成为主要问题,如情况允许可紧接着实行第二、第三类手术。在做第一类手术时不要同时做第二类和第三类手术,以免干扰抢救。

8. 创伤病人的急救护理

急救护理程序应遵循"首先救命、先急后缓、及时、有效、安全"的原则,可分为:评估判断伤情、呼吸道护理、建立有效的静脉通道、心理护理、伤口包扎、对症处理、病情观察、抢救记录、安全转送。

(1)评估判断伤情:入院后根据病人的意识、生命体征、面色、出血量多少、骨折的情况、受伤的部位与程度,迅速作出正确的判断。

(2)生命支持:①保持呼吸道通畅,有气道梗阻发生呼吸困难时必须开放气道,迅速清除口腔、鼻腔内的异物,向前托起下颌,把舌拉出,头偏向一侧,然后插入口咽通气管以解除窒息,呼吸衰竭时果断及时地行气管插管或气管切开。②维持有效循环,迅速建立静脉通路,保证通畅的输血输液途径。根据患者血压、脉搏、尿量、心脏情况及病情变化随时调整输液速度及用药。由于大出血致失血性休克时,就要同时建立2~3条静脉通道,一般选用18~20号套管针,穿刺部位选择为:头胸部损伤建立下肢通道,腹腔脏器、骨盆及下肢损伤选用上肢静脉、颈外静脉、锁骨下静脉为宜,以达到迅速扩容,必要时加压输血输液。③有效控制出血,腹腔或胸腔发生开放大出血时,采用填塞纱布加压止血;对于四肢大血管出血时及时用加厚敷料加压包扎,并抬高患肢,若无效,用气压止血带止血。尽量减少出血,稳定病情,为进一步抢救治疗赢得时间。④做好术前准备,一般这种急症患者都需要进行急诊手术,这就要求我们在进行紧急处理的同时做好术前准备工作,如备皮、测敏、交叉配血及抽血化验等项目,并与手术室和临床医生取得联系。

(3)伤情观察:准确及时观察记录伤员的各项生命体征及病情变化,保证各种引流的通畅,观察引流液的颜色、性质和量的变化,为抢救治疗提供依据。详细记录抢救治疗经过、用药情况及护理经过。

(4)心理护理:受伤病人都出现不同程度的紧张和恐惧心理,而这种不良情绪不利于控制伤情,并加重出血,使心率、呼吸加快,降低了机体抵抗力和应激能力,称为创伤后应激障碍(post-traumatic stress disorder,PTSD)。这时,医护人员更应沉着、冷静、有条不紊,以高超的医技、和蔼的态度取得患者和家属的信任,同时安慰病人及家属稳定情绪,积极配合治疗,解除患者身心的痛苦,促进其全面康复。

(5)对症处理:对出血病人,应立即用无菌敷料包扎止血,为手术赢得时间;如需急诊手术者,应立即备皮备血,尽快为病人导尿并留置导尿管等术前准备;如烦躁者注意安全护理,通知手术室及相关医师做好术前准备,为抢救病人生命争分夺秒。

(6)安全转送:急症病人经过抢救后病情趋于稳定,需进一步检查治疗时,要做好转科的各项准备工作,由护士和陪护人员共同将病人送至相关科室,护送途中保证输液及各种引流的通畅。

(7)突发事故伤员的组织管理:大型突发事故发生后,往往伤员多、病情危重、变化快。值班护士应立即通知院领导和医院总值班(24 h 值班制)以及二线值班主任医师、护士长(24 h 值班制),迅速调配各科医生、护士,积极组织大量人力、物力,做到有条不紊、动作敏捷地进行抢救。

创伤的基础和临床研究近年来均取得了较大的进展,但是距离保护人民健康的要求仍相差甚远。创伤,特别是交通伤、坠落伤,急剧增多的势头尚未得到有效的遏制。应当强调,创伤在很大程度上是可以预防的,如果预防工作做得好,全民预防伤害的意识提高,创伤会大为减少。其次,创伤医学与诸多学科相互交叉,既涉及预防医学、临床医学和基础医学,又与医学以外的其他学科密切相关,如能做到多学科的协作研究,特别是医学和工程技术两方面专家密切合作,必将会大大降低创伤的发生率和死亡率。

第二节 颅脑损伤

一、概述

颅脑损伤是由外力直接或间接作用于头颅部位所造成的颅脑功能障碍。

颅脑损伤是一种常见性损伤,一般占全身损伤的 $10\%\sim15\%$,而且死亡率和致残率较其他部位的损伤为高,对家庭和社会造成很大的负担,因此预防和减少外伤的发生,提高临床的诊断水平和降低病残率是关键。

二、病因及发病机理

颅脑损伤始于致伤外力作用于头部所导致的颅骨、脑膜、脑血管和脑组织的机械变形,还可使头颅产生加速和减速运动,从而使脑组织受到压迫、牵张、滑动或负压吸附等多种应力。颅脑损伤通常是多种应力共同作用的结果。损伤类型则取决于机械形变发生的部位和严重程度。根据脑损伤病理改变的先后分为原发性脑损伤和继发性脑损伤,根据受伤后脑组织是否与外界相通分为开放性和闭合性颅脑损伤。原发性脑损伤主要是神经组织和脑血管的损伤,表现为神经纤维的断裂和传出功能障碍,不同类型的神经细胞功能障碍甚至细胞的死亡。继发性脑损伤包括脑缺血、脑血肿、脑肿胀、脑水肿、颅内压升高等,这些病理生理学变化是由原发性损伤所导致的,反过来又可以加重原发性脑损伤的病理改变。

三、病情评估

颅脑损伤伤情变化是临床做出正确诊断和及时处置的依据。颅脑损伤程度判定的主要依据:意识状态、生命体征、神经定位体征、神经影像学检查,除此之外,还有受伤时间、致伤原因及经过、既往史、年龄等。

(一) 意识状态

伤后意识状态表现及其变化是判定颅脑损伤程度最重要的指标,因为脑的最重要和最基本的生理功能之一是保持正常醒觉,有意识地从事各种活动。脑受到急性损害时往往出现相应程度的意识障碍。

意识障碍程度判断方法如下:

1. 格拉斯哥昏迷记分法(Glasgow coma scale,GCS)

格拉斯哥昏迷记分方法列于表 6.1。

表 6.1 格拉斯哥昏迷记分法

睁眼反应(E)	评分	言语反应(V)	评分	运动反应(M)	评分
自动睁眼	4	回答正确	5	能按吩咐运动	6
呼唤睁眼	3	回答有误	4	对疼痛能定位	5
疼痛睁眼	2	用词错乱	3	能够躲避疼痛	4
不睁眼	1	语意不明	2	刺激时肢体屈曲	3
		不能言语	1	刺激时肢体过伸	2
				对刺激无反应	1

GCS 颅脑损伤程度判定标准(GCS 评分最低 3 分,最高 15 分):

轻型:GCS 评分　13~15 分;

中型:GCS 评分　9~12 分;

重型:GCS 评分　6~8 分;

特重型:GCS 评分　3~5 分。

2. 格拉斯哥—匹兹堡昏迷评分法(Glasgow-Pittsburgh coma scale,GPCS)

Glasgow-Pittsburgh 昏迷评分列于表 6.2。

表 6.2　GPCS 昏迷评分表

1) 睁眼动作	
(1) 自动睁眼	4 分
(2) 言语呼唤后睁眼反应	3 分
(3) 疼痛刺激后睁眼反应	2 分
(4) 对疼痛刺激无睁眼反应	1 分
2) 言语反应	
(1) 有定向力	5 分
(2) 对话混乱	4 分
(3) 不适当的用语	3 分
(4) 不能理解语言	2 分
(5) 无言语反应	1 分
3) 运动反应	
(1) 能按吩咐运动肢体	6 分
(2) 肢体对疼痛有定位反应	5 分
(3) 肢体有屈曲逃避反应	4 分
(4) 肢体异常屈曲	3 分
(5) 肢体过伸	2 分
(6) 肢体无反应	1 分
4) 瞳孔光反应	
(1) 正常	5 分
(2) 迟钝	4 分
(3) 两侧反应不同	3 分
(4) 大小不等	2 分
(5) 无反应	1 分

(续)表 6.2

5) 脑干反射

(1) 全部存在	5分
(2) 睫毛反射消失	4分
(3) 角膜反射消失	3分
(4) 眼脑及眼前庭反射消失	2分
(5) 上述反射均消失	1分

6) 抽搐

(1) 无抽搐	5分
(2) 局限性抽搐	4分
(3) 阵发性大发作	3分
(4) 连续大发作	2分
(5) 松弛状态	1分

7) 自发性呼吸

(1) 正常	5分
(2) 周期性	4分
(3) 中枢过度性	3分
(4) 连续不规则/低呼吸	2分
(5) 无呼吸	1分

3. 五级意识状态判定标准与脑损伤程度分型

1) 五级意识状态判定标准

五级意识状态判定标准见表 6.3。

表 6.3　五级意识状态判定标准

意识状态	临床表现
清醒	意识清楚
嗜睡	多睡,唤醒后能回答简单问话
朦胧	反应迟钝,回答不正确,查体不合作,可自动翻身
半昏迷	意识丧失,对疼痛刺激有反应,各种反射功能存在
昏迷	意识完全丧失,疼痛刺激有反应,反射功能均消失

2）闭合性颅脑损伤程度临床分型

轻型：昏迷时间<0.5 h,有轻度头痛、头晕,神经系统和脑脊液检查无明显改变。

中型：昏迷在12 h以内,有轻度的阳性体征,体温、呼吸、脉搏、血压有轻度改变。

重型：深昏迷,昏迷在12 h以内,有明显的阳性体征,体温、呼吸、脉搏、血压有显著改变。

特重型：深昏迷,有去脑强直或伴有其他脏器损伤,双瞳孔散大,生命体征严重紊乱,晚期脑疝。

4. 特殊的意识状态

（1）去皮层状态：表示大脑脚（大脑脚是解剖部位,呈V字形,分被盖与脚底两部分）以上内囊或皮质的损害,其特点主要是双上肢内收,肘、腕关节屈曲僵硬,双下肢过伸强直并内旋,可有视、听反射,有时可睁眼。

（2）去大脑强直：表示中脑平面以上受损,其特点为病人全身肌张力增高,尤以伸肌为著,上肢过伸僵直,双手旋后,下肢过伸、内收,并稍内旋,头后仰,严重时呈角弓反张。

（3）无动性缄默：主要指自中脑至间脑上行激活系统部分损害所引起缄默不语、四肢不动的一种特殊意识障碍。

（4）持续性植物状态：多由于大脑皮质、皮质下结构、脑干部分或全部受损所致。持续性植物状态包括去皮层状态、去大脑强直、无动性缄默。主要表现为认知功能丧失；眼睛可睁开,眼球无目的活动；有睡眠—觉醒周期；肢体对疼痛刺激可有屈曲性逃避反应,可有吞咽、咀嚼、磨牙动作；不会说话,不能理解言语,大小便失禁等。时间限定：1月或3月（各国不同）。

（二）生命体征变化

1. 心血管功能改变

血压、脉搏是反应心血管功能的主要指标,对判断颅脑损伤伤情有重要意义。轻、中型颅脑损伤,不发生血压、脉搏改变,但婴幼儿有少量出血也可能发生休克。成人头皮撕脱伤、颞浅动脉断裂出血、静脉窦破裂出血或脑干损伤,可导致血压减低、脉搏增快。头部损伤轻,伴有低血压,考虑复合性损伤。在重度颅脑损伤中,颅内压增高,引起高血压和脉搏减慢,称之为"Kocher-Cushing"综合征或急性颅内压增高综合征。如同时伴有意识障碍加深或再昏迷、瞳孔散大等改变,考虑脑疝可能。

2. 呼吸功能改变

呼吸中枢位于延髓、桥脑及中脑下段网状结构内,脑干损伤常出现呼吸功能紊乱。中脑下端、桥脑上端的呼吸调节中枢受损时,表现为呼吸节律的紊乱,如呼吸深慢,称之为陈—施氏(Cheyne-Stokes)呼吸;桥脑中下部的长吸气中枢受损时,表现为抽泣样或叹息样呼吸。延髓吸气和呼气中枢受损时,可发生呼吸停止。损伤后立即出现呼吸功能紊乱——原发性脑干损伤;损伤后经过一段时间才出现呼吸功能紊乱,多因脑水肿、颅内血肿致急性颅内压增高——继发性脑干损伤。

3. 体温调节障碍

体温调节中枢位于丘脑下部,颅脑损伤累及下丘脑前部时可出现高热,后部时体温过低。丘脑下部损伤时还可伴有意识障碍、尿崩、呼吸功能紊乱及上消化道应激性溃疡等特殊表现。

支配汗腺分泌和血管舒缩的交感神经纤维通过脑干下达脊髓侧角,脑干损伤时累及下行传导纤维致汗腺分泌功能障碍,影响体热散热,引起高热。中枢性高热还可见于脑室出血、蛛网膜下腔出血。

(三) 主要神经系统体征

1. 瞳孔

瞳孔为最重要的神经系统体征。瞳孔大小、形态是否对称、对光反射——判定颅脑损伤程度和可能存在的问题。正常:双侧等大同圆,直接和间接对光反射均灵敏,一般光线瞳孔直径 2～5 mm。瞳孔缩小:小于 2 mm;瞳孔散大:大于 5 mm。瞳孔变化的同时,意识出现明显障碍,考虑脑疝的可能;否则,可能为视神经损伤或动眼神经损伤。

常见瞳孔变化与神经功能损害关系:

(1) 病侧瞳孔缩小:小脑幕切迹疝发生早期征象,继之很快发生瞳孔散大。

(2) 双侧瞳孔缩小:多为桥脑损伤,也可见于脑室或蛛网膜下腔出血。

(3) 一侧瞳孔散大:伴有对光反射消失和意识障碍,见于中脑受压,为小脑幕切迹疝的体征;如果意识清醒,应根据对光反射鉴别动眼神经或视神经损伤。

(4) 双侧瞳孔散大:伴对光反射消失和意识丧失,为中脑严重损伤,提示脑疝晚期。

(5) Horner 氏综合征:脑干下段或颈较感神经节损伤,表现病侧瞳孔缩小,眼睑下垂,面部无汗。

表 6.4 列出了小脑幕切迹疝、动眼神经损伤和视神经损伤的鉴别方法。

表 6.4　小脑幕切迹疝、动眼神经损伤和视神经损伤的鉴别方法

伤症	瞳孔散大特点	视力	偏瘫	同侧对光反射		对侧对光反射	
				直接	间接	直接	间接
小脑幕切迹疝	伤后渐发生，伴意识障碍	无影响	对侧肢体	消失	消失	存在	存在
动眼神经损伤	伤后即发生	无影响	无	消失	消失	存在	存在
视神经损伤	伤后即发生	障碍	无	消失	存在	存在	消失

2. 眼球运动

(1) 双眼球固定：双侧脑干凝视中枢病变，提示广泛性脑干损害。

(2) 双眼球分离：多见于脑干损伤或深昏迷。

(3) 双眼球游走浮动：桥脑出血或脑梗塞。

(4) 前庭眼动反射消失：脑干前庭—外展动眼反射径路中断，为预后不良之征兆。

(5) 水平凝视：额叶或基底节损伤时可出现对侧同向凝视。

3. 运动功能

通过吩咐主动完成动作或刺激意识障碍的患者(压(眼)眶、痛刺激躯干或肢体)被动产生运动和观察肢体自然位置来判定肌力情况，明确是否存在运动神经系统障碍。

(1) 单瘫或不完全偏瘫：提示运动区或附近皮层的局灶性及较表浅的损伤。

(2) 完全性偏瘫：损伤涉及内囊或基底节区、大脑脚等脑深部结构。

(3) 面瘫：

　　周围性面瘫——颅底骨折；

　　中枢性面瘫——内囊等深部结构损伤。

4. 生理反射

(1) 浅反射：浅反射的存在、消失或出现，反映脑组织损害程度与神经功能恢复情况。

伤后严重意识障碍时角膜反射、腹壁反射、提睾反射等浅反射均可消失。如腹壁反射由消失转为出现，提示脑功能已开始恢复，反之脑损害加重。

(2) 深反射：深昏迷时各种腱反射皆可消失。意识障碍轻时，深反射可引出。

5. 病理反射

霍夫曼氏征、巴彬斯基征等病理反射的出现提示明显脑损害,单侧病理反射提示一侧锥体损伤,双侧病理反射提示大脑广泛受损或发生脑干损伤。

6. 脑膜刺激征

脑挫裂伤或创伤性蛛网膜下腔出血可以出现颈项强直及克氏征阳性等脑膜刺激征。

(四)急性颅内压增高与脑疝

急性颅内压增高为颅脑损伤出现危象时最常见的征象,是判定颅脑损伤危重程度的主要指标。

1. 急性颅内压增高征候群

表现为躁动和进行性意识障碍加重,血压增高,大于 150/90 mmHg(高血压史除外);脉搏缓慢有力小于 60 次/min;呼吸深慢小于 12 次/min。提示进入急性颅内压增高失代偿期,为急性颅内血肿或严重外伤性脑水肿所致,是脑干缺血缺氧表现和脑疝发生的先兆,临床视为紧急手术的指证。

2. 脑疝征候群

(1)小脑幕切迹疝:意识障碍伴一侧瞳孔散大,直接及间接对光反射消失,对伴肢体偏瘫或病理反射。个别可出现同侧肢体偏瘫,为移位的大脑脚被对侧天幕切迹缘压迫损害所致。

(2)枕大孔疝:①急性枕大孔疝:突然呼吸骤停伴意识丧失,双瞳孔散大,对光反射消失,眼球固定,不久血压下降,心跳骤停。②慢性枕大孔疝:严重头痛以枕部为显著,呕吐、项强、强迫头位,双侧病理反射阳性。

(五)颅脑损伤的神经影像学检查

(1)CT 检查:颅脑损伤 CT 平扫能迅速准确诊断。

(2)MRI 检查:在弥漫性脑水肿、脑肿胀,或高度怀疑脑干损伤或弥漫性轴索损伤时,MRI 检查是 CT 检查的补充。

四、救治与护理

(一)颅脑损伤的处理原则

临床在处理颅脑损伤时,注意动态观察伤情变化,应根据详尽的病史、体格检查、影像学检查进行综合分析判断。颅脑损伤的处理原则:消除致死性因素,解除急性脑受压,减轻继发性脑损害,防治各种合并症与并发症,促进神经功能恢复。

各种颅脑损伤的救治措施则是针对具体伤情围绕上述原则展开。

(二)颅脑损伤急救程序和措施

急性脑外伤病人常常由于病情危、情况紧急而易造成救治的忙乱无序。准确认识并优先处理立即威胁生命的病情对创伤病人成功抢救十分重要。

为了便于记忆，以下根据颅脑损伤病人救治的轻重缓急，按英文字母 ABC-DEFG 的顺序列出，在此特别强调准确判断伤情的重要性，有些抢救必须同时进行，故一些字母代表两个内容。前 3 项是维持生命及脑复苏的基本条件，称复苏"ABC"。

步骤如下：

A(assessment＋airway)：判断创伤程度、保持呼吸通畅。

(1) 意识及呼吸状态判断。

(2) 及时清除呼吸道异物，保持呼吸通畅。

(3) 建立人工气道，必要时进行正压通气。

B(breathing＋blood)：恢复正常呼吸、控制继续出血。

(1) 实施人工呼吸，应用呼吸兴奋剂。

(2) 同步心肺复苏。

(3) 加压包扎控制大出血。

C(circulation＋conciousness)：建立有效循环、评估意识状态。

(1) 补液扩容，纠正低血压，保证脑有效血供。

(2) 血压恢复正常后，评估意识状态，确定损伤程度。

(3) 确定引起休克的原因及其处理顺序。

D(diagnosis＋decompression)：明确脑疝诊断、解除急性脑受压。

(1) 神经系统检查，明确有无急性脑受压表现。

(2) 快速静脉滴注甘露醇，过度通气等，迅速降低颅内压。

(3) 确定引起休克的原因及其处理顺序。

E(evaluation＋evacuation)：评估颅脑损伤程度、清除颅内占位伤。

(1) X 线平片、头颅 CT 检查，必要时进行 MR 等检查。

(2) 评估手术指证。

(3) 及时清楚颅内血肿及坏死组织。

F(flow＋fluid)：维持正常脑血流、保持正常体液代谢。

(1) 保证脑正常灌注压，改善脑循环的治疗。

(2) 应用脱水利尿药，冬眠低温，钙通道阻滞剂等。

(3) 纠正水、电解质及酸碱代谢紊乱，维持正常体液代谢。

G(graphe＋gauging)：监护病情变化、防治并发症。

(1) ICU 监测病人生命体征、颅内压、血气、血生化、全身及神经系统变化。

(2) 防治并发症。

（3）预后估计，调整治疗方案。

（三）院前救治与转运

1. 现场人员的急救措施

20％病人死于院前不适当的处置。

（1）脱离事故现场：从险境救出，避免不适当搬动。

（2）维持呼吸：维持呼吸道通畅是急救的首要环节。清除口腔及咽喉异物，防止误吸窒息及舌后坠。呼吸停止应人工呼吸；合并气胸要包扎固定。

（3）心肺复苏。

（4）止血：大出血迅速包扎止血，开放性颅脑损伤要进行伤口保护性包扎，合并骨折要临时固定。

2. 医疗单位的现场急救

1）急救原则

迅速判断伤情，及时心肺复苏，纠正缺氧与低血压，紧急处理急性颅内高压或脑疝，注意处理威胁生命的复合伤，迅速转运。

2）急救措施

（1）维持有效呼吸：①保证呼吸道通畅，及时去除呼吸道分泌物或异物。②有效的心肺复苏、吸氧。③呼吸严重障碍时立即气管插管及正压通气。④如气管插管困难，怀疑颈椎骨折或张口困难，可插入口咽通气管。⑤以上还不能达到有效供氧，气管切开。⑥张力性气胸应胸腔排气或闭式引流。⑦呼吸功能不全应给予呼吸中枢兴奋剂。

（2）纠正低血压：①建立一个以上的静脉通道，快速补液。②头部创伤外出血的处理：开放性颅脑损伤，有时单纯严重头皮损伤，可导致失血性休克，应及时包扎。脑组织膨出时妥善保护。③闭合性颅脑损伤出现低血压，提示其他部位存在出血性损伤。

（3）意识状态及颅脑损伤情况的初步估计：意识状态、瞳孔，有效呼吸循环的建立。

3）转运

呼吸循环一经建立，就应立即转运，其他抢救治疗应边转运边治疗。颅脑损伤应尽可能在有条件的医院进行救治。若呼吸不通畅，或血压经初步处理及补充血容量仍不能维持，应就近医院处理。病人存在急性颅内压增高，有可能形成脑疝时，可给予过度通气，并快速静滴甘露醇。

（四）急诊室救治处置

迅速简要的全身和专科检查，必要的抢救处置，急诊分级处理。

1. 纠正低氧血症

重度颅脑损伤的肺通气障碍及血氧分压降低,应迅速纠正低氧血症。严重意识障碍呼吸功能不全者应及时气管插管正压通气和吸氧。防止误吸、呼吸道阻塞及抽搐等引起的呼吸障碍。插管困难要迅速气管切开。

2. 抗休克治疗

颅脑损伤时由于脑血管调节功能损害、脑血管痉挛和颅内压增高,常导致脑血流灌注不足,如发生休克进一步加重脑组织缺血。闭合性脑损伤较少发生严重而持续性的低血压,故颅脑损伤病人一旦出现低血压应首先考虑出血性休克的可能,并应先按低血容量休克处理。

1) 寻找病因控制出血

头皮裂伤的活动性出血要缝合止血。四肢出血可酌情先加压包扎或上止血带。对于胸腹腔大出血,必须边补液边进行手术前准备。对于颅脑损伤合并胸腹脏器损伤的大出血,处理原则是优先处理立即威胁生命的损伤。在处理过程中可做如下考虑:

(1) 经过抗休克,血压能维持于正常水平时,如有意识障碍而无脑疝表现,应先做头颅 CT 检查,明确颅内损伤情况后,再进行外科处理。如有开颅指证时应进行联合探查手术。

(2) 如果休克难以纠正时,考虑病人仍在继续大量失血,应直接把病人送入手术室,边手术探查止血边抗休克。如果病人为重型颅脑损伤,伴有脑疝时,则应同时进行钻颅探查。

2) 迅速补充血容量

补液原则是"需多少,补多少";"缺什么,补什么";"速度要快,量要足"。迅速有效地纠正低血压的救治措施能明显改善颅脑损伤病人的预后。在快速补液时,最好做中心静脉压(CVP)监测,以指导补液及用药,一般开放 2~3 条静脉通道,同时做留置导尿,记录尿量及监护生命体征变化。

3) 补液的选择

(1) 补液:首先平衡盐液或复方乳酸钠林格氏液。在失血量小于血容量 10% 时,仅凭补液即可纠正休克,而不引起血液携氧能力的障碍,也不会引起颅内压增高。只要血球压积在 30% 以上,就可继续补液直至血压正常。

(2) 输血:失血量大,休克较严重时,应输入同型血。输血量和补液量的比例一般为 1:3,输血最好给以新鲜血。长期库存血中 2,3-二磷酸甘油含量较低,易造成血氧在组织中释放障碍,不利于纠正休克造成的脑缺氧。另外,库存血由于凝血因子缺乏,大量使用则可引起严重凝血障碍。

（3）碱性药的应用：颅脑损伤因过度换气引起呼吸性碱中毒，加之休克早期，病人储钠排钾导致代谢性碱中毒，故颅脑损伤伴休克时应慎用碱性药物。

（4）根据血常规、血球压积、血生化、血气等调整电解质、输血量及液体比例。

（5）在无输血情况下，可使用代血浆或右旋糖酐等胶体液，作为抗休克维持胶体渗透压的补充。一般用量 500～1 000 ml。

（6）不使用高渗葡萄糖液。

（五）查体和必要的辅助检查

1. 急诊室检查目的

（1）尽快明确颅内伤情，是否具有紧急手术治疗指证，力争在脑疝形成前明确诊断。

（2）明确颅脑损伤的部位、程度、类型和脑的功能状态。

（3）判断复合伤存在情况，避免延误治疗。

（4）确定必要的辅助检查。

2. 急诊神经系统检查

（1）意识障碍判定。

（2）瞳孔大小、形状及对光反射。

（3）肢体的肌力、肌张力及各种反射。

（4）生命体征的变化。

3. 急诊辅助检查

（1）常规进行头颅 CT 平扫和头颅 X 线正侧位平片。

（2）疑有严重颅内或颅底动脉性损伤时应立即行全脑血管造影（DSA）。

（3）怀疑原发脑干损伤时应酌情进行头颅 MRI 检查。

（六）急诊分级与处理

1. 轻型（Ⅰ级）

GCS 为 13～15 分，昏迷时间 0～30 min，仅有头痛、头昏等症状，无神经系统体征，CT 可能正常，有 1%～3% 病人可发生迟发性颅内血肿，因此应进行动态观察。应在初诊结果阴性时，向病人及其家属交代清楚。对伤后昏迷史不明确的病人以及昏迷的儿童或老年人，或酒后病人应留诊观察。

2. 中型（Ⅱ级）

GCS 为 9～12 分，昏迷 30 min 至 12 h 之间，就诊时意识障碍程度至少可按医师吩咐动作或病人清醒但有局灶性神经症状体征。体温、脉搏、血压有轻度改变。主要包括轻、中度脑挫裂伤，颅内小血肿，颅骨骨折或创伤性蛛网膜下腔出血，多无严重脑受压征象。处理措施如下：

（1）立即头颅 CT 及 X 线平片检查。

（2）病人明显意识障碍或 CT 检查提示颅脑损伤需手术或接近手术指证者,应给予留置导尿及剃头后立即收专科病房。

（3）保持病人安静,头抬高 $15°\sim20°$,给予对症支持治疗。

（4）暂不手术者,应做颅内压监护,并密切观察意识、瞳孔变化。病情发生变化应及时复查 CT。

（5）观察中做好手术的准备,以便在病情发生紧急变化时直接进行手术治疗。

3. 重型(Ⅲ级)

GCS 为 3～8 分,昏迷在 12 h 以上,意识障碍逐渐加重或出现再昏迷,有明显神经系统阳性体征及生命体征变化。主要包括严重颅骨骨折、广泛脑挫裂伤、较大颅内血肿、脑干损伤及严重开放性颅脑损伤等。处理措施如下:

（1）迅速气管插管并给予控制性正压通气,留置导尿,急查血常规、血生化及血气、凝血象,配血。

（2）迅速头颅 CT 平扫和 X 线平片,如病情进行性加重,可在甘露醇静脉注射后再做头颅 CT 检查和手术治疗。如果已发生脑疝,应在快速静滴甘露醇下直接入手术室行开颅探查减压术。当出现双瞳散大、呼吸不整等紧急情况时,可先在急诊室进行钻颅放出部分血肿或积液,并做临时颞肌下骨窗减压,以便争取挽救时间。

（3）无颅内明显血肿的重型脑挫裂伤或弥漫性脑肿胀、脑干损伤的病人,应入神经外科监护室进行系统非手术治疗。

（4）重型颅脑损伤合并有胸腹联合伤需要立即手术时,在生命体征平稳情况下,可先行头颅 CT 检查。如果出现一侧瞳孔散大和呼吸不规则等脑疝症状,伴有休克或低血压需大量静脉输液才能维持时,则应直接进行颅脑与胸、腹联合探查手术。

（七）颅脑损伤的护理

1. 颅脑损伤的一般护理

1）观察与监护

颅脑损伤伤情观察和监护是护理中的首要工作,此举能够及时发现病情变化并迅速采取必要措施。颅脑损伤护理中需要重点观察和注意的情况如下:

（1）意识状态、生命体征监测（血压、脉搏、体温和呼吸功能）:意识的改变与脑损伤的轻重密切相关,是观察脑外伤的主要表现之一,在护理上通过对 GCS 评分来判断意识障碍的程度,为早期诊断治疗提供依据。GCS 分值逐步增高提示病情好转,也间接表明治疗措施得当。GCS 分值逐渐降低则应积极寻找原因,包括颅内血肿形成、脑水肿加重,以及各种因素导致的缺氧、高热、颅内或其他部位感染等情况。如果经过积极处理,GCS 分值仍不见回升或继续下降则提示预后不良。

密切观察与脑功能有关的呼吸、脉搏、体温、血压、血氧饱和度、动脉血氧分压和二氧化碳分压的改变。如果动脉收缩压增高或波动,则常提示病情恶化。它可能是颅内压增高或脑干功能障碍的主要体征。颅内出血或脑疝时体温可明显升高,若体温不升则提示预后不良。当出现呼吸浅慢不规则、呼吸暂停、抽泣样呼吸时,提示延髓衰竭。其他如脊髓、神经、肌肉病变可导致呼吸肌麻痹,产生不同程度的呼吸困难,甚至呼吸衰竭。

(2)瞳孔及眼球活动:观察瞳孔的大小、形状、对光反应及对称性等,是判断脑疝存在及脑干功能损害程度的重要指标之一,如果瞳孔进行性散大,光反射消失,并伴有严重意识障碍和生命体征变化,常是颅内血肿或脑水肿引起脑疝的表现。

对术后早期和危重病人,一般要求 30 分钟至 1 小时观察一次瞳孔变化。

(3)头痛、呕吐及视力变化。

(4)体位、肢体活动、各种反射:定时检查各种生理反射,感觉是否存在,有无异常的增强或减弱;是否存在病理反射,肢体活动度以及观察有无全身或局部的抽搐、震颤或癫痫发作,脑膜刺激征等。

(5)颅内压监测:严重颅脑损伤患者几乎都存在不同程度的颅内高压;难以控制的颅内高压是导致死亡的重要原因。颅内压监护是借助压力传感器将颅内压力信号通过电能转换后以数据加以显示,并进行连续记录,能实时反应 ICP 的变化情况。ICP 变化往往先于临床表现,因而意义更大。ICP:成人为 $0.93\sim2.67$ kPa($70\sim200$ mmH$_2$O),儿童为 $0.67\sim1.33$ kPa($50\sim100$ mmH$_2$O),成人 ICP>2.67 kPa(200 mmH$_2$O)或小儿 ICP>1.33 kPa(100 mmH$_2$O)为 ICP 增高。

常用的有脑室内、硬脑膜外及组织内监测 3 种方法。颅内压脑室监护法最常用,是颅内压监测的"金标准",此法测压准确,方法简便,可以兼做脑室外引流,但容易并发颅内感染,一般监护时间为 $3\sim5$ 天,不宜超过 2 周,以免增加颅内感染的机会。颅内压监护需注意:①监护时病人一般取平卧位或头高位($10°\sim20°$)。②监护前首先要调整记录仪与传感器的零点,一般以外耳道水平为准。有些仪器还应在监护过程中校正零点。控制性、持续性闭式脑室外引流术时,压力控制在 $2\sim2.7$ kPa($205\sim275$ mmH$_2$O)范围内,不能将压力控制过低,否则会引起脑室塌陷无法监测颅内压、损伤脑室壁、脑组织等情况。③避免非颅内因素而引起颅内压增高的情况,如呼吸道不通畅、躁动、体位不正、高热等。④严密预防感染。在监护操作过程中,即从安置颅内传感器到取出传感器的每一环节,都要严格执行无菌操作技术。监护时间一般为 $3\sim5$ 天,不宜过长,时间越长感染机会也越多。⑤切口敷料及各种头部引流,尤其是脑室外引流。

(6) 24 小时出入量。

(7) 皮肤、口腔。

(8) 应用脱水剂的效果。

(9) 各种导管:静脉导管、气管套管、胃管和导尿管。

2) 基础护理

(1) 体位:病人的卧位依其伤情取平卧、侧卧或头高、头低卧位。①颅内压增高时,宜取床头高位(15°～30°),头偏向一侧,以利于颈静脉回流,减轻颅内压,增加肺部通气量,并可减少胃内容物反流呼吸道。②重伤昏迷患者取平卧、侧卧与侧俯卧位,有利于口腔与呼吸道分泌物向外引流,保持呼吸道通畅。③脑脊液漏时,取平卧位或头高位。④低颅压病人适宜平卧,否则,当头高位时可出现头痛加重。⑤休克时取平卧。

(2) 呼吸系统护理:①保持呼吸道通畅,防止缺氧、窒息及预防肺部感染。②氧疗:术后常规持续吸氧 3～7 天,中等浓度吸氧,氧流量 2～4 L/min。③观察呼吸音、呼吸频率和节律并准确描述记录。④昏迷患者要防止舌后坠,必要时口腔内放置口咽通气道。⑤室内保持清洁、空气新鲜,每日开窗通风 30 min,室温在 22～24 ℃,相对湿度 60% 左右。⑥气管切开的护理:(a)术后早期注意切口及套管内有无出血,有无皮下血肿或气肿;(b)病室空气定时消毒;(c)注意套管固定,防止脱落;(d)吸痰要及时,严格执行无菌操作,并充分和有效,动作要轻,防止损伤支气管黏膜,防止交叉感染;(e)定时雾化吸入或气管内滴入湿化液,套管口应盖双层湿盐水纱布,防止气道干燥和分泌物堵塞;(f)每日更换气切处敷料,金属套管每日煮沸灭菌 4 次。⑦呼吸困难时,可给予呼吸机辅助呼吸。呼吸频率每分钟少于 9 次或超过 30 次,血气分析氧分压过低,二氧化碳分压过高,呼吸无力及呼吸不整均为呼吸异常征象。通过吸氧及浓度调整,使 PaO_2 维持在 12.0～13.3 kPa(90～100 mmHg),$PaCO_2$ 保持在 3.3～4.0 kPa(25～30 mmHg)。

(3) 五官护理:①脑脊液漏者,应经常将鼻、耳血水擦去,禁忌鼻腔、外耳道的堵塞、冲洗和滴药;严禁鼻腔吸痰及吸氧。病人取半卧位、平卧位或患侧卧位。②注意保护角膜。由于昏迷深或面神经损伤等造成眼睑闭合不全,故要防止发生暴露性溃疡或角膜炎。可戴眼罩,眼部涂眼药膏,胶布粘贴眼睑,必要时暂时缝合上下眼睑。③对长期昏迷、鼻饲患者,及时清除鼻咽与口腔内分泌物和血液。每天用 3% 过氧化氢或生理盐水口腔护理,保持口腔清洁、湿润,使病员舒适,预防口腔感染等并发症。

(4) 皮肤护理:①每隔 2 小时(q2H)翻身,避免皮肤连续受压。可采用气垫床、海绵垫床等。②保持皮肤清洁干燥、床单整洁平整,大小便浸湿,及时温水擦洗,清洁肛周,肛周涂保护膜,更换污染床单位。③昏迷及偏瘫病人慎用热水袋,一定按常规温度50℃,避免烫伤皮肤,并严密观察局部皮肤情况。④严格交接班,发现异常及时采取相应措施处理。

(5)泌尿系统护理:①保持会阴部清洁干燥。②留置导尿,会阴擦洗BID,每天冲洗膀胱1~2次,每周更换导尿管。③观察尿液量、性状、颜色;记录每日尿量。④定时夹闭尿管,3~4 h开放一次。⑤多饮水,防止泌尿系结石及感染。

(6)伤口及引流管的观察与护理:①开放性或开颅术后要注意观察敷料渗出情况,及时更换无菌敷料或头垫。②注意是否有脑脊液漏。③避免伤口部位受压。④保持引流管管道通畅,不要受压和扭曲,折转成角,以免影响引流。⑤引流管妥善固定,避免移位、脱出。⑥保持各种引流管与伤口或黏膜接触部位清洁,严格执行无菌操作,以防感染。⑦观察与记录引流的颜色、性状及量,并及时报告医生。⑧注意引流瓶的位置。搬动病人时,应先夹住引流管;引流液超过瓶体一半时,即应倾倒,以防因液面过高所致的逆流污染。

(7)躁动护理:颅脑损伤急性期可因颅内血肿、脑水肿、颅内压急剧增高引起躁动。此外,呼吸道障碍、缺氧、尿潴留或昏迷恢复期也可出现躁动不安。对病人躁动要分析原因,及时加以处理。如为神经系统原因所致应适当将四肢加以约束,严密观察末梢血运及局部皮肤情况,防止坠床,加强看护。

(8)高热护理:颅脑损伤急性期病人体温可达38~39℃,经过5~7天多可逐渐恢复正常。如体温持续不退或下降后又高热,首先要考虑伤口、颅内、肺部或泌尿系统感染。而当颅内出血,尤其脑室出血或丘脑下部受损时可累及到体温调节中枢发生中枢性高热,加重脑水肿,还可加速脑脊液的分泌,使颅内压增加,体温如果高于41℃,并持续较长时间,可因持续高热而致死。

高热处置:降温可使脑细胞耗氧量减少,降低机体代谢,有利于脑细胞的恢复。①物理降温:一般头部枕冰袋或冰帽、酒精擦浴。冰袋降温时要外加包布,避免发生局部冻伤。②中枢性高热时可用物理降温和冬眠药,要注意补液。目前用亚低温疗法可使病人体温降至33~35℃,要密切观察病人,注意区别药物的作用或病情变化引起的昏迷。特别注意呼吸、血压等生命体征,防止体温过低而出现心室颤动。

(9)消化系统护理:①重型颅脑损伤特别是丘脑下部损伤的病人,可并发应激性胃肠道出血。重度颅脑损伤对消化系统的影响,主要是由于交感神经麻痹使胃肠血管扩张、淤血,迷走神经兴奋性增高使胃酸分泌增加,损害胃黏膜屏障,导致黏膜缺血,局部糜烂。此外,重型颅脑损伤有不同程度缺氧,胃肠道黏膜也因此受累,影响正常消化功能。②对消化系统的护理主要是监护和预防胃肠道出血,肠麻痹和腹泻。出血之前病人多有呼吸异常、缺氧或并发肺炎、呃逆,随之出现咖啡色胃液及柏油样便,甚至休克。处理上给予改善缺氧、稳定生命体征、记录出血情况、禁食、药物止血,如甲氰咪胍、止血敏、止血芳酸、云南白药等。必要时胃内注入冰盐水去甲肾上腺素稀释液,同时抗休克、输血或血浆,注意水电解质平衡。一般伤后3日后再放置胃管,待肠鸣音恢复后方可给予肠道营养。应给予高蛋白、高热量、高维生素、低脂肪、易消化的流汁食物,食物应每 4 小时由胃管注入,注入食物的温度不可过高或过低,过高可引起食道和胃黏膜烫伤,过低则引起消化不良性腹泻。对于便秘 3 天以上者可予缓泻剂、润肠剂或开塞露,必要时戴手套抠出干硬粪块。

(10)营养的维持与补液:①重型颅脑损伤意识障碍或开颅术后 2～3 天内一般为禁食,应给予每日补液 1 500～2 000 ml,不宜过多或过快,以免加重脑水肿和肺水肿。②脱水剂甘露醇应快速输入,15～30 min 内输完。通常输注后 10 min 即可产生利尿,2～3 h 达到高峰,维持 4～6 h。脑疝病人可行静脉推注。使用脱水剂时要观察记录尿量。③休克病人或术后出血较多者补液时宜先输血,严重脑水肿者应先脱水后再酌情补液。病人昏迷加深,脉搏慢而有力,血压升高,则提示有颅内压增高,补液时须缓慢,限制入液量,以免脑水肿加重。④脑外伤病人输浓缩人血白蛋白与血浆,可增高血浆蛋白和营养,也有利于减轻脑水肿。⑤长期昏迷病人,营养与水分摄入不足,可输氨基酸、脂肪乳剂和间断小量输血。⑥由于创伤修复、感染和高热等原因,机体消耗量增加,因此维持营养与水、电解质平衡极为重要。在肠鸣音恢复后,可鼻饲给予高蛋白、高热量、高维生素、易消化的流质饮食。⑦病人吞咽反射恢复后,即可试行喂食,开始少量饮水,确定吞咽功能正常后,可喂少量流质,逐渐增加,使胃肠逐渐适应,防止发生消化不良或腹泻。

2. 颅脑损伤的特殊护理

1)血糖监测

高血糖在颅脑损伤 24 小时后发生较为常见,它可进一步破坏脑细胞功能,因而对高血糖的监测预防也是必要的。监测方法应每日采血查血糖,应用床边血糖检测仪和尿糖试纸监测血糖 4 次/日,如脑外伤后血糖升高可应用胰岛素 12～24 U 静脉滴注,每日一次。正确掌握血糖、尿糖测量方法。掌握胰岛素静脉点滴的浓度,每 500 ml 液体中不超过 12 U,滴速小于 60 滴/min。

2)癫痫护理

凹陷骨折、急性脑水肿、蛛网膜下腔出血、颅内血肿、颅内压增高、高热等均可引起癫痫发作,应注意:

(1)防止误吸与窒息,有专人守护,将病人头转向一侧,上下牙之间加牙垫防舌咬伤。

（2）自主呼吸停止时，立即行辅助呼吸。

（3）大发作频繁，连续不止，称为癫痫持续状态，造成脑缺氧而加重脑损伤，应及时通知医生作有效的处理。

（4）详细记录癫痫发作的形式、频度以及鲁米那用药剂量。

（5）癫痫持续状态时用药，常首选安定进行静脉注射或滴注。

（6）癫痫发作和发作后躁动不安的病人，要注意防止坠床发生。

3）亚低温治疗的护理

亚低温疗法能显著地控制脑水肿，降低颅内压，减少脑组织细胞耗能，减轻神经毒性产物过度释放等。通常在亚低温状态病人肛温一般维持在 30～34 ℃，持续 3～10 日。目前临床常用半导体冷冻毯或其他自动降温设备降温与冬眠药物相结合方法，使伤员体温降至 30～34 ℃。低温治疗状态下护理要点：

（1）注意生命体征观察。低温状态下会引起血压降低和心率缓慢，护理工作中应严密观察病人心率、心律、血压等，尤其是儿童和老年患者及心脏病、高血压病人应重视，采用床边监护仪连续监测。

（2）降温毯置于病人躯干部、背部和臀部，使局部温度较低，血循环减慢，容易发生压疮，因此每 0.5～1 h 翻身一次，以免长时间压迫发生压疮。

（3）预防肺部感染。低温状态下，病人自身抵抗力降低，易发生肺部感染。应加强翻身叩背、吸痰。

4）精神与心理护理

意识恢复患者，不论伤情轻重，都可能对脑损伤存在一定的忧虑，担心今后的生活和工作是否受影响。为此，护理时应多给病人安慰和鼓励，消除疑虑以增强信心，在饮食、看书、学习等方面不宜过分限制，因器质性损伤引起失语、瘫痪者，更宜早期进行功能锻炼，鼓励各种早期康复活动。

5）早期康复治疗的护理

正规康复治疗包括早期和后期康复治疗。早期康复治疗是指患者在伤后住院期间由医护人员所进行的康复治疗，后期康复治疗是指患者完成损伤急性和恢复早期治疗后转至康复中心或家庭中，在康复休疗、心理医护人员指导下的康复训练和治疗。早期康复治疗的护理侧重基础康复治疗、昏迷病人催醒刺激疗法和早期运动康复，后期则着重神经功能训练。

（1）基础康复治疗：①从简单基本功能训练循序渐进。②康复训练：基础康复治疗对重型颅脑损伤患者的运动神经功能效果较为明显。早期进行康复治疗（伤后 35 天以内）较晚期（超过 35 天）开始的患者恢复快一倍以上。③伤后 7 天以上开始正规康复治疗者的评分效果明显高于晚期康复者。早期康复治疗疗程一般为1～3个月。重残颅脑伤患者需要1～2年。

（2）昏迷病人催醒刺激疗法：药物促醒，中医药治疗，高压氧治疗，电刺激治疗，其他疗法（音乐疗法，亲情疗法，按摩治疗，环境刺激，超声波治疗）。

（3）早期运动功能康复：①瘫痪肢体的被动运动；②协助病人在床上翻身；③床上活动患肢；④练习坐起；⑤锻炼站立和步行。

第三节　胸部创伤

一、概述

胸部创伤包括胸壁、胸腔内脏器和膈肌的直接性损伤以及由此产生的继发性病变，如连枷胸、血气胸、纵膈气肿、心包填塞等。胸腔内脏器最主要的为肺和心脏大血管，损伤后容易发生呼吸、循环功能衰竭。胸部创伤的发生率仅次于四肢伤和颅脑伤，居第三位，占全部创伤的10％～25％，大多数为交通事故伤。

二、病因与发病机制

（一）病因

（1）直接损伤。包括钝性伤和穿透伤两大类。钝性伤包括急剧减速、挤压和撞击伤；穿透伤包括刀器伤、枪弹伤和弹片伤。根据胸腔是否与外界相通，可分为开放性胸部创伤和闭合性胸部创伤。

（2）间接损伤。腹部挤压、高处坠落等通过腹腔和血管腔传递压力，导致气管、支气管、心脏、大血管及膈肌等破裂；爆炸时产生的高速、高压冲击波，可导致胸部爆震伤。

（二）发病机制

（1）失血。胸壁和胸腔内脏器富有血管，损伤后可致失血性休克，心脏和大血管损伤后，伤者可因大出血而死于创伤现场。

（2）通气功能障碍。疼痛、反常呼吸、血气胸可限制呼吸活动度，破坏胸廓运动的对称性和协调性，肺不张，从而导致通气功能障碍。

（3）换气功能障碍。肺挫伤、肺出血、肺间质水肿、肺不张可导致换气功能障碍、低氧血症。

三、病情评估

（一）肋骨骨折

常发生在第4～7肋骨。当第1、2肋骨骨折合并锁骨骨折时，应密切注意有无胸腔内脏器及大血管损伤、气管及支气管破裂、心脏挫伤等严重伤。对有第11、12

肋骨骨折的伤员，要注意腹腔内脏器损伤。患者常有胸痛、呼吸困难等症状。

（二）连枷胸/反常呼吸

三根或多根肋骨的双处骨折，或多发性肋骨骨折合并胸骨骨折或肋软骨脱位时，造成胸壁软化，形成浮动胸壁（连枷胸），出现反常呼吸，易导致严重的低氧血症和循环功能紊乱，如不及时处理可导致呼吸和循环功能衰竭。

（三）创伤性气胸

（1）闭合性气胸：根据胸膜腔的空气量及肺萎陷的程度分为三类：①小量气胸，肺萎陷在 30% 以下；②中量气胸，肺萎陷在 30%～50%；③大量气胸，肺萎陷在 50% 以上。中量或大量闭合性气胸的主要症状是胸痛及呼吸困难，体检时气管微向健侧偏移，伤侧叩诊呈鼓音，呼吸音明显减弱或消失。少数伤员可出现皮下气肿。

（2）开放性气胸：胸壁有开放性伤口与胸腔相通，呼吸时有空气进出伤口的响声。患者表现为烦躁不安、严重呼吸困难、脉搏细速、血压下降、伤侧呼吸音减弱或消失、气管明显移向健侧、伤侧叩诊呈鼓音。

（3）张力性气胸：因胸壁软组织或肺及支气管裂伤，呈活瓣状伤口，与胸膜腔相通，造成吸气时空气进入胸膜腔，呼气时由于活瓣闭合气体不能排出，致使胸膜腔内气体有增无减，形成张力且不断增高。表现为呼吸极度困难、休克、气管明显向健侧移位、颈静脉怒张、伤侧胸廓饱满、肋间隙增宽、伤侧叩诊呈鼓音、呼吸音降低或消失。气体亦可进入胸壁软组织形成皮下气肿。

（四）创伤性血胸

因外伤引起胸膜腔内血液积蓄，其血源可来自肺裂伤、胸壁血管损伤、纵隔大血管或心脏出血。按胸膜腔内积血量的多少分为三种：①小量血胸，积血量为 500 ml 以下，可无明显症状；②中量血胸，积血量在 500～1 500 ml，出现失血及胸腔积液征象；③大量血胸，积血量超过 1 500 ml，伤员有较严重的呼吸和循环紊乱症状。表现为先出现休克（低血容量），继之呼吸困难，颈静脉塌陷，无气管移位，伤侧叩诊呈浊音，呼吸音减弱或消失。

（五）心包填塞

由于积存在心包腔内的血液急性压迫心脏，引起严重的循环障碍，心包腔内急速积聚 200～250 ml 液体或血液时，即可引起致命危险。常表现为休克状态，出现呼吸困难、烦躁不安、面色苍白、皮肤湿冷、神志不清或意识丧失等症状。应积极查找"三联征"：①低血压，脉压小，奇脉；②心音低而遥远；③颈静脉怒张。

四、救治与护理

（一）现场急救

（1）保持呼吸道通畅。及时清除口咽异物,吸净气管、支气管中血液和分泌物,防止窒息,必要时可作气管插管或气管切开。心搏骤停者立即行心肺复苏术,如合并多发肋骨骨折、胸骨骨折,可开胸行心肺复苏术。

（2）补充血容量,纠正休克。对有失血性休克表现的病人,迅速建立两条以上静脉通道,快速输液纠正休克。

（3）气胸、血胸的处理:开放性气胸先将伤口闭合,变开放性为闭合性,再按闭合性气胸处理。张力性气胸为一危及生命的急症,急救时先用粗针头穿刺胸腔减压,再作闭式引流。少量血胸可穿刺抽液,中量以上血胸作闭式引流,根据引流血量和速度决定是否需要进一步手术治疗。

（4）心脏压塞的处理:心包穿刺既可作为心脏压塞的诊断方法,也是有效的急救措施。一旦明确诊断后,应及时送医院手术治疗。

（5）纠正反常呼吸:现场急救时可用敷料加压包扎。多根多处肋骨骨折,纠正反常呼吸。

（二）急诊室处理

1. 一般治疗

除抗休克、抗感染、止血、镇痛及对症支持治疗外,应教育病人作有效的呼吸运动,防治肺不张和肺部感染。

2. 局部治疗

（1）胸壁创口:对于穿透性损伤,胸壁创口不能仅作简单的缝合,应顺着伤道作仔细的探查,以免漏诊重要脏器的损伤,尤其对于左胸壁的创口。

（2）肋骨骨折:单根肋骨骨折无需特殊处理,一般予以胸带固定。疼痛明显者可用局部封闭,肋间神经阻滞等方法止痛。多根多处肋骨骨折、胸壁软化者,可采用局部加压包扎,胸壁牵引外固定或手术进行肋骨骨折复位固定。

（3）胸骨骨折:无明显移位者,可卧床休息,口服止痛剂或局部封闭,2～3 周即可愈合;若骨折有移位,待伤情稳定后尽早行骨折复位和固定。胸骨骨折的死亡率高达 30%～47%,主要是由于胸内脏器伤或其他部位的合并伤,而不是胸骨骨折本身。

（4）创伤性气胸:少量闭合性气胸可自行吸收,不需特别处理。中量以上气胸可先行胸腔穿刺抽气,如合并其他部位损伤需要机械通气或抽气不尽或合并血胸者,可在局麻下行胸腔闭式引流,单纯气胸可经锁骨中线第 2 肋间置管引流,如合并血气胸,则宜经腋中线第 5 肋间引流。引流 24～48 h 后复查胸片,如肺已充分复张,漏气已停止 24 小时可拔除引流管。开放性气胸应尽早在气管插管麻醉下行清创术并安放胸腔闭式引流术,张力性气胸经急救排气解压后,放置胸腔闭式引流,如仍有大量漏气和肺不张,应尽早行剖胸探查术。

(5)创伤性血胸:补液、输血抗休克治疗,使用抗生素预防感染。少量血胸可自行吸收,中量以上血胸需放置胸腔闭式引流。密切观察引流血量和速度,结合临床症状和抗休克效果,判断是否为进行性血胸。如明确为进行性血胸或凝固性血胸,应尽早剖胸手术治疗。

(6)心脏大血管损伤:诊断一经明确,应争分夺秒进行手术治疗,可在急诊室行紧急开胸止血,解除心脏压塞。单纯心脏挫伤主要是药物治疗,在连续心电监护下行镇静剂、强心剂及抗心律失常的药物等。

(7)肺挫伤:严重肺挫伤可发展为急性呼吸窘迫综合征(ARDS),一旦发生ARDS,死亡率较高,所以关键在于早期治疗,给予吸氧、限制水和晶体的输入,适量激素治疗,并发肺水肿予以利尿脱水剂,支气管痉挛时可用支气管扩张剂。发生低氧血症及早使用呼吸机行正压通气。

(三)护理

1. 单纯肋骨骨折的处理

胸带加压包扎、卧床休息、止痛、防感染、错位明显者行骨折内固定术。

2. 连枷胸的处理

适当止痛;制止胸壁的反常呼吸:包扎固定法适用于范围较小的连枷胸;胸壁外固定,可采用布巾钳重力牵引;气道内固定法适用于气管插管或气管切开术,连接呼吸机行机械通气,使用低水平的 PEEP(4～6 cmH_2O)或 CPAP;手术内固定法;给氧;保持气道通畅,必要时气管切开;有急性呼吸窘迫综合征倾向者应尽早气管插管,予人工呼吸机支持呼吸;抗休克;合并血气胸时,应立即放置胸腔引流管。

3. 张力性气胸的处置

紧急处理时应立即排气减压,在患侧锁骨中线第 2 或第 3 肋间用 16～18 号粗针头刺入排气;给氧;胸腔闭式引流;必要时剖胸探查。

4. 开放性血气胸的处理

立即封闭伤口,使开放性伤口变为闭合性。可用大块无菌凡士林纱布 5～6层,其大小超过伤口边缘 5 cm 以上,在患者深呼气末时封闭伤口,再用棉垫加压包扎;抗休克;吸氧;清创缝合术,放置胸腔闭式引流管。

5. 血心包及急性心脏压迫的处理

立即心包穿刺,用 18 G 或 20 G 套管针穿刺后留置,有利于心包腔引流;床边心脏超声波或 B 超检查,以协助诊断;持续心电监护,每天 12 导联心电图 1 次,严密观察有无心肌挫伤的可能；合并胸内大血管损伤者，应立即解除心脏压塞的症状，积极抗休克并做好紧急开胸准备。

6. 遵医嘱用药

（1）镇痛。对单纯肋骨骨折患者疼痛剧烈可服止痛片或肌注镇痛剂，例如吗啡5～10 mg，但对有呼吸困难、低血压者禁用或慎用。

（2）肌松剂。使用呼吸机的患者，若出现自主呼吸与呼吸机不同步、血氧饱和度仍偏低时，可予肌松剂，常用的药物有司可林、维库溴铵、吗啡或地西泮，以抑制患者的自主呼吸，改用机控呼吸。

7. 协助做好床边胸片及各项检查

有张力性气胸或血气胸者必须先做胸腔闭式引流，术后方可使用呼吸机治疗，并根据血气结果正确调节呼吸机的各种参数。

8. 病情观察

（1）创伤性ARDS或连枷胸者在使用PEEP或CPAP时，应严密观察血压变化，防止因胸膜腔内压增高引起回心血量减少，血压下降。用呼吸机者应做好气道管理（翻身、拍背、保持气道通畅、滴药、雾化），防止呼吸道感染。

（2）严密观察患者的呼吸情况，评估呼吸类型、幅度、节律、深度、频率的变化，注意是否存在反常呼吸，听诊呼吸音两侧是否对称，有无哮鸣音、湿啰音。

（3）持续心电监护、血氧饱和度监测、血气监测，密切观察心律、心率、呼吸、血压、中心静脉压的动态变化，根据病情及时准确地给药，合理调整输液、输血速度。

（4）血胸者应判断是否存在进行性血胸：①脉搏逐渐增快，血压持续下降；②经输血补液后，血压不回升或升高后又迅速下降；③红细胞计数、血红蛋白和血细胞比容等重复测定，呈继续下降趋势；④X线检查显示胸膜腔阴影继续增大；⑤胸腔闭式引流后，引流量持续3小时超过200 ml/h，应考虑剖胸探查。

9. 用药观察与护理

（1）应用镇痛药时要注意患者呼吸和血压情况，发现呼吸抑制、血压下降等异常，及时告知医生。

（2）使用肌松剂时要观察患者呼吸和血氧饱和度，并根据患者情况及时调整药物的剂量。

（3）有休克征象时应立即开放两条大口径静脉通道进行补液治疗。若胸外伤合并大量血胸或可疑大血管损伤时，应开放下肢静脉通道；对胸腔损伤的患者，血压回升后应适当减慢补液速度，防止创伤性湿肺。

10. 一般护理

（1）患者半卧位，伴有休克时给予平卧位。保持呼吸道通畅，及时清除呼吸道分泌物或异物,勤翻身、拍背。

(2) 高流量吸氧 4～6 L/min,保证氧浓度在 45％以上。合并肺水肿时,在吸氧湿化瓶内加 30％～50％乙醇溶液,以去除肺泡表面张力。

(3) 做好心理护理,安慰患者,使其消除紧张情绪,配合治疗。

(4) 神志清醒者应从流质、半流质过渡到普食,昏迷者尽早鼻饲。

(5) 对放置胸腔闭式引流管的患者,做好引流管的护理。用呼吸机者应做好气道管理(翻身、拍背、保持气道通畅、滴药、雾化),防止呼吸道感染。

第四节　腹　部　创　伤

一、概述

腹部损伤包括机械性损伤(创伤)、化学性损伤、放射性损伤。本节主要讨论机械性损伤,即腹部创伤。腹部创伤无论平时和战时都很常见,在和平时期占外科住院病人的 0.4％～1.8％,在战争时期占战伤的 5％～8％。它的危险性主要来自两个方面,即腹腔实质脏器或大血管损伤引起的大出血,以及空腔脏器破裂造成的腹腔感染。因此,早期正确的诊断和及时、适当的处理,是降低此损伤死亡率的关键。

二、分类及伤因

(一) 分类

腹部损伤分为开放性损伤和闭合性损伤两类。

1. 开放性损伤

(1) 根据有无出入口分为:①贯通伤或穿通伤,有入口和出口;②盲管伤或非穿通伤,有入口无出口。

(2) 根据有无腹腔内脏伤分为:①单纯腹壁损伤,包括腹部皮肤、皮下组织、腹部肌肉、腹膜损伤等;②合并腹内脏器伤,损伤不仅伤及腹壁,而且有腹腔脏器损伤。

(3) 根据腹腔内脏器解剖特点分为:①实质性脏器损伤,如肝、脾、胰、血管、肠系膜、网膜等脏器损伤;②空腔脏器损伤,如胃、肠、胆囊、膀胱等脏器损伤。

(4) 以腹腔内脏器损伤多少分为:①单脏器伤,指腹腔内单个脏器损伤,如肝破裂、脾破裂、肠破裂等;②多脏器损伤,指腹部创伤后腹腔内有一个以上脏器损伤,如肝、脾同时破裂,胰、十二指肠损伤,肝、脾、肠同时破裂等。

2. 闭合性腹部创伤

系皮肤完整无缺而腹壁及腹腔内脏器遭到损伤。

(1) 根据有无腹腔内脏伤分为:①单纯腹壁伤,指腹壁皮肤完整无缺,而皮下及腹壁肌肉等组织遭到损伤,如皮下及肌肉血肿、腹壁肌肉断裂等;②合并腹内脏器伤,指腹部遭到损伤后,腹壁皮肤完整无缺,而腹腔内脏器遭到损伤。

(2)根据腹腔内脏器解剖特点分为:①实质脏器损伤;②空腔脏器损伤。

(3)以腹腔内脏器损伤多少分为:①单脏器损伤;②多脏器损伤。

(二)伤因

开放性损伤常由枪弹、弹片、冷兵器及其他利器、火器所引起;闭合性损伤常系坠落、撞击、挤压、拳打、脚踢等钝性暴力所致。损伤的严重程度、是否涉及内脏及涉及什么内脏,取决于暴力的程度、速度、着力部位和作用方向等因素,它们还受解剖特点、内脏原有病理情况和功能状况等内在因素的影响。

三、病情评估

(一)临床表现

由于伤情不同,腹部损伤的临床表现可有很大的差异,从无明显症状、体征到出现重度休克甚至处于濒死状态。主要病理变化是腹腔内出血和腹膜炎。腹痛、腹膜刺激症、肠鸣音减弱或消失是最常见的症状和体征。

实质器官,如肝、脾、胰、肾等,或大血管损伤主要表现为腹腔内(或腹膜后)出血。病人面色苍白,脉率加快、细弱,血压不稳甚至休克。腹痛呈持续性,一般不严重,腹膜刺激征不剧烈。体征最明显处一般是损伤所在,移动性浊音是内出血的有力证据,但却是晚期体征。

空腔脏器,如胃肠道、胆道、膀胱等破裂主要表现为弥漫性腹膜炎。除胃肠道症状(恶心、呕吐、便血、呕血等)及稍后出现的全身感染的表现外,最为突出的是腹膜刺激症。

(二)腹部创伤的诊断

伤史与体检是腹部创伤最基本的诊断方法,大多数腹部创伤可以通过详细询问伤史和体格检查作出正确的诊断。

1. 受伤史

获得确切致伤原因、致伤部位以及伤后病人的表现,对腹部创伤的诊断有重要参考价值。

(1)开放性腹部创伤:在遇到开放性腹部创伤病人时,急诊医师应及时向现场目击者、清醒病人询问受伤经过、受伤时间、受伤时病人的姿势、致伤的武器种类、投射物距离、击中部位等;在冷兵器击伤时,砍、刺方向、部位等以及病人受伤后有无腹痛、呕吐、呕血、便血、尿血和伤口流出物情况等。

(2)闭合性腹部创伤:在遇到闭合性腹部创伤病人时,急诊医师要向事故目击者、清醒病人询问受伤经过、时间、伤因、致伤部位及伤后表现,在交通事故中要询问车的种类、车速、病人在车中位置、安全带使用情况,病人被弹出车厢或碾压,或撞击、挤压等;在高空坠落损伤中,要询问坠落高度、地面情况及落地姿势等;在暴力打击或撞击性损伤时,要询问暴力大小、打击或撞击方向、部位等。

2. 体格检查

1)病人一般情况

如伤后表情淡漠、面色苍白、四肢厥冷、冷汗,提示可能有休克;发热,可能表示已有腹腔内感染。

2)脉搏与血压

脉搏加快,血压下降表示腹腔内出血。伤后早期,脉搏、血压无变化,而伤后数日乃至数周突然出现无其他原因的脉搏加快和血压下降,要考虑延迟性脾破裂出血的可能。伤后高热、脉搏加速、血压下降,要考虑空腔脏器破裂,弥漫性腹膜炎、中毒性休克。

3)胸部检查

有无胸壁皮肤挫伤,瘀血,反常呼吸,胸壁伤口流出消化道内容物;若左、右第六肋骨骨折,据报道,其中 20% 的病人可能有脾破裂,10% 的病人可能发生肝破裂;胸部听诊闻及肠鸣音,提示膈肌破裂、创伤性膈疝的可能。

4)腹部检查

(1)视诊:闭合性腹部损伤中,如腹部皮肤擦伤、瘀斑、血肿,腹式呼吸消失,腹部局限性或全腹膨隆,可能提示腹壁或腹内脏器损伤。开放性腹部损伤若位于肩胛下、下胸、腰、腹部伤口,如果伤口流出较多的血液、消化液、食物残渣、粪便、尿、胆汁或腹壁伤口内有内脏脱出,则均提示腹内脏器损伤。

(2)触诊:腹部创伤病人腹部检查中,腹肌紧张,腹部压痛,反跳痛是腹部内脏器损伤的重要体征。腹壁损伤中,由于血液刺激较局限,腹壁压痛及肌卫较轻,也较局限,并且随观察时间的延长,腹痛、肌卫减轻或消失;腹内脏器损伤,腹膜腔受血液、消化液、粪便、尿、胆汁等化学性液体刺激广泛,压痛、肌紧张广泛,而且严重,并随观察时间延长而加重。上腹空腔脏器破裂,如胃、十二指肠破裂,消化液刺激可引起所谓"腹部板样僵直"。但在休克、昏迷状态下,腹部刺激症状可被掩盖,一旦休克纠正,神志恢复,腹膜体征又出现,故应重复多次检查,以免遗漏诊断。

(3)叩诊:叩诊在闭合性腹部损伤诊断中有重要意义。一般腹内积血 500 ml 以上,即可能叩出腹部移动性浊音。如果腹部内脏损伤轻,出血缓慢,出血量少,由于肠系膜可能阻挡,血液汇集缓慢,腹部移动性浊音可以阴性,因此,腹部移动性浊音阴性不能轻易否定无腹内脏器破裂出血,要结合其他检查才能作出正确判断。肝、脾轻度表浅撕裂时,出血可积聚在肝、脾周围,引起肝、脾浊音界扩大。胃、结肠破裂,造成胃、结肠内气体外溢,从而可造成气腹,肝、脾浊音界缩小或消失。膈肌破裂,肝、脾疝入胸腔时,肝、脾浊音界可以上升至胸腔。

(4)听诊:正常人一般每分钟有4～5次肠鸣音,腹部听诊时,若在5分钟听不到或仅听到一次肠鸣音称肠鸣音消失或减少。腹内脏器损伤时肠鸣音减少或消失。膈肌破裂,胃、肠疝入胸腔,胸部听诊时可闻及肠鸣音,对诊断有参考价值。

5)伤口检查

(1)伤口情况:检查伤口部位,一般应根据伤口部位解剖,考虑相应内脏可能有损伤;检查伤口清洁程度,有无泥土、碎石、布片等异物;检查伤口大小及数目;伤口边缘是否整齐;伤口流出血液量,是否有消化液、食物残渣、粪、尿;伤口较大者,观察有无内脏脱出,或经伤口能否看到内脏等。

(2)伤道探查:对了解伤道解剖部位、方向、深度、漏出物的量及其性质,判断有无内脏损伤和减少剖腹探查阴性率,以及对选择性处理腹部刀伤是一个有用的诊断性检查。伤道探查发现伤道内有大量血液涌出,或有消化液、食物残渣、粪、尿等,即可诊断为有腹内脏器损伤。如果伤道探查发现腹膜穿透,或可疑有腹膜穿透,应选用诊断性腹腔灌洗,以进一步确定有无腹内脏器损伤。

6)直肠或阴道指诊

有助于确定有无肛管、直肠、子宫及附件损伤。如指套染血,膀胱直肠陷窝或子宫直肠陷窝饱满、触痛、腹膜后摸到捻发感,以及直肠、肛管破裂口等表示腹内脏器损伤。

3. 实验室诊断

1)血常规、血细胞压积检查

定期系统检查血常规、血细胞压积对腹内出血诊断有帮助,尤其血细胞压积,能反映急性失血和内源性血浆再充盈及晶体液补充之间平衡。如系列检测中血红蛋白和血细胞压积进行性下降,反映病人持续出血。

2)血生化检查

常规性生化检查。

3)血清酶谱检查

淀粉酶、ALP等。

4)尿液检查

尿常规检查如发现肉眼和显微镜血尿,有助于对泌尿系统损伤的诊断。尿淀粉酶测定尿淀粉酶升高,对胰腺损伤有一定价值,但尿淀粉酶升高一般较晚,因此,对胰腺损伤的早期诊断帮助不大,必须连续多次检查,如开始尿淀粉酶正常,以后逐渐增高,则有胰腺损伤的可能。

5）腹腔液检查

经腹腔穿刺或腹腔灌洗获得腹腔液的化验检查对腹部创伤诊断有重要价值。

（1）红细胞计数与红细胞比积测定：腹腔穿刺抽出不凝血液，可诊断腹腔内出血。

（2）白细胞计数：腹腔空腔脏器损伤，腹腔抽出液白细胞计数明显增高对腹内脏器损伤诊断有帮助。一般腹腔液中白细胞数超过 $500 \times 10^9/L$，表明有腹内空腔脏器损伤。

（3）酶类检查：腹腔抽出液中酶类检测，如淀粉酶、碱性磷酸酶测定，对腹部创伤诊断有帮助。胰腺创伤病人腹腔液淀粉酶升高，碱性磷酸酶对小肠穿孔诊断较敏感。

（4）胆汁：腹腔抽出液中含胆汁，表示胆道系统或十二指肠损伤，胆汁流入腹腔。可采用胆红质试纸浸入腹腔液标本中，1～2 min 后取出，置于白瓷板上，比较试纸上显现的颜色与标准比色板颜色，如腹腔液中有胆汁存在，则在试纸上生成红色，其深浅反映标本中胆红质含量的多少。

（5）食物残渣：抽出的腹腔液中含食物残渣，表示腹腔空腔脏器破裂。

（6）细菌学检查：腹腔液涂片及革兰染色如找到细菌，表示腹内损伤并有腹内感染。腹腔液细菌培养只能对腹部创伤的后期诊断和治疗有帮助，对早期诊断治疗帮助不大。

4. 诊断性腹腔穿刺与灌洗

（1）诊断性腹腔穿刺：它是一个简单安全、诊断正确率很高的腹部创伤早期诊断方法。据相关资料报告，诊断性腹腔穿刺腹部创伤诊断的正确率达到 80％～90％。病人侧位，穿刺皮肤消毒，穿刺点一般可选用左右麦氏点，或脐平线与腋前线交汇处。

（2）诊断性腹腔灌洗：用于钝性腹部创伤的诊断，诊断正确率高达 97％，即使腹腔内积血只有 30～50 ml 时，也可获得正确诊断。

5. 超声波检查

超声波诊断对腹内积液、实质脏器损伤位置及范围诊断的敏感性、特异性和正确率均很高，但对空腔脏器损伤、腹膜后脏器损伤，如胰腺损伤、骨盆腔血肿诊断作用有限。此外，在胸、腹皮下气肿，或有伤口时使超声波检查受到限制。

6. 放射学检查

（1）胸腹部平片：腹腔游离气体为胃或肠管破裂的确证，可表现为膈下新月形阴影。胃右移横结肠下移，胃大弯有锯齿形压迹是脾破裂的征象。右膈升高，肝正常外形消失及右下胸肋骨骨折，提示有肝破裂可能。

（2）CT 检查：对实质脏器损伤及其范围、程度有重要价值。血管造影剂增强的 CT 能鉴别有无活动出血并显示出血部位。

（3）选择性动脉造影：选择性动脉造影只有在伤情允许，其他诊断方法不能确诊，少数不明原因内脏出血病人时，才有必要选用。

7. 腹腔镜诊断

对于钝性腹部创伤，腹腔镜诊断的优点是能直接观察到腹腔内积血、腹腔出血来源、出血速度、腹腔积血量以及腹腔内游离的消化液而能迅速获得正确诊断。腹部创伤伴颅脑损伤昏迷、麻醉药物成瘾，不能解释低血压和腹部体征可疑者为腹腔镜检查指证。

四、救治与护理

（一）腹部创伤病人的初期处理

（1）解除呼吸梗阻，维持呼吸道通畅。院前已做气管插管或气管切开者，给氧，必要时接呼吸机，维持足够的通气。如到达急诊科时，病人心搏、呼吸骤停者，立即 CPR。

（2）控制活动性出血。

（3）迅速建立静脉输液通道，补充血容量，并立即抽血检查血型和交叉配血。

（4）立即处理张力性气胸、颅内血肿等危及生命和加重休克的合并伤，同时进行骨折固定。

（5）其他：置胃管和导尿管。

（6）伤情初步改善后进一步获得尽可能详尽的伤史；全面的体格检查；选择必要的、合理的诊断性和实验室检查，对病人的伤情以及心、肺等重要脏器功能作全面处理方案。

（二）剖腹探查

1. 剖腹探查指证

（1）血流动力学不稳定的腹部创伤病人，如经积极治疗血压不升或病人收缩压持续在 90 mmHg 以下；或病人血压一度上升，随后又下降者。

（2）体格检查有腹膜炎体征者。

（3）腹部有移动性浊音，疑有腹内出血者。

（4）诊断性腹腔穿刺抽出不凝血液、胃肠道内容物或腹腔灌洗阳性者。

（5）消化道出血（呕血、胃管内抽出血液或便血）伴血压下降者。

（6）伤道流血较多，或流出胃肠道内容物、胆汁、尿液者。

（7）肠管经腹壁伤口脱出者。

（8）腹壁穿透性创伤者。

（9）腹部、下胸部或腰腹部高速弹丸、弹片贯通伤或盲管伤，弹道方向可能伤及腹内脏器者。

（10）腹部 X 线片膈下有游离气体、膈肌升高、脾阴影增大，腹内金属异物（弹丸、弹片）存留于脏器部位，提示可能伤及脏器者等。

2. 剖腹探查时机

（1）单纯腹部创伤病人，有剖腹探查指证者，应立即剖腹探查。腹部创伤伴休克病人应先补充血容量，一旦休克症状改善应立即剖腹探查。如经输血、输液等抗休克治疗后休克症状未改善，或血压不升，预示腹腔内出血严重，应在积极抗休克的同时施行紧急剖腹探查。

（2）由于腹部创伤致腹腔内严重出血合并严重的腹部以外创伤需手术者，应先施行剖腹探查控制腹腔内出血，然后再对腹部以外严重创伤进行手术处理。

（3）腹部创伤合并颅脑损伤，当颅脑损伤严重恶化，危及病人生命时，如硬脑膜外血肿，应先施行颅脑手术，然后再施行剖腹探查手术。

（4）在胸腹联合损伤胸内出血严重时，如胸腔大血管损伤、心脏损伤，则应先作胸内手术，然后施行剖腹探查手术。

（三）术前观察及护理

（1）迅速安置好患者，不随意搬动，以免加重伤情，半卧位可以促使腹内渗出液积聚于盆腔，减少吸收，减轻中毒症状并利于引流，同时使膈肌下移，腹肌松弛，减轻腹胀对呼吸和循环的影响，休克病人取休克卧位，并予以吸氧。

（2）严密观察患者神志，注意有无口渴、表情淡漠或烦躁、面色苍白、呼吸和脉搏加快等失血性休克现象，每 30～60 min 测血压、脉搏、呼吸各 1 次，并记录。

（3）建立静脉通道，补充血容量，预防休克，给予广谱抗生素以预防或治疗可能存在的腹内感染。

（4）严密观察腹部体征，注意有无压痛、反跳痛等腹膜刺激征，肝浊音界有无缩小或消失，有无移动性浊音等。协助医生及时进行必要的辅助检查，如腹腔穿刺、B 超、血常规以及腹部 X 线检查。

（5）禁食、胃肠道穿孔的病人予以胃肠减压。

（6）术前准备：做好术前药物过敏试验及配血准备，于手术区域备皮。根据病情需要留置胃管及尿管。

（7）加强与患者的沟通，关心、安慰患者，做好心理护理，消除其紧张、焦虑心理，使患者积极配合治疗。

（四）术后护理

（1）生命体征观察：术后 24 h 内密切观察患者生命体征、意识、面色、尿量的变化,严密观察有无腹腔内出血。如有意外,及时通知医生,及时处理。

（2）做好引流管的护理:妥善固定腹腔内引流管,保持引流通畅,经常挤捏引流管以防血块堵塞,并密切观察引流量、颜色、性状,准确记录 24 h 引流量。

（3）加强基础护理:指导患者取半卧位,进行正确的咳嗽,避免切口的疼痛与裂开;协助危重患者翻身以预防压疮的发生;对留置尿管者,要加强尿道护理,防止逆行感染。

（4）对症护理:胃肠道、胆道手术的患者,术后需禁食,留置胃管行胃肠减压可以通过抽吸胃液,了解胃液的性质、颜色和量,观察病人有无消化道合并症;有效的胃肠减压可降低胃肠压力,减轻腹胀,促进切口愈合,改善胃肠壁血液循环,促进消化功能恢复。

（5）加强静脉内营养支持治疗:腹部创伤患者的消化道经受创伤、手术、禁食三重打击,常伴有应激性溃疡,出现呕吐咖啡色胃液或排柏油样便,患者消耗显著。因此,需严格记录呕吐液和大便量,以便估计出血量,并遵医嘱进行相关止血、输血处理。此外,当患者恢复肛门排气后即可进食,从流质饮食、半流食到普通饮食逐步增加,指导患者进易消化、高热量、高蛋白、富含纤维素饮食。

（6）加强心理护理及健康指导。

第七章　常见危重症的急救护理

第一节　急腹症的病情评估与急救护理

一、概述

广义的急腹症（acute abdomen）是一类以急性腹痛为突出表现的急性腹部疾病的总称。

外科急腹症是指以急性腹痛为主要表现的腹部外科疾病，如腹部损伤、急性阑尾炎、急性肠梗阻、胆道感染与胆石症、急性胰腺炎、消化道穿孔等。

本节讨论的急腹症是指各种非创伤性、急性发作的、以腹痛作为病人主诉或临床表现的外科疾病，其中大多数需要在建立诊断时立即给予外科治疗。

必须强调的是：常常有许多非外科疾病，甚至是非腹部疾病也可以产生与外科急腹症相似的腹痛，使经验不足的医生、护士发生误诊误治，导致医疗事故，产生严重的后果。因此正确认识急腹症、准确的病情评估以及合理的救治是急救专科护士的必备知识。

二、腹痛的病因及机理

大多数急腹症的病因来自于腹腔内病变，腹外邻近器官和代谢紊乱、毒素影响及神经性因素亦可导致腹痛。急性腹痛主要是分布于腹部的痛觉神经感受器受到某种刺激时产生的一种症状，分布于腹部的痛觉神经有两种：①分布于腹壁和腹膜壁层的躯体神经（肋间神经）；②分布于脏层腹膜及腹腔脏器本身的内脏神经。另外，腹腔内脏病变有时可致体表其他部位产生疼痛或痛觉过敏，这种现象称作放射痛。

三、病情评估

（一）急腹症的分诊要点

1. 仔细询问腹痛的详细经过

1）腹痛发作的缓急程度

首先，凡发病前没有任何征兆，突然出现难以忍受的全腹剧烈疼痛，提示腹腔内发生了诸如内脏穿孔或动脉瘤、宫外孕破裂等严重的病情。第二类腹痛是在1～2小时内从原来程度较轻的持续性隐痛立即转变成集中于腹部某处、范围清晰的剧烈疼痛,提示由大多数腹内脏器的炎症和缺血,以及空腔脏器的平滑肌强烈收缩引起的绞痛所引起。第三类腹痛的特点是起病初期病人仅感短暂的弥漫于全腹的不适,以后随着腹痛局限于腹部某一处并加重而使病情明朗化。

2)腹痛的性质

(1)持续性钝痛或隐痛:反映炎症性或出血性疾病,如阑尾炎、胰腺炎、肝脾破裂出血等。

(2)阵发性腹痛:反映空腔脏器的痉挛或梗阻。

(3)持续性疼痛伴阵发性加重:炎症性、梗阻并存。

3)腹痛的部位

常见引起急腹症的腹内病变列于表7.1。

表7.1 常见引起急腹症的腹内病变

腹痛部位		病变名称
上腹部	右上腹	急性胆囊炎,胆石症,十二指肠溃疡穿孔,肝脓肿,右膈下脓肿
	中上腹	溃疡病穿孔,急性胰腺炎,阑尾炎早期
	左上腹	急性胰腺炎,胃穿孔,脾周围炎,脾梗死
脐周		小肠梗阻,小肠憩室病,胃肠道炎性病变
下腹部	右下腹	阑尾炎,右侧嵌疝,肠梗阻,肠穿孔,肠结核,肿瘤
	中下腹	盆腔脏器病变,如异位妊娠,卵巢囊肿扭转,盆腔脓肿
	左下腹	左嵌疝,乙状结肠扭转,结肠癌

4)腹痛的程度

腹痛的程度有时能反映病变的严重程度,例如,单纯的炎症,腹痛较轻;腹膜炎、梗阻、绞窄等病变,腹痛剧烈;胃、十二指肠溃疡穿孔,因消化液对腹膜的化学刺激,可以导致患者出现难以忍受的剧烈疼痛甚至休克。但由于患者对疼痛的耐受性有很大的差异,腹痛程度各异。例如,老年人或反应差的患者,有时病变虽重,往往腹痛却表现不太重。临床上也有腹痛的程度与病变的轻重不完全一致的,如胆道蛔虫病,没有或仅有轻微的器质性损害,但患者表现剧烈疼痛;阑尾炎坏死穿孔或腹膜炎导致休克等特殊情况下,腹痛似有减轻,但却是病情恶化的征兆。因此,对腹痛程度必须严密、细致地观察。

5)腹痛放射或转移

由于神经分布的关系,一些部位病变引起的疼痛常放射至固定的区域,因此放射性疼痛是某些疾病的特征。如胆道或膈下的疾患可放射至右肩或肩胛下部;胰腺疼痛常涉及后腰部;肾盂、输尿管结石,疼痛多沿两侧腹部放射至腹股沟部等。此外,疾病的不同病理阶段可引起腹痛部位的转移,如急性阑尾炎的疼痛特点。

6)腹痛的合并症状

呕吐情况:急腹症病人中,呕吐多发生在腹痛之后,如果呕吐出现于腹痛之前则多由内科疾病所致。呕吐物的性状对诊断十分重要,大小便情况、有无血便、腹泻以及肛门停止排气、排便。另外,是否合并发热、贫血、黄疸均有助于确立诊断。

2. 按步骤进行体格检查

(1)全身检查:接诊时应注意观察病人的一般情况,包括神志、病容、表情、贫血、黄疸以及呼吸、脉搏、血压、皮温和颜色,还要注意病人的体位。判断病情的缓急,对于危重病人在通知医生的同时应采取积极救治与复苏,包括输液、给氧、扩容等。

(2)腹部检查:除常规的望、触、叩、听外,还应包括肛(指检)、殖(生殖系)、量(腹围)、穿(腹穿)。

3. 实验室及影像学检查

血、尿、大便三大常规,心电图、X光片、B超、CT、内镜、选择性动脉造影、诊断性腹腔穿刺。

(二)诊断要点

早期正确作出诊断并确定病人归属科室是十分必要的。所以要求急诊护士应当具备逻辑分析的能力,抓住病情重点,有层次、有步骤地予以病情评估和分诊。

1. 首先确定急腹症的疼痛性质

应对引起病人腹痛的疾病性质加以判断,一般可根据腹痛的发作方式、疼痛特点及部位,结合简要的体格检查分成四类:大血管破裂及内脏穿孔性;内脏严重缺血绞窄性;急性炎症性;内脏梗阻性,详见表7.2。

表 7.2　急腹症病人疼痛性质的确定

发作方式	腹痛特点	腹痛部位	伴随症状	可能诊断
骤然腹痛（数秒钟内）	剧烈难忍（麻醉剂无效）	剑突下、剑突偏左	后背烧灼感、束胸感	动脉瘤破裂、心肌梗死、上消化道穿孔
快速进展性	严重但恒定	脐周、上腹正中或弥漫不定、上下腹部	恶心、呕吐	肠系膜血管栓塞、肠绞窄、SAP、宫外孕
稳定进展性	持续钝痛	右上腹、右下腹	恶心、呕吐	肝炎、胆囊炎、胆管炎、阑尾炎
间歇性发痛	阵发性绞痛	脐周、右下腹、左下腹	腹胀、呕吐、停止排气排便	肠梗阻肾绞痛

2. 区分外科和非外科性急腹症

常见引起腹痛的非外科疾病见表 7.3。

表 7.3　常见引起腹痛的非外科疾病

腹痛部位	疾病
右上腹	右下肺及胸膜炎、肺脓肿、肺梗死、带状疱疹
中上腹	心绞痛、心肌梗死、糖尿病、酸中毒
左上腹	左下肺及胸膜炎、心绞痛、带状疱疹
脐周	化学药物如砷、铅中毒或药物过敏
右下腹	盆腔内右侧输尿管、输卵管、卵巢病变
中下腹	膀胱炎、急性前列腺炎、尿潴留
左下腹	左输尿管、输卵管、卵巢病变

1）外科急腹症特点

其特点是先腹痛后发热，疼痛部位明确，有固定压痛点常伴腹膜刺激征，患者拒按。如胆道系统结石或感染、胃十二指肠穿孔、阑尾炎、肠梗阻、泌尿系结石。可能需要手术处理的急腹症。

2）内科急腹症特点

内科急腹症的特点是先发热后腹痛,腹部无固定压痛点,常喜按,症状与体征不一致。如急性胃肠炎、左下肺炎、心肌梗死、腹型过敏性紫癜。

3）妇科急腹症特点

腹痛多与月经紊乱或生育史有关,可有停经史,疼痛常发生在月经中期或中后期。以下腹部为主,向会阴部放射,可有阴道不规则流血、内出血或阴道分泌物增多,亦可有直肠刺激症状。阴道、腹部双合诊时常可触及有压痛的肿块。

（1）异位妊娠：突发一侧下腹撕裂样痛,多伴有停经史、尿妊娠试验阳性及阴道后穹窿穿刺抽出不凝血液。

（2）急性盆腔炎：下腹痛伴有发热、头痛、食欲不振和下腹压痛、反跳痛,脓肿形成者则有下腹包块及膀胱、直肠刺激征,后穹窿穿刺液为脓性分泌物或脓液。

（3）卵巢肿瘤蒂扭转：突然发生的下腹一侧剧烈疼痛,伴恶心、呕吐,在瘤蒂扭转处有明显压痛和肌紧张。

四、急腹症病人的救治原则及护理

（一）急救原则

可根据患者病情的轻、重、缓、急采取不同的救治方法。

（1）诊断尚未明确且病情较轻,全身情况较好,腹部症状和体征不明显者可采取非手术疗法。

（2）急性单纯性及轻度化脓性阑尾炎、阑尾脓肿、单纯性溃疡病的空腹穿孔、胆道蛔虫病、急性胰腺炎、单纯性肠梗阻等疾病,如诊断明确且病情较轻者,可以采用中西医结合的非手术疗法。

（3）穿孔性阑尾炎、早期肠套叠、复杂性胆道蛔虫病患者,因病情比较复杂或变化较快,采用非手术疗法的同时做好急诊手术的准备,并严密观察病情的变化。若非手术治疗期间出现：①全身情况不良或发生休克者;②腹膜刺激征明显加重;③有进行性出血表现;④经非手术治疗6～8 h病情未见好转等情况,需及时转为手术治疗。

（4）急性化脓性阑尾炎、绞窄性肠梗阻、复杂性溃疡病穿孔。应快速进行手术前准备,尽早手术。

（5）对绞窄性肠梗阻、严重的坏死性胰腺炎、宫外孕、急性重症胆管炎等并发症的急腹症,应边抗休克边手术。切不可先抗休克再手术,以免失去挽救生命的机会。

（6）另外在确定手术时机时,还要把病人年龄和腹部疼痛部位两个因素考虑

进去,即相同条件下 65 岁以上的老人比年轻人更需及早手术;右下腹痛的急诊手术率要比左上腹痛者高。

（二）急诊手术前护理

1. 体位

急腹症患者一般采用半卧位,使腹腔渗液积聚在盆腔,便于局限、吸收或引流,且有利于呼吸、循环功能。合并休克者宜采用休克体位(仰卧中凹或平卧位),保证全身重要脏器的血液供应。对半卧位患者要鼓励并协助患者经常变换受压部位,定期主动或被动活动双下肢,防止发生压疮与静脉血栓。

2. 急腹症未确诊前,应遵循"四禁四抗"原则

即对急腹症患者禁食、水,禁灌肠或禁服泻药,禁止痛药,禁止活动;抗休克,抗体液平衡失调,抗感染,抗腹胀。

3. 严密观察病情变化

（1）观察全身情况:定时观察患者的神志、呼吸、脉搏、血压、体温和一般状态,了解有无内出血及体液平衡失调等表现。

（2）观察腹部情况:连续观察腹部的症状和体征的变化,如腹痛的部位、范围、性质、程度,有无牵涉痛、反射痛,是否存在腹膜刺激及其程度。如腹膜刺激征的范围渐缩小、程度渐减轻,表示病情好转,反之病情则加重。患者的姿态、体位也可反映腹痛的性质和程度,如溃疡病穿孔者常弯腰屈膝、面色苍白、不敢做呼吸运动或拒绝按腹等。还应观察并分析消化道的伴随症状,如呕吐、腹胀、大小便改变等,一般腹腔内炎症性病变的呕吐多在腹痛之后,早期肠道受到炎症刺激蠕动加强,排便次数增多。

（3）观察辅助检查结果:动态观察血、尿、便常规、血清电解质、二氧化碳结合力、血气分析、肝肾功能等实验室检查结果,以及 X 线、B 超、腹穿、直肠指检等检查的结果,分析结果并记录。

应该注意的是,急腹症是一个变化多端的复杂过程,在不同条件下表现差异极大。例如,发生肠穿孔时,老年人或反应差的患者腹痛表现并不很重,因此护士应有高度的责任感,认真仔细地观察病情的变化,综合分析各种辅助检查结果,为进一步确切诊断和制订治疗方案提供依据。

4. 术前准备

及时做皮肤过敏试验、交叉配血、备皮、常规实验检查及 X 线、B 超等检查,以备紧急手术时需要。根据病情需要留置胃管及尿管。体弱或老年患者应做好重要脏器的功能检查。

5. 心理护理

急腹症患者因病情发生急、变化快且腹痛难忍，往往给患者造成恐惧、惊慌等情绪改变。护士在接诊患者时，应主动、热情、关心、安慰患者，尽快安排患者就诊，病情危重者应开通绿色通道优先就诊并协助急救处理，以减轻患者的不良情绪反应。病情观察期间，耐心向家属、患者解释腹痛的原因，说明观察腹痛与病情变化的意义，使患者能正确认识疾病及其变化过程，积极配合治疗及护理工作。

(三) 手术后护理

参考腹部损伤术后护理，不再赘述。

第二节　高血压危象

一、概述

高血压是以体循环动脉压增高为主要表现的临床综合征，可分为原发性和继发性两大类。原因不明的高血压称之为原发性高血压，又称高血压病，占高血压患者的 95% 以上，另有小于 5% 的患者其血压升高是某些疾病的一种临床表现，有明确的病因，称继发性高血压。高血压患者，若不经治疗则自然病程为 19 年，比血压正常者平均寿命缩短 20 年。

近年来，我国人群高血压患病率仍呈增长态势，每 5 个成人中就有 1 人患高血压，估计目前全国高血压患者至少 2 亿(有文献报导为 2.7 亿多人)但高血压知晓率、治疗率和控制率较低，分别低于 50%、40% 和 10%。

高血压急症是指短时期内(数小时或数天)血压重度升高，伴有重要器官组织如心脏、脑、肾脏、眼底、大动脉的严重功能障碍或不可逆损害。对此及时正确处理十分重要，可在短时间内使病情缓解，预防进行性或不可逆性靶器官损害，降低死亡率。高血压急症和高血压亚急症曾被称为高血压危象。高血压急症(hypertensive emergencies)在某些诱因下，血压突然和显著升高超过 180/120 mmHg，同时伴有进行性心、脑、肾等重要靶器官功能不全的表现。包括高血压脑病、颅内出血(脑出血和蛛网膜下腔出血)、脑梗死、急性心力衰竭、肺水肿、急性冠状动脉综合征、主动脉夹层动脉瘤、子痫等，应注意血压水平的高低与急性靶器官损害的程度并非成正比。高血压亚急症(hypertensive urgencies)是指血压显著升高但不伴靶器官损害，可以有血压明显升高造成的症状，如头痛、胸闷、鼻出血和烦躁不安等。相当多数的患者有服药顺从性不好或治疗不足的问题。据统计发现，已获治疗的高血压病患者仅有 52.9% 将血压控制在理想水平(<140/90 mmHg)，其中高血压

急症的发生率为1%～2%。高血压急症与亚急症患者急性期死亡率高达6.9%，发病后90天死亡率和再住院率高达11%和37%。

二、病因及发病机制

原发性和继发性高血压患者在其发展过程中均可出现高血压急症，其发病原因目前尚不甚清楚，可能与精神刺激、创伤等应激、内分泌激素水平异常以及不恰当的降压治疗等有关。多数研究认为高血压急症有以下病理生理变化：

（1）发生高血压急症时，患者体内交感肾上腺素系统活性增强，交感神经和儿茶酚胺类神经递质释放，主要兴奋心血管系统α受体，导致全身血管收缩、血压急剧升高。

（2）血压升高时体内肾素血管紧张素系统常被激活，导致血管进一步收缩及诸如白细胞介素-6（IL-6）等促炎症因子的产生。此外，由于尿钠增多导致的容量衰竭，可进一步促进肾脏释放血管收缩物质，从而加剧血压升高及组织损伤。

（3）高血压急症患者既往大多有长期的高血压病、高脂血症及糖尿病病史，有不同程度的全身血管重构及动脉粥样硬化，导致血管和相应供血器官功能低下，对突然升高的血压的应变调节能力降低。各种机制共同交叉作用，临床即出现血压急剧升高、靶器官灌注不足等高血压急症的表现。

三、病情评估

根据《高血压防治指南》（2013年版，以下简称《指南》），血压明显升高（BP>180/120 mmHg）伴脑、心脏、肾脏等靶器官急性损害表现，即可诊断高血压急症。血压恶性升高（舒张压达120 mmHg以上）伴靶器管损害，表现为诸如头痛、胸痛、呼吸困难等症状，即为高血压急症。目前对诊断高血压急症的具体血压值规定尚不统一，较一致的观点认为单纯的血压升高并不构成高血压急症，血压的高低也不代表患者的危重程度，血压升高的速度及靶器官损害的表现更有诊断意义。常见的靶器官损害有：急性冠状动脉综合征、急性左心功能衰竭、急性主动脉夹层、急性肾功能衰竭、高血压脑病、脑卒中、先兆子痫和子痫、交感神经危象等。

四、救治及护理

（一）高血压危险性分层标准

治疗前应迅速查找并去除诱因，同时明确是否出现靶器官损害以及哪个靶器官受累，对患者病情做出全面评估及分层（见表7.4）。根据患者的不同情况，给予个体化治疗，迅速恰当地将患者血压控制在目标范围内，最大程度地防止或减轻心、脑、肾等重要脏器的损害。

表 7.4　高血压患者心血管危险分层标准

其他危险因素和病史	血压(mmHg)		
	1 级（收缩压 140～159 或舒张压 90～99）	2 级（收缩压 160～179 或舒张压 100～109）	3 级（收缩压≥180 或舒张压≥110）
无其他危险因素	低危	中危	高危
1～2 个危险因素	中危	中危	极高危
3 个以上危险因素，或糖尿病，或靶器官损害	高危	高危	极高危
有并发症	极高危	极高危	极高危

（1）用于分层的危险因素：男性＞55 岁，女性＞65 岁；吸烟；血胆固醇＞5.72 mmol/L；糖尿病；早发心血管疾病家族史（发病年龄女性＜65 岁，男性＜55 岁）。

（2）靶器官损害：左心室肥厚（ECG 或超声心动图）；蛋白尿和（或）血肌酐轻度升高（106～177 μmol/L）；超声或 X 线证实有动脉粥样硬化；视网膜动脉局灶或广泛狭窄。

（3）并发症：心脏疾病；脑血管疾病；肾脏疾病；血管疾病；重度高血压性视网膜病变。

（二）高血压急症的治疗原则

（1）应进入加强监护室，持续血压监测，尽快应用合适的降压药，首选静脉制剂。

（2）控制性降压：欧洲 2013 版指南与 JNC8 指南建议，开始 1 小时内迅速下降但不超过 25％，在以后的 2～6 小时内降至 160/(100～110) mmHg，若可耐受，在以后 24～48 小时内逐步降至正常（缺血性脑卒中、主动脉夹层例外）。2014 年美国 JNC8 指南对降压目标值作了调整，在 60 岁及其以上人群中，将血压降至 SBP＜150 mmHg 和 DBP＜90 mmHg 作为目标值。

（3）有些高血压急症患者口服制剂可能有益，如卡托普利、拉贝洛尔、可乐宁。

（4）高血压急症常用静脉注射降压药。

（三）高血压急症的后续治疗

（1）查明病因，解除病因。

（2）遵循高血压防治指南，科学评估高血压的危险性，进行规范化、个体化治疗。

（3）确定目标血压。

（4）联合用药,科学配伍。

（四）高血压急症常用静脉降压药物特点

（1）α受体阻滞剂:酚妥拉明。非选择性 α_1、α_2 受体阻滞剂,对嗜铬细胞瘤所致有特效。个别可引起心动过速,容量不足及严重的体位性低血压。盐酸乌拉地尔,阻断突触后 α_1 受体,扩张血管;同时激活中枢的交感反馈调节,扩张血管,抑制反射性心动过速。优点:降压迅速不影响心率,改善心功能,治疗心衰,蛋白结合率高,适合肾脏透析患者。

（2）利尿剂:速尿。静脉常用量为 $40\sim120$ mg,其剂量反应曲线为平顶状,最大剂量为 160 mg,超量应用降压作用不增加,反而不良反应加重。

（3）α+β受体阻滞剂:拉贝洛尔。是 α_1 受体阻滞剂及非选择性 β 受体阻滞剂,静脉剂型 $\alpha:\beta$ 的作用为 $1:3$,严重支气管哮喘患者需慎用。

（4）二氢吡啶类钙通道阻滞剂:尼卡地平。可扩张外周血管和冠状动脉,对心脏抑制作用低于硝苯地平,不抑制心肌及传导系统,适用于急性心功能不全者,尤其二尖瓣关闭不全及末梢阻力和肺动脉楔压中度升高的低心输出量患者,但对急性心梗、急性心肌炎、左室流出道狭窄、右心功能不全并狭窄、颅内高压或脑水肿等患者禁用或慎用。静脉滴注从 $0.5\ \mu g/(kg\cdot min)$ 开始,根据血压逐步增加剂量至 $6\ \mu g/(kg\cdot min)$。

（5）非二氢吡啶类钙通道阻滞剂:地尔硫卓。能扩张外周血管和冠状动脉,适用于肥厚性心肌病,流出道狭窄,舒张功能下降者,但对房颤合并预激综合征禁用,心衰时慎用。

（6）血管扩张剂:①硝酸酯类。兼有抗心绞痛及降压作用,小剂量降低前负荷,大剂量降低后负荷。治疗心绞痛的用量为 $4\sim5$ mg/h,降压时个体差异明显,用量为 $1.8\sim9.6$ mg/h,需要注意剂量,小心低血压发生,颅内高压、青光眼患者禁用。②硝普钠:能扩张动、静脉,作用时间短,起效快,停止滴注 $1\sim2$ min 后血压即可回升,用药时需不断监测血压调整用量,连续使用 $24\sim48$ h 应做血氰化物测定,长时间或大剂量应用可能发生硫氰酸中毒。

（7）血管紧张素转换酶抑制剂:目前静脉制剂仅有依那普利,使用于肾实质性高血压、心衰,且效率较高。

（五）综合处理

高血压急症患者应收入 CCU 病房,建立静脉通道、吸氧,监测生命体征及靶器官损害情况,必时使用镇静止痛药,稳定患者情绪;积极寻找及治疗原发病;应用起效快、半衰期短的静脉降压药物将血压迅速而适度地控制在合适水平;注意保护靶器官功能及维持机体内环境稳定。

（六）降压目标

最新研究指出,高血压急症患者需立即予以降压治疗以降低靶器官损害的风险及进展,但血压控制并非越快越好,也并非越低越好。若血压过快纠正到血管床自动调节阈以下,可导致灌注明显下降,引起局部缺血及梗死。对正常血压和无并发症的高血压患者的脑血流的研究显示,脑血流自动调节的下限大约比休息时平均动脉压低 25%。据此,《指南》建议:1 h 内使平均动脉血压迅速下降但不超过25%;最初治疗的前 2 h 内将平均动脉压降低 15%~20%;在达到初期目标后,应减慢静脉给药速度,加用口服降压药。《指南》建议:在以后的 2~6 h 内将血压降至约 160/(100~110) mmHg,根据患者具体病情适当调整。如果这种水平的血压患者能够耐受且临床情况稳定,可在随后的 24~48 h 内逐步将血压调整至正常水平。上述降压原则不适用于急性脑血管病及主动脉夹层患者,其血压控制另有要求。

（七）高血压急症不同靶器官受损,治疗原则及药物选择亦有差异

（1）高血压急症伴心脏损害:主要包括由血压急剧升高引起的急性左心功能衰竭、心肌梗死及不稳定型心绞痛,其治疗目标在于降低血压、减轻心脏负荷、减少心肌耗氧量及增加冠状动脉供血。此时宜使用尼卡地平、硝普钠、硝酸甘油、拉贝洛尔等,特别是尼卡地平能增加冠状动脉血流、保护缺血心肌,静脉滴注能发挥降压和保护心脏的双重效果,加用利尿剂或吗啡可增强降压效果。此外,原发病的治疗如溶栓、抗凝、血管再通等同样重要。

（2）高血压急症伴肾功能损害:其治疗原则是,在有效控制血压的同时,尽量保护肾脏功能,避免使用肾毒性或经肾排泄或代谢的药物。首选非诺多泮,该药除有扩张血管作用外,还能增加肾血流、作用于肾近曲小管及远曲小管,促进尿钠排泄、改善肌酐清除率,故特别适用于高血压急症伴肾功能损害。亦可选用拉贝洛尔、尼卡地平等。

（3）急性主动脉夹层:该症是需要快速评估和治疗的潜在致命性临床情况。除了低血压之外,所有主动脉夹层患者都需尽快给予静脉降压药物治疗,在满足器官灌注的前提下将血压控制在尽可能低的水平。一般认为 30 min 内 SBP 降至100 mmHg(90~110)/(60~70)mmHg 最理想,心率控制在 60~75 次/min。主动脉壁所受剪切力大小取决于心室搏动的力度、速率以及每搏血流量,故选择的药物必须有助于降低上述因素的作用。由于单用血管扩张剂会引起反射性心动过速,加重夹层范围,故血管扩张剂加 β 受体阻滞剂是标准的治疗方法,可选用乌拉地尔、拉贝洛尔、硝普钠、尼卡地平等。主动脉夹层最终需要外科手术治疗。

（4）高血压急症伴脑血管疾病:包括出血性及缺血性脑卒中、蛛网膜下腔出血、高血压脑病。有研究认为此类患者由于局部自动调节功能受损,降压治疗可能减少脑灌注,造成进一步缺血性损害,使血压正常化的做法有潜在的危险。因此一般不主张对急性脑卒中患者采用积极的降压治疗。出血性脑卒中:目前急性出血性脑卒中合并严重高血压病的治疗方案仍有争论。此类患者颅内压高,机体为保持正常脑灌注而升高血压,此时若降低血压可引起大脑低灌注及脑梗死;但持续高血压可致再出血及水肿加重。当血压极度升高(BP>200/130 mmHg,平均动脉压>130 mmHg)时可应用降压药物。一般建议维持 SBP≤180 mmHg 和(或)MAP<130 mmHg。尼卡地平可有效控制颅内出血时的血压,还可选择非诺多泮、拉贝洛尔等。而过快降压可能导致病死率增高,一般降低用药前血压的 20%~30% 为宜。在降压治疗同时,保护脑组织、降低颅内压、预防再出血及并发症,需要时采取手术治疗。缺血性脑卒中:急性缺血性脑卒中患者几乎完全依靠平均动脉血压的增高来维持脑组织的血液灌注。有研究认为,急性缺血性脑卒中时高血压具有保护作用,降低血压可能有害,因此急性缺血性脑卒中患者一般不给予降压治疗,当收缩压>200 mmHg 或舒张压>110 mmHg,或伴有心肌缺血、心力衰竭、肾功能不全及主动脉夹层等,或使用溶栓治疗的患者,才考虑降压。建议第一个 24 h 降压不超过 10%~15%,以防止缺血区域灌注减少而扩大梗死范围。可选用尼卡地平、拉贝洛尔等。蛛网膜下腔出血:在原发病如动脉瘤、血管畸形等得到有效治疗前,蛛网膜下腔出血患者需要积极控制血压。首期降压目标值<25%,对于平时血压正常的患者维持收缩压在 130~160 mmHg。药物选择以不影响患者意识和脑灌注为原则,首选尼莫地平,该药除有降压作用外,还能抗缺血及缓解脑血管痉挛,除此之外尚可用尼卡地平、乌拉地尔等。高血压脑病:其病理机制是平均动脉压增高超过脑血流的自动调节范围,脑的高灌注至脑血管扩张及渗透性增强最终引起脑水肿,降压治疗以静脉给药为主,1 小时内将 SBP 降低 20%~25%,1 小时内血压下降幅度不超过 50%,DBP 不低于 110 mmHg。由此可见,血压升高是其根本病因,故经有效降压治疗后,症状可明显改善。在 8 h 内将平均动脉压降低 25%,药物选择有尼卡地平、拉贝洛尔、乌拉地尔等。

(5)先兆子痫及子痫:降压目标尚无统一标准,处理此类患者要非常小心,需同时顾及母亲和胎儿的安全,一般 SBP 应控制在 140~160 mmHg,DBP 控制在 90~105 mmHg。治疗分为镇静、防止抽搐、降压。镇静、防止抽搐:常用药物为硫酸镁,用药时监测患者尿量、腱反射等,避免发生中毒反应。积极降压:当收缩压>180 mmHg 或舒张压>105~110 mmHg 时,宜静脉给予降压药物,控制血压。有研究指出收缩压>160 mmHg 是导致重度先兆子痫及子痫患者发生脑血管意外的重要因素。因此,为确保胎盘血流灌注,降压过程中应维持收缩压在

140～160 mmHg、舒张压在 90～100 mmHg,保证分娩前 DBP＞90 mmHg,否则会增加胎儿死亡风险。常用药物有尼卡地平、拉贝洛尔或肼苯哒嗪。尼卡地平对胎儿无不良影响,在有效降压的同时延长妊娠,有利于改善胎儿结局,尤其适用于此类患者。有人分析指出:肼苯哒嗪可增加母体低血压及与之相关的剖宫产、胎盘早剥及低阿普加评分的风险。故肼苯哒嗪不作为妊娠期高血压病的一线用药。硝普钠可致胎儿硫氰酸盐中毒,故妊娠期高血压急症患者禁用硝普钠。注意肼苯哒嗪与硫酸镁不能合用,因为二者都是阻滞钙离子通道,有神经肌肉阻断、抑制心肌和低血压等不良反应。

(6)交感神经危象:建议避免单独运用 β 受体阻滞剂,原因是阻断 β 受体诱发的血管扩张以后,α 受体缩血管活性作用会占优势,导致进一步的血压升高。可选用尼卡地平、非诺多泮、酚妥拉明等。若选用硝普钠,一定要在补充血容量基础上应用,防止发生低血压。

(7)围术期高血压:围术期血压控制不达标与术后 30 天病死率的升高密切相关。引起术后血压升高常见的诱因有疼痛、焦虑,在给予降压治疗之前应去除上述诱因。祛除诱因后血压仍＞140/90 mmHg 或平均动脉压＞105 mmHg,可选用短效静脉降压药物如艾司洛尔、乌拉地尔、尼卡地平等治疗。

(八)高血压急症药物治疗的注意事项

(1)高血压急症时,肾素活性较高,不宜使用利尿剂,可因血容量减少而进一步兴奋肾素血管紧张素系统,使血压不易控制,除非有明确的容量负荷过度、肾脏器质性疾病及肺水肿。

(2)由于硝普钠在体内代谢产生氰化物,长期或大量使用时应注意可能发生硫氰酸中毒,尤其是肝、肾功能损害者。在无条件监测硫氰酸盐血浓度时,应用硝普钠不宜超过 1 周。此外,硝普钠有导致颅内压增高及大脑盗血的可能,故合并中枢神经系统病变的高血压急症者慎用。

(3)合并以下病症时要慎用某些降压药:支气管哮喘、高度房室传导阻滞、明显心功能不全、周围血管病变、高脂血症及糖尿病患者慎用 β 受体阻滞剂;痛风患者慎用噻嗪类利尿剂;肾动脉狭窄、肾功能衰竭、高钾患者慎用血管紧张素转换酶抑制剂(ACEI)及血管紧张素受体阻滞剂(ARB);妊娠期患者慎用钙拮抗剂及 ACEI、ARB;并存肝功能损害患者禁用甲基多巴或拉贝洛尔;抑郁症患者慎用利血平、β 受体阻滞剂及中枢性 α 受体阻滞剂;青光眼患者禁用硝酸甘油。

高血压急症是医院常见的危急重症,发生率及病死率高,严重影响人类的身体健康,对其诊断及治疗等的研究有重要意义。临床医护人员对高血压急症的准确评估和正确处理决定患者预后,应根据不同临床情况和脏器功能状态制定血压控制目标和用药方案,迅速将血压降至目标范围并保护靶器官功能,其中保护重要脏器功能是高血压急症治疗的核心部分。

第三节　急性冠脉综合征的评估与护理

一、概述

急性冠脉综合征(acute coronary syndrome,ACS)是一大类包含不同临床特征、临床危险性及预后的临床症候群,它们有共同的病理机制,即冠状动脉硬化斑块破裂、血栓形成,并导致病变血管不同程度的阻塞。根据心电图有无 ST 段持续性抬高,可将 ACS 区分为 ST 段抬高和非 ST 段抬高两大类,前者主要为 ST 段抬高心肌梗死(大多数为 Q 波心肌梗死,少数为非 Q 波心肌梗死),后者包括不稳定心绞痛(UA)和非 ST 段抬高心肌梗死(NSTEMI)。NSTEMI 大多数为非 Q 波心肌梗死,少数为 Q 波心肌梗死(图 7.1)。在美国,急性冠脉综合征可以造成超过 1 500 万人次/年的急症就诊量,其中 43% 为不稳定心绞痛,36% 为非 ST 抬高型心肌梗死,21% 为 ST 抬高型心肌梗死。本节重点介绍 ACS 中的 UA 和 NSTEMI 两部分。

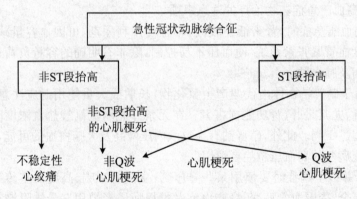

图 7.1　急性冠状动脉综合征

二、UA/NSTEMI 的病因及发病机制

ACS 的发病机制十分复杂,其病理学机制尚未完全清楚。目前认为,ACS 最主要的原因是易损斑块,它是指那些不稳定和有血栓形成倾向的斑块。ACS 是由于斑块破裂和糜烂并发血栓形成、血管痉挛及微血管栓塞等多因素作用下所导致的急性或亚急性心肌供氧减少。

三、UA/NSTEMI 的临床表现

(一) 临床表现

UA 有以下临床表现:

(1) 静息性心绞痛:心绞痛发作在休息时,并且持续时间通常在 20 min 以上。

(2) 初发型心绞痛:1 个月内新发心绞痛,可表现为自发性发作与劳力性发作并存,疼痛分级在Ⅲ级以上。

(3) 恶化劳力型心绞痛:既往有心绞痛病史,近 1 个月内心绞痛恶化加重,发作次数频繁、时间延长或痛阈降低(心绞痛分级至少增加 1 级,或至少达到Ⅲ级)(见表 7.5)。

表 7.5 加拿大心血管病学会(CCS)的心绞痛分级

级别	心绞痛临床表现
Ⅰ级	一般体力活动不引起心绞痛,例如行走和上楼,但紧张、快速或持续用力可引起心绞痛发作
Ⅱ级	日常体力活动稍受限,快步行走或上楼、登高、饭后行走或上楼、寒冷或风中行走、情绪激动可发作心绞痛,或仅在睡醒后数小时内发作。在正常情况下以一般速度平地步行 200 m 以上或登一层以上楼梯受限
Ⅲ级	日常体力活动明显受限,在正常情况下以一般速度平地步行 100～200 m 或登一层楼梯时可发作心绞痛
Ⅳ级	轻微活动或休息时即可出现心绞痛症状

变异性心绞痛也是 UA 的一种,通常是自发性。其特点是一过性 ST 段抬高,多数自行缓解,不演变为心肌梗死,但少数可演变成心肌梗死。

NSTEMI 的临床表现与 UA 相似,但是比 UA 更严重,持续时间更长。UA 可发展为 NSTEMI 或 ST 段抬高的心肌梗死。

(二) 心电图表现

静息心电图是诊断 UA/NSTEMI 的最重要的方法,并且可提供预后方面的信息。ST-T 动态变化是 UA/NSTEMI 最可靠的心电图表现。

(1) UA 时静息心电图可出现 2 个或更多的相邻导联 ST 段下移≥0.1 mV。发作时心电图显示胸前导联对称的 T 波深倒置并呈动态改变,多提示左前降支严重狭窄。变异性心绞痛 ST 段常呈一过性抬高。心电图正常并不能排除 ACS 的可能性。

(2) NSTEMI 的心电图 ST 段压低和 T 波倒置比 UA 更明显和持久,并有系

列演变过程,如 T 波倒置逐渐加深,再逐渐变浅,部分还会出现异常 Q 波。

两者鉴别除了心电图外,还要根据胸痛症状以及是否检测到血中心肌损伤标记物。高达 25% 的 NSTEMI 可演变为 Q 波心肌梗死,其余 75% 则为非 Q 波心肌梗死。反复胸痛的患者,需进行连续多导联心电图监测,才能发现 ST 段变化及无症状的心肌缺血。

(三)实验室检查

心肌损伤标记物:心肌损伤标记物可以帮助诊断 NSTEMI,并且提供有价值的预后信息。心肌损伤标记物水平与预后密切相关。ACS 时常规采用的心肌损伤标记物及其检测时间见表 7.6。肌钙蛋白是心脏特异的优选标记物,所有患者均应测定,CK-MB 试剂条测定也可以接受。胸痛发作 6 h 内心肌损伤标记物阴性,应当在 8~12 h 内重复测定。

表 7.6　心肌损伤标记物及其检测时间

项目	肌红蛋白 (Mb)	肌钙蛋白		CK	CK-MB	AST
		cTnI	cTnT			
出现时间(h)	1~2	2~4	2~4	6	3~4	6~12
100%敏感时间(h)	4~8	8~12	8~12		8~12	
峰值时间(h)	4~8	10~24	10~24	24	10~24	24~48
持续时间(d)	0.5~1	5~10	5~14	3~4	2~4	3~5

注:cTnI,心肌肌钙蛋白 I;cTnT,心肌肌钙蛋白 T;CK,心肌中重要的能量调节酶;CK-MB,同工酶;AST,天门冬氨酸氨基转移酶。

四、UA/NSTEMI 的治疗

UA/NSTEMI 治疗主要有两个目的:即刻缓解缺血和预防严重不良反应后果(即死亡或心肌梗死或再梗死)。其治疗包括抗缺血治疗、抗血小板治疗与抗血栓治疗和根据危险度分层进行有创治疗。目前已有循证医学证据证明其对 ACS 患者有益,因此建议在 ACS 时尽早使用。

(一)一般治疗

UA 急性期卧床休息 1~3 天,吸氧、持续心电监护。对于低危患者留院观察,期间未发现 CK-MB 升高,肌钙蛋白正常,可 24~48 h 后出院。对于中危或高危患者,特别是 cTnT 或 cTnI 升高者,住院时间相对延长,内科治疗也应强化。

(二)抗血小板与抗凝治疗

一旦 UA/NSTEMI 患者就诊,应当尽可能在抗血小板治疗基础上加用抗凝治疗。

（1）UA/NSTEMI 患者到达医院后应尽快给予阿司匹林，并且长期应用。

（2）对于高敏或严重胃肠不适的 UA/NSTEMI 患者，应当使用氯吡格雷（负荷剂量后每天维持剂量）。

（3）在有胃肠出血病史的 UA/NSTEMI 患者，单独或联合应用阿司匹林和氯吡格雷时，应当同时应用能够最大程度减少胃肠出血复发的药物（例如质子泵抑制剂）。

（4）对于选择早期有创策略的（经皮冠状动脉介入术，即 PCI 术）UA/NSTE-MI 患者，在施行诊断性冠状动脉造影（上游）之前，应当开始阿司匹林加其他抗血小板治疗：使用氯吡格雷（负荷剂量后每天维持剂量）或静脉内血小板糖蛋白 IIb/IIIa 抑制剂。只有在血管造影无明显延迟并且可能施行 PCI 时，阿昔单抗是上游血小板糖蛋白 IIb/IIIa 抑制剂治疗的选择药物，否则静脉内依替巴肽或替罗非班是首先选择的血小板糖蛋白 IIb/IIIa 抑制剂。

（5）对于选择早期保守策略的 UA/NSTEMI 患者，入院后尽快在阿司匹林和抗凝治疗基础上加用氯吡格雷（负荷剂量后每天维持剂量），并且至少 1 个月，理想的是 1 年。

（6）对于选择早期保守策略的 UA/NSTEMI 患者，如果反复出现症状/缺血、心力衰竭或严重心律失常，应当施行诊断性血管造影。在诊断性血管造影（上游）之前，除了阿司匹林和抗凝治疗之外，还应当加用静脉内糖蛋白 IIb/IIIa 抑制剂或氯吡格雷（负荷剂量后每天维持剂量）。

第四节　急性心肌梗死（AMI）评估和护理

一、急性心肌梗死定义

急性心肌梗死（AMI）是心内科常见的急症之一，主要是由于冠状动脉急性闭塞，血流中断，导致部分心肌因严重的持久性缺血而发生局部坏死。2013 年，ACCF/AHA STEMI 定义一个出现特征性心肌缺血症状的临床综合征，这种心肌缺血与心电图 ST 段持续抬高和继往出现的心肌坏死标记物的释放有关。

临床上常表现为严重而持久的胸部闷痛（部分患者无疼痛），常并发心力衰竭、休克与心律失常，是心源性猝死的主要原因。因此，一旦确诊，应立即采取紧急处理，实施有效的护理，以改善病人的预后。

二、诊断与危险性评估

(一) 目标

对疑诊 AMI 的患者,应争取在 10 分钟内完成临床检查,描记 18 导联心电图(常规 12 导联加 V_7、V_8、V_9、V_{3R}、V_{4R}、V_{5R})并进行分析,对有适应证的患者,在就诊后 30 分钟内开始溶栓治疗或 90 分钟内开始直接急诊经皮冠脉腔内成形术(PTCA)。

(二) 缺血性胸痛和疑诊 AMI 患者的评估

对缺血性胸痛和疑诊 AMI 患者的评估和处理程序如下:

1. 缺血性胸痛史

AMI 疼痛通常在胸骨后或左胸部,可向左上臂、颌部、背部和肩部放射。有时疼痛部位不典型,可在上腹部、颈部、下颌等部位。疼痛常持续 20 分钟以上,通常呈剧烈的压榨性疼痛或紧迫、烧灼感,常伴有呼吸困难、出汗、恶心、呕吐或眩晕等。应注意非典型疼痛部位、无痛性心肌梗死和其他不典型表现。女性常表现为不典型胸痛,而老年人更多的表现为呼吸困难。

2. 迅速评价初始 18 导联心电图

应在 10 分钟内完成。缺血性胸痛患者心电图 ST 段抬高诊断 AMI 特异性为 91%,敏感性为 46%。患者初始 18 导联心电图可用以确定即刻处理方针。

(1) ST 段抬高或新发左束支阻滞的患者,应迅速评价溶栓禁忌证,开始抗缺血治疗,并尽快开始再灌注治疗(30 分钟内开始溶栓或 90 分钟内开始球囊扩张)。入院时常规血液检查,包括血脂、血糖、凝血时间和电解质、免疫组合等。

(2) 对非 ST 段抬高,但心电图高度怀疑缺血(ST 段下移、T 波倒置)或有左束支传导阻滞、病史高度提示心肌缺血的患者,应入院抗缺血治疗,做心肌标志物及常规血液检查(同(1))。

(3) 对心电图正常或呈非特征性心电图改变的患者,应在急诊科继续对病情进行评价和治疗,并进行床旁监测,包括心电监护、迅速测定血清心肌标志物浓度及二维超声心动图检查等。床旁监测应一直持续到获得一系列血清标志物浓度结果,最后评估有无缺血或梗死证据,再决定继续观察或入院治疗。

(三) AMI 的诊断

AMI 的诊断标准——必须至少具备以下 3 条标准中的 2 条:

(1) 缺血性胸痛的临床病史。

(2) 心电图的动态演变。

(3) 心肌坏死的血清标志物浓度的动态改变。AMI 诊断时常规采用的血清心肌标志物及其检测。

三、急诊治疗及护理

对 STEMI,强调早发现,早住院,原则是尽快恢复心肌的血液灌注,挽救濒死的心肌,防止梗死范围扩大,或缩小心肌缺血范围,保护和维持心脏功能。

（一）一般治疗及护理

AMI 患者来院后应立即开始一般治疗,并与其诊断同时进行,重点是监测和预防 AMI 不良事件和并发症。

（1）监测:持续心电、血压和血氧饱和度监测,及时发现和处理心律失常、血液动力学异常和低氧血症。

（2）卧床休息:可降低心肌耗氧量、减少心肌损害。对血流动力学稳定且无并发症的 AMI 患者一般卧床休息 1～3 天,对病情不稳定的极高危患者卧床时间应适当延长。

（3）建立静脉通道:保持给药途径畅通。

（4）镇痛:AMI 时剧烈胸痛时患者交感神经过度兴奋,产生心动过速、血压升高和心肌收缩功能增强,从而增加心肌耗氧量,并易诱发快速性室性心律失常,应迅速给予有效镇痛剂,可给吗啡 3 mg 静脉注射,必要时每 5 分钟重复 1 次,总量不超过 15 mg。副作用有恶心、呕吐、低血压和呼吸抑制。一旦出现呼吸抑制,可每隔 3 分钟给予静脉注射纳洛酮 0.4 mg(最多 3 次)以拮抗之。

（5）吸氧:AMI 患者初期即使无并发症,也应给予鼻导管吸氧,以纠正因肺淤血和肺通气/血流比例失调所致的中度缺氧。

（6）硝酸甘油:AMI 患者只要无禁忌证,通常使用硝酸甘油静脉滴注 24～48 小时,然后口服硝酸酯制剂。硝酸甘油的副作用有头痛和反射性心动过速,严重时可产生低血压和心动过缓,加重心肌缺血,此时应立即停止给药、抬高下肢、快速输液和给予阿托品,严重低血压时可给多巴胺。硝酸甘油的禁忌证有低血压(SBP<90 mmHg)、严重心动过缓(HR<50 bpm)或心动过速(HR>100 bpm)。下壁伴右室梗死时,因更易出现低血压,慎用硝酸甘油。

（7）阿司匹林:所有 AMI 患者只要无禁忌证均应立即口服水溶性阿司匹林或嚼服肠溶性阿司匹林 150～300 mg。

（8）纠正水、电解质及酸碱平衡失调。

（9）阿托品:主要用于 AMI 特别是下壁 AMI 伴有窦性心动过缓/心室停搏、房室传导阻滞患者,可给阿托品 0.5～1.0 mg 静脉注射,必要时每 3～5 min 可重复使用,总量应小于 2.5 mg。

（10）饮食和通便:AMI 患者需禁食至胸痛消失,然后给予流质、半流质饮食,逐步过渡到普通饮食。所有 AMI 患者一般常规使用缓泻剂,以防止便秘时用力排便导致心脏破裂或引起心律失常、心力衰竭。

第五节　急性心肌梗死的溶栓治疗

一、定义

溶栓治疗是通过溶解动脉或静脉血管中的新鲜血栓使血管再通，从而部分或完全恢复组织和器官的血流灌注。虽然近年来介入治疗技术的快速发展使溶栓在心肌梗死急性期治疗中的应用有所减少，溶栓治疗具有快速、简便、经济、易操作的特点，仍然是再灌注治疗的重要方法。国际上多项注册研究显示，虽然经皮冠状动脉介入治疗（PCI）近年来增长迅速，但仍有接近 40% 的患者接受溶栓治疗。

二、STEMI 再灌注治疗策略选择

首先评估发病时间和危险性：症状出现时间、病情危险程度、溶栓风险和转运到可熟练行 PCI 导管室的时间，然后应决定选择再灌注方式：如果于 3 小时之内且介入治疗能及时进行，溶栓治疗或经皮冠状动脉介入治疗这两种再灌注治疗方式没有优劣之分。无条件施行介入治疗或因患者就诊延误、转送患者到可施行介入治疗的单位将会错过再灌注时机，如无禁忌证应立即溶栓。

三、溶栓适应证

（1）持续性胸痛半小时以上，含服硝酸甘油症状不缓解。

（2）相邻两个或更多导联 ST 段在肢体导联＞0.1 mV、胸导联＞0.2 mV。

（3）发病时间≤6 小时。

（4）若患者来院时已是发病后 6～12 小时，心电图 ST 段抬高明显伴有或不伴有严重胸痛者仍可溶栓。

（5）年龄≤70 岁。70 岁以上的高龄 AMI 患者，应根据梗塞范围、患者一般状态、有无高血压、糖尿病等因素，慎重选择。

（6）若无溶栓禁忌证，并且无 PCI 条件症状发作 12～24 h 之内，有临床症状和（或）心电图持续缺血证据予溶栓治疗也是合理的。（2013 年 ACCF/AHA STEMI 处理指南。）

四、溶栓禁忌证

（1）两周内有活动性出血（胃肠道溃疡、咯血）、活体组织检查，有创性心肺复苏术，不能实施压迫的血管穿刺者。

（2）高血压病患者经治疗后血压仍≥160/100 mmHg 者。

（3）高度怀疑有夹层动脉瘤者。

（4）有脑出血或蛛网膜下腔出血史，6 小时至半年内有缺血性脑卒中史者。

（5）有出血性视网膜病史、各种血液病、出血性疾病或有出血性倾向者。

五、溶栓步骤

（1）溶栓前检查血常规、凝血象。

（2）即刻嚼服阿司匹林 0.3 g。

（3）静脉用药种类及方法：①尿激酶（UK）：150 万 U，10 ml 生理盐水溶解，再加入 100 ml 5％ GS 中，30 min 内静脉滴入，尿激酶滴完后 12 h，皮下注射肝素 7 500 U，每 12 h 一次，持续 3～5 天。②链激酶（SK）150 U 加入 100 ml 5％～10％ GS 中，60 min 滴完。③重组组织型纤溶酶原激活剂（rt-PA），用 rt-PA 前先给肝素 5 000 U 静脉滴注，同时按下述方法应用 rt-PA 8 mg 静脉推注，42 mg 于 90 分钟内静脉滴注，总量 50 mg。滴毕应用肝素每小时 700～1 000 U，静脉滴注 48 小时，监测 APTT 维持在 60～80 s，以后皮下注射肝素 7 500 U，q12 h，持续 3～5 天。

（4）溶栓监测：①症状及体征。了解胸痛有无减轻，皮肤、黏膜、呕吐物、尿及大便中有无出血征象。②心电图。溶栓前应做 18 导心电图，溶栓开始后 3 小时内每半小时复查心电图，了解 ST 段回落情况。③应用肝素者监测出凝血时间。④发病后 6、8、10、12、16、20 小时查 CK、CK-MB。

（5）冠状动脉再通的临床指证：①直接指证。冠脉造影 TIMI 达到 2～3 级表示血管再通。②间接指证。(a)心电图抬高的 ST 段在溶栓开始后 2 h 内，在抬高最显著的导联迅速回落≥50％；(b)胸痛自溶栓开始后 2～3 h 内基本消失；(c)溶栓开始后 2～3 h 内，出现再灌注性心律失常；(d)CK-MB 酶峰提前，在发病 14 小时内出现。具备上述(a)～(d)四项中两项或以上者考虑再通，但(b)与(c)组合不能判定再通。

六、溶栓治疗的并发症

（一）出血

（1）轻度出血：皮肤、黏膜、肉眼及显微镜下血尿或小量咯血、呕血等（穿刺或注射部位少量瘀斑不作为并发症）。

（2）重度出血：大量咯血或消化道大出血，腹膜后出血等引起失血性低血压或休克，需要输血者。

（3）危及生命部位的出血：颅内、蛛网膜下腔、纵隔内或心包出血。

（二）再灌注性心律失常

注意其对血液动力学影响。

（三）一过性低血压及其他的过敏反应

多见于 SK。

第六节　冠心病的介入治疗

一、冠心病的介入治疗及发展

冠心病介入治疗是通过外周动脉穿刺(一般为股动脉或桡动脉),在 X 线引导下从腔内开通狭窄的冠状动脉,从而改善心肌的血流灌注的方法。

自 1977 年德国医生 Gruentzig 成功地完成了世界上第一例经皮腔内冠状动脉成形术(PTCA),冠心病介入治疗已有 37 年历史。介入治疗创伤小、恢复快,能迅速解决冠状动脉狭窄,改善生活质量,术后 2~4 天可恢复一般的日常生活。因此在西方发达国家,在冠心病的三种主要治疗中目前接受介入治疗的患者比例占首位。

二、冠状动脉粥样斑块破裂继发血栓形成介入策略的选择

(一) 直接介入治疗

大量临床试验证实急性心肌梗死患者的死亡率增加与心肌再灌注延迟成正相关,直接冠脉支架置入术可以从根本上解决冠脉的急性狭窄,可在短时间内恢复心肌再灌注。早期直接 PCI 可以在患者入院后第一时间再通狭窄或闭塞的冠状动脉,恢复冠脉血供,挽救濒临死亡的心肌细胞,其满意的临床效果及较好的预后已得到大量临床研究的证实。

(二) 补救性介入治疗

对于溶栓治疗未通的患者及时行介入治疗被称为补救性介入治疗。相当数量的患者经溶栓治疗后并不能达到冠脉的再通,胸痛症状无缓解,心电图 ST 段无明显回落,这类患者若仍处于 12 小时内则应尽快送至上级医院进行补救性介入治疗。

(三) 溶栓再通者介入治疗

在补救性 PCI 术中,部分患者冠脉造影(CAG)显示冠脉内进行血栓经溶栓后已再通,是否行后续 PCI 应根据 CAG 的结果而定,对于狭窄远端血流达 TIMI 2 级者应进行 PCI 治疗,植入支架。若狭窄远端血流已达 TIMI 3 级,则应根据患者情况及病变特点进行综合评估,以避免冠脉内无复流现象的发生。

(四) 延期介入治疗

一直以来对于未行溶栓治疗或溶栓治疗未通者以及错过溶栓或急诊介入治疗的急性心肌梗死患者,延期介入治疗是否有利尚存有争议。目前不断有研究证实,延期介入治疗对于急性血栓性病变失去早期 PCI 机会的患者仍有利。对于急性血栓性病变失去早期 PCI 机会的患者是一种安全有效的治疗策略 。

（五）冠心病的介入治疗的护理

虽然冠心病的介入治疗技术在过去的 20 余年内得到快速的发展，但是它仍有一些并发症需要得到重视，如死亡、急性心肌梗死、需要急诊 CABG、脑卒中、穿刺部位血管并发症、造影剂肾病等，这要求临床护士在患者行冠脉介入时做好护理工作。

1. 术前准备

（1）完善血常规、尿常规、肝肾功能、电解质、免疫组合、超声心动图检查，了解患者心脏结构和功能等。

（2）患者在没有禁忌证的情况下，遵医嘱常规服用阿斯匹林、氯吡格雷等抗血小板药物，必要时同时加用低分子肝素抗凝治疗等。

（3）术前宣教：介绍手术目的、穿刺点的部位、手术的简要过程、手术中的配合要点及术后的注意事项。

（4）训练床上大小便；去除金属饰物。

（5）测量并记录体温、脉搏、呼吸、血压、足背动脉搏动。

（6）正常饮食，少饮水。

（7）排空大小便，建立左上肢或左下肢静脉通道，若 CABG 术后复查造影者建立右下肢静脉通道。

（8）备好抢救物品和药品。物品有：除颤器、氧气、吸引器、简易呼吸器、临时起搏器等，电极板上涂好导电膏。将抢救物品置于易取放的地方。药物有：生理盐水、造影剂及各种急救药品，如多巴胺、利多卡因、吗啡、杜冷丁、硝普钠、肾上腺素、地塞米松等，抽好阿托品、多巴胺、硝酸甘油、利多卡因等以备急用，并完善术前介入护理单记录，携病历送患者至手术室。

2. 术中配合

患者接入手术室后及时准确地备好术中所需物品。护士在手术配合过程中，要严格遵守无菌技术操作原则，把好手术无菌关，做好介入手术的护理配合。严密观察心电示波的变化。

（1）行冠脉造影时，由于导管及造影剂刺激可引起心率减慢、房室传导阻滞、室早、室速等心律失常，故应根据具体情况及时对症处理，当心率小于 60 次/min 时，立即嘱患者咳嗽，以提高心率，必要时给予阿托品 0.5～1 mg 静脉注射，或取临时起搏，直至心率恢复。

（2）PCI 时由于球囊充盈堵塞冠脉，可能出现监护导联 ST-T 的改变，要仔细观察记录。

（3）急性心肌梗死冠脉再通时可出现再灌注心律失常，如频发室早、室速，甚至室颤。术中要严密进行心电监护,发现心律失常,迅速报告术者及时处理,并确保除颤器及临时起搏器处于紧急备用状态。

(4)冠状动脉内压力变化的监测:PCI 时球囊导管对冠状动脉的堵塞扩张可引起冠状动脉内压力的降低,若压力明显下降或曲线不正常,应及时提醒术者。扩张完毕在植入冠状动脉内支架后,支架与血管交接部位或血管远端易发生痉挛,在冠状动脉内注射硝酸甘油治疗时,更应注意压力变化。动脉压力图形改变常在严重心律失常之前出现,因此,密切观察压力变化并及时处理,可避免严重心律失常的发生。

(5)心前区疼痛的观察及处理:患者心前区疼痛明显者予吸氧,舌下含服硝酸甘油 0.5~1 mg。球囊扩张时疼痛往往会加剧,术中应随时询问患者疼痛的性质、持续时间,并向患者解释引起疼痛的原因,必要时冠状动脉内注入硝酸甘油 0.1~0.2 mg。

(6)注意观察并熟悉对造影剂过敏反应的处理:AMI 患者由于剧烈的心前区疼痛,往往忽视造影剂过敏反应出现的不适,因此,护士在手术过程中要经常询问患者有无对造影剂的不适,如出现皮肤瘙痒、荨麻疹、打喷嚏、胸闷、气短、恶心、呕吐、血压下降等情况,应积极抗过敏对症处理。

3. 术后护理

(1)术后即刻护理:协助搬运病人,给予病人舒适体位。测血压、心率、呼吸,触摸足背动脉搏动情况,做十二导联心电图,观察穿刺点出血、渗液情况及病人返回病房时间,记录于护理记录单上。

(2)$q\frac{1}{2}h\times4$ 次观察心率、呼吸、穿刺点敷料有无渗液及足背动脉搏动情况,如均平稳,则 q2h 观察记录至 24 小时止。$q\frac{1}{2}h\times4$ 次观察记录血压,如平稳则每班记录血压 1 次至 24 小时。

(3)留置鞘管者,术侧肢体制动,防止鞘管滑出。

(4)遵医嘱持续静脉滴注肝素或(和)硝酸甘油,严格控制滴速,拔鞘管前 4~6 h 停用肝素。

(5)拔除鞘管即刻护理:ACT 测定(<140 s);心电监护;测血压;观察病人面色、神志,有无恶心、呕吐等迷走神经亢进表现,并备急救药品;鞘管拔除后,压迫止血 20~30 min(压迫至血止为止),加压包扎,沙袋压迫 6 h,术侧肢体制动 12 h。

(6)活动:沙袋去除后遵医嘱协助下床活动。使用血管吻合器者术后 2 h 可以下床活动。桡动脉穿刺者,密切观察末稍循环情况,2 h 开始球囊放气,穿刺侧前臂及手腕制动 6~12 h,术后患者可室内自由活动。

（7）观察病人排便情况,及时解除尿潴留。

（8）遵医嘱预防性应用抗生素,口服抗凝剂,观察体温的变化、凝血酶原时间及活动度测定结果。

（9）协助病人进食、排便等,满足生活需要。

（10）注意倾听病人主诉,观察并发症,如心律失常、迷亢、股动脉并发症（栓塞、血肿、出血等）。桡动脉穿刺者观察血液回流情况。

（六）出院指导

1. 冠心病二级预防 ABCDE 方案

（1）阿司匹林,ACEI 血管紧张素Ⅱ受体拮抗剂（ARB)和抗心绞痛。

（2）β受体阻滞剂和控制血压。

（3）降低胆固醇和戒烟。

（4）合理膳食和控制糖尿病。

（5）给予患者健康教育和指导适当的运动,对于治疗有帮助。

2. 出院后的药物治疗

出院后药物治疗的目的:

（1）改善预后。如阿司匹林、β受体阻滞剂、调脂药物（特别是他汀类药物）、ACEI（特别对 LVEF<0.40 的患者）、糖尿病等。

（2）控制缺血症状。如硝酸酯类、β受体阻滞剂和钙拮抗剂。

（3）控制主要危险因素。如吸烟、高脂血症、高血压和糖尿病等。

第七节　严重心律失常识别与护理

一、概述

心律失常的发生和发展受许多因素影响。心律失常的处理不能仅着眼于心律失常本身,还需考虑基础疾病及诱发因素纠正。通过纠正或控制心律失常,达到稳定血液动力学状态、改善症状的目的。快速性心律失常:指心室率>100 次/min 的心律失常,约 2%的急诊病人主诉有心动过速,其中窄 QRS 心动过速占 90%以上,其中房颤（AF)45%,阵发性室上速（PSVT)35%,房扑（AFL)8%,宽 QRS 心动过速约占 10%,其中超过半数以上为 VT。

二、病因及发病机制

阵发性室上性心动过速（室上速）是指源于希氏束以上的一种常见的快速型心律失常。至今认识到有三种机制即折返激动、自律性增强及触发活动。折返是主要机制,自律性增强者不及 5%,而触发活动的临床意义尚待进一步研究。折返的基础是心脏房室间或房室结内存在传导速度不同和不应性不同的途径,使激动得以在其中循环反复。神经性、生理性及病理性原因都可以改变组织传导性和应激性,导致折返激动的形成。室性心动过速(室速)有多种类型,可由不同病因和诱因引起,熟悉各型室速的心电图和临床特征,找出不同病因和诱因,分别予以纠正或减轻,是成功地防治室速的关键。

三、病情评估

心律失常发作时病人的状况是否稳定? 有无严重的症状或体征? 症状和体征是否由心动过速引起? 临床上常见的快速心律失常有:

(1) 室上性快速心律失常:阵发性室上性心动过速、快室率房扑、房颤。

(2) 室性心律失常:阵发性室性心动过速、室性扑动、室性颤动等。

(3) 宽 QRS 心动过速。

(4) 特殊临床情况下快速心律失常。

心律失常紧急处理需遵循以下总体原则:

1. 首先识别和纠正血液动力学障碍

心律失常急性期应根据血液动力学状态来决定处理原则。血液动力学状态不稳定包括进行性低血压、休克、急性心力衰竭、进行性缺血性胸痛、晕厥、意识障碍等。异位心动过速处理流程见图 7.2。

2. 基础疾病和诱因的纠正与处理

基础疾病和心功能状态与心律失常,尤其是室性心律失常的发生关系密切,心脏的基础状态不同,心律失常的处理策略也有所不同。

对于心律失常病因明确者:

(1) 在紧急纠正心律失常同时应兼顾基础疾病治疗。

(2) 有关基础疾病的急性处理,应根据相应指南进行。

(3) 基础疾病和心律失常可互为因果,紧急救治中孰先孰后,取决于何者为当时的主要矛盾。

对于心律失常病因不明者或无明显基础疾病者:

(1) 也应改善患者的整体状况,消除患者紧张情绪。

(2) 应用抗心律失常药物要注意安全性,警惕促心律失常作用的发生。

3. 衡量获益与风险

对危及生命的心律失常应采取积极措施加以控制,追求抗心律失常治疗的有效性,挽救生命;对非威胁生命的心律失常,需要更多考虑治疗措施的安全性,过度治疗反而可导致新的风险。

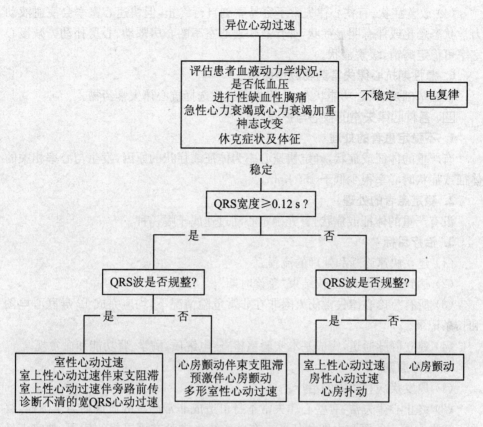

图 7.2　异位心动过速处理流程图

4. 治疗与预防兼顾

心律失常易复发,在纠正后应采取预防措施,尽力减少复发。根本措施是加强基础疾病的治疗,控制诱发因素。

5. 对心律失常本身的处理

(1) 询问简要病史,包括是否有心脏病史,心律失常是初发还是复发,家族内是否有相似病例,过去服药史,最近用药,此次发病是否接受过治疗。

(2) 血液动力学允许的情况下快速完成心电图记录,了解心率快慢,心律是否规整,QRS 波时限宽窄,QRS 波群形态是单形还是多形,QT 间期是否延长,P、QRS 波是否相关。以此可大致确定心律失常的种类。

(3) 终止心律失常:若心律失常本身造成严重的血液动力学障碍,终止心律失常是首要任务。

（4）改善症状：有些心律失常不容易立刻自行终止，但快速心室率会使血液动力学状态恶化或伴有明显症状，如伴有快速心室率的心房颤动、心房扑动。减慢心室率可稳定病情，缓解症状。

6. 急性期抗心律失常药物应用原则

根据基础疾病、心功能状态、心律失常性质选择抗心律失常药物。

四、各种心律失常的救治与护理

1. 不稳定患者的处理

有严重的体征或症状，确定快速心率为体征或症状的原因，发生与心率相关的体征或症状时心率很少低于 150 bpm。

2. 稳定患者的处理

没有严重的体征或症状，首先确定心动过速属于哪一种。

3. 治疗目标

（1）建立快速诊断和处理的流程。

（2）达到稳定病人，尽快结束"急诊时期"。

（3）所有急诊心律失常病人除非在非常危险情况下，均应完成 12 导联心电图和长条记录。

（4）建立静脉通道，完成基本实验室检查：电解质、酶学、肾功能和血常规。

4. 治疗原则

（1）原发疾病和诱因的治疗。

（2）终止心律失常：有些心律失常本身可造成非常严重的血流动力学障碍，终止心律失常成为首要和立即的任务。有些心律失常没有可寻找的病因，如室上性心动过速，唯一的治疗目标就是使其终止。

（3）改善血流动力学状态：有些心律失常不容易立刻终止，但快速的心室率会使血流动力学状态恶化，减慢心室率可使病人情况好转，如快速房颤、房扑。

（一）室上性心律失常的识别与处理

1. 窦速

具有正常窦性心律特点，窦性 P 波及 PR 间期正常，频率大于 100 次/min。典型窦速心电图见图 7.3。

治疗：①寻找并去除引起窦速的原因。②首选 β 受体阻滞剂。若需迅速控制心率，可选用静脉制剂。③不能使用 β 受体阻滞剂时，可选用维拉帕米或地尔硫卓。首选 β 受体阻滞剂，次选钙离子拮抗剂。

2. 房早

（1）提前出现一个变形的 P′ 波，与正常 P 波不同。

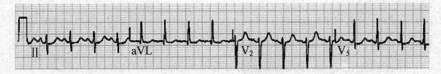

图 7.3 典型窦速心电图

（2）QRS 波正常，$P'R>0.12$ s。

（3）代偿间期不完全。

典型房早心电图见图 7.4。

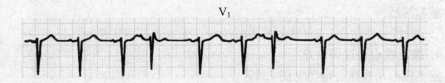

图 7.4 典型房早心电图

无器质性心脏病不需治疗，症状明显 β 阻滞剂，诱发 SVT、Af 予以治疗 。

3. 房速

典型房速心电图见图 7.5。

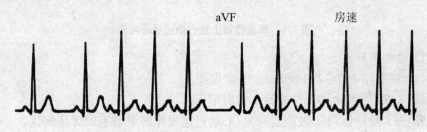

图 7.5 典型房速心电图

1）紊乱性房速

紊乱性房速心电图具有以下特点：

（1）3 种或以上形态不同的 P 波，PR 间期各不相同。

（2）心房率 100～150 次/min。

（3）部分 P 波不下传致心室率不规则。

2）治疗原则

（1）治疗基础病，去除病因。

（2）治疗目的：终止 AT 或控制心室率。

（3）静注西地兰、β 阻滞剂、胺碘酮 、普罗帕酮、维拉帕米、地尔硫卓。

（4）电复律。

（5）口服首选：β 阻滞剂、异搏定、地尔硫卓。

（6）心衰首选：胺碘酮。

（7）对冠心病患者，选用 β 受体阻滞剂、胺碘酮或索他洛尔。

（8）对合并病态窦房结综合征或房室传导功能障碍者，若必须长期用药，需安置心脏起搏器。

（9）对特发性房速，应首选射频消融治疗。无效者可用胺碘酮口服。

4. 室上性心动过速治疗

室上性心动过速心电图见图 7.6。

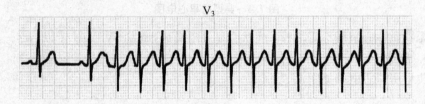

图 7.6　阵发性室上性心动过速心电图

1）心电图特点

（1）频率在 160～220 次/min，节律规则。

（2）QRS 波群大多保持窦性心律时形态。

（3）ST 段压低和 T 波倒置常见，心动过速发作时 P 波有时无法辨认。

2）终止急性期发作

（1）刺激迷走神经：颈动脉窦按摩，Valsalva 动作。

（2）腺苷与钙通道阻滞剂。

（3）洋地黄与 β 阻滞剂。

（4）Ⅰa、Ⅰc、Ⅲ类抗心律失常药。

（5）升压药：低血压患者。

（6）药物不能终止时可考虑食管心房调搏。

（7）直流电复律：有血流动力学障碍。

3）预防复发

（1）首选射频消融。

（2）口服普罗帕酮。

（3）洋地黄、长效钙通道阻滞剂或β受体阻断剂。

5. 阵发性房扑心电图表现

阵发性房扑心电图见图7.7。

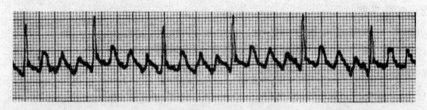

图 7.7　阵发性房扑心电图

1）心电图特点

（1）P波消失，代之以房扑波（f波）。

（2）房率为250～350次/min。房室比例大多为2∶1或4∶1。

（3）QRS波群形态多与窦性心律的相似，有时可见差异性心室内传导。

2）治疗原则

（1）原发病的治疗。

（2）最有效、迅速终止房扑的方法为直流电复律。Ⅰ型房扑射频消融是首选方法，成功率达到83%～96%。

（3）药物：洋地黄、钙阻滞剂（维拉帕米）、β阻滞剂可减慢房扑的心室率。

（4）胺碘酮或普罗帕酮可能转复房扑为窦性心律。

6. 阵发性快室率房颤心电图表现

阵发性快室率房颤心电图见图7.8。

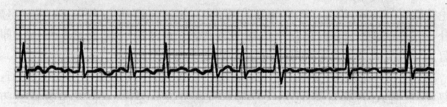

图 7.8　阵发性快室率房颤心电图

1）心电图特点

（1）P波消失，代之以颤动波（f波）。

（2）心室律绝对不规则。

（3）心室率在100～180次/min之间。

（4）QRS波群大多与窦性心律时的相同，可因差异传导而出现QRS波群畸形。

2）急性房颤

处理原发病和诱发因素、控制心室率并尽可能转复窦律。

（1）明显血流动力学障碍：同步直流电复律。

（2）无血流动力学障碍：减慢心室率，随后复律。

（3）减慢心室率药物：洋地黄、β阻滞剂、胺碘酮、普罗帕酮、维拉帕米等。

（4）复律：可同步电复律或药物（Ⅰa、Ⅰc、Ⅲ）。

3）房颤分类

（1）初发性（primary）：初次发作。

（2）阵发性（paroxysmal）：持续一般小于48 h，亦有持续到7天或以上者，能自动转回窦性心律。

（3）持续性（persistent）：不能自动转回窦律，但经过药物或其他方法治疗后可能转回窦律。

（4）持久性（long-standing persistent）：房颤持续超过1年，难以转回窦律，应准备导管消融。

（5）永久性（permanent）：超过1年，难以转复。

上述任何一种出现症状急性加重，称为急性心房颤动或者心房颤动急性加重期。

4）治疗原则

复律并防复发、控制心室率、预防栓塞。血流动力学不稳定的快速房颤、房扑，不论持续时间长短，均应立即电转复（详见图7.9）。血流动力学稳定的快速房颤、房扑，不论持续时间长短，均需用药物控制室率。预激伴房颤/房扑一般应立即电转复。无电复律条件者可静脉应用胺碘酮（详见图7.10）。

（1）复律并防复发、控制心室率：①阵发性Af：同急性房颤。②持续性Af：争取复律（根据Af持续时间、心房大小等），预防复发。复律：可同步电复律或药物（Ⅰa、Ⅰc、Ⅲ类）。若考虑药物治疗，心功能正常者试用静脉药物（胺碘酮、普罗帕酮、索他洛尔）转复；心功能受损者只能选择胺碘酮。目前新开发的Ⅲ类药物许多有转复房颤的作用，如多非利特（dofetilide）、伊步利特等。③永久性Af：控制心室率、预防栓塞。控制心室率药物：地高辛、β阻滞剂、地尔硫卓、维拉帕米。

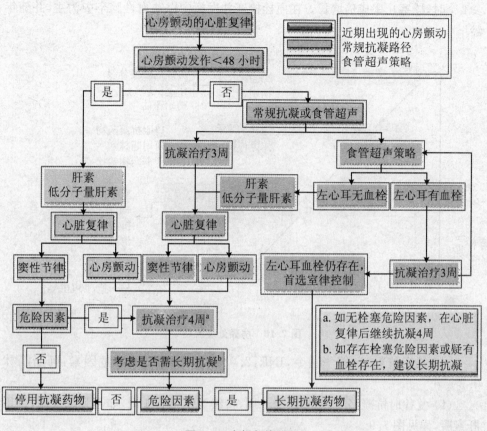

图7.9 房颤复律流程

（2）房颤合并血栓栓塞的危险因素：非瓣膜性心脏病，CHADS 2评分决定抗凝治疗。

血栓栓塞危险因素评估　　　（CHADS 2评分）

① 充血性心衰（CHF）　　　　1分

② 高血压（hypertension）　　　1分

③ 年龄＞75岁（age）　　　　　1分

④ 糖尿病（DM）　　　　　　　1分

⑤ 既往卒中或TIA（stroke）2分　　（≥1分者均应抗凝治疗；≥2分者为高危患者）

（3）有栓塞的高危因素有栓塞病史、严重瓣膜病、高血压、左心房扩大、冠心病等。小于 60 岁的"孤立性房颤"患者,脑栓塞年发生率仅 0.55%,当合并高危因素≥1 个时,栓塞几率成倍增长。在血栓栓塞并发症中以缺血性脑卒中为主,并随年龄增长。

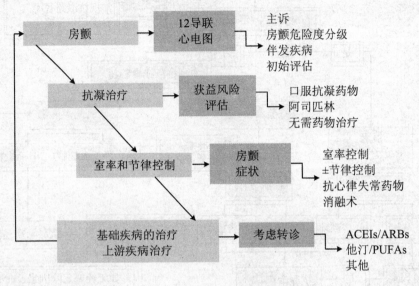

图 7.10　房颤处理流程

(4) 长期抗凝:口服华法令,INR:2.0～3.0,无栓塞的高危因素:阿斯匹林0.3 g/d。

(5) 复律时抗凝:复律前华法令 3 周,持续至复律后 4 周,如需紧急复律,可用肝素凝,详见图 7.9。

房颤分级:

Ⅰ级:无症状。

Ⅱ级:轻度症状,日常活动不受影响。

Ⅲ级:严重症状,日常活动受限。

Ⅳ级:"致残症状",不能进行任何日常活动。

心房颤动患者的转复律流程见图 7.11。

(二) 室性心律失常的识别与处理

1. 常见室性心律失常的识别与处理

(1) 室性期前收缩。

(2) 有器质性心脏病基础的室速。

(3) 无器质性心脏病基础的室速。

（4）某些特殊类型的室速。

病因:各种器质性心脏病患者,特别是心肌梗死、心肌病、瓣膜病等。

临床表现:因发作时心室率、持续时间、原有心脏病变而各不相同。

非持续性室速:常无症状。持续性室速:有低血压、晕厥、心绞痛等。

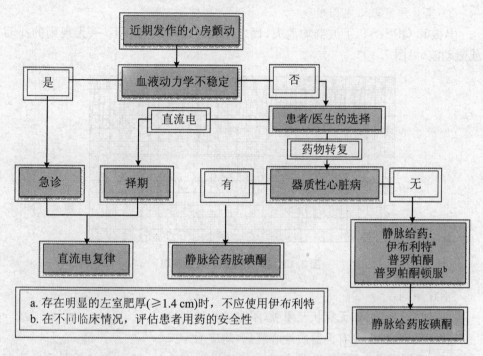

图 7.11 心房颤动患者的转律流程

1) 室速心电图表现

室速心电图见图 7.12。

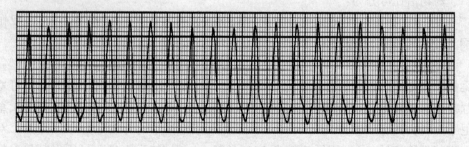

图 7.12 室速心电图表现

(1) QRS 波群增宽(超过 0.12 s)。

(2) 心室率大多在 150～200 次/min,节律可略不规则,窦性心律可继续独立存在,形成房室分离。

(3) 心室夺获。

2) 室扑和室颤心电图表现

P 波和 QRS、ST、T 波群均消失,代之以大锯齿样或大小不一、无规则的扑动或颤动波(见图 7.13)。

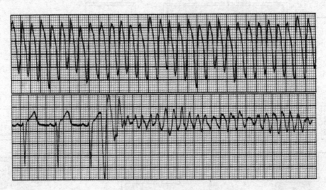

图 7.13 室扑、室颤心电图表现

治疗原则:

非持续性室速:如无症状及晕厥,不需进行特别治疗。

持续性室速:无论有无器质性心脏病,均应治疗。

(1) 无器质性心脏病:此类室速亦称特发性室速,一般不合并有器质性心脏病,发作时有特征性心电图图形,据此可分为:起源于右室流出道(偶可起源于左室流出道)的特发性室速和左室特发性室速。

药物治疗可分为:

发作时的治疗:对起源于右室流出道的特发性室速可选用维拉帕米、普罗帕酮、β 受体阻滞剂、腺苷或利多卡因;对左室特发性室速,首选维拉帕米静注。

预防复发的治疗:对右室流出道室速,β 受体阻滞剂的有效率为 25%～50%,维拉帕米和地尔硫卓的有效率为 20%～30%,β 受体阻滞剂和钙拮抗剂合用可增强疗效。如果无效,可换用 I c 类(如普罗帕酮、氟卡尼)或 I a 类(如普鲁卡因胺、奎尼丁)药物,其有效率为 25%～59%,胺碘酮和索他洛尔的有效率为 50% 左右。对左室特发性室速,可选用维拉帕米 160～320 mg/d。特发性室速可用射频消融根治,成功率很高。

（2）有器质性心脏病：非持续性和持续性室速均治疗。根据病史、心功、室早复杂程度分层，首先治疗原发病，控制促发因素，β阻滞剂首选。

伴有器质性心脏病的室早，多形、成对、成串＋EF降低患者预后差。

室速治疗：终止发作、预防复发。

终止急性发作：药物有利多卡因、胺碘酮。

电复律：同步电复律，药物无效或病人出现明显血流动力学障碍者非同步电复律。

洋地黄中毒所致室速：不宜用电复律，可用苯妥因钠、利多卡因。

特发性室速：可选用维拉帕米或β阻滞剂静脉注射预防复发。

ICD：排除急性心梗、电解质紊乱药物等可造成一过性因素，ICD作为首选，其明显降低总死亡率和心律失常猝死，疗效明显优于胺碘酮等药物。若无条件安置ICD，应首选胺碘酮，次选β阻滞剂。同时积极寻找及治疗诱发与维持室速的各种可逆病变，如缺血、低血压、低血钾、心衰。

3）血流动力学稳定的宽QRS心动过速

（1）首先需要明确诊断：病史、12导联心电图、食管心电图。

（2）若肯定为室速，利多卡因虽可应用，但应放在胺碘酮或索他洛尔之后。肯定为室上速并伴差异性传导，可用腺苷。

（3）在无法明确诊断时可经验性地使用胺碘酮，有心功能损害时只可使用胺碘酮。

4）血流动力学稳定的单形室速

（1）可首先进行药物治疗。

（2）应用的药物为静脉胺碘酮和β阻滞剂。

（3）利多卡因终止室速相对疗效不好。

（4）有心功能不好的病人首先考虑胺碘酮。

（5）可以使用电转复。

5）多形性室速

多形性室速常见于器质性心脏病。尖端扭转型室速（Torsade de Pointes，TdP）心电图表现见图7.14。

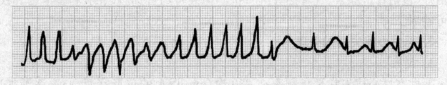

图7.14　尖端扭转型室速心电图表现

一般血流动力学不稳定,可蜕变为室颤。血流动力学不稳定者应按室颤处理;血流动力学稳定者应鉴别有无 QT 延长,见图 7.15。

伴 QT 延长的扭转性室速:分先天性及后天获得性。

(1) 先天性——基因异常:避免使用延长 QT 药物;可用 β 受体阻滞剂能耐受的最大剂量;心脏起搏;对于发生过心脏骤停的幸存者宜安置 ICD;对已使用足量 β 受体阻滞剂仍有晕厥发作者,可考虑行左侧第 4~5 交感神经结切除术。

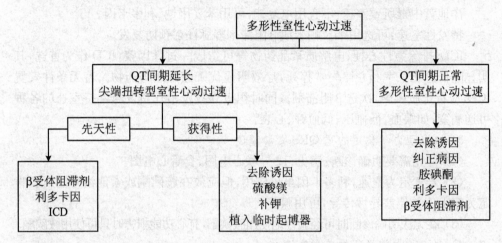

图 7.15 多形性室性心动过速处理流程

(2) 后天获得性——低钾、低镁、药物引起:停止使用可致 QT 延长的药物;纠正电解质紊乱;静脉注射镁剂;临时起搏;异丙肾上腺素;利多卡因。

6) 不伴 QT 延长的多形性室速

病因治疗,缺血者可使用 β 阻滞剂、利多卡因,其他情况可用胺碘酮、利多卡因、β 阻滞剂。

7) 室颤/无脉搏的室速

首先进行除颤;不能转复或无法维持稳定灌注节律者可加用应按治疗程序进行治疗(包括肾上腺素、气管插管等);抗心律失常药首选胺碘酮,利多卡因和镁剂也可使用。

2. 恶性心律失常的处理

1) 定义

恶性室性心律失常是指频率在 230 次/min 以上的单形室速;心率逐渐加速,有发展成室扑或室颤趋势的室速;室速伴血液动力学紊乱,出现休克或心衰;多形性室速,发作时伴有晕厥;特发性室扑或室颤。

2) 严重心律失常——恶性室性心律失常

恶性室性心律失常的病因分器质性心脏病和无器质性心脏病两类。

(1) 器质性心脏病:①冠心病,心肌梗死;②非缺血性心肌病;③扩张型心肌病;④致心律失常性右室心肌病;⑤心肌炎;⑥瓣膜病。

(2) 无器质性心脏病:①LQTS;②Brugada 综合征;③特发性室速;④行发性心室扑动或(和)心室颤动等。

3) 恶性心律失常的治疗对策

积极治疗基础心脏病(心肌梗死最常见),纠正和预防诱发或触发因素;尽快终止心律失常发作,建立稳定的窦性心律和稳定的血流动力学状态;积极持久的药物和非药物干预,防止心律失常再发。

(1) 室速和室颤发作时的干预对策之一:血流动力学不稳定——直流电复律;血流动力学稳定——首选静脉应用胺碘酮。首剂负荷量:3 mg/kg(10 min);若无效——10 min 后——1.5~3.0 mg/kg(总量 9 mg/kg);有效 1.0~1.5 mg/min,6~12 h 后,再以 0.5~0.75 mg/min 维持维持,时间<4~5 d。

(2) 室速和室颤发作时的干预对策之二:恶性室性心律失常发作时的二线药物——普鲁卡因胺、溴苄胺(国内应用经验很少);国内常用药物——利多卡因(冲击量 50~100 mg,继以 1~4 mg/min 静滴)。

抗心动过速起搏(操作不当易致室颤);注意纠正电解质(特别是低血钾、低血镁)和代谢紊乱。

·恶性心律失常的一级预防:目前无"金标准",通常联合使用 Holter、LVEF、信号叠加心电图、心率变异性、压力反射敏感性、QT 离散度及 T 波交替等指标综合判断;Ⅰ 类抗心律失常药物不改善患者预后,对 LVEF 降低的 MI 患者还有潜在危险(CAST 试验);目前首选药物:β 阻滞剂、胺碘酮。

·恶性心律失常的二级预防:主要针对恶性室性心律失常心脏性猝死复苏后的存活患者,ICD 对心脏性猝死的预防效果已被公认;目前的趋势是:ICD ＋ AAD(胺碘酮最为常用);胺碘酮和 β 阻滞剂合用降低死亡率的效果优于单用(EMIAT 试验、CAMIAT 试验。

·伴极短联律间期的多形性室速的处理:

(1) 通常无明确诱发因素,反复发作多形性室速或尖端扭转型室速(TdP)。

(2) 常由短联律间期(<300 ms)的室早触发。

(3) 基础心律中 T 波、U 波形态及 QT 间期均正常。

(4) 通常电刺激不能诱发室速。

(5) 多数无器质性心脏病证据。

（6）静注异搏定多能终止发作，且口服预防发作有效。

（7）其他药物：可试用静脉胺碘酮或与利多卡因联合。

（8）病情稳定后宜置入 ICD。

·Brugada 综合征的处理：

Brugada 综合征心电图表现见图 7.16。其特点为：

（1）特异性右胸导联（$V_1 \sim V_3$）ST 段抬高，伴或不伴完全性右束支传导阻滞。

（2）部分有家族史患者的基础心电图可以正常，但在静脉注射 Ajmaline、氟卡尼或普鲁卡因胺后出现特征性心电图改变。

（3）心脏结构正常，致命性快速室性心律失常反复发作倾向。

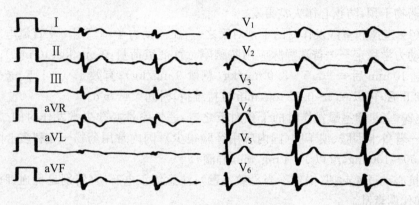

图 7.16　Brugada 综合征心电图表现

处理措施：

（1）目前尚未发现抗心律失常药能够有效预防 Brugada 综合征室颤事件的发生。

（2）置入 ICD 是目前预防猝死的唯一有效措施。

（3）存在可诱导的室速/室颤，考虑置入 ICD，在安置 ICD 后，可试用胺碘酮或（和）β 受体阻滞剂。

（4）有恶性心律失常家族史的无症状患者，无论电生理检查结果如何，亦应考虑置入 ICD。

·特发性室颤的处理：

通常以心脏骤停为首发表现，猝死率高。

（1）基础心电图无异常。

（2）发作常缺乏明显诱因。

（3）起始为室早伴极短联律间期的多形性室速，并很快蜕变成室颤。

（4）AAD 效果差。

（5）ICD 是目前最佳对策。

（6）最近（ESC 2001）Haissagueree 等报道，通过经导管消融的方法可治愈这一类型的室颤，ICD 抗心动过速起搏终止室速；非一过性或可逆原因引起的室颤或室速所致的心脏骤停；自发的持续性室速；原因不明的晕厥，在电生理检查时能诱发有血液动力学显著临床表现的持续性室速或室颤，而药物治疗无效、不能耐受或不可取；伴发于冠心病、陈旧性心肌梗塞和左室功能障碍的非持续性室速，在心电生理检查时可诱发室颤或持续性室速，而不能被一类抗心律失常药物所抑制。

3. 特殊临床情况下快速心律失常的处理

1）急性心梗中心律失常的处理

（1）急性心梗伴室上性快速心律失常：①房早——无特殊治疗。②室上速——维拉帕米、地尔硫卓、美托洛尔、电复律、心房调搏。③房扑、房颤：血流动力学不稳——电复律；血流动力学稳定——减慢心室率，用洋地黄、胺碘酮，不用 Ic 类药物。

（2）急性心梗伴室性快速心律失常治疗：警告性心律失常——末证明预测价值。14 项 9063 例利多卡因研究表明减低室颤发生，不减少总死亡，不主张常规应用预防性治疗。

（3）急性心梗伴室性快速心律失常治疗建议：①室颤、多形室速——非同步电复律。②持续性单形室速伴心绞痛、肺水肿、低血压——同步电复律。③持续性单形室速——利多卡因、胺碘酮。④频发室早、成对——利多卡因。⑤加速性室性自主心律——观察。⑥介入治疗。

不宜把心律失常的抑制作为最终目标，在整体治疗基础上适当用抗心律失常药：①积极的血运重建以及 β 阻滞剂的应用使 VF（出现在 ACS 发生 48 小时之内）的发生率降低。②应用利多卡因进行预防可以减少 ACS 的 VF 发生率，但可导致心动过缓而使死亡率增加，因此目前已经很少采用。③AMI 时使用 β 阻滞剂可预防 VF 的发生，对于适合的病例，应鼓励使用。④低镁血症和低钾血症等电解质紊乱可导致 VF，应积极纠正。⑤最近的一项随机临床研究，AMI 后 LVEF≤40%，并有慢性心衰表现的患者，在传统治疗的基础上加用醛固酮拮抗剂可将 SCD 的风险降低 37%。

2）心衰中心律失常的处理

抗心律失常治疗的基础：抗心衰、原发病、诱因、电解质紊乱。

（1）急性心衰除病因及一般处理外，抗心律失常药物应该使用胺碘酮。

（2）心衰患者无症状 NSVT 发生率为 30%～80%。不应对无症状的非持续性室速进行抗心律失常治疗。若有症状,可使用胺碘酮。

（3）心衰患者 50％为猝死,主要与快速室性心律失常有关。经验治疗和一些临床试验不支持抗心律失常药物可改善生存。

（4）CRT 可以改善生存,但是否可减少猝死仍然有争议。

建议植入 ICD Ⅰ类指征:①对 LVEF≤40％,有室颤或血流动力学不稳定的室速或室速伴晕厥病史,正服用最佳药物治疗,预期寿命＞1 年的患者,ICD 可以二级预防猝死。②对心梗 40 天以后,LVEF≤30％～40％,NYHA Ⅱ或Ⅲ级,正服用最佳药物治疗,预期寿命＞1 年的患者,ICD 可以预防猝死,减少总死亡率。③对 LVEF≤30％～35％,NYHA Ⅱ或Ⅲ级,正服用最佳药物治疗,预期寿命＞1 年的患者,ICD 可以预防猝死,减少总死亡率。④对接受其他最佳治疗的心衰患者,胺碘酮和（或）β 阻滞剂推荐作为 ICD 治疗之外的选择,治疗有症状的室速（持续性和非持续性）。⑤当电转复和（或）纠正可逆性原因不能终止血流动力学不稳定的室性或室上性心动过速或不能预防复发时,有应用胺碘酮的指证。

3）伴有心衰的房颤治疗

尽可能使房颤转复——胺碘酮;房颤在心衰中大于 20％,房颤在心衰脑卒中发生率 16％/年,需抗凝治疗。

4）心衰室性心律失常的治疗

无症状室速——不用药;室颤、血流动力学不稳的室速——电复律;血流动力学稳定的室速,首选胺碘酮,次选利多卡因,无效者——电复律;室速药物治疗:胺碘酮、β 阻滞剂;心源性猝死的抗心律失常治疗——ICD。

（三）室速/室颤风暴

1. 概述

室速风暴是指 24 h 内自发的 VT/室颤≥2 次,并需要紧急治疗的临床征候群。患者表现为反复发作性晕厥,可伴交感神经兴奋性增高的表现,如血压增高、呼吸加快、心率加速、焦虑等。心电监测记录到反复发作的室速/室颤。室速风暴可见于各种类型的室速和室颤。

2. 诊治建议

（1）纠正诱因,加强病因治疗。病因治疗是及时终止和预防室速风暴再发的基础,如急性心肌梗死患者伴室速风暴,及时再灌注治疗是控制心律失常的基础,必要时应考虑行主动脉内球囊反搏。

（2）电复律:在室速风暴发作期,必须尽快对每一次有血流动力学障碍的室颤/室速发作进行电复律,其中对于室颤、无脉搏型室速、多形性室速等患者更为重要。

（3）抗心律失常药物：首选胺碘酮。室速风暴时，胺碘酮可终止心律失常发作，更重要的是预防复发。

（4）β受体阻滞剂：在抗心律失常药的基础上联合使用β受体阻滞剂可发挥协同作用。

（5）抗心律失常药物联合治疗：可以联合使用胺碘酮和利多卡因。每种药物的剂量可按单独使用时应用。在心律失常控制后，首先减利多卡因，胺碘酮可逐渐过渡到口服治疗。

（6）对持续单形室速，频率＜180次/min且血流动力学相对稳定者，可置入心室临时起搏电极，在发作时进行快速刺激终止。

（7）应给予镇静，应用抗焦虑等药物，必要时行冬眠疗法。

（8）若患者已安装ICD，调整ICD的参数，以便能更好地识别和终止心律失常发作。必要时评价射频消融的可能性。

（四）缓慢性心律失常

1. 概述

缓慢性心律失常是指窦性心动过缓、房室交界性逸搏心律、心室自主心律、传导阻滞（包括窦房传导阻滞、心房内传导阻滞、房室传导阻滞、心室内传导阻滞）等以心率减慢为特征的疾病。轻度的心动过缓可以没有症状，或仅有轻微症状。严重的心动过缓可造成低血压、心绞痛、心衰加重、晕厥前兆或晕厥等，需要紧急处理。主要常见的可造成血流动力学障碍的情况包括严重的窦性心动过缓、窦性停搏、窦房阻滞、快慢综合征、Ⅱ度或Ⅲ度房室阻滞、心脏停搏与电机械分离等。

2. 诊治建议

（1）若心动过缓造成血流动力学障碍，如低血压、心绞痛、心衰加重、晕厥前兆或晕厥等，需要紧急处理。

（2）无灌注的缓慢性心律失常（如心室停搏或无脉性电活动）往往是疾病终末期的表现，可造成心脏骤停，应实施心肺复苏。

（3）药物治疗：首选阿托品，起始剂量为0.5 mg静脉注射，必要时重复，总量不超过3.0 mg。二线药物包括肾上腺素、异丙肾上腺素和多巴胺。肾上腺素在阿托品或起搏无效时可以使用，起始剂量为$2\sim10$ μg/(kg·min)，根据反应调整剂量；异丙肾上腺素，$2\sim10$ μg/(kg·min)静脉输注，根据心率和心律反应调速；多巴胺$2\sim10$ μg/(kg·min)，可以单独使用，也可以和肾上腺素联合使用。

（4）起搏治疗：对有血流动力学障碍，但仍有脉搏的心动过缓，应尽早实行起搏治疗。起搏方法有经食管电极起搏、经皮起搏、经静脉起搏等方法。

（5）积极寻找并治疗可逆性诱因，包括肺栓塞、急性下壁心肌梗死、心肌炎、低血容量、低氧、心包填塞、张力性气胸、酸中毒、药物过量、体温过低和高钾血症等。

（五）心脏性猝死

心脏性猝死是最常见、最凶险的死因，是一种突然发生的因心脏原因的死亡。其特点是快，症状发生后 1 小时之内，自然的，出乎意料。

处理：快速室性心律失常——电复律；心动过缓——临时起搏；心肺复苏加抗心律失常药物，首选胺碘酮 300 mg 静滴，处理诱因、ICD、永久起搏器治疗。

第八节　抗心律失常药物的临床应用

一、概述

心律失常十分常见，可发生在健康人群中，更常发生在有器质性心脏病和充血性心衰患者中，大部分心脏性猝死是心律失常，尤其是室性快速心律失常引起的。美国心脏性猝死 30 万人/年。我国冠心病发病率相对较低，但人口总数大，估计心脏性猝死发生率数字至少不低于美国。

心律失常的治疗策略主要包括两个方面：药物治疗及非药物治疗。二者均取得了长足的发展，但是用抗心律失常药物治疗来预防心脏性猝死的结果是令人失望的，有对照试验显示：对有器质性心脏病或心衰患者，应用 I 类抗心律失常药物增加病死率。

近二十年来，心律失常治疗方面的最大发展是导管消融技术的广泛开展和 ICD 的临床应用。RFCA 术治疗房室折返室上性心动过速成功率高。国内外学者报道均在 95% 以上。ICD 植入作为心脏性猝死的二级预防甚至一级预防的效果，明显优于药物治疗组。ICD 治疗已成为预防心脏性猝死的第一选择。

与心律失常的非药物治疗的辉煌相比，药物治疗逊色许多，但在临床实践中，尤其在发展中国家，包括我国，心律失常的药物治疗仍有其地位。主要由于：①我国用来支付医疗费用的预算有限，医保尚待完善。②ICD 价格昂贵，许多患者难以承受。③RFCA 术需要完善设备和专业医护人员，基层医院很难推广。④药物治疗一次性投资小，使用方便，这是药物治疗的一大优势。

二、抗心律失常药物（ADD）分类

（1）Vanghan Williams 分类。

（2）西西里岛分类。

当今国内外仍然沿用 1971 年 Vaughan Williams 提出的，后经 Harrision 修改的分类方法，抗心律失常药物分为四类，见表 7.7。

表 7.7　抗心律失常药物分类

Ⅰ类阻滞快纳通道	Ⅰa奎尼丁	房早,室早,AF,Af,WPW,VT房室结内折返性心动过速	胃肠道反应视听觉障碍,血小板减少,TdP,晕厥,低血压,维持窦律时死亡率高
	Ⅰb利多卡因慢心律	AMI 或室速,VF 复苏后防止复发室性心律失常	神态改变:意识模糊、谵妄、昏迷,感觉异常恶心、呕吐、运动失调、低血压、心动过缓
	Ⅰc心律平	各种类型室上速、室早、难治性致命性室速	胃肠道反应,视力模糊,眩晕,味觉障碍,致支气管痉挛,致心律失常室内传导障碍,负性肌力
Ⅱ类阻滞β-肾上腺素能受体	美托洛尔	AF Af 时减慢心室率	加剧哮喘,间歇性跛行
	比索洛尔	房室结内折返性心动过速、洋地黄中毒引起的心动过速、室早、长 QT 间期综合征、AMI 后	糖尿病患者可致低血糖、乏力、低血压、心动过缓、心衰
Ⅲ类钾通道阻滞剂延长心肌细胞动作电位时程	胺碘酮	各种室上性与室性快速心律失常,WPW,肥厚性心肌病,AMI 后室性心律失常,复苏后预防室性心律失常复发	肺纤维化、转氨酶升高光敏、角膜色素沉着胃肠道反应,甲亢,甲减,心动过缓,偶发 TdP
Ⅳ类钙通道阻滞剂	维拉帕米地尔硫卓	各种折返性室上性心动过速,WPW,利用房室结作为通道的房室折返性心动过速,Af AF减慢心室率,特发性室速	偶有肝毒性,增加地高辛浓度,可引起低血压,心动过缓,AVB,心博停顿,禁用:严重心衰、Ⅱ～Ⅲ度AVB,SSS心源性休克及其他低血压状态

三、抗心律失常药物的再评价

评价抗心律失常药物的标准,主要看应用后是否达到预期的目的,而治疗心律失常的目的为缓解症状、改善生活质量、预防因心律失常发生的死亡、延长生存期。

目前临床上有多种抗心律失常药物,在此仅对每一类药物做一总的评价,或对代表性药物进行重点介绍。

(一) Ⅰ类抗心律失常药物

1. 现代治疗观点

(1) Ⅰa 类可用于治疗和预防快速心律失常,但预防房扑耐受性不如胺碘酮好。也可抑制室性心律失常,对于器质性心脏病患者禁忌使用,因为致心律失常危险增高,因此,只作为二线或三线药用来对 Af 和其他性快速心律失常长期治疗。

(2) Ⅰa 类可导致 QT 间期延长,可能导致 TdP。

(3) Ⅰb 类药:不建议作 AMI 时预防性应用利多卡因。对血流动力学稳定的宽 QRS 心动过速,在使用利多卡因之前,先用胺碘酮,慢心律已不被广泛应用。

(4) Ⅰc 类药:可治疗房速、AF、Af。一般不用来治疗有器质性心脏病患者的房性或室性快速心律失常。临床试验显示:对室性心律失常患者,Ⅰc 类药增加发生致命的猝死心血管事件的危险,一般发生在 CHD。在急性心肌缺血或 AMI 后,Ⅰc 类药增加室性心律失常危险。

2. 评价

(1) 单独应用Ⅰ类药物治疗心律失常,可使病死率增加。

(2) Ⅰ类药物的近期疗效还是好的,但长期应用会增加病死率。

(3) Ⅰ类药物加 β 受体阻滞剂,可降低病死率。

(4) 心衰并心律失常患者,应用奎尼丁后,也可使病死率增加。

(5) 国外认为:Ⅰ类药物是魔鬼,尽量不用或慎用。

(二)Ⅱ类抗心律失常药物

1. 现代治疗观点

有内在活性的 β 受体阻滞剂疗效差,尽量少用。$β_1$ 受体选择性强的阻滞剂(美多心安等),抗心律失常疗效差。非选择性且无内在活性的 β 受体阻滞剂(卡维地洛、心得安),抗心律失常疗效好。

2. 评价

心衰伴心律失常患者,应用 β 受体阻滞剂好,可使病死率降低。心衰伴心律失常患者,应用 β 受体阻滞剂加 ACEI,可改善预后。无心衰的心律失常患者,应用 β 受体阻滞剂,疗效差。心衰而无心律失常患者,应用卡维地洛,可使病死率降低。高血压合并持续性 Af 复律后,服用 β 受体阻滞剂后 1 个月内复发率最低,对复律后维持窦性心律效果比特发性 Af 好。

(三)Ⅲ类抗心律失常药物

1. Ⅲ类药物应用的现状

(1) Ⅲ类药物加 ICD 联用日趋增多,可减少 ICD 放电频率。

(2) Ⅲ类药物越来越多地用于预防 Af 和 AF 的发生。

(3) Ⅲ类药物用于心脏手术后阵发性室上速的发生具有重要作用。

(4) 静注胺碘酮治疗不稳定性窦性心律失常有疗效。

(5) 静注胺碘酮抢救心脏骤停正在研究中。

2. Ⅲ类药物应用

Ⅲ类药物适宜以下病人应用：

（1）频发或反复室早患者。

（2）左室功能损害患者。

（3）具有上述两类特征患者。

（4）Af、AF 患者。

Ⅲ类药物中最主要的，也是当前应用最广泛的是胺碘酮，它是强效、长效、广谱抗心律失常药物。胺碘酮是目前广为推荐静脉使用终止室性心律失常的药物。

胺碘酮作用特点：是 K^+、Na^+ Ca^+ 通道阻滞剂，是 β、α 受体阻滞剂。QT 间期延长程度小，基本无促心律失常作用，也无负性肌力作用，因此广用于 AMI、心衰中终止 VT/VF。

胺碘酮药动学特点：吸收慢，半衰期长（60 余天），排泄慢，作用持久，高度脂溶性，主要经肝脏代谢，几乎不经肾脏清除。

静注胺碘酮有效剂量范围广，首次 150 mg/10 min（v）（v：静脉注射），若 VT 不终止，隔 5～10 min 可重复 150 mg，室速终止后静滴，1 mg/min 维持 6 h，再改用 0.5 mg/min 维持，24 h 总量＜2 000 mg。

3. Ⅲ类抗心律失常药物现代治疗观点

1985 年，美国 FDA 准许胺碘酮治疗危及生命的室性心律失常。CASCADE 试验确立了胺碘酮用于心脏性猝死的二级预防。EMIAT（欧洲 AMI 胺碘酮试验）和加拿大胺碘酮 AMI 心律失常试验（CAMIAT）评定了在左室功能不良或有频发室早 AMI 患者，胺碘酮对心脏性猝死的一级预防上有功效。胺碘酮对室颤复苏和心脏性死亡显著减少，2000 年《心肺复苏指南》将胺碘酮列为除颤无效的 VF 患者首选改善电治疗药物，位于利多卡因之前。院外心脏骤停患者在急诊室静脉应用胺碘酮比利多卡因存活率改善。在 Af 患者应用胺碘酮对维持窦性心律有效。心脏外科手术前口服和手术刚开始静脉应用胺碘酮可减少术后 Af 发生率（10%～65%）。

4. Ⅲ类抗心律失常药物评价

Ⅲ类抗心律失常药物用于心律失常治疗，可使得病死率下降，尤其是当 HR≥90 bpm 时，可明显降低病死率；当 HR＜90 bpm 时，病死率下降不明显。可用于高危心梗或心衰合并心律失常患者，用药 2 年，可使总病死率下降 13%，使心律失常病死率下降 1/3。胺碘酮＋β 受体阻滞剂联合用药：EMIAT 及 CAMIAT 显示，应用预防量的胺碘酮＋β 受体阻滞剂，可明显降低心梗后高危人群的心梗性死亡的危险性；降低心律失常性心脏病死亡的危险性及降低复苏后心脏停跳的危险性，虽然两药可引起心动过缓,但病人能耐受。

胺碘酮用于非缺血性(DCM)心肌病,可降低心律失常病死率,使猝死率下降29%,使总病死率下降3%。

胺碘酮的副作用:总的来说是安全的,尤其有器质性心脏病心力衰竭,当应用其他抗心律失常药有疑虑时,胺碘酮不失为一个有效的抗 Af、抗 VT/VF 的药物,它的促心律失常、负性肌力作用均低于其他抗心律失常药。但远期应用心外不良反应表现突出,表现在肺、甲状腺、肝、神经、皮肤等方面。因此胺碘酮选用时需严格指证和定期随访。胺碘酮的不良反应见表7.8。

表 7.8　胺碘酮的不良反应

不良反应靶器官	发生率(%)	诊断	处理
肺	1～20	咳嗽 X 线:局限性或弥漫性浸润 CO 弥散功能降低	一般需停药 糖皮质激素
胃肠	30	恶心、食欲下降、便秘	减量症状可缓解
肝	15～50	天冬氨酸转氨酶和丙氨酸转氨酶升高正常 2 倍	排除其他原因 停药、观察
甲状腺	1～22	甲减	甲状腺素
	<3	甲亢	糖皮质激素 丙基硫氧嘧啶或他巴唑 甲状腺切除
皮肤	<10	呈蓝色改变	解释 避光
	25～75	光敏感	避光
神经	3～30	共济失调,感觉异常 末梢神经炎,记忆力下降	一般与剂量有关,减量后可减轻或消除症状
眼	<1	视神经炎	停药
心脏	5	心动过缓 AVB	减量或停药,起搏器
	<1	致心律失常	停药
生殖	<1	附睾炎	可自行缓解

5. 静脉应用胺碘酮注意事项

(1) 需在严密心电监护下应用。

(2) 剂量要准确,尽量用输液泵。

（3）胺碘酮溶液为酸性，最好不用 GS，而用 NS 配置。

（4）避免静脉炎，最好选中心静脉。

（5）负荷量不宜过快，以免低血压。

（6）每日记录总量，静脉应用每日至少做一次 EKG，记录 HR、PR、QRS、QT 参数。

6. 口服胺碘酮注意事项

（1）注意随访，最好每月一次。

（2）随访中除常规检查外，还应定期做 EKG，每半年查甲状腺功能、肝功能，每年摄胸片，必要时行 DCG。

（3）随访中询问有关咳嗽、呼吸困难、肺部听诊中注意有无爆裂音，以便及早发现肺纤维化。

（4）口服用药后 QT 延长是药物效应表现，一般不需停药。

（5）只有发生低钾时，与其他延长 QT 药物协同时，才可能产生 TdP。

7. TdP 处理

（1）5％GS 40 ml＋25％ $MgSO_4$ 20 ml（v）（v：静脉注射），然后以 8 mg/min（vgtt）（vgtt：静脉滴注）。

（2）Ⅰa 类或Ⅲ类药可使 QT 延长，不宜使用。

（3）心室率慢诱发 TdP 者，可临时起博。起博前可试用异丙肾或阿托品。

（4）先天性长 QT 者用 β 受体阻滞剂。

（四）钙通道阻滞剂

1. Ⅳ类抗心律失常药物评价

在钙通道阻滞剂中，唯一对心律失常有益的是异搏定，其他均增加病死率，尤其长期应用时，异搏定应用于快速型心律失常，有效率高，且能降低病死率。

2. 异搏定适应证

室上速：转复成功率 60％～90％。

AVNRT（房室结性室上速）：可终止发作。

AVRT（房室性室上速）：可终止或预防发作。

SANRT（窦房结性）：转复有效。

房早：一般无效。

室速：特发性室速，十分有效；触发活动多形性室速，十分有效；继发于 AMI 自主性室速，有效。

四、抗心律失常药物在临床应用中的某些具体问题

心脏骤停复苏后病人，在维持窦性心律时，不宜使用钙拮抗剂，因该药可阻止窦性心律重建。

（一）对 CHD 病人抗良性心律失常药物应用

（1）缺血性心脏病＋室早，不需抗心律失常药物治疗。

（2）心绞痛＋频发室早，不必抗心律失常药物治疗，也可试用 β 受体阻滞剂。

（3）缺血性心脏病＋严重心律失常，应用 β 受体阻滞剂较好，也可用胺碘酮，或 β 受体阻滞剂＋胺碘酮更好。

（二）Af 的用药问题

（1）Ⅰ类药物须谨慎，可增加死亡率。

（2）Ⅱ类及Ⅳ类抗心律失常药疗效不佳。

（3）Ⅲ类药物（胺碘酮）小量应用安全有效。

（三）Af 的药物治疗

1. Af 的心室率控制

（1）满意的心室率控制，休息时 60～80 次/min，中度活动后 90～115 次/min。

（2）心室率控制首选 β 受体阻滞剂、维拉帕米及洋地黄。

（3）上述药物无效可选用胺磺酮或非药物治疗。

（4）β 受体阻滞剂、维拉帕米对年轻人有效，β 受体阻滞剂、维拉帕米还可同时增强抗心律失常药物效果。

（5）对于高血压病缺血性心脏病者使用 β 受体阻滞剂，而心功能不全的患者首选洋地黄。

2. 药物转复房颤

（1）转复窦律最有效的口服药为Ⅰ类 AAD，尤其是普罗帕酮平均 4 小时内转复窦律成功率达 70%～80%。

（2）口服胺碘酮负荷量 4～6 周后，转复窦律成功率可达 25%。

（3）急性房颤（小于 48 h）转律，胺碘酮与Ⅰc 类比较，静注胺碘酮与Ⅰc 类转复率相似，但早期（1 h 内）Ⅰc 类高于胺碘酮，而 24 h 后转复率胺碘酮略优Ⅰc 类。

3. 维持窦性心率

（1）对于阵发性或持续性 Af，转复后若无抗心律失常药物干预只有 25%患者一年后维持窦律，即使服用抗心律失常药物，也只有半数可维持窦性心率。

（2）无器质性心脏病者，Ⅰc 类最安全，有心衰者，AM 最好，对 Af 伴心衰者首选地高辛。

4. 起搏器患者 AAD 的选择

（1）由于Ⅰc 类能明显提高起搏阈值，尽可能应用起搏阈值小的Ⅱ、Ⅲ、Ⅳ类 AAD，若必须用Ⅰc 类，避免大剂量使用。

（2）用药期间心电监护,合理设置起搏器能量,尽量选择输出能量高的起搏器。

5. AM 的治疗房颤进展

（1）临床研究表明,AM 与 β 受体阻滞剂合用,心律失常及猝死危险性较单用明显下降。

（2）AM 与 ARB 合用,可使窦性心率明显升高,未发 Af 者生存率明显高于复发者。

（3）心脏手术后,Af 发生率 10％～65％,多发生于术后 2～3 天,在手术前后用 AM 预防取得疗效。

6. 胺碘酮在 Af 中的应用指证

（1）Af＋LVEF＜0.3。

（2）Af＋心衰。

（3）Af＋CHD。

（4）Af＋DCM 或肥厚室心肌病。

在以上指证中（左室 CO 下降,HF,有器室性心脏病）,一旦发生 Af,应用胺碘酮是安全有效的。Af 转复后,窦律维持。胺碘酮维持窦律好,特别是有心衰者。

心脏外科手术,预防 Af 发生:选用胺碘酮好,既安全又有效,Ⅰ类不宜应用,异搏定、β 受体阻滞剂是无效的。

（四）胺碘酮可以作为某些特殊情况下的治疗选择

（1）胺碘酮加 β 受体阻滞剂可能使生存改善。

（2）胺碘酮、索他洛尔可以减少 ICD 放电。

（3）伴有室性快速心律失常,没有达到安装 ICD 标准的患者,β 受体阻滞剂是一线治疗药物,如果达到最大治疗剂量还是无效,在监测副作用的情况下试用胺碘酮或索他洛尔。

（五）安装了 ICD,近期反复出现室速或室颤,频繁 ICD 电击的患者

（1）需要加用抗心律失常药物和（或）导管消融治疗。

（2）索他洛尔可以抑制房性和室性心律失常,严重的左室功能减退和明显的心力衰竭的患者应该避免使用。

（3）β 受体阻滞剂联合胺碘酮可作为选择之一,胺碘酮联合 β 受体阻滞剂比索他洛尔更适于作为电风暴一线治疗。

（六）安装了 ICD,阵发性或持续性伴快室率的房颤,ICD 误放电的患者

（1）β 受体阻滞剂和（或）钙通道拮抗剂。

（2）如果其他治疗有禁忌、不能耐受或无效，可以应用胺碘酮控制心室率。

（3）药物治疗无效时可能需要消融治疗。

（七）决奈达隆——新抗心律失常药物可降低心房颤动患者死亡率

决奈达隆是胺碘酮（已经确定并且被推荐的心房颤动治疗药物）的衍生物，属于正在发展中的离子通道阻断剂，该药为与胺碘酮类似的抗心律失常药物，但是其对个别离子通道产生的作用又不同于胺碘酮。

（1）决奈达隆（dronedarone）可以减少患有心房颤动患者中由心血管疾病造成的住院治疗以及死亡的发生率。

（2）决奈达隆可以使患者中的死亡风险或者由心血管原因造成的住院风险降低36%。

（3）决奈达隆可以显著减少患有阵发性或持续性心房颤动患者中心律失常的复发。

因此，决奈达隆在对没有严重心衰的阵发性或持续性心房颤动患者的房性心律失常治疗中起到了重要作用。

（八）我国当前应用抗心律失常药物（AAD）的观点

Ⅰ类抗心律失常药物，不能用于室性心律失常远期预防，在国内限制使用，尽量减少应用几率；有效地用于预防 VT/VF 的药物，仅有 AM 及 β 受体阻滞剂。Ⅱ类抗心律失常药物，β 受体阻滞剂可用于远期防治，猝死率有所降低。Ⅲ类心律失常药物，即胺碘酮提示可降低心律失常死亡，但对总体死亡率影响不大，只用于二级预防。它在远期预防猝死效果不及 ICD，不能植入 ICD 者，可作为替代治疗。

因此在 VT/VF 防治中，β 受体阻滞剂为常规用药，至于抗心律失常药物药，有循证依据仅有胺碘酮，也许 ICD＋β 受体阻滞剂，必要时配合胺碘酮是目前 VT/VF 猝死防治最佳措施。消融治疗可治愈部分室速，但需严格选择病例，技术有待改进；镁钾盐在低钾引起的 LQTS 中终止 TdP 才有效，其他药物在国内尚无用于终止 VT/VF 发作的经验。

终止室速、室颤药物有限：胺碘酮为首选，利多卡因还可以用，心律平应有限制应用。

五、抗心律失常药物应用的发展趋势

抗心律失常药＋非药物协同应用，如 AAD＋ICD，RFCA＋ICD＋胺碘酮等，其理由是：一起应用，可降低除颤阈，提高致颤阈；降低心动过速频率，增加 ATP 效应，减少发作次数；可增加药物有效作用而减少副作用；非抗心律失常药物的应用，ASA 与华法令应用可分别使死亡率下降 24% 及 3%，因此在抗心律失常治疗中，应配合应用这两种药。

AAD应用意义：AAD可以避免或减少ICD放电；用非药物治疗方法尚无可靠的治愈结果之前，仍需AAD；维持窦性心律，可改善患者的生活质量，仅有心室率控制是不够满意的，AAD仍有需要。受需要AAD的驱动，Ⅲ类药物研究开发将继续进行，已有新的AAD，如多菲赖特、伊布利特。

六、一种新型的抗心律失常药———伊布利特

伊布利特(Ibutilide)是一种新近推出的Ⅲ类抗心律失常药物，但其作用机制与其他的Ⅲ类抗心律失常药不同，它既是一种肾上腺素受体拮抗剂的同系物，又是一种甲基磺胺类化合物。此药仅供静脉注射，主要用于快速转复心房颤动/心房扑动。1995年12月，美国食品及药物管理局(FDA)已批准其应用于临床。

药理作用为抑制K^+外流(Ikr)和激活慢钠内流，为当前转复房颤/房扑最有效的药物。对心功能无抑制作用，故可用于器质性心脏病和心功能不全患者，目前尚无口服制剂。

(一) 伊布利特适应证

(1) 主要用于转复持续性房扑/房颤，对房扑的有效率高于房颤。

(2) 一些随机临床试验显示，小于90天的房扑、房颤，伊布利特的转复率分别为70％、50％和50％、30％，疗效高于索他洛尔、普罗帕酮，不亚于胺碘酮。大于90天疗效不确定。

(3) 经Ⅰ、Ⅲ类抗心律失常药物治疗的患者需停药5个半衰期。

(4) $W > 60 \text{ kg}$。

(5) 伊布利特可增高电转复的成功率。

(6) 服用胺碘酮者使用伊布利特仍然有效，且不增高TdP发生率。

(二) 伊布利特禁忌证

(1) AMI、UA。

(2) 心功能Ⅲ级以上。

(3) SSS或Ⅱ级以上AVB。

(4) 有TdP病史。

(5) $SBP < 90 \text{ mmHg}$ 或 $SBP > 180 \text{ mmHg}$。

(6) $DBP < 50 \text{ mmHg}$ 或 $DBP > 110 \text{ mmHg}$。

(7) 血钾$< 4.0 \text{ mmol/L}$。

(8) $QT \geq 40 \text{ ms}$。

立即停药标准：

(1) 心律失常终止。

(2) 室速。

(3) 或明显 QT 延长,大于 550 ms。

(4) HR<50 次/min。

(5) 严重不良反应。

(6) 监护 4 小时或直到 QT 恢复到基线。

(三) 伊布利特优点

(1) 起效快。

(2) 使房扑、房颤转律,避免电复律。

(3) 是目前用于房扑、房颤快速转律的重要药物。

(4) 也是 FDA 批准用于房扑、房颤治疗的唯一药物。

(5) 可用于首发的房扑、房颤,也可用于慢性房扑、房颤患者。

(四) 伊布利特应用前准备

(1) 纠正低血钾低血镁。

(2) 同时抗凝治疗。

(3) 备除颤器及心内膜起搏。

(4) 准备抗室性心律失常药物。

(5) 检查 EKG,QT<440 ms。

(6) 避免接受其他 QT 延长药物的患者,对已接受 AAD 患者安全性还未确定。

(五) 伊布利特剂量与用药

(1) 规格:10 ml:1 mg/支。

(2) 5%GS 50 ml(0.9%NS)+伊布利特 1 mg 静滴或 0.9%NS 20 ml+伊布利特 1 mg 静推。

(3) W>60 kg 的患者,1 mg 在 10 min 内滴完或推完。如无效,间隔 10 min 后以相同剂量静滴或静推。

(4) W<60 kg 的患者,二次剂量均为 0.01 mg/kg。

(5) 转复起效时间:多数小于 30 min,房颤:(16±9) min,房扑:(23±17) min,剂量大时,可缩短转复时间。

(六) 副作用及防治

1. 心脏副作用

多形性室速(非持续性与持续性):伊布利特最严重的不良反应为多形性室速,发生率 1%~8%,一篇纳入 1543 名患者的 Meta 分析显示,49 例(占患者总数 3.18%)发生阵发性室速(PVT),其中 12 名(占患者总数 0.8%)需要电复律,无一人死亡,但 2001 年一位名叫 Norway 的学者报道了 3 名心力衰竭的患者在复律时发生了尖端扭转性室速,1 人死亡。

(1) 发生时间:1 小时内(很少发生在 2 小时后)。

(2) 发生率:小于 4%(小于 1%需电转复),房扑转复率高于房颤,文献中仅有 1 例死亡。

(3) 易患因素:女性、体重轻、心衰、QTC 延长、心率慢者。

(4) 发生机制:①早后除极,触发因素;②不应期离散。

(5) 治疗:硫酸镁,电转复。

目前看法:①多数为非持续性室速,呈一过性,不需处理;②发生率逐渐下降;③严重心衰,EF 值过低者慎用或不用。

2. 心外副作用

1%,多为消化道症状(恶心等)。

3. 室性心律失常的预防

(1) 选择合适的患者,如血流动力学稳定、电解质正常、既往无尖端扭转性室速病史。

(2) 给药剂量合适。

(3) 用药过程心电监测。

(4) 做好除颤和紧急临时起搏的准备。

4. 其他心血管不良事件

包括室性早搏、低血压、束支阻滞、心动过缓、房性早搏、交界性逸搏、心脏停搏、室上性心动过速、充血性心力衰竭、脑血管事件、房室阻滞、急性肺水肿等,但发生率很低(为 0.06%~2.3%)。

5. 全身非特异反应

包括恶心、呕吐、发热、腹泻、眩晕等。

6. 伊布利特的临床应用

(1) 房颤和房扑复律时首选(Ⅰa)。

(2) 直流电复律强化药物治疗(Ⅱa)。

(3) 围外科手术期的房颤复律(Ⅱa)。

(4) 房颤+WPW(无血流动力学异常)(Ⅰc)。

第九节　急性重症哮喘的急救护理

一、概述

(一) 流行病学特点

支气管哮喘是一种世界范围内严重威胁公众健康的主要慢性呼吸道炎症性疾病。据世界卫生组织报道:"哮喘对人类健康造成的危害和经济负担超过了结核病和艾滋病的总和。"目前全世界有哮喘病人 3 亿人(5％),而且这个数字还在继续增加。由于受多种因素的影响,各地发病率不同。国外有调查报告指出,儿童哮喘发病率为 0.2％～7.4％,成人哮喘发病率为 1.1％～9.9％。我国哮喘发病率为 1％～4％。重症哮喘约占哮喘发病率的 1％,但死亡率达 3.35％～5.28％。随着医学水平的发展,对哮喘也有了新的认识,只要标本兼治,加强对缓解期的管理与治疗,哮喘急性发作的控制率可达 95％以上。

(二) 支气管哮喘及急性重症哮喘的概念

支气管哮喘(简称哮喘),系有多种细胞包括气道的炎性细胞、结构细胞(如嗜酸粒细胞、肥大细胞、T 淋巴细胞、中性粒细胞、平滑肌细胞、气道上皮细胞等)和细胞组分参与的气道慢性炎症性疾病。这种慢性炎症性疾病导致气道高反应,通常出现广泛多变的可逆性气流受限,并引起反复发作性的喘息、气急、胸闷或咳嗽等症状。哮喘典型症状为反复发作的呼气性呼吸困难。

重症哮喘是指哮喘急性发作,一般常规治疗无效,支气管极度痉挛导致严重的呼吸困难,肺功能减退,动脉二氧化碳分压正常或升高,氧分压下降。重度、危重度的临床表现见表 7.9。本病发病后经常规治疗症状不能改善或继续恶化、短时间内进入危急状态,迅速发展为呼吸衰竭而危及生命。有少数患者可能出现突然的(数分钟内)未预料到的气道阻塞加重,甚至因得不到及时有效治疗而在数分钟或数小时内死亡,即"哮喘猝死"。

(三) 支气管哮喘的病情分级

支气管哮喘急性发作期病情严重程度分级列于表 7.9。

表 7.9　支气管哮喘急性发作期病情严重程度分级

临床特点	轻度	中度	重度	危重
气短	步行、上楼时	稍动	休息时	
体位	可平卧	喜坐位	端坐呼吸	

（续）表7.9

临床特点	轻度	中度	重度	危重
讲话方式	连续成句	常有中断	单字	不能讲话
精神状态	较安静	稍烦躁	焦虑、烦躁	嗜睡、意识模糊
出汗	无	有	大汗淋漓	
呼吸频率	轻度增加	增加	>30 次/min	
辅助肌活动及三凹征	无	有	常有	胸腹矛盾运动
哮鸣音	呼气末期	较响亮	响亮,弥漫	减低或无
脉率(次/min)	<100	100～120	>120	>120 或脉搏慢、节律不规则
奇脉	无	有时有	常有	无
用 β_2 受体激动剂后 PEF 占预计值	>80%	60%～80%	<60%	
PaO_2	>80 mmHg	60～80 mmHg	<60 mmHg	
$PaCO_2$	<45 mmHg	≤45 mmHg	>45 mmHg	
SaO_2	>95%	91%～95%	≤90%	

（四）重症哮喘高危因素

重症哮喘的高危因素有：①曾有过气管插管、机械通气和濒死性哮喘病史；②肺功能大幅度快速波动；③夜间症状严重；④需要长期口服激素治疗；⑤需要使用3种以上抗哮喘药物；⑥频繁急诊,1年内住院1次以上,特别是采用大剂量口服激素治疗者；⑦哮喘发作时伴有低氧性抽搐；⑧哮喘呈突然发作；⑨就诊时伴有高碳酸血症（PaO_2>45 mmHg）和呼吸性酸中毒；⑩呼吸控制能力异常。

二、病因与发病机制

（一）哮喘的发病原因及诱因

许多研究表明哮喘与多基因遗传有关,同时受遗传因素和环境因素的双重因素影响。目前认为哮喘是一种多基因遗传疾病,其遗传度为70%～80%。调查资料表明,哮喘患者亲属的患病率高于群体患病率,并且亲缘关系越近,患病率越高；患者病情越严重,其亲属的患病率越高。

环境因素中主要包括：①某些激发因素,如尘螨、花粉、真菌、动物毛屑、二氧化硫、氨气等各种特异和非特异性吸入物；②感染,如细菌、病毒、原虫、寄生虫等；

③食物,如鱼、虾、蟹、蛋、奶等;④药物,如普奈洛尔、阿司匹林、抗生素及各种血制品等;⑤气候因素、运动、妊娠以及胃食管返流等都可能是哮喘的激发因素。

(二) 重症哮喘诱发因素

重症哮喘的诱发因素:①致敏原或其他致喘因素持续存在,使气道变态反应性炎症愈来愈重。②呼吸道感染未控制。③水电解质紊乱或酸中毒,哮喘患者有不同程度的脱水,痰液黏稠,形成难以咳出的痰栓,中小支气管广泛阻塞;严重缺氧使体内酸性代谢产物积累,形成代谢性酸中毒,使气道对多种支气管扩张剂反应性降低。④对 β_2 受体激动剂"失敏"或长期规则应用平喘药后突然停止,致反跳性气道高反应性发生。⑤情绪异常,如紧张、焦虑、恐惧等。⑥激素依赖型者突然停用激素或减量速度过快,出现哮喘症状"反跳"。⑦并发严重基础疾病者。

(三) 哮喘发病机制进展

哮喘的发病机制非常复杂(见图 7.17),变态反应、气道炎症、气道高反应和神经体液因素等及其相互作用被认为与哮喘的发病密切相关。其中气道炎症是哮喘发病的本质,而气道高反应性是哮喘的重要特征。根据变应原(指引起机体免疫反应的一类抗原,即变态反应)吸入后哮喘发生的时间可分为速发性哮喘反应

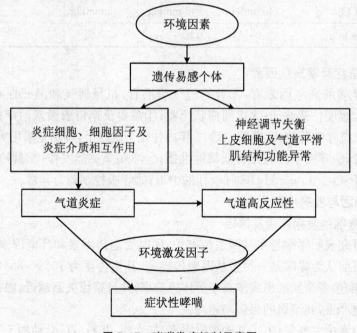

图 7.17 哮喘发病机制示意图

(IAR)、迟发性哮喘反应(LAR)和双相型哮喘反应(DAR)。IAR 在吸入变应原的同时立即发生反应,15~30 min 达到高峰,2 h 后逐渐恢复正常。LAR 约在吸入变应原 6 h 左右发病,持续时间长,症状重,常呈持续性哮喘表现,为气道慢性炎症反应的结果。

三、病情评估

(一) 重症哮喘的临床表现

重症哮喘的临床表现如下:①患者常极度呼吸困难、端坐呼吸伴有精神紧张、烦躁不安、大汗淋漓、脱水、全身衰竭,甚至神志不清及昏迷;②只能发单音词或吐字不清;③心率大于 120 次/min,心律失常或奇脉;④两肺呼吸音减弱,哮鸣音微弱,呼吸频率大于 30 次/min,甚至出现"沉默胸";⑤吸空气时动脉血气分析 $PaO_2<$ 60 mmHg 和(或)$PaCO_2$ 正常(>45 mmHg),$SaO_2<90\%$,有三重酸碱失衡和多脏器功能损害;⑥通气功能检查:PEFR 和 FEV_1 分别低于 60％个人最佳值和 60％预计值。

(二) 与常见急症鉴别诊断

1. 与心源性哮喘鉴别

心源性哮喘常见于左心衰竭,发作时的症状与支气管哮喘相似,需鉴别。后者多见于老年人,多有高血压、冠心病、二尖瓣狭窄或慢性肾炎等病史,发作以夜间阵发多见;症状也为胸闷,呼吸急促且困难,有咳嗽及哮鸣音,严重者有发绀,面色灰暗,冷汗,精神紧张、恐惧,但心源性哮喘除有哮鸣音外,常咳出大量稀薄水样或泡沫状或粉红色泡沫痰,两肺可闻及广泛的湿罗音,左心界扩大,心瓣膜杂音,心尖部可闻及奔马律。如一时难以鉴别,可先用茶碱静脉注射而不用肾上腺素或吗啡,以免危及生命。

2. 慢性阻塞性肺病(COPD)急性发作期鉴别

支气管哮喘与慢性阻塞性肺病急性发作的鉴别见表 7.10。

表 7.10　支气管哮喘与 COPD 的鉴别

	支气管哮喘	COPD
起病年龄	多起病于婴幼儿时期	中老年
病史	发复发作,常有其他过敏疾病性疾病史、家族史	长期吸烟史,冬春季发复咳嗽、咳痰史
发病诱因	接触过敏原、呼吸道感染、运动等	上呼吸道感染,体力活动
起病方式	突然发病	起病缓慢

	支气管哮喘	COPD
发病季节	可有一定的季节性,春夏、夏秋交季多见	冬季加重,夏季可缓解
症状	以喘息、呼吸困难、胸闷为主	以咳嗽、咳痰、气短为主
体征	双肺哮鸣音	干罗音或湿罗音
缓解规律	自行缓解或经治疗缓解,缓解期同正常人	缓解缓慢,缓解期仍有症状
外周血	嗜酸粒细胞增高	加重期白细胞或中性粒细胞增高
痰液	大量嗜酸粒细胞	以嗜中粒细胞为主,可检出致病菌
X线胸片	多属正常,或过度充气	肺纹理加重、肺气肿征象
肺功能	支气管试验阳性,PEFR≥20%	支气管试验阴性,PEFR<15%

3. 支气管肺癌

中央性肺癌由于癌肿压迫或侵犯气管或主支气管,导致支气管管腔狭窄或不完全阻塞,可出现咳嗽、喘鸣、呼吸困难。但肺癌的呼吸困难及喘鸣呈进行性加重,且为吸气性呼吸困难,常无诱因,咳嗽可有血痰,痰中可找到癌细胞。

4. 支气管异物

多有突发性呛咳史,呈吸气性呼吸困难,与哮喘的呼气性呼吸困难不同,应详细询问病史。

四、重症哮喘救治与护理

(一) 脱离变应原和氧疗

1. 脱离变应原

对能找到变应原或其他非特异性刺激因素,应立即使患者脱离变应原。

2. 氧疗

重症哮喘几乎都有低氧血症,所有患者均应该使用可提供 FiO_2(吸入气中的氧浓度分数)40%～60%的面罩,给予高浓度的氧气吸入,维持 SaO_2(动脉氧饱和度)>92%。如需雾化吸入,尽可能用氧气驱动的雾化吸入。

(二) 应用解痉药物

1. β₂ 受体激动剂

β₂ 肾上腺素受体激动剂,简称 β₂ 受体激动剂,具有舒张支气管平滑肌、缓解哮喘症状的作用,且 β₂ 受体激动剂起效快、副作用少,临床作为急性发作的首选药物。它主要通过兴奋气道平滑肌和肥大细胞表面的 β_2 受体，舒张气道平滑肌，减少肥大细胞和嗜碱粒细胞脱颗粒，阻止炎症介质释放，降低微血管通透性，增加上皮细胞纤毛功能，缓解喘息症状。β_2 受体激动剂可分为短效和长效两大类，后者还可分为速效和缓慢起效两种。重症哮喘急性发作时常用短效 β_2 受体激动剂，氧气驱动雾化吸入。临床常用药物有沙丁胺醇（舒喘宁、万托林、全特宁）和特布他林（博利康尼、喘康速）等。部分病例雾化吸入沙丁胺醇，病情未见好转或危重病例无法使用吸入治疗者可给予沙丁胺醇静脉注射，但应注意不良反应。

2. 茶碱类

茶碱类除能抑制磷酸二酯酶，提高平滑肌细胞内 cMAP 浓度外，还能拮抗腺苷受体；刺激肾上腺素分泌，增强呼吸肌的收缩；增强纤毛清除功能和抗炎作用。其不良反应为胃肠道症状、心血管症状（心动过速、心律失常、血压下降）及多尿，偶可兴奋呼吸中枢，严重者可引起抽搐甚至死亡。有条件的单位，应监测氨茶碱的血药浓度，其安全有效的血药浓度范围为 $6 \sim 15\ \mu g/ml$。发热、妊娠、小儿或老年，有心、肝肾功能障碍者尤需慎用。目前临床所用的多索茶碱对支气管平滑肌扩张作用是氨茶碱的 $10 \sim 15$ 倍，镇咳作用较强，但不良反应较轻。

3. 抗胆碱能药物

抗胆碱能药物可阻断节后迷走神经通路，通过降低迷走神经兴奋性，起到扩张支气管及减少痰液的作用，与 β_2 受体激动剂联合吸入治疗重症哮喘作用好。目前临床常用药物为溴化异丙托品（爱全乐）、溴化氧托品、溴化泰乌托品等，常用制剂有气雾剂、雾化溶液两种。该类药不良反应少，少数有口干或口苦感，与 β_2 受体激动剂联合应用具有协同互补作用。选择性 M_1 受体、M_3 受体拮抗剂，如泰乌托品，选择性高，不良反应更少，可维持 24 小时有效。

（三）抗炎药物

糖皮质激素是最有效的抗变态反应药物。主要的作用机制为：抑制炎症介质的释放、抑制嗜酸性粒细胞的迁移与活化、抑制细胞因子的合成、减少微血管的渗出、增强平滑肌细胞 β_2 受体的反应性等。给药途径包括吸入、口服和静脉用药。治疗重症哮喘时首选糖皮质激素，应早期、足量、静脉、短程给药。可给予大剂量琥珀酸氢化考的松 $100 \sim 400\ mg/d$ 或甲基强的松龙 $80 \sim 160\ mg/d$。甲基强的松龙用药 15 分钟即达血浆峰值浓度，1 小时即可发挥疗效，具有达峰快、起效迅速的特点，应优先应用。急性症状缓解后可逐渐减量，改口服或吸入治疗。缓解期可与 β_2 受体激动剂联合应用控制气道高反应。常见的吸入药物为倍氯米松、布地奈德、氟替卡松、莫米松等。应用激素时注意感染扩散、钠水潴留、血钾降低、溃疡病加重、消化道出血、血压及血糖升高等副作用，并应采取预防措施。

（四）维持水电解质与酸碱平衡

及时纠正脱水，如不能经口进食摄入，可由静脉给予补充。输液量为 $100\sim200$ ml/h，但对心衰者补液应适当减少。当 pH$<$7.2 且合并代谢性酸中毒时，应适当补碱。但若以呼酸为主，应积极改善通气，排出潴留的二氧化碳。注意监测电解质的变化，及时补钾。

（五）促进排痰，保持呼吸道通畅

急性发作期，痰色白如泡沫状不必应用祛痰剂，只要补足液体即可减少痰栓形成。若为黄脓痰，不易咳出，提示有细菌感染，除应用抗菌药物外，可应用祛痰剂如氨溴索或雾化吸入化痰药物等。此外，还可配合机械性排痰、吸痰等。

（六）控制感染

重症哮喘病人往往伴有感染，感染可加重发作。如有发热、咳黄脓痰、血白细胞及中性粒细胞偏高、胸片示炎性表现或年老体弱、持续发作，应选用相应的抗生素控制感染。

（七）辅助机械通气治疗

重症哮喘，经氧疗、全身应用糖皮质激素及 β_2 受体激动剂等药物治疗后病情继续恶化者，应及时给予辅助机械通气治疗。机械通气指证为：①严重的持续性呼吸困难；②呼吸音减弱随之呼吸音消失；③呼吸肌过度疲劳而使胸廓活动受限；④意识障碍、烦躁或抑制甚至昏迷；⑤吸入 40% 的氧气而紫绀无改善，$PaO_2<50$ mmHg，$PaCO_2>50$ mmHg 者。可先试用鼻（面）罩等无创机械通气，若无效应及早采用有创机械通气。

（八）重症哮喘急救护理

1. 院前急救

支气管哮喘的急性发作是呼吸科急症，尤其是危及生命的致死性哮喘是本病死亡原因之一。由于其发作突然，无预兆，病情在短时间内迅速恶化，可导致危及生命的呼吸衰竭，所以院前急救、现场恰当处理成为关键。及时、准确的救治可减少和避免哮喘持续状态及部分致死性哮喘的发生。

1) 首先做好出诊前的急救准备

接到联系电话或家属电话时，注意听清病人的发病情况、地址、联系方法，询问病人的基本情况，做出预测评估及相应的准备。除了备有常规急救药外，还应备有短效的 β_2 受体激动剂、糖皮质激素、氨茶碱等，调好救护车上的呼吸机各种参数，准备面罩式或导管式吸氧装备。

2) 现场处理

到达现场时迅速评估病人的病情及周围环境，判断是否有发作诱因，简单询问是否有哮喘史、过敏史、高血压、冠心病史、风湿性心脏病史，与心源性哮喘鉴别。若一时难以鉴别，应及时采取相应急救措施，先雾化吸入 β_2 受体激动剂或静注氨茶碱缓解症状，并决定转运病人的方式。同时撤去诱因或离开可能诱发哮喘的现场，并立即为病人吸氧（鼻导管式用高流量吸氧 $4\sim6$ L/min 或呼吸机面罩式的 FiO_2 $40\%\sim60\%$）或给予呼吸机辅助通气。建立静脉通道，予解痉、平喘药物。若判断为重症哮喘，可按医嘱立即皮下注射肾上腺素 0.3 mg 或应用大剂量糖皮质激素。固定好液体管道与吸氧管道后，取坐位法轻轻搬运病人，置病人端坐位，双下肢下垂并固定好，防止因开车颠簸，病人坐不稳而加重病情。

2. 转运途中护理

哮喘急性发作时病人多焦虑、恐惧、烦躁不安，且不能使用强效镇静剂，因此给护士在转送过程中增加很大的困难。护士应安慰病人，为之固定好体位并扣紧约束带，锁定担架平车与救护车定位手把等，保持吸氧管、输液管固定通畅，利用救护车现有的资源给予吸氧或呼吸机辅助通气。密切监护病人的神志、生命体征及血氧饱和度等的变化，听诊肺部哮鸣音情况，注意有无讲话方式变化、出汗、三凹征等。按医嘱给病人用解痉、平喘等药液，并随时与医院的急诊抢救室联系，以便病人一进医院就能及时得到抢救。

3. 急诊室急救护理

护士通过病人的病历、"120"急救人员、患者亲属迅速了解病史与发病情况，及时配合医生抢救，吸氧，给予解痉、平喘药物，迅速补液，抽血化验，及时进行血气分析与电解质检查，了解有无呼吸衰竭及程度。准备好气管插管用物，病情加重时协助医生进行机械辅助通气，纠正低氧血症，缓解呼吸困难，使呼吸肌得到休息，维持正常的呼吸功能。

1）氧疗

重症哮喘几乎都有低氧血症，所有患者均应该使用可提供 FiO_2 $40\%\sim60\%$的面罩吸氧，维持 $SaO_2>92\%$，尽可能用氧气驱动的雾化吸入。

2）输液管理

患者入院时如无静脉通道，应迅速用大号留置针建立静脉通道。遵医嘱应用解痉、平喘的药物，并快速大量补液。正确的补液方法是：补液第一天，液量为 $2\,000\sim3\,000$ ml，平均 $100\sim200$ ml/h，使尿量维持在 $1\,000$ ml/d 以上，应准确记录 24 小时出入量，能进食者，鼓励患者口服补液，以便纠正脱水，防止痰液过黏形成痰栓。补液过程中注意有无输液不良反应及肺水肿发生。以后按医嘱执行。

3）药物护理

遵医嘱迅速正确使用支气管扩张剂、糖皮质激素等各种药物，并观察药物的疗效及副作用。短效 β_2 受体激动剂及抗胆碱能药物,可以迅速缓解症状,但可引起心悸和骨骼肌震颤等副作用;氨茶碱可致头痛、呕吐、心律失常、心动过速、血压下降等副作用,应注意观察。应用气雾剂时嘱病人先呼气,然后开始深吸气,深吸气时喷入药液,吸入后屏气数秒,再缓慢呼气,使用气雾剂后漱口。对精神紧张、过度烦躁病人可给予 10% 水合氯醛灌肠,禁用吗啡及大剂量的镇静剂,以免抑制呼吸。

4) 心理护理

重症哮喘患者有窒息或濒死感,使患者感觉危险或恐惧。抢救工作有条不紊,医护人员抢救时应熟练而镇定,让患者有安全感。在抢救的同时做好患者的心理护理,医护人员应陪伴在患者床边。

5) 机械通气的护理

机械通气患者需做好以下护理:①观察呼吸机参数如潮气量、压力、呼吸频率、漏气量、氧流量等是否合适;②密切监测患者的病情及生理参数,定时观察患者的生命体征、意识、呼吸困难的程度、呼吸肌活动情况;③连续监测血氧饱和度,并认真准确记录;④做好呼吸机管道的护理;⑤做好气道湿化管理;⑥若突然出现呼吸困难加重、意识障碍、血氧饱和度下降或在无漏气的情况下潮气量下降等,要警惕是否由于正压通气所致的肺损伤如气胸、纵隔气肿、皮下气肿等,注意观察胸廓双侧呼吸运动是否对称,皮下有无捻发感,以便及时通知医生处理。如果患者有明显的呼吸困难,经无创通气治疗 1~2 h 后无明显改善者,须备好气管插管用物并通知医生,以免延误抢救时机。

如无创通气后病情加重需及时采取有创通气。以下是气管插管机械通气指证:①心跳停止,呼吸微弱无力;②肺性脑病,严重意识障碍;③紫绀明显,$PaO_2<60\text{ mmHg}$,$PaCO_2>50\text{ mmHg}$,$pH<7.25$,且继续降低,经无创通气哮喘不能控制;④严重呼吸肌疲劳和全身衰竭;⑤咳嗽无力,深部痰多且须经气管导管才能吸出;⑥以往有哮喘持续状态或哮喘严重发作致呼吸停止行插管史者。

6) 并发症的监测

(1) 气胸:注意观察病人胸廓是否对称,呼吸音是否降低,有无气管移位、血氧饱和度下降,行 X 线摄片可确诊。

(2) 皮下气肿:观察有无皮下握雪感、捻发感等。

(3) 纵隔气肿:是最严重的并发症,如不及时处理可很快导致死亡,主要观察呼吸、循环情况。

(4) 心律失常:重症哮喘由于低氧血症和肺血管阻力增加可出现快速型心律失常。因此必须给予持续心电监测,了解心律、心率、血压的变化情况,**对各种恶性**心律失常及时给予纠正。

五、健康教育

（1）让患者了解哮喘的本质、发病机制、诱发因素，避免不良的环境因素、空气污染、寒冷刺激等哮喘的各种诱发因素，早晚外出时注意保暖抗寒，在花粉较多的季节外出最好戴口罩。

（2）帮助患者树立战胜疾病的信心，让患者相信通过长期的、适当的、充分的治疗，可以有效地控制哮喘急性发作。

（3）保持有规律的生活和乐观情绪。家中环境要通风，保持空气清新，床褥盖被宜每周暴晒、定期清洗。不养宠物、花草，不宜用羽毛被，不吸烟、不酗酒，避开烹调油烟、油漆等刺激性气体。

（4）饮食要进食营养丰富、富含维生素饮食，对鱼、虾、蛋、奶过敏者要忌食。

（5）遵医嘱合理用药，了解常用药物的作用、正确用量、用法、不良反应，掌握各种吸入剂正确的吸入方法及注意事项。

（6）指导患者熟悉哮喘发作的先兆表现，掌握峰流速仪正确的使用方法，记哮喘日记，学会在家中自行监测病情变化。随身携带止喘气雾剂，一旦发现哮喘发作先兆时，立即吸入气雾剂，如症状不缓解应立即就医。

（7）耐寒锻炼。目的是使体能适应寒冷的刺激。哮喘病人进行此项锻炼应从夏季开始，用冷水洗脸、洗手、揉搓鼻部，并进行户外活动如慢跑、打太极拳、做操等。采取任何方式都应量力而行，循序渐进，持之以恒，常年不辍。这些方法都可帮助患者增加耐寒能力，减少哮喘的发作。

第十节　重症急性胰腺炎的急救护理

一、概述

重症急性胰腺炎（severe acute pancreatitis，SAP）是指伴有脏器功能衰竭或出现坏死、脓肿或假性囊肿等局部并发症者，或两者兼有。可以并发一个或多个脏器功能衰竭，也可伴有严重的代谢功能紊乱，包括低钙血症，血钙低于 1.87 mmol/L。

SAP 占急性胰腺炎的 20%～25%。自 20 世纪 90 年代以来，重症急性胰腺炎从以外科手术治疗为主发展为有明确指证的非手术和手术治疗并存的双轨治疗，且非手术治疗已成为主要的治疗方案，因而显著提高了疗效，降低了病死率。目前病死率国内报告为 30.2%～39.3%，国外报告为 20%～60%，少数病例可发生猝死。

二、病理生理

正常情况下，胰液中的酶原不具活性，仅在十二指肠内被激活后方有消化功能。当胆汁、胰液排出受阻、反流，胰管内压增高引起胰腺导管破裂、上皮受损，胰液中的大量胰酶被激活而消化胰腺组织时，胰腺发生充血、水肿及急性炎症反应，若病变进一步发展，或发病初期即有胰腺细胞的大量破坏，胰蛋白酶及其他多种酶原被激活，导致胰腺及其周围组织的广泛出血和坏死，则形成出血坏死性胰腺炎。此时胰腺除有水肿外，被膜下有出血斑甚或血肿；腹膜后和腹膜腔形成血性腹水；大小网膜、肠系膜、腹膜后脂肪组织发生坏死溶解、与钙离子结合形成皂化斑；浆膜下多处出血或血肿形成；甚至胃肠道也有水肿、出血等改变。

SAP 胰腺病理改变严重，肿大变硬，腺泡及脂肪坏死，血管出血坏死，脂肪坏死可累及周围组织如肠系膜和后腹膜，病程长的感染后可形成脓肿或瘘管。组织坏死的同时可产生大量血管活性物质，如多肽、缓激肽、组织胺、5-羟色胺、前列腺素、内毒素等。

三、诊治指南术语与定义

指南指出对临床上 SAP 患者中病情极其凶险者冠名为早发性重症急性胰腺炎(early severe acute pancreatitis, ESAP)。其定义为：SAP 患者发病后 72 h 内出现下列之一者：肾功能衰竭(血清 $Cr > 2.0$ mg/dl)、呼吸衰竭($PaO_2 \leqslant 60$ mmHg)、休克(收缩压 $\leqslant 80$ mmHg，持续 15 min)、凝血功能障碍($PT < 70\%$ 和(或)$APTT > 45$ s)、败血症($T > 38.5$ ℃、$WBC > 16.0 \times 10^9$/L，$BE \leqslant 4$ mmol/L，持续 48 h，血/抽取物细菌培养阳性)、全身炎症反应综合征(SIRS)($T > 38.5$ ℃、$WBC > 12.0 \times 10^9$/L，$BE \leqslant 2.5$ mmol/L，持续 48 h，血/抽取物细菌培养阴性)。

四、诊断流程

(一) 临床表现

1. 症状

腹痛是 SAP 主要症状，位于上腹部，常向背部放射，多为急性发作，呈持续性，少数无腹痛。可伴有恶心、呕吐。发热常源于急性炎症、坏死胰腺组织继发感染或继发真菌感染。发热、黄疸者多见于胆源性胰腺炎。

除此之外，SAP 还可伴有以下全身并发症：心动过速和低血压或休克；肺不张、胸腔积液和呼吸衰竭，有研究表明胸腔积液的出现与 SAP 严重度密切相关并提示预后不良；少尿和急性肾功能衰竭；耳鸣、复视、谵妄、语言障碍及肢体僵硬、昏迷等胰性脑病表现，可发生于起病后早期，也可发生于疾病恢复期。

2. 体征

腹部体征包括明显的压痛、反跳痛、肌紧张、腹胀、肠鸣音减弱或消失。可以有腹部包块，偶见腰胁部皮下淤斑征(Grey-Turner 征)和脐周皮下淤斑征(Cullen 征)。

（二）辅助检查

1. 血清酶学检查

强调血清淀粉酶测定的临床意义，尿淀粉酶变化仅作参考。血清淀粉酶增高在发病后 24 小时内可被测得，血清淀粉酶值明显升高（＞500 U/dl），其后 7 天内逐渐降至正常。活性高低与病情不呈相关性。血清淀粉酶持续增高，要注意病情反复、并发假性囊肿或脓肿、疑有结石或肿瘤、肾功能不全、巨淀粉酶血症等。要注意鉴别其他急腹症引起的血清淀粉酶增高。血清脂肪酶活性测定具有重要临床意义，尤其当血清淀粉酶活性已经下降至正常，或其他原因引起血清淀粉酶活性增高，血清脂肪酶活性测定有互补作用。同样，血清脂肪酶活性与疾病严重度不呈正相关。

其他项目：白细胞增多（≥16×10^9/L），血糖升高（＞11.1 mmol/L），血钙降低（＜1.87 mmol/L），血尿素氮或肌酐增高，酸中毒。

2. 血清标志物

推荐使用 C 反应蛋白（CRP），发病 72 h 后 CRP＞150 mg/L 提示胰腺组织坏死。动态测定血清白细胞介素-6 水平增高提示预后不良。

3. 影像学诊断

推荐 CT 扫描作为诊断 SAP 的标准影像学方法。必要时行增强 CT 或动态增强 CT 检查。根据炎症的严重程度分级为 A～E 级。A 级：正常胰腺。B 级：胰腺实质改变，包括局部或弥漫的腺体增大。C 级：胰腺实质及周围炎症改变，胰周轻度渗出。D 级：除 C 级外，胰周渗出显著，胰腺实质内或胰周单个液体积聚。E 级：广泛的胰腺内、外积液，包括胰腺和脂肪坏死，胰腺脓肿。D～E 级：临床上为 SAP。

4. 建议

（1）必须强调临床表现在诊断 SAP 中的重要地位。持续性中上腹痛、血清淀粉酶增高、影像学改变，排除其他疾病，可以诊断本病。

（2）临床上应注意一部分患者从轻症急性胰腺炎转化为 SAP 可能。因此，必须对病情作动态观察。

五、处理原则

（一）发病初期的处理和监护

目的是纠正水、电解质紊乱，支持治疗，防止局部及全身并发症。内容包括：血、尿常规测定，粪便隐血、肾功能、肝脏功能测定，血糖测定，心电监护，血压监测，血气分析，血清电解质测定，胸片，中心静脉压测定。动态观察腹部体征和肠鸣音改变。记录 24 h 尿量和出入量变化。上述指标可根据患者具体病情作相应选择。

常规禁食,对有严重腹胀、麻痹性肠梗阻者应进行胃肠减压。在患者腹痛减轻或消失、腹胀减轻或消失、肠道动力恢复或部分恢复时可以考虑胃肠道营养,不以血清淀粉酶活性高低作为开放饮食的必要条件。

（二）补液

补液量包括基础需要量和流入组织间隙的液体量。应注意输注胶体物质和补充微量元素、维生素。

（三）镇痛

疼痛剧烈时考虑镇痛治疗。在严密观察病情下可注射盐酸哌替啶(杜冷丁)。不推荐应用吗啡或胆碱能受体拮抗剂,如阿托品、654-2 等,因前者会收缩奥狄括约肌,后者则会诱发或加重肠麻痹。

（四）抑制胰腺外分泌和胰酶抑制剂应用

生长抑素及其类似物(奥曲肽)可以通过直接抑制胰腺外分泌而发挥作用,主张在 SAP 治疗中应用。H_2 受体拮抗剂和质子泵抑制剂可通过抑制胃酸分泌而间接抑制胰腺分泌,除此之外,还可以预防应激性溃疡的发生,主张在 SAP 时使用。蛋白酶抑制剂主张早期、足量应用。

（五）血管活性物质的应用

由于微循环障碍在 SAP 发病中起重要作用,推荐应用改善胰腺和其他器官微循环的药物,如前列腺素 E1 制剂、血小板活化因子拮抗剂、丹参制剂等。

（六）抗生素应用

对 SAP 应常规使用抗生素。胰腺感染的致病菌主要为革兰阴性菌和厌氧菌等肠道常驻菌。抗生素的应用应遵循抗菌谱为革兰阴性菌和厌氧菌为主、脂溶性强、有效通过血胰屏障等三大原则。推荐甲硝唑联合喹诺酮类药物为一线用药,疗效不佳时改用其他广谱抗生素,疗程为 7～14 d,特殊情况下可延长应用。要注意真菌感染的诊断,临床上无法用细菌感染来解释发热等表现时,应考虑到真菌感染的可能,可经验性地应用抗真菌药,同时进行血液或体液真菌培养。

（七）营养支持

SAP 患者常先施行肠外营养,待病情趋向缓解,则考虑实施肠内营养。肠内营养的实施是指将鼻饲管放置屈氏韧带(又称 Treitz 韧带)远端,输注能量密度为 4.187 J/ml 的要素营养物质,如果能量不足,可辅以肠外营养,并观察患者的反应,如果能耐受,则逐渐加大剂量。应注意补充谷氨酰胺制剂。对于高脂血症患者,应减少脂肪类物质的补充。进行肠内营养时,应注意患者的腹痛、肠麻痹、腹部压痛等胰腺炎症状和体征是否加重,并定期复查电解质、血脂、血糖、总胆红素、血清白蛋白水平、血常规及肾功能等,以评价机体代谢状况,调整肠内营养的剂量。

（八）免疫增强剂应用

对于重症病例，可选择性应用免疫增强制剂。

（九）预防和治疗肠道衰竭

对于 SAP 患者应密切观察腹部体征及排便情况，监测肠鸣音的变化。及早给予促肠道动力药物，包括生大黄、硫酸镁、乳果糖等；给予微生态制剂调节肠道细菌菌群；应用谷氨酰胺制剂保护肠道黏膜屏障。同时可应用中药如皮硝外敷。病情允许情况下，尽早恢复饮食或实施肠内营养对预防肠道衰竭具有重要意义。

（十）中医中药

单味中药，如生大黄。复方制剂，如清胰汤、柴芍承气汤等被临床实践证明有效。中药制剂通过降低血管通透性、抑制巨噬细胞和中性粒细胞活化、清除内毒素达到治疗功效。

（十一）胆源型的内镜治疗

如符合重症指标，应行鼻胆管引流或内镜下括约肌切开术。

（十二）并发症的处理

急性呼吸窘迫综合征是 SAP 的严重并发症，处理包括机械通气和大剂量、短程糖皮质激素的应用，如甲泼尼龙，必要时行气管镜下肺泡灌洗术。急性肾功能衰竭主要是支持治疗，稳定血流动力学参数，必要时透析。低血压与高动力循环相关，处理包括密切的血流动力学监测，静脉补液，必要时使用血管活性药物。弥散性血管内凝血时应使用肝素。有胰液积聚者，部分会发展为假性囊肿。对于胰腺假性囊肿应密切观察，部分会自行吸收，若假性囊肿直径 > 6 cm，且有压迫现象和临床表现，可行穿刺引流或外科手术引流。胰腺脓肿是外科手术干预的绝对指证。上消化道出血，可应用制酸剂，如 H_2 受体拮抗剂、质子泵抑制剂。

（十三）手术治疗

坏死胰腺组织继发感染者在严密观察下考虑外科手术。对于重症病例，主张在重症监护和强化保守治疗的基础上，经过 72 h，患者的病情仍未稳定或进一步恶化，是进行手术治疗或腹腔冲洗的指证。

六、护理

（一）急救护理

（1）准备急救器械及药品，如氧气、吸引装置、止血及升压药物，以备抢救时急需。患者入院后即给予心电监护，测 BP、P、R、T 并报告当班医生，抽取血标本急查血常规、血清电解质及淀粉酶，血型鉴定及交叉配血，同时开通 2～3 条静脉输液通道，使用静脉留置针穿刺置管输液，避免反复穿刺给患者造成的痛苦及对血管的损害。

（2）休克患者给予中心吸氧 3～4 L/min,绝对卧床休息、保暖,同时严格按重病护理,在床上大小便,上床栏,做好安全护理。休克早期患者伴烦躁,应嘱患者家属陪伴。呕吐时头偏向一侧,及时清洁口腔,保持呼吸道通畅,防止窒息。

（3）遵医嘱给予禁食,持续胃肠减压,妥善固定引流管,保持引流管通畅。

（4）抗休克和纠正水、电解质紊乱及酸碱失衡。迅速补足有效血容量,维持有效周围循环,按医嘱及时补充液体和电解质,记录 24 h 出入量。休克时可给予血浆、白蛋白、全血等,若血压仍不回升,可给予升压药。

（二）病情观察

（1）严密观察生命体征及意识变化,定时监测体温、脉博、呼吸、血压,注意意识改变,注意观察降温效果及体温波动情况,及早发现重症胰腺炎。观察心电监护心电示波有无异常,发现异常及时报告医生。

（2）注意观察腹痛的性质、程度及持续时间,并注意观察尿量的变化,发现异常及时报告医生并协助处理。

（3）注意观察呕吐物的量、颜色及性质,行胃肠减压者,观察引流量、颜色及性质。观察病人皮肤黏膜色泽、弹性有无变化,判断失水程度,注意观察尿量,准确记录 24 h 出入量,作为补液的依据。定时留取标本,监测血、尿淀粉酶、血糖、血清电解质的变化,做好动脉血气分析的测定。

（4）药物疗效及副作用的观察:腹痛时按医嘱给予生长抑素类药物,如思他宁 3 mg 加入生理盐水 50 ml 微泵静脉注入 4 ml/h,q8h。654-2 注射液 10 mg 肌肉注射,q6h。注意观察疗效及副作用,防止疼痛性休克的发生。应用思他宁时,用药时间长,且不能间断,应随时保持静脉通道的通畅,严格控制液体滴注速度,加强巡视,确保治疗效果;由于思他宁可抑制胰岛素分泌,故对糖尿病患者使用思他宁时应严密监测血糖水平,以免发生低血糖或高血糖反应。

（三）加强基础护理

保持口腔清洁,对禁食、胃肠减压患者,用生理盐水漱口或口腔护理 bid,预防口腔感染。保持床单平整清洁,呕吐物感染的被服随时更换,对禁食和胃肠减压、吸氧、输液病人尤其是老年人应鼓励并协助按时翻身,防止褥疮及肺部感染发生。

（四）心理护理

由于起病急,疼痛剧烈,难以忍受,病人常常出现恐惧和痛苦,甚至感到死亡的威胁。因此,要安慰病人,指导病人学会减轻疼痛的方法。运用沟通技巧听取病人主诉,用体贴温和、支持等方法安慰病人,并请家属配合做好心理护理。

第十一节 急性呼吸窘迫综合征的急救护理

一、概述

急性呼吸窘迫综合征(acute respiratory distress syndrome,ARDS)是指创伤、感染、休克、误吸等导致以肺毛细血管弥漫性损伤、通透性增强为基础,以肺水肿、透明膜形成和肺不张为主要病理变化,以进行性呼吸窘迫和难治性低氧血症为临床特征的急性呼吸衰竭综合征。ARDS是急性肺损伤发展到后期的典型表现。该病起病急骤,发展迅猛,预后极差,死亡率在50%以上。其临床特征为呼吸急促和窘迫、进行性低氧血症。

二、病因与发病机制

(一) 病因

病因目前尚不清楚,与ARDS发病相关是多种致病因子间接或直接作用于肺,导致肺组织的急性损伤。

(1)直接因素:指对肺的直接损伤,如创伤、误吸、毒物吸入、各种病原体引起的严重肺部感染和放射性损伤等。

(2)间接原因:如败血症、休克、肺外创伤、药物中毒、输血、坏死性胰腺炎、体外循环等。

(二) 发病机制

ARDS为多种原发疾病所引起,发病机制错综复杂,至今仍未完全阐明。ARDS可能是全身炎症反应的肺部表现,也是机体正常炎症反应的过度表达结果。

ARDS病理生理和临床过程一般并不依赖于特定病因,共同基础是肺泡—毛细血管的急性损伤。肺损伤可以是直接的,而更多见的则是间接性肺损伤。虽然肺损伤的机制迄今未完全阐明,但已经确认它是系统性炎症反应综合征的一部分。炎症反应的失控可导致肺泡毛细血管内皮细胞和肺泡上皮细胞损伤,结果是肺水肿和透明膜形成并伴肺间质纤维化。其病理生理改变是肺顺应性降低、肺内分流增加和通气/血流比例失调,最终导致顽固性低氧血症。

三、病情评估

(一) 临床表现

除原有疾病,如感染、外伤、休克、中毒等相应的症状和体征外,尚具有以下临床表现:

1. 症状

(1)呼吸增快和窘迫:呼吸困难、呼吸增快是呼吸衰竭最早、最客观的表现,在

ALI/AR 患者更明显,一般呼吸频率超过 28 次/min。由于女性、小儿和年老体弱者的呼吸次数和呼吸窘迫较轻,故呼吸频率超过 25 次/min,应提高警惕性。

(2)咳嗽和咳痰:早期咳嗽不明显,可出现不同程度的咳嗽;亦可少量咯血,咳出水样痰是 ARDS 的典型症状之一。

(3)烦躁、神志恍惚或淡漠。

(4)其他:因 ARDS 早期已出现明显的肺水肿,容易伴发肺部感染,有些患者可出现寒战和发热,易误诊为原发疾病所致,应加以鉴别。

2. 体征

(1)发绀:因严重缺氧且通过吸氧很难改善,故发绀为本病的重要特征之一。

(2)肺部体征:肺部早期体征较少,中晚期可听到干性或湿性啰音,如出现呼吸困难,吸气时肋间及锁骨上窝下陷。

(3)心率:常超过 100 次/min。

(二)实验室检查

1. ARDS 的 X 线胸片表现

ARDS 的 X 线胸片表现可分为 3 期:

(1)一期或早期:ARDS 发病 24 小时内。胸片显示可无异常,或肺血管纹理呈网状增多,边缘模糊。重者可见小片状模糊阴影。

(2)二期或中期:发病 1~5 天。X 线胸片显示以肺实变为主要特征,两肺散在大小不等、边缘模糊、浓密的斑片状阴影,常融合成大片呈现均匀致密磨玻璃样影,有时可见支气管充气征,心脏边缘清楚。实变阴影常呈区域性、重力性分布,以中下肺野和肺外带为主,区别于心源性水肿。

(3)三期或晚期:发病多在 5 天以上。X 线胸片表现:两肺野或大部分呈均匀的密度增加,磨玻璃样改变,支气管充气征明显,心影边缘不清或消失,呈"白肺"样改变。并发肺部感染时 X 线胸片显示肺纹呈网状或多发性脓肿,空洞形成及纵膈气肿、气胸等。

2. 动脉血气分析

PaO_2、PaO_2/FiO_2 变化是 ARDS 诊断的主要客观指标,特别是迄今为止,尚缺少对 ARDS 早期诊断的简便而且有效的诊断指标,顽固性低氧血症($PaO_2 < 60$ mmHg 和 $PaO_2/FiO_2 \leqslant 200$)仍是临床常用的诊断依据。动态监测 PaO_2 有进行性下降趋势,应高度警惕。ARDS 早期为 PaO_2 下降、$PaCO_2$ 正常或下降、pH 升高或正常,表现为 I 型呼吸衰竭;晚期为 PaO_2 严重下降,同时伴有 $PaCO_2$ 升高和 pH 下降,表现为 II 型呼吸衰竭和呼吸性酸中毒。

（三）诊断标准

（1）有发病的高危因素。

（2）急性起病、呼吸频数和（或）呼吸窘迫。

（3）低氧血症：ARDS 时 $\dfrac{\text{PaO}_2}{\text{FiO}_2} \leqslant 200$。

（4）胸部 X 线检查两肺浸润阴影。

（5）肺毛细血管楔压（PCWP）$\leqslant 18$ mmHg 或临床上能排除心源性肺水肿。

同时符合以上 5 项条件者，可诊断为 ALI 或 ARDS。

四、救治与护理

（一）治疗

ARDS 尚无特异性的治疗方法，目前的治疗主要是根据病理生理和临床表现，进行针对性治疗和支持。积极治疗原发病，特别是控制感染，改善通气和组织氧供，防止进一步的肺损伤和肺水肿，是目前治疗的主要原则。

1. 积极治疗原发病

结合病因，控制感染，积极抗休克治疗，正确处理各种创伤，防止胃内容物反流误吸，同时尽量减少输注血液制品等。

2. 氧疗

可采用鼻导管、面罩等给氧，或进行气管内给氧，以尽可能低的吸入氧浓度维持 $\text{PaO}_2 > 60$ mmHg，$\text{SaO}_2 > 90\%$。

3. 机械通气治疗

机械通气是治疗 ARDS 的主要方法之一，目的是维持基本的气体交换，并尽量减少机械通气的并发症。

（1）低 V_T 容许性高碳血症通气：设置 V_T 5～8 ml/kg，使 ARDS 的 PIP 低于 40～50 cmH$_2$O，PaCO$_2$ 不超过 80～90 mmHg，可改善血流动力学，减少肺损伤并发症。

（2）呼气末正压（PEEP）通气：正压呼吸和呼气末正压，使支气管肺泡处于扩张状态，增加了功能残气量，减轻肺水肿，改善气体的弥散功能，改善通气/血流比值，降低分流。注意 PEEP 数值调节，过高会产生呼吸机相关性的肺损伤和心排血量的急剧下降。

（3）反比通气（IRV）：延长吸气时间，吸气压力的维持可作用于非功能性肺区域，改善气体交换。吸气时间延长可降低气道峰压，减少肺损伤发生。

（4）俯卧位通气比：俯卧位可增加功能残气量，使血流和通气重新分布，改善通气/血流比，增加氧合。

4. 液体管理和利尿

ARDS 患者一般早期用高渗晶体液,然后可以予胶体液,早期进行限制水摄入和利尿保持一定水的负平衡,以促进水肿液消退,减轻肺水肿。为防止利尿过多出现有效循环血量减少,可进行 PCWP 监测。

5. 肾上腺皮质类固醇激素

不仅能抑制和逆转 PMN 的聚集,还抑制花生四烯酸的合成、代谢及血小板的聚集,防止微血栓的形成并能增强肺表面活性物质的合成,同时具有抗炎和促进肺间质水肿吸收的作用,但皮质激素的确切疗效难以评价。

6. 其他特殊治疗

包括体外/体内气体交换技术、外源性表面活性物质治疗、全氟化碳肺内灌注和一氧化氮吸入等。

(1)体外/体内气体交换技术:主要包括体外膜氧合(ECMO)、体外 CO_2 去除($ECCO_2R$)和血管内氧合(IVOX)三种技术,通过使用人工肺进行气体交换,使肺得到休息。主要用于严重 ARDS 患者。

(2)外源性表面活性物质治疗:主要用于新生儿,效果较好。成人使用还有待研究。

(3)全氟化碳肺内灌注:通过气管导管向肺内注入全氟化碳,全氟化碳是一种低张力、高 O_2 和 CO_2 溶解性的液体,进入肺后促使肺泡复张,增加肺泡顺应性,通过液体促进气体交换。

(4)吸入一氧化氮:NO 是选择性肺血管扩张剂,使通气较好的肺区域血管扩张,局部血管阻力下降,产生肺血流重新分布,减少右向左分流,从而改善氧合。

(二)护理

(1)观察呼吸机使用时各种参数,PEEP 由 $3\sim4$ cmH_2O 开始逐渐增加,一般不超过 15 cmH_2O。PEEP 过高影响静脉回流致循环功能衰竭,严重血容量不足。PEEP 水平的选择将取决于所选择的欲达到的理想氧合指数,一个合理公式的方法是采用在 $FiO_2<0.6$ 情况下,能使 $SPO_2>95\%$,同时没有抑制心排出量和减低顺应性的最低的 PEEP 水平。每次调整 PEEP 后要密切观察血压变化,$30\sim60$ min 检测血气分析 1 次,根据血气分析值调整呼吸机参数。

(2)呼吸的观察:观察呼吸频率、胸廓的起伏度、呼吸机的运动、有无呼吸困难表现、自主呼吸与机械通气是否协调等,胸部听诊注意呼吸音的性质、长短、强弱等。

(3)肾功能观察:因为尿量是反映体液平衡及心、肾功能指标,尤其在调整 PEEP 后,观察尿量变化可间接判断回心血量,记录 24 小时出入量,维持水电解质平衡。

（4）循环功能的变化：观察血压、心率、心律、心电图、末梢循环、心音强弱、心肌收缩力、心排出量等。

（5）体温、皮肤观察：体温升高可能发生感染，体温下降、皮肤苍白、湿冷提示有可能发生休克，面部皮肤潮红多提示 CO_2 潴留，口唇、甲床青紫提示低氧血症，末梢灌注不良。

（6）神经精神症状和体征：观察患者的神志、瞳孔、知觉、神经反射及运动状态。

（7）预防和控制呼吸机相关感染：①严格执行洗手制度，减少探视。②严格执行无菌操作。例如，吸痰及各种侵入性检查、治疗时，均应遵守无菌技术原则。③定时更换呼吸机管道或使用一次性呼吸机管道。④定时翻身、拍背、转换体位，及时吸痰，减少肺内痰液的潴留。⑤气管插管者，气囊充气合适，以免胃内容物误吸。每日可进行呼吸道分泌物的细菌培养和药敏试验，以指导有效使用抗生素。⑥注意观察患者临床表现，监测体温、心率、白细胞计数等。

（8）心理护理：病人病情的加重及陌生的环境，呼吸机带来的不适，语言交流的障碍，使病人感到紧张、恐惧、焦虑，要求护理人员及时了解病人的心理状态，尊重、理解他们，对病人实行心理支持，增加其战胜疾病的信心。

（9）营养支持：机械通气的病人均伴有不同程度的营养不良，有效的营养支持对其预后极其重要，静脉给血浆、血蛋白、脂肪乳、氨基酸的同时，每日胃管注入混合奶、能全素等。浓度从低到高，保持洁净，防止感染，在进食后给予半卧位 30～60 min，防止误吸、逆流的危险。

（10）基础护理：口腔护理 2 次/天，注意观察口腔黏膜是否有真菌感染，定时翻身、拍背，鼓励病人咳嗽排痰，保持呼吸道通畅，防止肺部感染及皮肤损伤。妥善固定好呼吸机回路，使患者保持舒适的体位，做好会阴部的消毒，防止泌尿系感染，加强气管插管或气管切开的护理，防止感染。

第十二节 弥散性血管内凝血的评估与救治

一、概述

弥散性血管内凝血（disseminated intravascular coagulation，DIC）是在某些严重疾病基础上，经特定诱发因素作用，激活凝血系统而发生的系列性复杂出血及凝血病理过程，表现为全身微血栓形成，凝血因子被大量消耗并继发纤溶亢进，引起全身出血的综合征。其病理生理特征是人体凝血系统及纤维蛋白溶解系统相继或同时启动,导致血小板聚集、活化及释放反应的发生,凝血因子消耗及降解减少,弥散性血管内特别是毛细血管内纤维蛋白沉积,从而在临床上引起微循环障碍、出血倾向及全身器官功能障碍等一系列临床表现及相关实验室检查异常。大多数 DIC 起病急骤,病情复杂,发展迅猛,诊断困难,预后凶险,如不及时诊断及治疗,常危及患者生命。

二、病因和发病机制

(一)病因

实践表明,易于发生 DIC 的基础疾病几乎遍及临床各科,其中最常见者如下:

1. 感染性疾病

感染性疾病是最重要、最常见的病因,占 DIC 发病数 31%~43%。

1)细菌感染

(1)革兰阴性菌:为感染性疾病中最易导致 DIC 发生的病原菌,如脑膜炎球菌、绿脓杆菌、大肠杆菌、阴沟杆菌、变形杆菌等。

(2)革兰阳性菌:主要见于金黄色葡萄球菌、表皮葡萄球菌、白色葡萄球菌及溶血性链球菌等引起的感染。

(3)其他细菌。

2)病毒感染

多种病毒感染均可引起,如流行性出血热、各种病毒性肝炎、水痘、麻疹、风疹、巨细胞病毒感染及重症流感等。

3)立克次体感染

主要见于斑疹伤寒及恙虫病。

4)其他感染

脑型疟疾、钩端螺旋体病、组织胞浆菌病等。

2. 恶性肿瘤

恶性肿瘤是发生 DIC 最常见的基础疾病之一,占 DIC 患者的 24%~34%。常见者如急性白血病、淋巴瘤、前列腺癌、胰腺癌、肝癌、绒毛膜上皮癌、肾癌、肺癌、脑肿瘤、恶性血管内皮瘤、神经母细胞瘤、平滑肌肉瘤等。

3. 病理产科

占 DIC 的 4%~12%。常见病因有羊水栓塞、感染性流产、死胎滞留、重症妊娠高血压综合征、子宫破裂、胎盘早剥、前置胎盘等。

4. 手术及创伤

占 DIC 的 1%~5%。富含组织因子的器官,如脑、前列腺、胰腺、子宫及胎盘等,可因手术及创伤等释放组织因子,诱发 DIC。大面积烧伤、严重挤压伤、骨折及蛇咬伤也易导致 DIC。

5. 全身各系统疾病

几乎涉及各系统疾病,如血液系统疾病、消化系统疾病、心血管系统疾病、呼吸系统疾病、泌尿系统疾病、内分泌系统疾病、结缔组织疾病等。

6. 医源性因素

如药物、手术及其他医疗操作、肿瘤治疗、不正常医疗过程等。

(二) 发病机制

可能引起 DIC 的机制为:①组织创伤,组织因子释放入血,激活外源性凝血途径。②血管内皮创伤,FⅫ激活,启动内源性凝血途径。③血小板活化,多部位促进凝血反应。④纤溶酶激活,致凝血—纤溶进一步失调。

下列因素将促使 DIC 发生:①单核—吞噬细胞系统受抑制,见于重症肝炎、大剂量使用糖皮质激素等。②纤溶系统活性降低。③高凝状态。④其他因素,如缺氧、酸中毒、脱水、休克等。

三、病情评估

(一) 临床表现

DIC 的临床表现很不一致,根据起病急缓与病情可分为三种:①急性型:数小时至 1~2 天内发病,病情急剧、凶险,进展迅速。出血症状较严重,常伴短暂或持久的血压下降。多见于严重感染、羊水栓塞、胎盘早剥、外科大手术后及严重创伤等。②亚急性型:多在数天至数周内发生,病情发展稍缓,多以栓塞症状为主。多见于死胎滞留、急性白血病、恶性肿瘤转移等。③慢性型:起病缓慢,病程较长,出血不严重,可仅见瘀点和瘀斑,高凝血期较长而明显。多见于系统性红斑狼疮、巨大血管瘤、慢性肝病以及肿瘤等慢性疾病。此型在临床上容易忽视。DIC 的临床表现除原发疾病的特征外,主要表现在以下四个方面:

1. 出血倾向

发生率为 84%~95%。自发性、广泛性、多部位出血是 DIC 最突出的症状,出血部位可遍及全身,其中以皮肤和黏膜最多见,可表现为瘀点、瘀斑、大片瘀血甚至血肿,伤口和注射部位渗血不止;分娩和产后出血不止;出血症状亦可见于肺脏、消化道和泌尿生殖系统,表现为咯血、呕血和便血、血尿等症状;当发生颅内出血时,患者可在短期内死亡。临床上遇有不易用原发病解释的、突然发生的多部位出血,要考虑 DIC 的可能。DIC 的出血原因有:①由于广泛血管内凝血,消耗大量凝血因子和血小板。②继发性纤溶亢进。③FDP 的抗凝作用。④微血栓、休克、缺氧和酸中毒等可导致血管内皮细胞受损,血管通透性增加。

2. 休克或微循环衰竭

发生率为 30%～80%。特点为一过性或持续性血压下降,早期即出现肾、肺、大脑等器官功能不全,表现为肢体湿冷、少尿、呼吸困难、发绀及神志改变等。其发生原因是:①微循环内广泛血栓形成,使回心血量减少,心搏出量随之减少,导致微循环灌注不足。②血管活性物质释放,如缓激肽的形成,使全身小血管扩张,血浆渗出,有效循环血量减少,纤溶产生的 FDP 可增加血管壁通透性,加重血浆外渗,纤维蛋白原转变为纤维蛋白单体的过程中,裂解出的纤维蛋白肽 A 和肽 B 以及循环中生成的凝血酶,可引起血管痉挛,加重微循环灌注不足。③新近发现在感染所致 DIC 中,单核-巨噬细胞与血管内皮细胞释放大量的血小板活化因子(PAF)。PAF 除促使血小板聚集与支气管收缩外,在量大时还参与急性循环衰竭的发生和发展。④心脏受累,心排量降低。⑤出血可进一步降低血容量。DIC 时的休克多为顽固性,常规抗休克治疗不易奏效。休克一旦发生,又会加重 DIC 的发展,两者互为因果,形成恶性循环。因此,临床遇有难以用原发病解释的难治性休克患者,要警惕有无 DIC 的可能性。

3. 微血管栓塞

发生率为 40%～70%。微血管栓塞分布广泛,可为浅层栓塞,表现为皮肤发绀;进而发生坏死、脱落,多见于眼睑、四肢、胸、背及会阴部。黏膜栓塞损伤易发生于口腔、消化道、肛门等部位,呈灶性或斑块状坏死或溃疡形成。栓塞还可发生于深部器官,多见于肾、肺、脑等脏器,可表现为急性肾衰竭、意识障碍、颅内高压综合征等。

4. 微血管性溶血

约见 25% 的患者。可表现为进行性贫血,贫血程度与出血量不成比例,偶见皮肤、巩膜感染。DIC 时由于纤维蛋白沉积于微循环,形成纤维蛋白网或血管内皮受损所致血管内面不光滑,以及某些血管活性物质释放使微血管管径变窄,使红细胞通过时受到机械性损伤,变形破裂而引起溶血。溶血一般较轻,早期不易觉察。急性大量溶血时,可有皮肤黏膜苍白、发热、腰背酸痛、血红蛋白尿、黄疸及贫血等表现,血涂片上可见红细胞碎片与异型红细胞(如盔形、芒刺形、锯齿形、三角形及不规则形红细胞),若异型红细胞超过 2% 即有诊断意义。溶血时红细胞破坏释放的促凝物质又可加重 DIC。

5. 原发病表现

引起 DIC 的基础疾病如感染、肿瘤、病理产科、手术创伤等,均有各自相应的临床表现。

（二）诊断

1. 临床诊断

结合临床表现和实验室检查结果可以确诊。例如，患者存在易引起 DIC 的基本疾病，并有下列两项以上临床表现：①多发性出血倾向；②不易用原发病解释的微循环衰竭或休克；③多发性微血管栓塞的症状、体征，如皮肤、皮下、黏膜栓塞性坏死及早期出现的肺、肾、脑等脏器功能衰竭；④抗凝治疗有效。

2. 实验室诊断

一般病例实验诊断具有下列三项及以上符合即可诊断。

（1）PLT 进行性下降＜100×10^9/L（肝病、白血病 PLT＜50×10^9/L），或有两项以上血小板活化分子标志物血浆水平升高：①β-TG；②PF4；③血栓烷 B2（TXB2）；④P-选择素。

（2）血浆纤维蛋白原含量＜1.5 g/L（肝病＜1.0 g/L，白血病＜1.8 g/L）或 ＞4.0 g/L，或呈进行性下降。

（3）3P 试验阳性，或血浆 FDP＞20 mg/L（肝病 FDP＞60 mg/L）或血浆 D-D 水平较正常增高 4 倍以上（阳性）。

（4）PT 延长或缩短 3 秒以上（肝病＞5 秒），APTT 延长或缩短 10 秒以上。

（5）AT-Ⅲ：A＜60％（不适用于肝病）或蛋白 C（PC）活性降低。

（6）血浆纤溶酶原抗原（PLG：Ag）＜200 mg/L。

（7）因子Ⅷ：C 活性＜50％（肝病必备）。

（8）血浆内皮素-1（ET-1）水平＞80 pg/ml，或凝血酶调节蛋白（TM）较正常增高 2 倍以上。

四、救治与护理

（一）治疗

1. 治疗基础疾病及消除病因

如控制感染，治疗肿瘤，产科及外伤处理，纠正缺氧、缺血及酸中毒等。

2. 抗凝治疗

抗凝治疗是终止 DIC 病理过程、减轻器官功能损伤、重建凝血—抗凝平衡的重要措施。最常用的药物为肝素静脉和皮下注射；另外，还可使用多种抗凝及抗血小板药物。

【知识链接】

DIC 抗凝治疗的主要方法

（1）肝素治疗：可持续静脉滴注；近年来多主张标准肝素每 6 小时静脉注射 1 次，而低分子肝素则以每日 1 次皮下注射为主。

（2）复方丹参注射液：可单独应用或与肝素联合应用，具有疗效肯定、安全、无需严密血液学监测等优点。剂量：复方丹参30～60 ml，加入100～200 ml葡萄糖中，静脉滴注，每日2～3次，每疗程7～10天。

（3）低分子右旋糖酐：每次用量500 ml，每24小时用药1～3次，用药间隔应长于6小时。24小时总量不宜超过1 500 ml。

3. 补充血小板及凝血因子

适用于有明显血小板或凝血因子减少的证据和已进行病因及抗凝治疗而DIC未能得到良好控制者。

【知识链接】

DIC患者补充血小板和凝血因子

（1）新鲜全血：每次800～1 500 ml（20～30 ml/kg），每毫升加入肝素5～10 U（全血输注近已少用）。

（2）新鲜血浆：优于全血，凝血因子含量较全血增加1倍。

（3）血小板悬液：血小板计数低于$20\times10^9/L$，疑有颅内出血者，需输入血小板悬液。

（4）纤维蛋白原：首次剂量2.0～4.0 g，静脉滴注。24小时内给予8.0～12.0 g，可使血浆纤维蛋白原升至1.0 g/L。纤维蛋白原半衰期较长，一般每3天用药1次。

（5）FⅧ及凝血酶原复合物：偶在严重肝病合并DIC时考虑应用。

4. 纤溶抑制药物

一般宜与抗凝剂同时应用，适用于DIC的基础病因及诱发因素已经去除或控制，但有明显纤溶亢进的临床及实验室证据；或DIC晚期，继发性纤溶亢进已成为迟发性出血的主要原因。

5. 溶栓疗法

主要用于DIC后期、脏器功能衰竭明显及经上述治疗无效者。可试用尿激酶或t-PA。

6. 其他治疗

糖皮质激素不作常规应用，但下列情况可予以考虑：①基础疾病需糖皮质激素治疗者；②感染—中毒性休克合并DIC已经抗感染治疗者；③并发肾上腺皮质功能不全者。另外，山莨菪碱有助于改善微循环及纠正休克，DIC早、中期可应用，每次

10~20 mg,静脉滴注,每天 2~3 次。

（二）护理

1. 病情观察

（1）生命体征观察:持续严密监测患者心电、呼吸、血压、体温的变化,准确记录 24 h 尿量,血流动力学不稳定时记录每小时尿量,并注意尿液的颜色。定时监测 CVP,根据 CVP 结果结合尿量指导调节输液的量及速度。

（2）出血倾向的观察:严密观察皮肤黏膜下出血的情况,尽早发现有无颅内出血、消化系统出血、泌尿系统出血等。

（3）微循环障碍的观察:患者因 DIC 形成大量微小栓子,栓塞双下肢微血管,导致双下肢组织缺血、缺氧和坏死。观察患者双下肢肢端温度、感觉、血液循环及运动情况,每日床边复查双下肢血管彩超。

（4）高凝状态和栓塞的观察:如静脉采血时发现血液凝固,需警惕患者高凝状态;如患者突发胸闷、发绀、呼吸困难,需警惕肺栓塞。

（5）实验室检查的监测:动态监测血常规、血小板、血红蛋白浓度、红细胞比容、凝血功能指标、血尿素氮、肌酐及功能参数等。

2. 出血的护理

保持皮肤清洁干燥,勿搔抓,每 1~2 h 翻身 1 次;减少有创检查和治疗,穿刺点避开瘀点、瘀斑,止血带不宜过紧,操作后压迫穿刺点至少 5 min;呕血时头偏向一侧,预防窒息;呕吐后用温水漱口,清除口腔异味;记录出血量,眼底出血时勿擦拭眼球以防加重出血;若患者突然出血烦躁、恶心呕吐,常提示颅内出血,立即汇报医生,平卧、注意保持呼吸道通畅,注意神志、瞳孔、呼吸、血压等变化。

3. 输血的护理

严格查对,遵守输血操作规程;合理安排顺序及速度,冷沉淀及血小板应以患者能耐受的速度立即快速输入。

4. 抗凝剂应用的护理

（1）用药前全面评估患者及家属有无过敏史和疾病史、血小板减少症、严重凝血系统疾病等。

（2）注意药物配伍禁忌,以免抗凝作用增强,增加出血的危险性。

（3）观察药物应用后出血征象有无改善:肝素应用期间,若原发症状改善,高凝状态及出血症状得到纠正,说明肝素剂量合适;出血症状加重或自发性出血,应考虑肝素过量,报告医生。

（4）熟悉监测指标,用药过程中定时监测凝血时间,以指导用药,如有出血症状加重,应报告医生,并用鱼精蛋白 1∶1 比例拮抗。

5. 休克的护理

注意保暖,观察患者神志、脉搏、血压、皮温及尿量的改变,遵医嘱补液、扩容,改善微循环。

6. 呼吸衰竭的护理

评估病人的呼吸频率、节律和深度、呼吸困难的程度。观察缺氧和二氧化碳潴留的症状和体征,如有无发绀、球结膜水肿、肺部有无异常呼吸音及啰音。根据动脉血气分析结果和病人的临床表现,及时调整氧流量或浓度。实施机械通气的患者,需做好患者的气道管理,及时处理呼吸机报警,保证有效通气。

7. 预防控制感染

保持病室安静清洁,做好空气消毒,预防呼吸道感染;患者白细胞低下时可采取保护性隔离措施,限制陪伴及探视,防止交叉感染;做好基础护理,预防口腔感染,保持口腔清洁,危重患者口腔护理每日 3 次;严格无菌操作、合理应用抗生素,防止院内感染。

8. 心理护理

精神心理支持对患者及家属极为重要,仅有少数患者在经历过弥散性血管内出血后存活,而没有合并因缺血或出血所导致的功能障碍。患者与家属都需要评估对疾病的病因焦虑程度。对家属与患者维持开放的沟通,促进形成支持性环境以缓解患者的压力与焦虑。

第十三节　昏　　迷

一、概述

意识在现代医学中的概念是指大脑的觉醒程度,是中枢神经系统对自身和周围环境的感知和理解的功能,以及对内、外环境刺激做出有意义、应答反应的能力,机体再通过语言、躯体运动和行为等表达出来。这种应答能力的减退或消失就是不同程度的意识障碍,严重的称为昏迷。

二、病因与发病机制

(一) 意识的实质

意识清晰的人应当具备两个最基本的条件:一是对外界环境的认知功能,即对时间、地点和人物的定向力,在定向力完整的情况下,人们才能进一步进行分析、综合、判断和推理等思维过程;二是对自身的认知功能,也就是自知力,包括对自己的姓名、性别、年龄、住址和职业等项目的确认。

意识可分为两个组成部分:①意识内容:为高级神经活动,包括定向力、自知力、感知觉、注意力、记忆力、思维、情感和行为等,使人体与外界环境保持完整的联系;②意识"开关"系统:是各种传入神经冲动激活大脑皮质,使皮质维持一定水平的兴奋性,机体处于觉醒状态。

（二）昏迷的实质

在某种程度上,所有复杂的觉醒行为均需要大脑皮层的广泛参与,没有皮层活动的参与意识是不能存在的。网状上行激活系统（RAS）,是指一些位于脑干上部和丘脑内侧的松散的神经元核团,维持大脑皮层于觉醒意识状态。这意味着昏迷的主要原因是:①病变损伤了 RAS 或其投射纤维;②双侧大脑半球大部分受损;③药物、毒素或诸如低血糖症、缺氧、氮质血症或功能衰竭这样的代谢紊乱,抑制了网状—皮层激活系统的功能。

（三）昏迷的病因

1. 颅内病变引起的昏迷

1）脑血管病

（1）缺血性。如:大面积脑梗死、脑栓塞,脑干及小脑梗死等。

（2）出血性。如:脑实质出血、脑干出血、小脑出血、幕下出血等。

（3）颅内占位。如:各种脑肿瘤、脑囊肿等。

（4）颅内感染。如:乙型脑炎、化脑、流脑、病脑,脑脓肿、脑干脓肿及脑干脑炎,其他寄生虫所致的感染等。

（5）颅脑外伤。如:颅内血肿,硬膜外、硬膜下血肿,脑挫裂伤等。

（6）癫痫。全身性强直—阵挛性发作。

2. 颅外病变引起的昏迷

1）系统性疾病

（1）肝性脑病。

（2）肺性脑病。

（3）肾性脑病:尿毒症、透析性脑病。

（4）心性脑病:心脏停搏、心肌梗死、严重心律紊乱。

（5）糖尿病低血糖昏迷。

（6）内分泌疾病:甲状腺危象、垂体性昏迷、肾上腺危象。

（7）物理性缺氧性损害:中暑、CO 中毒、触电、淹溺、休克。

（8）电解质紊乱,水酸碱平衡失调。

2）中毒性脑损害

（1）感染中毒:中毒性菌痢、中毒性肺炎、伤寒、败血症、Reye 综合征等。

（2）药物中毒:酒精、镇静安眠药、毒品等。

（3）农药中毒：有机磷等。

（4）有害气体中毒：一氧化碳等。

（5）有害溶剂中毒：苯、汽油、氰化物等。

（6）金属中毒：铅、汞等。

（7）动物及植物毒素中毒：鱼胆、毒蛇、河豚、霉变等。

三、昏迷的病情评估

（一）昏迷的快速识别

大声呼唤病人，看其是否有睁眼反应，如认识，可直呼其名字。如果病人对呼唤无反应，还应加上疼痛刺激，因为呼唤的力度不够，即用大拇指的指甲，用力掐压病人的"人中、眶上缘、耳垂、胸骨柄"2～3次，如仍然不睁眼，则可确定为昏迷。此时应立即高声呼救："快来人啦！准备急救！！"，救援者快速准备急救药品、器械，共同参与抢救。

（二）昏迷的分级及鉴别要点

1. 意识障碍的分级

1）以觉醒度改变为主的意识障碍

（1）嗜睡：是程度最浅的一种意识障碍，患者经常处于睡眠状态，给予轻微的刺激即可被唤醒，醒后意识活动接近正常，但对周围环境的鉴别能力较差，反应迟钝，刺激停止又恢复入睡。

（2）昏睡：较嗜睡更深的意识障碍，表现为意识范围明显缩小，精神活动极迟钝，对较强刺激有反应。不易唤醒，醒时睁眼，但缺乏表情，对反复问话仅能做简单回答，回答时含混不清，常答非所问，各种反射活动存在。

（3）昏迷：意识活动丧失，对外界各种刺激或自身内部的需要不能感知。可有无意识的活动，任何刺激均不能被唤醒。按严重程度分为三级：①浅昏迷：意识完全丧失，仍有较少的无意识自发动作，对疼痛刺激有反应，各种生理反射（吞咽、咳嗽、角膜反射、瞳孔对光反应等）存在，体温、脉搏、呼吸多无明显改变，可伴谵妄或躁动。②中度昏迷：对外界正常刺激皆无反应，自发动作很少。对强刺激的防御反射、角膜反射和瞳孔对光反射减弱，可有呼吸不规则、血压下降、大小便潴留或失禁。③深昏迷：对外界任何刺激均无反应，全身肌肉松弛，无任何自主运动。眼球固定，瞳孔散大，各种反射消失，大小便失禁。呼吸不规则，血压有或下降。

2）以意识内容改变为主的意识障碍

（1）意识模糊：表现为注意力减退，情感反应淡漠，定向力障碍，活动减少，语言缺乏连贯性，对外界刺激可有反应，但低于正常水平。

（2）谵妄状态：表现为意识清晰度降低，对客观环境的意识能力及反应能力均有轻度下降,注意力涣散,记忆力减退,对周围环境理解和判断失常,常产生错觉或幻觉,多伴有紧张、恐惧的情绪。

2. 意识障碍的严重程度评分

为确定意识障碍的严重程度、评估其进展、观察治疗反应及判断预后,目前,英国 Teasdale 和 Jennett(1974)制订的 Clasgow 昏迷量表(见表 7.11)应用最广,我国已较广泛用于临床。

1) 评估方法

患者昏迷的程度及其反应见表 7.11。

表 7.11　Clasgow(格拉斯哥)昏迷量表

项　目	状　态	分数
睁眼反应	自发性睁眼反应	4
	声音刺激有睁眼反应	3
	疼痛刺激有睁眼反应	2
	任何刺激均无睁眼反应	1
语言反应	对人物、时间、地点等定向问题清楚	5
	对话混淆不清,不能准确回答有关人物、时间、地点等定向问题	4
	言语不当,但字意可辨	3
	言语模糊不清,字意难辨	2
	任何刺激均无语言反应	1
运动反应	可按指令动作	6
	能确定疼痛部位	5
	对疼痛刺激有肢体退缩反应	4
	疼痛刺激时肢体过屈(去皮质强直)	3
	疼痛刺激时肢体过伸(去大脑强直)	2
	疼痛刺激时无反应	1

2) 昏迷程度判定

昏迷程度以三者分数相加来评估,得分值越高,提示意识状态越好,用格拉斯哥昏迷评分法(GCS)来判断病人的意识情况,比较客观。评分法最高分为 15 分,表示意识清楚;12~14 分为轻度意识障碍;9~11 分为中度意识障碍;8 分以下为昏迷;分数越低则意识障碍越重。选评判时的最好反应计分。注意运动评分左侧右侧可能不同,用较高的分数进行评分。

三) 昏迷患者的病史询问

诊断病史是确定意识障碍原因的关键,因意识障碍的病人本人无法提供确切的病史,必须及时向周围人群了解病史和发病经过,迅速掌握病史特点,最大限度地了解发病基础。

1. 起病形式

急性起病常提示血管源性,如脑干卒中、蛛网膜下腔出血(SAH)、颅脑外伤、心肌梗塞、药物中毒等;亚急性起病见于病毒性脑炎、脑膜炎、肝性脑病、尿毒症等,逐渐发生多见于颅内占位性病变、硬脑膜下血肿;阵发性昏迷常提示肝性脑病、间脑部位肿瘤;一过性昏迷常提示短暂性脑缺血发作(TIA)、Adams-Stokes 综合征(简称:阿—斯综合征)、癫痫等;先有意识模糊状态或谵妄而无偏瘫体征或症状的昏迷可能由于代谢紊乱所致。

2. 首发症状

剧烈头痛常提示 SAH、脑出血、脑炎、脑外伤;高热、抽搐提示乙型脑炎、化脓性脑膜炎、癫痫持续状态、中暑、热射病等;精神症状常提示脑炎、额叶肿瘤、额颞叶梗死或出血,眩晕或头晕常提示椎基底动脉系统血液循环障碍,第四脑室脑囊虫病。

3. 当时环境和现场特点

冬季要考虑 CO 中毒,夏季要想到中暑;晨起发现病人意识障碍常提示 CO 中毒、服毒或低血糖昏迷;公共场所发现要考虑癫痫、脑血管意外和阿—斯综合征等。注意可能发生头部外伤的病史和现场,病人周围的药瓶、未服完的药片,药物中毒、毒品中毒。

4. 既往史

高血压病史常提示高血压脑病、脑出血、大面积脑梗塞;头部外伤史伤后即昏迷为脑震荡、脑挫裂伤;伤后昏迷有中间清醒期为硬膜外血肿;伤后数日、数月昏迷为硬膜下血肿;糖尿病病史常提示糖尿病昏迷、高渗性昏迷、低血糖昏迷;肾脏病病史可有尿毒症昏迷、失盐综合征(用利尿药过多);心脏病病史多见于脑栓塞、心脑综合征、心肌梗死;肝脏病病史多见于肝性脑病;慢性肺部疾病史多见于肺性脑病,有癌症病史需考虑脑转移癌;中耳炎病史要考虑化脓性脑膜炎、脑脓肿;有内分泌病史多见于肾上腺机能不全危象、垂体昏迷。

(四)昏迷患者的检查

1. 体格检查

注意生命体征变化:

(1)体温:体温增高提示感染性疾病或伴发感染,体温过高可能为中暑或脑干损害,体温过低提示为休克、甲状腺功能低下、冻伤、低血糖症和镇静安眠药过量等。

（2）脉搏：心率过缓则可能为颅内压增高或阿—斯综合征；心率过速提示休克、心力衰竭、高热或甲亢危象。

（3）血压：高血压可见于脑出血、高血压危象、高血压脑病及颅内高压症等，低血压可见于脱水、休克、晕厥、心肌梗死、镇静剂中毒或深昏迷状态等。

（4）呼吸：不同类型呼吸节律失常可提示不同部位脑结构损害：①大脑广泛损害、双侧半球深部损害、代谢性脑病可出现潮式（Cheyne-Stoke）呼吸；②中脑被盖部损害可出现中枢神经源性过度呼吸，脑桥上部被盖部损害可见长吸气式呼吸，脑桥下部被盖部损害为丛集式呼吸，延髓损害为共济失调式呼吸；③呼吸过频或过缓见于代谢性脑病，深而快的规律性呼吸常见于糖尿病酸中毒，浅而速的规律性呼吸见于休克、心肺疾病或药物中毒。

2. 一般检查

（1）气味：患者的某些气味可能有提示意义。如酒味可能为急性酒精中毒，肝臭味可能为肝昏迷，苹果味可能为糖尿病酸中毒，大蒜味可能为有机磷中毒，氨味可能为尿毒症等。

（2）皮肤黏膜：一氧化碳中毒皮肤呈樱桃色，皮肤瘀点见于流行性脑膜炎、败血症，皮肤潮红见于感染性疾病、酒精中毒，皮肤苍白见于休克，皮肤黄染见于肝胆疾病。

（3）四肢：肌束震颤见于有机磷中毒，双手扑翼样震颤见于代谢性或中毒性疾病，杵状指提示慢性心肺疾病，双下肢凹陷性浮肿可能为心、肝、肾病。

3. 神经系统检查

（1）瞳孔：一侧瞳孔散大、固定可见于动眼神经受压，如钩回疝；双侧瞳孔散大、固定见于脑缺氧、阿托品中毒或深昏迷状态；双侧针尖样瞳孔可见于脑桥被盖部病变，如出血以及有机磷、镇静安眠药中毒；亨特征（Horner）或颈内动脉血栓形成可见病侧瞳孔缩小。

（2）眼底：视乳头水肿可见于颅内占位性病变或颅内压增高体征，眼底片状出血见于蛛网膜下腔出血和大量脑出血等。

（3）眼球运动：眼球向外分离说明双动眼神经受损，眼球内聚提示双外展神经受损，一侧眼球处外展位说明该侧动眼神经受损等。

（4）瘫痪：一侧大脑半球急性严重病变，如脑卒中，常伴头眼向病灶侧偏斜、偏瘫侧腱反射和腹壁反射消失、一侧或双侧病理征等；如患者四肢可随意运动、被动违拗或对疼痛刺激有回避反应，提示皮质脊髓束基本完整。

（5）姿势异常：常见去大脑强直和去皮质强直。去大脑强直表现角弓反张、四肢伸直和肌张力增高，可见于中脑及间脑损害、后颅凹病变、缺氧或低血糖等；去皮质强直表现上肢屈曲、下肢伸直,常见于大脑白质、内囊和丘脑病变。

(6) 脑膜刺激征:颈强直、Kernig 和 Brudzinski 征、发热伴脑膜刺激征提示中枢神经系统感染,不发热但有脑膜刺激征需怀疑蛛网膜下腔出血。

(7) 不随意运动及抽搐:全身抽搐者可见于癫痫、尿毒症、低血糖、一氧化碳中毒、中毒性昏迷等;扑翼样震颤可见于肝性脑病;舞蹈样运动可见于风湿性脑脉管炎。

4. 实验室检查

(1) 血常规:昏迷病人均应做白细胞计数检查,白细胞增高者应考虑感染、炎症、脱水及其他应激情况,白细胞减少者需怀疑血液病或脾功能亢进;怀疑贫血、内出血者应查血红蛋白;出血倾向者应做血小板计数检查,血小板计数低者应考虑血液病可能性。

(2) 尿、便常规:尿糖和酮体提示糖尿病相关性昏迷,大量尿蛋白伴红细胞、白细胞和管型者应考虑尿毒症可能性。腹泻或疑为中毒性痢疾者应做粪便镜检,疑有内出血或黑便者应做粪隐血实验。

(3) 血液生化检查:包括血糖、钾、钠、氯化物、尿素氮、肌酐、二氧化碳结合力、血氨、转氨酶、血气分析等。

(4) 呕吐物检查:凡疑为药物或毒物中毒,有呕吐物应保留送化验,如无呕吐物可插胃管取胃内容物送检。

(5) 疑为心脏病者应做心电图或动态心电图。

(6) 神经影像学检查:如意识障碍原因较难确定,可急诊做头颅 CT 检查,但 CT 检查对早期脑梗死、等密度的蛛网膜下腔出血和脑干病变诊断价值不高。MRI 检查对白质脑病、脑干病变或小梗死灶诊断价值很高。

(7) 脑脊液检查:①压力:增高(侧卧位>180 mmH$_2$O)示颅内压增高。②常规(细胞数)和生化(蛋白、糖、氯化物)检查:肉眼或镜下血性脑脊液,如能排除穿刺损伤所致(非三管均匀血性),应考虑颅内出血。脑脊液压力增高而常规和生化正常者可能是中毒或代谢性脑病,脑脊液中白细胞增多提示感染性疾病,脑脊液细胞数正常而蛋白增高可能为颅内肿瘤或感染性多发性神经根炎。③特殊检查:符合化脓性脑膜炎脑脊液特征的应做细菌涂片和培养,符合结核性脑膜炎者应取上层薄膜查结核杆菌;怀疑真菌性脑膜炎者应墨汁染色涂片找真菌;脑脊液还可以做多种血清免疫学检查,如免疫球蛋白、梅毒反应、寡克隆区带及细胞学检查等。

(8) 脑电图(EEG)检查:脑电图可区分昏迷、假性昏迷或闭锁综合征。对于代谢性昏迷,脑电图多有异常,在早期,甚至比病人的临床表现状态更为敏感。

5. 鉴别诊断

（1）假性昏迷：为精神因素所致的功能性不反应状态，见于癔症。看起来貌似昏迷，但翻开其眼睑时会遇到抵抗，可见两眼球灵活地向各方向转动，无神经系统阳性体征。

（2）木僵：见于精神分裂症等重型精神病的木僵病人，不语不动，不饮不食，对外界刺激无反应，甚至出现大小便潴留。但大多有蜡样屈曲、违拗症，或与兴奋躁动交替出现的病史，有助于和昏迷鉴别。见于精神分裂症的紧张性木僵、严重抑郁症的抑郁性木僵、反应性精神障碍的反应性木僵。

（3）意念缺失（意志缺乏症）：见于双侧额叶病损的病人，由于缺乏欲念而意志活动减少，对外界刺激无反应，无欲望，呈严重淡漠状态，貌似昏迷，但是其感觉运动功能无损，记忆功能尚好，意识也无障碍。

（4）闭锁综合征：系脑桥基底部病变所致。患者大脑半球和脑干被盖部网状激活系统无损害，因此意识保持清醒，对语言的理解无障碍，由于其动眼神经与滑车神经的功能保留，能以开眼或闭眼表示"是"或"否"和周围人交流。患者意识清楚，但因身体不能动，不能言语，常被误认为昏迷。

四、昏迷的救治与护理

（一）治疗原则

对昏迷病人的治疗原则是：①维持生命体征；②进行周密的检查，确定病因；③避免各脏器尤其脑部进一步损害。有些病例接受治疗前，由于脑缺血、缺氧和低血糖等已发生急性不可逆损害，病情的复杂性，昏迷常是多种病因相互作用的结果，因无特效治疗，支持疗法起重要作用。具体救治方法如下：

（1）维持呼吸：患者侧卧位，保持气道通畅和足够的氧气吸入，可用鼻管或面罩吸氧，必要时插入气管导管或气管切开，行机械通气。

（2）维持循环：病人有休克应首先处理，立即输液维持循环血量；如血压下降应及时给多巴胺和间羟胺等升压药物，使平均血压维持在 80 mmHg 或以上，否则不能保证脏器的灌注和组织需氧量。

（3）保持葡萄糖、酸碱、渗透压及电解质平衡。输入葡萄糖纠正低血糖状态，保持酸碱平衡减少对脏器特别是心和脑产生进一步损害，因此须根据化验结果予以纠正。

（4）治疗及预防感染。应及时做血、尿、咽拭子培养，选择广谱抗生素，以后再根据培养结果和药物敏感度试验予以调整。应勤翻身，预防吸入性肺炎，必要时留置导尿管，预防泌尿系感染或压疮等继发性感染。

（5）控制体温：高热会加重脑损伤，需采用物理降温，如采用冰毯、冰帽，使体温控制在 37 ℃左右。

（6）脑保护：昏迷病人多伴有脑水肿，脱水疗法很重要，常用 20％甘露醇快速静脉滴注，合并心功能不全或肾病患者可用速尿。头部外伤或炎症引起脑水肿可酌情用地塞米松短期静脉滴注。

（7）营养支持：除静脉输液，昏迷病人需插胃管，鼻饲牛奶、豆浆或混合奶，也可辅以菜汤、鸡汤等，应补充 B 族维生素、维生素 C 等，有助于神经系统的恢复，可用胞二磷胆碱、能量合剂等促进脑细胞代谢。应用纳洛酮、胞二磷胆碱、醒脑静等中枢神经系统促醒剂。

（二）护理措施

1. 保持气道通畅

（1）环境要求：清洁舒适，保持室内空气流通，温度、湿度适宜。

（2）体位要求：取出义齿，去枕平卧，头偏向一侧，深昏迷病人取侧卧位。

（3）促进排痰：舌根后坠放置口咽通气管，配合气道湿化、超声雾化吸入，稀释痰液，加强翻身、拍背，促进体位排痰，必要时使用震动排痰机。

（4）呼吸支持：必要时宜行气管插管、气管切开，使用呼吸机辅助呼吸。

（5）其他：定期做血气分析，使用抗生素防治呼吸道感染。

2. 加强监护

（1）意识状态的监护：意识状态能反应大脑皮质的功能情况，意识的变化先于生命体征的变化，所以要随时观察，在监护时要观察病人对声响、疼痛刺激的反应。

（2）脑疝的监护：脑疝是颅内压增高危象的表现，在观察时注意病人有无剧烈头痛、频繁呕吐、瞳孔是否等大，发现脑疝应立即遵医嘱静脉给予脱水剂。

（3）瞳孔：瞳孔是重症昏迷观察的重要指标：①病灶侧瞳孔缩小：天幕裂孔疝早期可出现，继而瞳孔扩大。②双侧瞳孔缩小：桥脑出血或者吗啡、鸦片类中毒。③一侧瞳孔扩大：见于中脑受压。④双侧瞳孔散大：对光反应消失，见于枕骨大孔疝，临终状态。

3. 安全护理

（1）躁动病人加强看护，24 h 专人守护，加床挡。

（2）必要时使用约束带，遵医嘱使用镇静剂。

4. 饮食护理

（1）禁食期间给予静脉营养治疗，准确记录出入量。

（2）昏迷超过 3～5 d 给予鼻饲饮食，鼻饲前检查有无胃出血或胃潴留，成人鼻饲量 2 000～2 500 ml/d（也可根据病人消化情况决定鼻饲量），夜间停鼻饲 8 h。

（3）如患者意识好转，出现吞咽、咳嗽反射，应及时争取经口进食，从半流质饮食开始,逐渐过度到普通饮食。

5. 加强基础护理,预防并发症

(1) 防止压疮:①保持床单清洁、干燥、平整。②保持皮肤清洁、干燥,及时处理大小便。③减轻局部受压,每 2 小时翻身一次,建立床头翻身卡。

(2) 肺部感染:加强呼吸道护理,定时翻身拍背,保持呼吸道通畅,防止呕吐物误吸引起窒息和呼吸道感染。

(3) 泌尿系感染:①留置尿管应严格无菌操作。②保持尿管引流通畅,每日会阴及尿道口擦洗 2 次。③定时放尿,训练膀胱舒缩功能。

(4) 便泌:①加强翻身,定时按摩下腹部,促进肠蠕动。②2～3 天未解大便应给缓泻剂。

(5) 角膜炎:①眼睑不能闭合者,给予眼药膏保护。②无需随时观察瞳孔时,可用纱布遮盖双眼。

(6) 关节挛缩、肌萎缩:①保持肢体处于功能位,防足下垂。②每日进行肌肉按摩,促进局部血液循环。③尽早行肢体功能锻炼,每日 2～3 次。

(7) 其他:①尊重患者,维护自身形象。②昏迷时间较长时,应做好与家属沟通,取得家属的理解和配合。

第十四节　上消化道出血的急救治疗

消化道以屈氏韧带为界,其上的消化道出血称为上消化道出血。消化道急性大量出血,临床表现为呕血、黑粪、血便等,并伴有血容量减少引起急性周围循环障碍,是临床常见急症,可危及生命。

一、病因

上消化道疾病及全身性疾病均可引起上消化道出血。临床上最常见的病因是消化性溃疡、食管胃底静脉曲张破裂、急性糜烂出血性胃炎和胃癌。食管贲门黏膜撕裂综合征引起的出血亦不少见。血管异常诊断有时比较困难,值得注意。

(一) 上消化道疾病

(1) 食管疾病:食管炎(反流性食管炎、食管憩室炎),食管癌,食管损伤(物理损伤、食管贲门黏膜撕裂综合征、器械检查、异物或放射性损伤、化学损伤)。

(2) 胃十二指肠疾病:消化性溃疡,胃泌素瘤,急性糜烂出血性胃炎,胃癌,胃血管异常(血管瘤、动静脉畸形、胃黏膜下恒径动脉破裂又称 Dieu-lafoy 病变等),其他肿瘤(平滑肌瘤、平滑肌肉瘤、息肉、淋巴瘤等),急性糜烂性十二指肠炎,胃手术后病变(吻合口溃疡、吻合口或残胃黏膜糜烂、残胃癌),其他病变(如重度钩虫病、胃或十二指肠克罗恩病、嗜酸性粒细胞性胃肠炎、胃或十二指肠异位胰腺组织)等。

（二）门静脉高压引起的疾病

门静脉高压引起的食管胃底静脉曲张破裂或门脉高压性胃病。

（三）上消化道邻近器官或组织的疾病

胆道出血，胰腺疾病累及十二指肠，主动脉瘤破入食管、胃或十二指肠，纵隔肿瘤或脓肿破入食管。

（四）全身性疾病

（1）血管性疾病：过敏性紫癜，遗传性出血性毛细血管扩张，动脉粥样硬化等。

（2）血液病：血友病、血小板减少性紫癜、白血病、弥散性血管内凝血及其他凝血机制障碍。

（3）尿毒症。

（4）结缔组织病：结节性多动脉炎、系统性红斑性狼疮或其他血管炎。

（5）急性感染：流行性出血热、钩端螺旋体病等。

（6）应激相关胃黏膜损伤：各种严重疾病引起的应激状态下产生的急性糜烂出血性胃炎乃至溃疡形成统称为应激相关胃黏膜损伤。

二、临床表现

上消化道出血的临床表现主要取决于出血量及出血速度。

（一）呕血与黑粪

呕血与黑粪是上消化道出血的特征性表现。上消化道大量出血之后，均有黑粪。出血部位在幽门以上者常伴有呕血。若出血量较少、速度慢亦可无呕血。反之，幽门以下出血，如出血量大、速度快，可因血反流入胃腔引起呕血。

（二）失血性周围循环衰竭

急性大量失血由于循环血容量迅速减少而导致周围循环衰竭。一般表现为头昏、心慌、乏力，突然起立发生晕厥，肢体冷感、心率加快、血压偏低等，严重者呈休克状态。

（三）贫血和血象变化

急性大量出血后均有失血性贫血。但在出血早期，血红蛋白浓度、红细胞计数与血细胞比容可无明显变化；出血后，组织液渗入血管内，使血液稀释。一般须经3～4 h之后才出现贫血，出血后24～72 h血液稀释到最大限度。贫血程度除取决于失血量外，还和出血前有无贫血基础、出血后液体平衡状况等因素有关。

急性出血患者为正细胞正色素性贫血，在出血后骨髓有明显代偿性增生，可暂时出现大细胞性贫血，慢性失血则呈小细胞低色素性贫血。出血24 h内网织红细胞即见增高。出血停止后逐渐降至正常。

上消化道大量出血 2~5 h,白细胞计数轻至中度升高,血止后 2~3 d 才恢复正常。但在肝硬化患者,如同时有脾功能亢进,则白细胞计数可不增高。

（四）发热

上消化道大量出血后,多数患者在 24 h 内出现低热,持续 3~5 d 后降至正常。引起发热的原因尚不清楚,可能与周围循环衰竭,导致体温调节中枢的功能障碍等因素有关。

（五）氮质血症

上消化道大量出血后,多数患者由于大量血液蛋白质的消化产物在肠道被吸收,血中尿素氮浓度可暂时增高,称为肠源性氮质血症。一般于一次出血后数小时血尿素氮开始上升,可在 24~48 h 达到高峰,大多不超出 14.3 mmol/L(40 mg/dl),3~4 d 后降至正常。

三、诊断

（一）上消化道出血诊断的确立

根据呕血、黑粪和失血性周围循环衰竭的临床表现,呕吐物、黑粪隐血试验呈强阳性,血红蛋白浓度、红细胞计数及血细胞比容下降的实验室证据,可做出上消化道出血的诊断。但必须注意以下情况:

（1）排除消化道以外的出血因素。来自呼吸道的出血:口、鼻、咽喉部出血;排除进食或药物引起的黑粪:如动物血、炭粉、铁剂或铋剂等药物。

（2）判断上消化道还是下消化道出血:呕血提示上消化道出血,黑粪大多来自上消化道出血,而血便大多来自下消化道出血。但是,上消化道短时间内大量出血亦可表现为暗红色甚至鲜红色血便,此时如不伴呕血,常难与下消化道出血鉴别,应在病情稳定后即做急诊胃镜检查。胃管抽吸胃液检查作为鉴别上、下消化道出血的手段已不常用,因为胃液无血亦不能排除上消化道出血,这一方法一般适用于病情严重不宜行急诊胃镜检查者。

（二）出血严重程度的估计和周围循环状态的判断

成人每日消化道出血>5~10 ml 粪便隐血试验出现阳性。每日出血量 50~100 ml 可出现黑粪。胃内储积血量在 250~300 ml 可引起呕血。一次出血量不超过 400 ml 时因轻度血容量减少可由组织液及脾脏贮血所补充,一般不引起全身症状。出血量超过 400~500 ml,可出现全身症状,如头昏、心慌、乏力等。短时间内出血量超过 1 000 ml,可出现周围循环衰竭表现。

急性大出血严重程度的估计最有价值的指标是血容量减少所导致周围循环衰竭的临床表现,而周围循环衰竭又是急性大出血导致死亡的直接原因。因此,对急性消化道大出血者,应将对周围循环状态的有关检查放在首位,并据此做出相应的紧急处理。血压和心率是关键指标,需进行动态视察,综合其他相关指标加以判断。如果患者由平卧位改为坐位时出现血压下降(下降幅度大于 15~20 mmHg),心率加快(上升幅度大于 10 次/min),已提示血容量明显不足,是紧急输血的指证,如收缩压低于 90 mmHg,心率大于 120 次/min,伴有面色苍白、四肢湿冷、烦躁不安或神志不清则已进入休克状态,属严重大量出血,需积极抢救。

(三) 出血是否停止的判断

上消化道大出血经过恰当治疗,可于短时间内停止出血。由于肠道内积血需经数日(一般约 3 日)才能排尽,故不能以黑粪作为继续出血的指标。临床上出现下列情况应考虑继续出血或再出血:①反复呕血,或黑粪次数增多,粪质稀薄,伴有肠鸣音亢进;②周围循环衰竭的表现经充分补液输血而未见明显改善,或虽暂时好转而又恶化;③血红蛋白浓度、红细胞计数与血细胞比容继续下降,网织红细胞计数持续增高;④补液与尿量足够的情况下,血尿素氮持续或再次增高。

(四) 出血的病因

病史、症状与体征可为出血的病因诊断提供重要线索,但确诊出血的原因与部位需靠器械检查。

1. 临床线索

慢性、周期性、节律性上腹痛多提示出血来自消化性溃疡,特别是在出血前疼痛加剧,出血后减轻或缓解,更有助于消化性溃疡的诊断。

有服用非甾体抗炎药等损伤胃黏膜的药物或应激状态者,可能为急性糜烂出血性胃炎。过去有病毒性肝炎、血吸虫病或酗酒病史,并有肝脏与门静脉高压的临床表现者,可能是食管胃底静脉曲张破裂出血。约有 1/3 肝硬化患者出血实系来自消化性溃疡、急性糜烂出血性胃炎或其他原因。对中年以上的患者近期出现上腹痛,伴有厌食、消瘦者,应警惕胃癌的可能性。

2. 胃镜检查

胃镜检查是目前诊断上消化道出血病因的首选检查方法,可判断出血病变的部位、病因及出血情况。多主张在出血后 24~48 h 内进行检查,称急诊胃镜检查,可大大提高出血病因诊断的准确性。因为有些病变,如急性糜烂出血性胃炎可在几天内愈合而不留痕迹;有些病变,如血管异常在活动性出血或近期出血期间才易于发现。急诊胃镜检查还可根据病变的特征判断是否继续出血或估计再出血的危险性,并同时进行内镜止血治疗。在急诊胃镜检查前需先纠正休克、补充血容量、改善贫血。如有大量活动性出血,可先插胃管抽吸胃内积血,并用生理盐水灌洗,以免积血影响观察。

3．X线钡餐检查

X线钡餐检查目前已多被胃镜检查所代替,故主要适用于有胃镜检查禁忌证或不愿进行胃镜检查者。但对经胃镜检查出血原因未明、疑病变在十二指肠降段以下小肠段,则有特殊诊断价值。检查一般在出血停止数天后进行。

4．其他检查

选择性腹腔动脉造影、放射性核素扫描、胶囊内镜及小肠镜检查等主要适用于不明原因消化道出血。由于胃镜检查已能彻底搜寻十二指肠降段以上消化道病变,故上述检查很少应用于上消化道出血的诊断。但在某些特殊情况下,如患者处于上消化道持续严重大量出血紧急状态,以至胃镜检查无法安全进行或因积血影响视野而无法判断出血灶,而患者又有手术禁忌,此时行选择性肠系膜动脉造影可能发现出血部位,并同时进行介入治疗。

（五）预后估计

总的来说,一般80%～85%急性上消化道大量出血患者除支持疗法外,无需特殊治疗出血可在短期内自然停止。仅有15%～20%患者持续出血或反复出血,而主要是这类患者由于出血并发症而导致死亡。提示预后不良危险性增高的主要因素有:①高龄患者(>60岁);②有严重伴随病(心、肺、肝、肾功能不全,脑血管意外等);③本次出血量大或短期内反复出血;④特殊病因和部位的出血(如食管胃底静脉曲张破裂出血);⑤消化性溃疡伴有内镜下活动性出血,或近期出血征象如暴露血管或溃疡面上有血痂。

四、治疗

上消化道大量出血病情急、变化快,严重者可危及生命,应采取积极措施进行抢救。抗休克、迅速补充血容量治疗应放在一切治疗措施的首位。

（一）一般急救措施

患者应卧位休息,保持呼吸道通畅,避免呕血时血液吸入引起窒息,必要时吸氧,活动性出血期间禁食。

严密监测患者生命体征,如心率、血压、呼吸、尿量及神志变化;观察呕血与黑粪情况;定期复查血红蛋白浓度、红细胞计数、血细胞比容与血尿素氮;必要时行中心静脉压测定;对老年患者根据情况进行心电监护。

（二）积极补充血容量

立即查血型和配血,尽快建立有效的静脉输液通道,补充血容量。在配血过程中,可先输平衡液或葡萄糖盐水。改善急性失血性周围循环衰竭的关键是要输血,一般输浓缩红细胞。严重活动性大出血考虑输全血。下列情况为紧急输血指证:①改变体位出现晕厥、血压下降和心率加快;②失血性休克;③血红蛋白低于70g/L,

或血细胞比容低于 25%。输血量视患者周围微循环动力学及贫血改善而定，尿量是有价值的参考指标。应注意避免因输液、输血过快、过多而引起肺水肿，原有心脏病或老年患者必要时可根据中心静脉压调节输入量。

（三）止血措施

1. 食管、胃底静脉曲张破裂大出血

本病往往出血量大、再出血量大、死亡率高，在止血措施上有其特殊性。

1）药物止血

（1）血管加压素（vasopressin）：通过对内脏血管的收缩作用，减少门脉血流量，降低门脉压。推荐疗法是 0.2 U/min 静脉持续滴注，视治疗反应，可逐渐增加剂量至 0.4 U/min。研究证明，只有达到上述较大剂量，该药才能发挥止血效果。但此剂量不良反应大，常见的有腹痛、血压升高、心律失常、心绞痛，严重者可发生心肌梗死。因此，应同时使用硝酸甘油，以减少血管加压素引起的不良反应，同时硝酸甘油还有协同降低门静脉压的作用。用法为硝酸甘油静脉滴注。根据患者血压来调整剂量。也可舌下含服硝酸甘油 0.6 mg，每 30 分钟 1 次。有冠状动脉粥样硬化性心脏病、高血压者忌用。

（2）生长抑素及其拟似物：可明显减少门脉及其侧支循环血流量，止血效果肯定，不伴全身血流动力学改变，短期使用几乎没有严重不良反应。该类药物已成为近年治疗食管胃底静脉曲张出血的最常用药物。14 肽天然生长抑素（somatostatin）：用法为首剂 250 μg 静脉缓注，继以 250 μg/h 持续静脉滴注。本品半衰期极短，应注意滴注过程中不能中断，若中断超过 5 min，应重新注射首剂。奥曲肽（octreotide）是 8 肽的生长抑素拟似物，该药半衰期较长，常用量为首剂 100 μg 静脉缓注，继以 25～50 μg/h 持续静脉滴注。

（2）气囊压迫止血

经鼻腔插入三腔二囊管，注气入胃囊（囊内压 50～70 mmHg），向外加压牵引，用以压迫胃底。若未能止血，再注气入食管囊（囊内压为 35～45 mmHg），压迫食管曲张静脉。用气囊压迫过久会导致黏膜糜烂，故持续压迫时间最长不应超过 24 小时。放气解除压迫一段时间后，必要时可重复充盈气囊恢复牵引。气囊压迫止血效果肯定，但缺点是患者痛苦大、并发症多（如吸入性肺炎、窒息、食管炎、食管黏膜坏死、心律失常等）。由于不能长期压迫，停用后早期再出血率高，鉴于近年药物治疗和内镜治疗的进步，目前已不推荐气囊压迫作为首选止血措施。其应用宜限于药物不能控制出血时作为暂时止血用，以赢得时间为准备其他更有效的治疗措施。

3）内镜治疗

内镜直视下注射硬化剂或组织黏合剂至曲张的静脉（前者用于食管曲张静脉，后者用于胃底曲张静脉），或用皮圈套扎曲张静脉，不但能达到止血目的，而且可有效防止早期再出血，是目前治疗食管胃底静脉曲张破出血的重要手段。一般经药物治疗（必要时加气囊压迫）大出血基本控制，患者基本情况稳定，在进行急诊内镜检查的同时进行治疗。并发症主要有局部溃疡、出血、穿孔、瘢痕狭窄等，注意操作及术后处理可使这些并发症人为减少。

4）外科手术或经颈静脉肝内门体静脉分流术

急诊手术并发症多、死亡率高，应尽量避免。但在大量出血上述方法治疗无效时唯有进行外科手术，有条件者亦可经颈静脉肝内门体静脉分流术治疗，该法尤其适用于准备做肝移植的患者。

2. 非曲张静脉上消化道大出血

除食管胃底静脉曲张破裂出血之外的其他病因引起的上消化道大出血，又称非曲张静脉上消化道大出血，其中以消化性溃疡所致出血最为常见。止血措施主要有：

（1）抑制胃酸分泌的药物：血小板聚集及血浆凝血功能所诱导的止血作用需在 pH＞6.0 时才能有效发挥，而且新形成的凝血块在 pH＜5.0 的胃液中会迅速被消化。因此，抑制胃酸分泌、提高胃内 pH 具有止血作用。对消化性溃疡和急性胃黏膜损害所引起的出血，常用 H_2 受体拮抗剂或质子泵抑制剂。后者在提高及维持胃内 pH 的作用方面优于前者，急性出血期应采用静脉途径给药。

（2）内镜治疗：部分患者会持续出血或再出血，内镜如见有活动性出血或暴露血管的溃疡应进行内镜止血。方法包括热探头、高频电灼、激光、微波、注射疗法或上止血夹等。

（3）手术治疗：经内科积极治疗仍大量出血不止，须不失时机行手术治疗。不同病因所致的上消化道大出血的具体手术指证和手术方式各有不同。

（4）介入治疗：严重消化道大出血在少数特殊情况下，既无法进行内镜治疗，又不能耐受手术，可考虑选择性肠系膜动脉造影找到出血灶的同时进行血管栓塞治疗。

第十五节　糖尿病急性并发症的急救护理

一、糖尿病酮症酸中毒

糖尿病酮症酸中毒（以下称 DKA）是指糖尿病患者在某些诱因作用下，体内胰岛素缺乏进一步加重,胰岛素反调激素不适当增加,引起糖、蛋白、脂肪以及水电解质、酸碱平衡失调,导致以高血糖、高血酮、酮尿、失水、电解质紊乱和代谢性酸中毒为主要特点的临床综合征。它是糖尿病常见且严重的急性并发症。

(一) 发病诱因

任何加重胰岛素绝对或相对不足的因素,均可成为 DKA 的发病诱因。许多患者的诱因不是单一的,部分患者可无明确诱因。常见的诱因有:①胰岛素使用不当,突然减量或随意停用或胰岛素失效。②感染是导致 DKA 最常见的诱因,以呼吸道、泌尿道、消化道的感染最为常见。③饮食失控,进食过多高糖、高脂肪食物或大量饮酒等。④精神因素,精神创伤、过度激动或劳累等。⑤应激、外伤、手术、麻醉、妊娠、中风、心肌梗死、甲亢等,应用肾上腺皮质激素也可引起 DKA。⑥原因不明,有 10%～30% 的糖尿病患者以 DKA 形式突然发病,无明确诱因可查。

(二) 临床表现

1. 症状

原有糖尿病症状加重,多尿、多饮明显,乏力、肌肉酸痛、恶心、呕吐、食欲减退,可有上腹痛,腹肌紧张及压痛,似急腹症,甚至有淀粉酶升高,可能由于胰腺血管循环障碍所致。由于酸中毒,呼吸加深加快,严重者出现 Kussmaul 呼吸,这是由于酸中毒刺激呼吸中枢的化学感受器,反射性引起肺过度换气所致。呼气中有烂苹果味为 DKA 最特有的表现,神经系统可表现为头昏、头痛、烦躁,病情严重时可表现为反应迟钝、表情淡漠、嗜睡、昏迷。

2. 体征

皮肤弹性减退、眼眶下陷、黏膜干燥等脱水症,严重脱水时可表现为心率加快、血压下降、心音低弱、脉搏细速、四肢发凉、体温下降、呼吸深大、腱反射减退或消失、昏迷。

(三) 实验室检查

1. 血糖

明显升高,多在 16.7 mmol/L(300 mg/dl)以上。

2. 血酮

定性强阳性,定量>5 mmol/L。

3. 血清电解质

血钠多数降至 135 mmol/L 以下,少数可正常,偶可升高至 145 mmol/L 以上。血清钾于病程初期正常或偏低,少尿、失水、酸中毒可致血钾升高,补液、胰岛素治疗后又可降至 3 mmol/L 以下,须注意监测。

4. 血气分析及 CO_2 结合率

代偿期 pH 及 CO_2 结合率可在正常范围,碱剩余负值增大,缓冲碱(BB)明显减低,标准碳酸氢盐(SB)及实际碳酸氢盐(AB)亦降低,失代偿期 pH 及 CO_2 结合率均可明显降低。

5. 尿糖强阳性

实际测量尿糖结果呈强阳性。

6. 尿酮

强阳性,当肾功能严重损害,肾小球滤过率减少,而肾糖阈及酮阈升高,可出现尿糖与酮体减少,甚至消失,因此诊断时必须注意以血酮为主。

7. 其他

血尿素氮、肌酐可因脱水而升高,经治疗后无下降提示有肾功能损害。血常规白细胞可增高,无感染时亦可达 $(15\sim30)\times10^9/L$ 以上,尤以中性粒细胞增高更为显著,血红蛋白及红细胞压积升高,血游离脂肪酸、甘油三酯可升高。

(四) 诊断与鉴别诊断

DKA 的诊断不难,但要与下列情况鉴别。

1. 饥饿性酮症

某些患者由于其他疾病引起剧烈呕吐、禁食等状态时,也可产生大量酮体及酸中毒,但这些病人血糖不高,尿糖阴性,有助于鉴别。

2. 非酮症高渗性昏迷

本症多见于Ⅱ型糖尿病老年患者,患者多有神志障碍、意识模糊、反应迟钝、抽搐等,实验室检查血 Na^+ 升高,大于 145 mmol/L,血糖显著升高,常大于 33.3 mmol/L,血渗透增加,大于 350 mmol/L,酮体阴性或弱阳性。

3. 低血糖症昏迷

起病较突然,常有应用胰岛素及降糖药史,用药后未按时进餐或过度运动等。患者可有饥饿、心悸、手抖、反应迟钝、神志改变等。患者皮肤湿冷,与高渗昏迷、酮症酸中毒皮肤干燥不一样,实验室检查血糖低于正常,尿糖尿酮均阴性。

4. 乳酸酸中毒昏迷

多发生在服用大量双胍类药物、休克、大量饮酒、感染等情况,原有慢性肝病、肾病、心衰史者更易发生。本病在临床上除原发病表现外,以代谢性酸中毒为主要特征,常伴有原因不明的深呼吸、神志模糊、嗜睡、昏迷等。实验室检查,血乳酸＞5 mmol/L,pH＜7.35。

5. 其他

以腹痛为主者应注意与急腹症鉴别,血、尿糖与血、尿酮测定有助于鉴别诊断。

由于糖尿病患病率高，临床表现容易被忽视，因此，急诊遇昏迷、休克、酸中毒等原因不明时均应查血糖及尿糖、尿酮，以免漏诊或误诊。

（五）治疗

DKA 一经确诊，即应立即进行治疗。一般应送入 ICU 治疗或进入专科进行抢救。治疗的目的在于加强肝、肌肉及脂肪组织对葡萄糖利用，逆转酮血症和酸中毒，纠正水和电解质紊乱。治疗措施应根据病情严重程度不同而定。对于仅有酮血症、无明显脱水及酸中毒、神志清楚、能进食的患者，可只皮下给予普通胰岛素治疗。对有脱水、酸中毒等危重患者应按下列措施紧急处理：

1. 一般处理

包括：①抽取血标本，送检诊治 DKA 所需各项化验，如血糖、血酮、血 pH 及 CO_2 结合率、BUN 和（或）Cr、Na^+、K^+、Cl^- 等。必要时血气分析或血浆渗透压检查，并留置针头即刻连接输液装置。②采集尿标本，记尿量，并送检尿糖、尿酮、尿常规。昏迷病人导尿后留置导尿管，记录每小时和 24 h 尿量，并可按需取尿监测治疗中尿糖及尿酮的变化。③昏迷患者，或有呕吐、腹胀、胃潴留、胃扩张者，应插入胃管，持续胃肠减压或每 2 小时吸引 1 次，记录引流液量及颜色等变化。④按一级护理，密切观察 T、P、R、BP 四大生命指标的变化；精确记录出入水量和每小时尿量，保持呼吸道通畅，如血 PO_2<80 mmHg 者给予吸氧。根据所得监测资料，及时采取相应有效治疗措施。

2. 补液

DKA 常有严重脱水，血容量不足，组织微循环灌注不良，补液后胰岛素才能发挥正常的生理效应。最常用的液体为生理盐水，有休克可补给胶体液如右旋糖酐、血浆等。当血糖下降至 13.9 mmol/L，应给予 5％葡萄糖水或糖盐水。补液速度应根据患者心功能及脱水情况而定，若心功能正常，补液速度应快，在 2 小时内输入 1 000～2 000 ml，尽快补充血容量，改善周围循环和肾功能。以后根据血压、心率、每小时尿量、末梢循环情况而定，必要时监测中心静脉压调节输液速度和量。第 2～6 小时输入 1 000～2 000 ml，第一天的总量为 4 000～6000 ml。严重脱水者日输液量可达到 6 000～8 000 ml。

3. 胰岛素的应用

DKA 是胰岛素治疗的绝对适应证。为使血糖尽快降低，纠正代谢紊乱，DKA 的治疗一律选用短效胰岛素。主张用小剂量静脉滴注法，每小时每千克体重0.1 U 胰岛素。其优点为简单易行，不易发生低血糖和低血钾反应，脑水肿发生率低。应用方案一般为开始时每小时 0.1 U/kg 体重，加入生理盐水中静脉持续滴注。在液体快滴完时（2 h 左右）复查血糖，如血糖下降的幅度小于滴注前的 30％，则胰岛素的用量应加倍。如血糖的下降幅度＞30％,则按原剂量继续滴注到血糖下降为小于等于 13.9 mmol/L 时改输 5％葡萄糖水或糖盐水(视血 Na^+ 水平而定)。胰岛素的用量则按葡萄糖与胰岛素之比(2～6)∶1(即 2～6 g 糖给 1 U 胰岛素)的浓度继续点滴,使血糖水平维持在 10 mmol/L 左右,酮体阴性。当病人饮食恢复、神志清醒、脱水、酸中毒及电解质紊乱纠正后,可改为皮下胰岛素治疗。如果胰岛素治疗有效,一般在 7～10 h 内可纠正 DKA。

4. 纠正电解质及酸碱失衡

对于轻症的 DKA,经胰岛素治疗及补液后,钠丧失和酸中毒可逐渐得到纠正,不必补碱。补碱的指证为:

(1) 血 pH＜7.0 或 HCO_3^-＜5.3 mmol/L。

(2) 血 K^+＞6.5 mmol/L 的严重高血钾症。

(3) 对输液无反应的低血压。

(4) 治疗过程中出现严重高氯性酸中毒。补碱量:首次给 5％碳酸氢钠 100～200 ml,用注射用水稀释成等渗(1.25％)。以后再根据 pH 及 HCO_3^- 决定用量,当pH 恢复到 7.1 以上时,停止补碱。

5. 补钾

DKA 时体内总钾量明显减少。就诊时由于脱水、酸中毒,血钾水平可升高,也可正常或降低,因此 DKA 初期的血钾水平不能真实地反映体内钾的情况。经过补液和胰岛素的应用等治疗,血钾可出现变化,一般为降低,所以在治疗过程中患者常在 1～4 h 后发生低血钾。因此在治疗过程中应预防性补钾,尽可能使血钾维持在正常水平,至少应大于 3.5 mmol/L,如患者有尿(＞40 ml/h),肾功能尚好,治疗前血钾降低或正常,则在输液和胰岛素治疗的同时即开始补钾;若治疗前血钾增高或每小时尿量少于 30 ml,宜暂缓补钾,待尿量增加、血钾不高时再开始补钾。补钾量:开始 2～4 h 通过静脉输液,每小时补钾 13～20 mmol/L(1～1.5 g 氯化钾),病情稳定,患者能进食,则改为口服补钾,3～6 g/d,为补充细胞内缺钾,口服补钾需维持 1 周以上。

6. 对症、支持、消除诱因、防止并发症

DKA 最常见的诱因是感染,因此应注意抗生素的应用。补液过速、过多,尤其是老人,心功能不全者易并发肺水肿,应注意防止。这些病人最好能在中心静脉压的监测下调整输液速度和输液量。由于脱水易并发急性肾功能衰竭,经补液脱水纠正后无尿,血尿素氮、肌酐继续升高,应注意急性肾衰发生,必要时需透析治疗。降糖过快,补碱过快、过多可诱发脑水肿,应注意避免,必要时可用脱水剂治疗。

二、高渗性非酮症糖尿病昏迷

高渗性非酮症高血糖性昏迷(简称高渗性昏迷)是糖尿病急性代谢紊乱的另一种临床类型。本病的临床特征为:①约 2/3 发病前有轻度糖尿病史;②多见于老年人;③血糖大于 33 mmol/L;④血渗透压≥350 mmol/L;⑤血尿素氮升高;⑥无酮症酸中毒;⑦死亡率高,临床上比糖尿病酮症酸中毒少见。

(一)发病诱因

本病的基本病因为胰岛素相对或绝对缺乏,在此基础上加上一些诱因才发病。常见的诱因如下:

1. 应激

各种应激均可诱发高渗性昏迷,常见的应激有感染、外伤、手术、脑血管意外、心肌梗死、中暑、消化道出血、烧伤和胰腺炎,其中以感染最为常见。

2. 水摄入不足

本病多见于老年人,老年人口渴感和抗利尿激素释放的渗透压调节阈值上调,当血浆渗透压已超过正常阈值而无口渴感和抗利尿激素释放,从而导致水摄入不足和肾小管重吸收水不增加,使血渗透压升高。其他使水摄入减少的原因还有生活不能自理、神志不清等。

3. 水丢失增加

感染发热、烧伤、呕吐、腹泻、脱水治疗及利尿等均可导致失水。如果失水多于失钠,则可引起血渗透压升高。

4. 糖负荷

大量摄入碳水化合物、静脉推注高浓度(50%)的葡萄糖液、用含高浓度的葡萄糖液作透析治疗可引起血糖升高,在胰岛素相对不足的情况下可导致本病的发生。

5. 药物

凡能抑制胰岛素释放和使血糖升高的药物均可诱发本病的发生。如苯妥因钠、氯丙嗪、免疫抑制剂、噻嗪类利尿剂、速尿、心得安、钙通道阻滞药和糖皮质激素等,使血糖升高的药物诱发本病发生的前提是必须有胰岛素缺乏。

(二)临床表现

发病无性别差异,大多数为 60 岁以上的老年人。约 2/3 患者过去有糖尿病病史,均属Ⅱ型,且多为轻度;1/3 无糖尿病史。

起病缓慢,从开始发病到出现意识障碍一般为 1～2 周,但也有急性起病者,在此期间,患者有多饮、多尿和口渴加重,但也可只有多尿而无口渴和多饮者。体格检查有失水体征,表现为体重减轻,眼球凹陷,皮肤干燥,弹性差,血压偏低和脉细速。随着病情加重,最后可发展为休克和急性肾功能衰竭。与其他原因引起的休克不同的是患者由于严重失水而无出冷汗。

本病除神志模糊和昏迷外,与糖尿病酮症酸中毒临床表现不同的是中枢神经系统损害症状特别突出,且与血浆渗透压升高的程度有关。轻度可无神经系统症状和体征,一般可出现的神经系统症状和体征包括局限性抽搐、癫痫大发作、幻觉、反射亢进或减退、失语、偏瘫、偏盲、上肢扑颤、四肢瘫痪和巴宾斯基征阳性等。而在经治疗后上述神经系统表现可完全消失。

由于失水,血液浓缩,高血糖使血液黏滞度增高,加上血流缓慢,如未得到及时与合理治疗,患者易并发血管栓塞,为致死原因之一。除本病引起的上述临床表现外,还有诱发本病发生的疾病的临床表现。

（三）实验室检查

（1）尿检查:尿糖强阳性,尿比重增高和尿渗透压升高。尿酮体阴性,可有蛋白尿和管型。

（2）血液生化检查:血糖显著增高,常在 33 mmol/L 以上,血 pH 和二氧化碳结合力正常或偏低,血钠可正常、增高或降低,血钾多正常(由于细胞内钾移向细胞外,但体内总体钾是缺乏的)。血磷和镁可因尿中丢失增多而降低。由于肾功能减退,血中尿素氮和肌酐均升高,以尿素氮增高更明显。血浆总渗透压大于 350 mmol/L,有效渗透压大于 320 mmol/L。前者是把能自由通过细胞、不能构成细胞外液有效渗透压的尿素也算在内。血浆渗透压可用渗透压计直接测量,也可根据血浆渗透压计算公式计算。其计算公式为:

$$血浆总渗透压(mmol/L)=2(Na^++K^+)+血糖+血尿素氮$$

其他实验室检查有周围血象,常有白细胞总数增加、红细胞压积增大。

（四）诊断与鉴别诊断

临床上应着重了解患者年龄、糖尿病史、诱发因素,症状方面应询问起病时间、多饮、口渴、多尿、恶心、呕吐、神志、食欲改变和抽搐等情况。体检应注意神志改变、失水体征、神经系统体征及生命体征。对于中、老年人有神志不清者,均应考虑本病的可能。本病的诊断依据为:①中、老年人,病前有或无糖尿病史;②血糖在 33 mmol/L 以上;③血浆渗透压≥350 mmol/L;④无或只有轻度酮症。

在老年人糖尿病中,引起昏迷的常见疾病有低血糖昏迷、糖尿病酮症酸中毒昏迷、脑血管意外和乳酸酸中毒,应与本病进行鉴别。

1. 低血糖昏迷

老年人因口服降糖药,特别是优降糖,易发生低血糖昏迷。其特征为:①发病突然,从发病到昏迷之间的时间短;②血糖低,尿糖阴性;③血渗透压正常,故很容易鉴别。

2. 糖尿病酮症酸中毒

见上节。

3. 脑血管意外

老年人发生脑血管意外,因应激可有血糖升高,且可诱发本病的发生。如非后者,两病应予鉴别。鉴别诊断要点可根据:①脑血管意外突然发病,且很快进入昏迷状态。②血糖虽可有升高,但低于 33 mmol/L。③因脑出血引起者发病时血压明显增高,脑血栓形成者血压可正常,与本病常为低血压不同。④血渗透压正常。⑤腰椎穿刺测颅内压升高,而本病患者颅内压则降低;脑出血者脑脊液为血性,本病患者正常。

4. 乳酸酸中毒

本综合征可有血乳酸增加,但多在正常范围内或稍升高,很少达到自发性乳酸酸中毒水平,根据乳酸酸中毒常有显著缺氧,周围循环衰竭或服用降糖灵病史、血糖、血渗透压正常和阴离子间隙明显增大不难与本病鉴别。

(五) 治疗

高渗性昏迷为内分泌急症,一但确诊,应积极进行抢救,否则易致死亡。治疗措施如下:

1. 补液

本病威胁病人生命的病变是高渗透状态引起的脑细胞脱水,单纯补液即可使血糖平均每小时下降 1.1 mmol/L,因此补液在治疗中至关重要。补液不仅可使血糖下降,而且使血渗透压下降,减轻脑细胞内脱水。本病失水比糖尿病酮症酸中毒更为严重。严重患者体内失水量可达体液的 25%,据此,根据患者体内水占体重的 60%,可估计患者的失水量约为:病前体重(kg)×0.6×0.25×1 000=失水毫升量。补液总量应根据病人失水的严重程度不同而决定。

补液速度应先快后慢,快的前提是无心脏疾病。一般在头 2 个小时可每小时补 1 000 ml,以后视病情变化而定,可每 4~6 个小时补 1 000 ml,失水应在 24~48 小时内纠正。

补液种类首选生理盐水,相对患者血渗透压而言是低渗溶液,故可降低渗透压。如果血钠高于 150 mmol/L 以上,血压正常者可输半渗盐水(0.45%),待血浆渗透压降至 330 mmol/L 时,再改输生理盐水;但如果血压低或有休克,则仍以输生理盐水为首选,或输血浆。在补充生理盐水过程中应密切监测血清钠和钾的变化,严防高钠和低钾血症的发生。

补液途径为静脉输注和口服。昏迷者主要采取静脉途径;神志清醒者则采取静脉途径与口服相结合,口服可以减少输液量及速度,特别对合并有心脏病患者有利。

2. 胰岛素应用

高渗性昏迷的血渗透压升高主要是血糖升高所致。用胰岛素治疗可使血糖降低，故血渗透压也随之降低。现主张采用小剂量胰岛素治疗方法，即经静脉每小时滴入普通胰岛素 0.1 U/(kg·h)，加入生理盐水中。对病情严重者可静脉滴注胰岛素之前静脉推注 20 U 剂量的胰岛素，在静脉滴注胰岛素时最好采用输液泵以控制滴速。待血糖降至 14 mmol/L，则将生理盐水换为 5% 葡萄糖液，应当注意的是血糖不宜下降过快，以每小时下降不超过 5.6 mmol/L 为宜。血糖下降过快会导致脑细胞内液与细胞外液渗透压不平衡而引起脑水肿，因为脑细胞内液渗透压下降慢。判断补液和胰岛素用量是否足够的指标为：①血糖低于 14 mmol/L。②尿量至少为每小时 50 ml。③血浆渗透压低于 320 mmol/L。如果治疗后头 4 小时内每小时血糖下降少于 2 mmol/L，则应将胰岛素剂量增加 1 倍；相反，如果在头两小时内血糖下降超过 5.5 mmol/L，则将胰岛素剂量减半。病人高渗状态已经解除，病人又能进食，则可停止静脉输液，胰岛素改为皮下注射，或改为病前所用的口服降糖药。

3. 补钾

体内丢钾是相当多的，可达 5～10 mmol/L，因为高血糖引起渗透性利尿，有些病人还有酸中毒，使细胞内钾移向细胞外，病人治疗前血钾往往正常，在输生理盐水的过程中可出现低钾血症。因此，只要病人没有血钾增高，尿量充足，在开始治疗时即应补钾，可在 1 000 ml 生理盐水中加入 10% 氯化钾溶液 30 ml，每小时可输入钾 10～15 mEq（毫克当量，39 毫克钾＝1 mEq）；如果病人可口服，也可口服氯化钾或 10% 枸橼酸钾溶液。在静脉补钾过程中应监测血钾或心电图，如病人有肾功能不全，监测更为必要。

4. 纠正酸中毒

高渗性昏迷病人可合并酮症酸中毒，这种病人应按酮症酸中毒治疗原则进行纠正酸中毒。本病病人可因酮体和乳酸产生稍增多，也可有轻度酸中毒，这种病人不必补碱，随着失水的纠正和胰岛素的应用可自行恢复。不适当补碱，可加重钾的丢失，除非二氧化碳结合力水平降低到 11 mmol/L 以下，可补以 5% 碳酸氢钠溶液。

5. 其他治疗

包括去除诱因、输氧，无呕吐者可插入胃管补充流汁和水。对昏迷者应加强护理，留置导尿管以观察尿量变化，并选用适当抗生素以预防感染。

三、低血糖症

低血糖症是由于各种不同的原因导致血糖低于正常的临床综合征。病因有多种,发病机制包括胰岛素过多、胰岛素拮抗激素减少或胰岛素敏感性增加和肝脏糖输出不足等。降血糖药物(主要是胰岛素和胰岛素促分泌剂)是导致低血糖最常见的原因。

（一）临床表现

1. 交感神经兴奋症状

低血糖时肾上腺素大量释放,临床表现为心悸、手抖、冷汗、饥饿感、焦虑、紧张、面色苍白、肢体震颤和血压轻度升高等。

2. 中枢神经功能不全

头昏、头晕、头痛、语言含糊、定向障碍、情感异常,严重者意识障碍直至昏迷,有时可表现为癫痫样抽搐和偏瘫。

上述症状是提示低血糖的线索。症状的表现因年龄、血糖下降速度和程度、低血糖发作频率以及有无心血管自主神经病变的不同而异。

（二）诊断

1. 确定低血糖症

主要依据 Wipple 三联征确定。

（1）低血糖症状。

（2）发作时血糖低于 2.8 mmol/L。

（3）发作时供给葡萄糖后症状可很快缓解。

2. 鉴别诊断

以交感神经兴奋症状为主者易于识别。以脑功能障碍为主要表现者易误诊为神经症、精神病、癫痫和脑血管意外等,应仔细询问病史,及时检查血糖和其他的相关检查。

（三）治疗

根据病情轻重和病因不同而有所不同。对怀疑低血糖者,在抽取血标本之后便开始治疗。

轻症或患者神志尚清楚并能进食时,立即经口给予下列任何一种可快速升高血糖的食品:①含糖饮料或糖块;②饼干、面包、馒头等含淀粉食品,但注意,对于服用 α-糖苷酶抑制剂者应通过静脉补充葡萄糖。

重症或意识障碍者应急诊送医院抢救,即刻静脉注射 50% 葡萄糖 40~60 ml,多数病人在 5~10 min 后可以醒转,但一些患者如胰岛素分泌量大的胰岛素瘤、口服磺脲类药物、注射大量胰岛素(尤其是长效制剂)以及严重升糖激素缺乏的病人

(垂体前叶功能减退)等,上述葡萄糖可能不足以纠正低血糖,注射葡萄糖后应持续静脉滴注 10％的葡萄糖液,间以 50％的葡萄糖静脉推注。如果仍不能使血糖维持在 100 mg/dl(5.56 mmol/L)以上,应考虑加用可的松静脉滴注(100～200 mg 加入 500 ml 液体中)。患者清醒后为防止再度出现低血糖,需要观察 12～48 h,甚至更长时间。

对低血糖昏迷者,如不能及时注射葡萄糖,可肌注胰高糖素或肾上腺素 1 mg,可有助于升高血糖。另外,长时间严重低血糖可导致脑水肿,使昏迷不易纠正,应加用脱水剂,如甘露醇。低血糖纠正后,应根据不同的病因采取相应的处理。

第十六节　妇产科常见急症的护理

妇产科急症是指女性生殖器官发生急性病变,包括妇科急症和产科急症,也即女性在妊娠期和非妊娠期生殖系统的一切生理的和病理的急性改变。而生殖器官仅是整个人体的一部分,妇产科疾患与人体其他脏器和系统有密切的相关性。因此,在面对妇产科常见疾病时,既要掌握专科疾病的特点,又要有整体的、全局的观点。尤其是面对妇产科急诊病人更是如此。

一、妇产科急症的范畴

包括生理的和病理的两方面。妇科急症:女性生殖系统或器官发生的急性改变,包括急腹症、急性出血等。产科急症:女性在妊娠期生殖系统的一切生理和病理的急性改变,包括临产、妊娠和分娩期并发症、产后出血等。

二、妇产科急症的特点

(1)多:以安徽省立医院为例,妇产科平均每年有四千余急诊,占全院急诊总数的 1/4 以上。

(2)急:瞬间发病。

(3)重:几分钟可能与一个甚至两个生命密切相关。

(4)女:妇产科面对的病人首先是女性病人,且多半为成年女性病人,其次是女性生殖器官的病变。

几乎所有的急诊都与流血或腹痛有关。妇产科急症需鉴别的常见症状:腹痛、阴道流血、晕厥和休克等。

1. 腹痛

(1)与妊娠相关:宫外孕、流产、胎盘早剥、足月临产、早产、葡萄胎等。

(2)与妊娠无关:炎症、卵巢瘤破裂(蒂扭转)、肌瘤变性、肿瘤等。

2. 阴道流血

（1）与妊娠相关：宫外孕、流产、前置胎盘、妊娠滋养细胞疾病、产后胎盘部分残留等。

（2）与妊娠无关：炎症、肿瘤、卵巢内分泌功能失调、损伤、异物、外源性性激素等。

三、妇科常见急症

（一）宫外孕

1. 概述

正常妊娠时，受精卵着床于子宫体腔内膜。受精卵在子宫体腔以外着床发育时称为异位妊娠，习称宫外孕。异位妊娠和宫外孕的含义稍有区别，异位妊娠包括输卵管妊娠、卵巢妊娠、腹腔妊娠、宫颈妊娠及阔韧带妊娠等；宫外孕仅指子宫以外的妊娠，宫颈妊娠不包括在内。在异位妊娠中，输卵管妊娠最常见，占异位妊娠的95％。输卵管妊娠是妇产科常见急腹症之一，当输卵管妊娠流产或破裂时，可引起腹腔内严重出血，如不及时诊断、处理，可危及生命。

2. 临床表现

1）症状

（1）停经。多数病人停经6～8周以后出现不规则阴道流血，但有些病人因月经仅过去几天，误将不规则的阴道流血视为月经，也可能无停经主诉，需注意鉴别。

（2）腹痛。腹痛是输卵管妊娠就诊的主要症状。输卵管妊娠流产或破裂时，病人突感一侧下腹撕裂样疼痛。随后，血液由局部、下腹流向全腹，疼痛遍及全腹，可放射至肩部；当血液积聚于直肠子宫陷凹处，可出现肛门坠胀感。

（3）阴道流血。胚胎死亡后，常有不规则阴道流血，量少呈点滴状，一般不超过月经量。阴道流血常在病灶去除后才能停止。

（4）晕厥与休克。急性大量出血及剧烈腹痛可引起病人晕厥或休克，与阴道出血量往往不成正比。需注意往往有病人因晕厥或休克来就诊或因有便意感如厕而晕倒在厕所的现象，需注意防范，以防发生危险。

2）体征

根据病人内出血的情况，病人可呈现贫血貌和休克症状。腹部检查可有下腹压痛、反跳痛明显，出血较多时叩诊有移动性浊音。

3. 病因及发病机制

任何妨碍受精卵正常进入宫腔的因素，均可造成输卵管妊娠，常见的原因是输卵管炎症，输卵管管腔黏膜粘连，管腔变窄、扭曲，平滑肌蠕动减弱，输卵管发育不良或功能异常等。其他如内分泌失调、神经精神紊乱、放置宫内节育器等，其中最常见的原因是慢性输卵管炎症。

4. 病情评估

（1）病史。应仔细询问月经史，以准确推断停经时间，注意不要将不规则阴道流血误以为末次月经，或由于月经才过几天，不认为是停经。对于育龄期女性，凡是以下腹痛来就诊的都要仔细询问月经史以排除宫外孕。

（2）身心状况。当病人腹腔内出血较多时，可出现贫血貌，严重时可出现面色苍白，四肢湿冷，脉搏快、弱、细，血压下降等休克症状。下腹有明显压痛、反跳痛，尤以患侧为甚，肌紧张不明显，叩诊可有移动性浊音。

（3）相关检查：盆腔检查，可见阴道后穹窿饱满，有触痛。将宫颈轻轻上台或左右摇动时引起剧烈疼痛，称为宫颈举痛或摇摆痛，是输卵管妊娠的主要体征之一。经阴道后穹窿穿刺可抽出暗红色不凝血。B超检查有助于诊断。

5. 救治与护理

如果合并休克症状，应在严密监测生命体征的同时，配合医师积极救治病人休克症状，予平卧位、吸氧、建立静脉通道，按急诊手术要求迅速做好术前准备并提供心理支持。

（二）急性盆腔炎

1. 概述

女性内生殖器及其周围结缔组织、盆腔腹膜的炎症称盆腔炎，可分为急性盆腔炎和慢性盆腔炎。急性盆腔炎发展可引起弥漫性腹膜炎、败血症、感染性休克，严重者可危及生命。临床表现通常为下腹痛、发热、阴道分泌物增多。病情严重者可有寒战、高热、头痛、食欲不振。体征上可表现为急性病容，体温升高，心率加快，下腹部压痛、反跳痛、肌紧张；阴道、宫颈充血，有大量脓性分泌物，子宫及两侧有压痛，可触及包块。

2. 病因及发病机制

引起急性盆腔炎的主要病因有产后或流产后感染、宫腔内手术操作后感染、经期卫生不良、感染性传播疾病、临近器官炎症蔓延、慢性盆腔炎急性发作等导致炎症发作。

3. 病情评估

（1）病史：询问病人的年龄，月经史，婚育史，宫腔内手术操作史，产后、流产后感染史。

（2）身心状况：评估病人的症状和体征，发病后有无发热、寒战、腹痛，阴道分泌物的颜色和性质，下腹部有无压痛、反跳痛、肌紧张等。

（3）相关检查：妇科检查可见阴道充血，并有大量脓性分泌物从宫颈口外流；

穹窿有明显触痛,宫颈充血、水肿、举痛明显。

4. 救治与护理

予半卧位,指导高热量、高蛋白、高维生素流质或半流质饮食,遵医嘱给予足量有效抗生素,注意纠正电解质紊乱和酸碱失衡状况。为手术病人做好术前、术中和术后护理。

(三) 功能失调性子宫出血

1. 概述

简称功血,是由于调节生殖的神经内分泌机制失常引起的异常子宫出血,而全身及内外生殖器无明显器质性病变存在。临床表现为子宫不规则出血,特点是月经周期紊乱、经期长短不一、经量不定,甚至大量出血。出血期间一般无腹痛或其他不适,出血量多或时间长,经常继发贫血,大量出血可导致休克。

2. 病因及发病机制

功血可分为排卵性和无排卵性两类,约 85% 的病人属于无排卵性功血。无排卵性功血多见于青春期、围绝经期妇女,也可发生于生育期。在青春期由于下丘脑—垂体—卵巢轴调节功能不健全而引起;围绝经期妇女由于卵巢功能衰退而引起。

3. 病情评估

(1) 病史:详细了解病史,注意病人的年龄、月经史、婚育史、避孕措施、激素类药物使用史及全身与生殖系统有无相关疾病,如肝病、血液病、甲状腺功能亢进或减退等;了解病人发病前有无精神紧张、情绪打击、过度劳累及环境改变等引起月经紊乱的诱发因素,目前流血情况、发病时间、病程经过、流血前有无停经史及以往治疗经过。

(2) 身心状况:观察精神和营养状态,大量出血容易使病人产生恐惧和焦虑。

4. 救治与护理

严密观察并记录病人的生命体征,如合并休克症状,予平卧位,立即予吸氧、建立静脉通道,积极配合救治。

四、产科急症

(一) 临产

1. 概述

临产的标志为有规律且逐渐增强的子宫收缩,持续 30 s 或以上,间歇 5～6 min,同时伴随进行性子宫颈管消失、宫颈口扩张和胎先露下降。临床上分为 3 个产程,第一产程又称宫口扩张期,从出现间歇 5～6 min 的规律宫缩开始到宫口开全;第二产程又称胎儿娩出期,从宫口开全到胎儿娩出;第三产程又称胎盘娩出期,从胎儿娩出到胎盘娩出。

2. 病情评估

（1）病史：了解年龄、身高、体重；询问末次月经，推算预产期；月经史、生育史；既往史及手术史；评估宫缩开始的时间、强度及频率、宫口扩张及胎先露下降情况。

（2）身心状况：评估生命体征、产程进展情况；了解子宫收缩的持续时间、间歇时间、强度；了解是否破膜并观察羊水的颜色、性状和量；评估胎心、胎动情况。

3. 救治与护理

临产孕妇可能于任何时期来急诊，一旦发现孕妇宫缩较强，持续时间较长，间歇5～6分钟（第一产程），需即刻送入产房监测产程进展及胎心变化。若就诊时宫口已近开全，应积极与医师联系，准备接产、保护会阴和新生儿抢救。

（二）自然流产

1. 概述

妊娠不足28周、胎儿体重不足1 000 g而终止者称流产。流产发生于妊娠12周以前者称早期流产，发生于妊娠12周至不足28周者称晚期流产。自然流产的发生率占全部妊娠的15%。停经、阴道流血和腹痛是流产孕妇的主要症状。孕12周前发生的流产，先出现阴道流血而后出现下腹痛。晚期流产的全过程为先出现腹痛，后出现阴道流血。

2. 病因及发病机制

导致流产的原因很多，除了胚胎本身原因外，还有子宫环境、内分泌状态及其他因素等，如染色体异常（是导致流产的主要原因）、母体因素（全身性疾病、母儿双方免疫不适应、生殖器官疾病）、胎盘因素（如滋养细胞的发育和功能不全、前置胎盘、胎盘早剥等）。早期流产时胚胎多先死亡，继之底蜕膜出血，妊娠产物可完全从子宫壁剥离而排出，故出血不多；晚期流产常因部分组织胎盘残留而出血较多。

3. 病情评估

（1）病史：评估孕妇的停经史、早孕反应情况；阴道流血的持续时间及流血量；有无腹痛及腹痛的部位、性质和程度。评估阴道有无排液及有无妊娠产物排出。

（2）身心状况：评估生命体征和心理状况。

（3）相关检查：妇科检查进一步了解宫口是否扩张，羊膜是否破裂，有无妊娠产物堵塞于宫颈内口等。B超检查可诊断和鉴别流产及其类型。

4. 救治与护理

（1）先兆流产孕妇予卧床休息，禁止性生活、禁灌肠等，以减少各种刺激。

（2）如合并休克症状，予平卧位，立即予吸氧、建立静脉通道。

(三) 妊娠期高血压疾病

1. 概述

妊娠期高血压疾病是妊娠期特有的疾病,包括妊娠期高血压、子痫前期、子痫、慢性高血压并发子痫前期以及妊娠合并慢性高血压。其中妊娠期高血压、子痫前期和子痫以往统称为妊娠高血压综合征。该病严重影响母婴健康,是孕产妇及围生儿病率及死亡率的主要原因之一。根据临床表现可分为五类,即妊娠期高血压、子痫前期、子痫、慢性高血压并发子痫前期、妊娠合并慢性高血压。

1) 妊娠期高血压

妊娠首次出现 BP≥140/90 mmHg,并于产后 12 周内恢复正常。产后方可确诊。

2) 子痫前期

(1) 轻度:妊娠 20 周后出现 BP≥140/90 mmHg,尿蛋白≥0.3g/24 h,可伴有上腹部不适、头痛、视力模糊等。

(2) 重度:BP≥160/110 mmHg,尿蛋白≥2.0 g/24 h,血小板降低、肝酶升高,持续性头痛或视觉障碍,持续性上腹部不适。

3) 子痫

在子痫前期的基础上出现抽搐发作,或伴昏迷,称为子痫。子痫可发生在产前、产时和产后。抽搐过程中易发生唇舌咬伤、摔伤甚至骨折等多种创伤,昏迷时呕吐可造成窒息或吸入性肺炎。

2. 病因及发病机制

妊娠期高血压疾病的发病原因至今尚未阐明,但有一些易发因素,如初产妇、年轻孕产妇(年龄≤20 岁)或高龄孕产妇(年龄≥35 岁)、精神过度紧张或受刺激、寒冷季节、慢性高血压病史、糖尿病、营养不良等,该病可能在易发因素的影响下,由于免疫、子宫—胎盘缺血缺氧、血管内皮功能障碍、营养缺乏等导致全身小动脉痉挛,进而导致全身各组织器官因缺血、缺氧而受到不同程度损害,严重时可出现抽搐、昏迷、脑水肿、脑出血、心肾衰竭、肺水肿、肝细胞坏死、胎盘早剥以及凝血功能障碍而导致 DIC 等。

3. 病情评估

(1) 病史:评估孕妇孕前及妊娠 20 周前有无高血压、蛋白尿和(或)水肿及抽搐等征象;既往病史中有无原发性高血压、慢性肾炎及糖尿病等;有无家族史。出现异常现象的时间及治疗经过,有无头痛、视力改变、上腹不适等症状。

(2) 身心状况:需重点评估孕妇的血压、水肿、蛋白尿情况,有无自觉症状及**抽搐、昏迷**等情况;抽搐和昏迷是最严重的表现,应特别注意发作状态、频率、持续时间、间隔时间、神志情况及有无唇舌咬伤、摔伤甚至骨折、窒息或吸入性肺炎等。

（3）相关检查：根据尿蛋白定量确定病情严重程度；根据镜检出现管型判断肾功能受损情况。眼底检查可见眼底小动脉痉挛，动静脉管径比例可由正常的 2：3 变为 1：2，甚至 1：4，或出现视网膜水肿、渗出、出血等。

4. 救治与护理

（1）指导休息、左侧卧位、自数胎动。予吸氧、监测胎心。

（2）若并发子痫，应立即协助医生控制抽搐，硫酸镁为首选药物。

（3）保持环境安静，避免声光刺激。

（4）专人护理，防止受伤。子痫发生后，首先应保持呼吸道通畅，立即吸氧，防止口舌咬伤，用开口器或于上、下磨牙之间放置一缠好纱布的压舌板，以舌钳固定舌以防咬伤唇舌或致舌后坠。病人取头低侧卧位，在病人昏迷或未完全清醒时，禁止给予饮食和口服药物，以防误入呼吸道而致吸入性肺炎。

（5）严密监护，密切观察体温、脉搏、呼吸、血压、神志、尿量（应保留导尿监测）等。及早发现心力衰竭、脑出血、肺水肿、HELLP 综合征、肾功能衰竭、DIC 等并发症，并积极处理。

（6）为终止妊娠做好准备。严密观察，及时发现产兆，并做好母子抢救准备。如经治疗病情得以控制仍未临产者，应在孕妇清醒后 24～48 h 内引产，或子痫病人经药物控制后 6～12 h，应考虑终止妊娠，需做好终止妊娠的准备。

（四）胎盘早剥

1. 概述

妊娠 20 周后或分娩期正常位置的胎盘在胎儿娩出前，部分或全部从子宫壁剥离称胎盘早剥（placental abruption）。胎盘早剥是妊娠晚期的一种严重并发症，起病急，进展快，若处理不及时，可危及母儿生命。胎盘早剥的严重程度与剥离面的大小及剥离部位有关，其中剥离面小于 1/3，以外出血为主者属于轻型；胎盘剥离面超过 1/3，伴有较大的胎盘后血肿，常以内出血或混合性出血者属于重型。胎盘早剥的临床特点是妊娠晚期突然发生的腹部持续性疼痛，重型病人主要症状为突然发生的持续性腹部疼痛和（或）腰痛、腰背痛，其程度与胎盘后积血多少呈正相关。严重时可出现恶心、呕吐及面色苍白、出汗、脉弱及血压下降等休克征象；阴道流血，重型病人可无阴道流血或少量阴道流血及血性羊水，贫血程度与外出血量不相符；子宫强直性收缩，主要见于重型病人，子宫多处于高张状态，硬如板状，压痛明显，胎位不正；皮肤、黏膜有出血倾向，特别是胎死宫内的病人可能发生弥散性血管内凝血与凝血功能障碍。

2. 病因及发病机制

该病的原因可能是在血管病变,如妊娠期高血压疾病、慢性高血压、慢性肾脏疾病或全身血管病变的基础上,底蜕膜螺旋小动脉痉挛或硬化,引起远端毛细血管缺血坏死以至破裂出血、血液流至底蜕膜层形成血肿;机械性因素,如腹部受撞击、挤压、摔伤、脐带过短等情况下,底蜕膜出血,形成血肿;子宫静脉压突然升高、子宫内压力突然下降,如妊娠晚期或临产后,孕妇长时间取仰卧位时导致的仰卧位低血压综合征,羊水过多在自然或人工破膜时,羊水流出过快或双胎分娩第一个胎儿娩出后,均可使子宫收缩致宫腔缩小而发生胎盘错位引起剥离等。胎盘剥离的主要病理变化是底蜕膜出血,形成血肿,使胎盘自附着处剥离,按病理生理变化特点,分为显性、隐性及混合性剥离 3 种类型,严重的胎盘早剥可能发生凝血功能障碍而继发 DIC。

3. 病情评估

(1)病史:评估有无妊娠高血压疾病或高血压病史、胎盘早剥史、慢性肾炎史、外伤史等,评估有无在妊娠晚期或临产时突然发生腹部剧痛,有无急性贫血或休克现象。

(2)身心状况:评估腹痛的程度、性质、生命体征和一般情况;腹部检查:子宫硬如板状,有压痛,宫底随胎盘后血肿增大而增高。若胎盘剥离面超过胎盘面积的 1/2,胎儿多因缺氧死亡,胎心多已消失。

(3)相关检查:B 超检查具有诊断价值。

4. 救治与护理

胎盘早剥是一种妊娠晚期严重危及母儿生命的并发症,积极预防非常重要。对于已诊断为胎盘早剥的病人应积极采取措施:

(1)迅速开放静脉通道,积极补充血容量,同时密切监测胎儿状态。

(2)严密观察病情变化,及时发现凝血功能障碍、急性肾衰等并发症,配合医生积极处理。

(3)严密观察生命体征,对处于休克状态的危重病人,积极开放静脉通道,抢救休克。

(4)一旦确诊,应积极为终止妊娠做好术前准备。

(五)前置胎盘

1. 概述

正常胎盘附着于子宫体部的后壁、前壁或侧壁。妊娠 28 周后,若胎盘附着于子宫下段,甚至胎盘下缘达到或覆盖宫颈内口处,其位置低于胎先露部,称前置胎盘。它是妊娠晚期出血的主要原因之一,多见于经产妇及多产妇。临床表现为妊娠晚期或临产时发生无诱因、无痛性反复阴道流血,严重时因反复多次或大量阴道流血,可致病人出现贫血,甚至发生休克。按胎盘边缘与子宫内口的关系,可分为完全性前置胎盘、部分性前置胎盘和边缘性前置胎盘三种类型。

2. 病因及发病机制

目前病因尚不明确,可能与内膜发育不良、胎盘面积过大或胎盘形状异常、受精卵发育迟缓、宫腔型态异常等导致胎盘为摄取足够的营养而扩大面积,伸展到子宫下段,形成前置胎盘等有关。

3. 病情评估

(1) 病史:除个人健康史外,在孕产史中尤其要注意识别有无剖宫产术、人工流产术及子宫内膜炎等前置胎盘的易发因素。

(2) 身心状况:评估有无痛性,是否无诱因、反复阴道流血症状及量;评估孕妇的生命体征和一般情况。大量出血时可见面色苍白、脉搏细速、血压下降等休克症状。

(3) 相关检查:B超检查胎盘定位准确率达95%以上。

4. 救治与护理

(1) 根据需要立即接受终止妊娠的孕妇,应立即安排孕妇去枕侧卧位。

(2) 纠正休克:迅速开放静脉通道,积极补充血容量。

(3) 观察病情:生命体征、DIC迹象、评估出血量、腹痛程度、宫高变化、尿量、出入量。

(4) 为终止妊娠做好准备:备鲜血、宫缩剂、抗生素;完善手术前准备等。

(六) 产后出血

1. 概述

产后出血是指胎儿娩出后24小时内出血量超过500 ml者,是分娩期的严重并发症,是产妇死亡的重要原因之一,在我国居产妇死亡原因首位,其发生率占分娩总数的2%~3%,80%发生在产后2小时。预后随失血量、失血速度、孕产妇的体质而不同,短时间内大量失血可迅速发生失血性休克、死亡,存活者可因休克时间过长引起垂体缺血坏死,重者可导致席汉氏综合征。

2. 病因及发病机制

临床上引起产后出血的主要原因有子宫收缩乏力、胎盘因素、软产道损伤以及凝血功能障碍等。其中,子宫收缩乏力是产后出血最常见的原因,占产后出血总数的70%~80%。产后出血既可由单一因素引起,也可以由以上因素相互影响、互为因果并存。

3. 病情评估

（1）病史：需重点评估与产后出血有关的健康史，如孕前患有出血性疾病、重症肝炎、子宫肌壁损伤史；多次人工流产史及产后出血史；妊娠高血压疾病、前置胎盘、胎盘早剥等病史；产妇衰竭或急产以及软产道裂伤等。

（2）身心状况：评估产后出血量、病人的生命体征、阴道流血量等。

4. 救治与护理

（1）立即将病人平卧、吸氧、保暖。

（2）迅速建立静脉通道、输液、输血。

（3）严密观察病情变化，详细记录病人的意识状态、皮肤颜色、血压、脉搏、呼吸及尿量。

（4）产后子宫收缩乏力所致的大出血，可以通过使用宫缩剂、按摩子宫、宫腔内填塞纱条或结扎血管等方法达到止血目的。

第十七节　小儿惊厥

一、概述

惊厥（convulsion）是小儿时期常见的急症，表现为突然发作的全身性或局限性肌群强直性和阵挛性抽搐。多数伴有意识障碍。小儿惊厥发病率为成人的 10 倍，尤以婴幼儿多见。

二、病因及发病机理

（一）病因

小儿惊厥的原因可分为两类：按感染的有无分为感染性（热性惊厥）及非感染性（无热惊厥）；按病变累及的部位分为颅内与颅外两类。

1. 感染性惊厥（热性惊厥）

（1）颅内疾病：病毒感染，如病毒性脑炎、乙型脑炎；细菌感染，如化脓性脑膜炎、结核性脑膜炎、脑脓肿、静脉窦血栓形成；霉菌感染，如新型隐球菌脑膜炎等；寄生虫感染，如脑囊虫病、脑型疟疾、脑型血吸虫病、脑型肺吸虫病、弓形虫病。

（2）颅外疾病：高热惊厥，中毒性脑病（重症肺炎、百日咳、中毒性痢疾、败血症为原发病），破伤风等。

2. 非感染性惊厥（无热惊厥）

（1）颅内疾病：颅脑损伤，如产伤、脑外伤、新生儿窒息、颅内出血；脑发育异常，如先天性脑积水、脑血管畸形、头大（小）畸形、脑性瘫痪及神经皮肤综合征；颅内占位性疾病，如脑肿瘤、脑囊肿；癫痫综合征，如大发作、婴儿痉挛症；脑退行性病变,如脱髓鞘性脑病、脑黄斑变性。

（2）颅外疾病：代谢性疾病,如低血钙、低血糖、低血镁、低血钠、高血钠、维生素 B_1 或 B_6 缺乏症等;遗传代谢性病,如糖原累积病、半乳糖血症、苯丙酮尿症、肝豆状核变性、黏多糖病;全身性疾病,如高血压脑病、尿毒症、心律紊乱、严重贫血、食物或药物及农药中毒等。

（二）发病机理

1. 解剖及生理因素

婴幼儿易发生惊厥是因为大脑发育尚未成熟,皮层神经细胞分化不全,因而皮层的分析鉴别及抑制功能较弱,其次神经元的树突发育不全,轴突髓鞘未完全形成,兴奋性冲动易于泛化而产生惊厥,当各种刺激因素作用于神经系统时,使神经细胞过度兴奋而发生过度的反复放电活动,这种放电活动可为局限性或全身性,临床即表现为局限性或全身性抽搐。

2. 生化因素

（1）血中钙离子正常浓度可维持神经肌肉兴奋性,当浓度降低或细胞内钙离子超载时,使神经与肌膜对钠离子通透性增高,容易发生除极化,导致惊厥发作。

（2）丁氨基丁酸（GABA）是神经抑制性介质,当维生素 B_6 缺乏时妨碍 GABA 的合成,脑内 GABA 浓度降低后发生惊厥。

（3）脑神经细胞能量代谢障碍,可引起神经元功能紊乱,当缺氧时可产生大量自由基,作用神经细胞膜磷脂不饱和脂肪酸,产生过氧化脂质,使神经细胞破坏变性,通透性增高产生癫痫样放电。过氧化脂质又能抑制突触膜钠、钾 ATP 酶,使之失活引起突触膜除极化致惊厥发作。低血糖最常引起神经元能量代谢障碍。

（4）细胞内外钠离子的相对浓度可影响大脑的功能与惊厥阈值。血清钠降低时,水由细胞外进入细胞内,使神经细胞水肿,颅内压增高,重者可致惊厥。血清钠增高时,钠的浓度与神经肌肉应激性成正比,超过一定浓度易致惊厥。此外高热使中枢神经过度兴奋,对内外环境刺激的应激性增高,或者使神经元代谢率增高,氧及葡萄糖消耗增多而含量降低,使神经元功能紊乱而引起惊厥。

三、病情评估

（一）了解患儿年龄、既往史、家族史

1. 年龄

不同年龄小儿发生惊厥原因不同。

（1）新生儿：以颅脑损伤（产伤）、窒息、颅内出血、核黄疸、脑发育畸形、代谢紊乱、破伤风、化脓性脑膜炎多见。

（2）婴幼儿：以高热惊厥、低钙血症、颅内感染、婴儿痉挛症多见。

（3）学龄前儿童及学龄儿童：以颅内感染、中毒性脑病、癫痫、脑寄生虫病、高血压脑病、中毒及脑肿瘤多见。

2. 季节

冬春季节以流脑、手足搐搦症、高热惊厥多见，夏秋季节以病毒性脑炎、中毒性痢疾多见。

3. 家族史

高热惊厥、癫痫和某些代谢性疾病往往有家族遗传史。

（二）观察惊厥发作的形式、次数、伴随症状、持续时间、可能诱因

1. 典型表现

典型表现为突然起病、意识丧失、头向后仰、眼球固定上翻或斜视、口吐白沫、牙关紧闭、面部或四肢肌肉呈阵挛或强直性抽搐，严重者可出现颈项强直、角弓反张、呼吸不整、青紫或大小便失禁。惊厥持续时间数秒至数分或更长，继而转入嗜睡或昏迷状态。如抽搐部位局限且恒定，常有定位意义。新生儿惊厥常表现为无定型多变的各种各样的异常动作，如呼吸暂停、不规则，两眼凝视、阵发性苍白或紫绀。婴幼儿惊厥有时仅表现口角、眼角抽动，一侧肢体抽动或双侧肢体交替抽动。

2. 惊厥持续状态

指惊厥持续 30 分钟以上，或两次发作间歇期意识不能完全恢复者，为惊厥的危重型。由于惊厥时间过长，可引起高热、缺氧性脑损害、脑水肿甚至脑疝。

3. 高热惊厥

常见于 6 个月至 6 岁小儿，惊厥多在发热早期发生，持续时间短暂，在一次发热疾病中很少连续发作多次，常在发热 12 小时内发生，发作后意识恢复快，无神经系统阳性体征，热退一周后脑电图恢复正常，属单纯性高热惊厥，预后良好。复杂性高热惊厥发病年龄不定，常在 6 个月以前或 6 岁以后发生，起初为高热惊厥，发作数次后低热甚至无热时也发生惊厥，有时反复发作多次，一次惊厥时间较长，超过 15 分钟，脑电图检查在惊厥发作 2 周后仍为异常，预后较差。转变为癫痫的可能性为 15%～30%。

此外，还需注意病人的意识、生命体征变化、神经系统阳性体征；了解病人阳性检查结果：血、尿、粪三大常规，血液生化、脑脊液等检查结果，CT，脑电图等有无异常。

四、救治与护理

(一) 一般处理

(1) 预防窒息:使患儿平卧,头偏向一侧或侧卧,解开衣领,及时清除口、鼻、咽喉分泌物和呕吐物,以防吸入窒息,保持呼吸道通畅。

(2) 预防外伤:在上、下磨牙间安放牙垫,防止舌咬伤。避免强力按压抽动的肢体,拉满床栏,移开可能引起伤害的物品,专人看护。

(3) 青紫者给氧,高热者物理降温或给退热药物。

(二) 控制惊厥

1. 针刺法

针刺人中、合谷、十宣、内关、涌泉等穴位。2~3 min 不能止惊者可用下列药物止惊。

2. 止惊药物

(1) 地西泮。每次 0.2~0.3 mg/kg,最大剂量不超 10 mg,静脉注射,速度 1 mg/min,用后 1~2 min 发生疗效。静注有困难者,可按每次 0.5 mg/kg 保留灌肠,在直肠迅速直接吸收,通常在 4~10 min 发生疗效。应注意本药对呼吸、心跳有抑制作用。

(2) 水合氯醛。每次 50~60 mg/kg,配成 10% 溶液,保留灌肠。

(3) 苯巴比妥钠。每次 8~10 mg/kg 肌内注射。

(4) 氯丙嗪。每次 1~2 mg/kg 肌内注射。

(5) 异戊巴比妥钠(阿米妥钠)。每次 5 mg/kg,用 10% 葡萄糖稀释成 1% 溶液以 1 ml/min 速度静注,惊止即停注。

(三) 控制感染

由感染引起的惊厥应选用合适的抗生素。

(四) 病因治疗

针对不同病因给予相应治疗。

(五) 惊厥持续状态的处理

(1) 立即止惊:同一般惊厥处理。

(2) 控制高热:可用物理降温(头部冰帽或冷敷)和药物降温或人工冬眠配合降温。

(3) 加强护理:密切观察患儿体温、呼吸、心率、血压、肤色、瞳孔大小和尿量。

(4) 降低颅内压:抽搐持续 2 小时以上,易有脑水肿,应采用脱水疗法以降低颅内压。首选 20% 甘露醇,也加用速尿及甘油果糖。

(5) 维持水、电解质平衡:无严重体液丧失者按基础代谢补充液体,按 60~

80 ml/(kg·d)，保持轻度脱水和低钠状态，以利于控制脑水肿。

（六）健康教育

根据临床诊断结果向家长交待病情，解释惊厥发生的原因和诱因，指导家长掌握预防与应急处理方法。高热惊厥者应在发热时及时降温，必要时应用止痉药物预防发作，癫痫患儿应按时就诊，按时服药，不可私自改量或停用。对伴有神经系统后遗症的儿童应指导家长进行康复训练。

第八章　急性中毒概述与急救护理

第一节　急性中毒概述

一、概述

凡进入人体达一定量并对组织、器官发生生物化学或生物物理作用,破坏机体正常生理功能的物质,称为毒物。大量毒物短时间内进入人体,很快使机体的组织和器官受损并发生功能障碍,从而引起一系列中毒症状甚至致死者,称为急性中毒。

急性中毒是急诊急救中常见的一类特殊疾病,也是急诊医学的一个重要组成部分。卫生部近年发布的城市十大死亡原因中,创伤与中毒占第 5 位。在全国大医院中,中毒病例已占急诊就诊人数的 6%～8%。城市药物中毒大幅度增多,重大群体食物中毒事件常有发生。急性职业性中毒事故发生率呈上升趋势。农村地区主要为农药中毒,每年不少于 10 万起。

急性中毒的主要特征是:发病急骤、症状严重、病情复杂、变化迅速,如果诊断失误或抢救不及时可危及生命。因此,正确的诊断和及时而恰当的处理非常重要。

二、中毒原因和发病机制

(一) 中毒原因

1. 职业性中毒

一般来说,在毒物的生产、运输、保管、使用中防护不当,都可发生中毒。

2. 生活性中毒

误服、过量用药、自杀、谋害及意外接触有毒物质,都可引起中毒。

3. 医源性中毒

在土方治病中用含铅物治癫痫,含砷汞物治牛皮癣、痔疮等可能引起中毒。

4. 军用毒剂中毒

在军事方面,催泪弹毒剂以及卫星发射失事,毒气、化学品泄漏。

（二）毒物的吸收、代谢和排出

毒物可通过呼吸道、消化道、皮肤黏膜等途径进入人体。职业性中毒，毒物主要以粉尘、烟雾、气体等形态由呼吸道吸入；生活性中毒，除一氧化碳中毒外，大多经口食入。少数脂溶性毒物，如有机磷农药、苯胺、硝基苯等可通过完整的皮肤黏膜侵入；毒蛇和狂犬等咬伤时，毒液可经伤口注入体内。

毒物被吸收后进入血液，分布于全身，主要在肝通过氧化、还原、水解、结合等作用进行代谢。大多数毒物经代谢后毒性降低，但也有少数在代谢后毒性反而增强。

气体和易挥发的毒物吸收后，一部分以原形经呼吸道排出，大多数毒物由肾脏排出。很多重金属，如铅、汞、锰等，以及生物碱由消化道排出。少数毒物经皮肤、乳汁排出。

（三）中毒机制

毒物的种类及进入体内途径不同，作用机理也不同，概括有以下几个方面：

1. 局部刺激、腐蚀作用

强酸、强碱可吸收组织中的水分，并与（或）脂肪结合，使细胞变性、坏死。

2. 导致组织或器官缺氧

一氧化碳、硫化氢等窒息性毒物阻碍氧的吸收、转运和利用。

3. 抑制脑细胞的功能

如有机溶剂、吸入性麻醉药有强亲脂性，可通过血脑屏障进入脑内而抑制脑功能。

4. 抑制酶的活力

如有机磷农药、氰化物等。

5. 干扰细胞膜或细胞器的生理功能

如四氯化碳、酚类等。

6. 受体的竞争

如阿托品阻断毒蕈碱受体。

三、临床表现

急性中毒的临床表现常有一定的特征，这是急性中毒诊断的重要线索和依据，但也有一些中毒症状并不具特异性，可见于多种毒物引起的中毒，因此，须根据充足的临床资料综合分析，加以判断。常见毒物中毒的临床表现见表8.1。

表 8.1　主要临床表现与常见毒物的关系

主要临床表现		可能引起该临床表现的常见毒物
皮肤黏膜	灼伤	强酸、强碱、甲醛、苯酚、来苏等
	樱桃红	一氧化碳、氰化物等
	潮红	阿托品类、酒精、硝酸甘油、烟酸、抗组胺类药等
	紫绀	亚硝酸盐、含亚硝酸盐菜类、苯胺、硝基苯、氰化物、刺激性气体等
	干燥	阿托品类、颠茄、肉毒毒素等
	湿润	酒精、毛果云香碱、毒扁豆碱、吗啡类、有机磷农药等
	黄疸	毒蕈、蚕豆病、鱼胆中毒、四氯化碳、硫化氢、毒蛇咬伤、各种引起急性溶血的药物等
眼症状	瞳孔扩大	阿托品和莨菪碱类、酒精、肉毒毒素、抗组胺药、麻黄碱、氰化物等
	瞳孔缩小	有机磷农药、安眠药、氯丙嗪、吗啡类、毛果云香碱、毒扁豆碱、毒蕈、咖啡因等
	失明	甲醇、硫化氢
神经系统	昏迷	安眠药、麻醉药、一氧化碳、氰化物、有机磷农药、酒精、阿片类、亚硝酸盐、阿托品类、砷、苯、硫化氢等
	谵妄	阿托品、酒精等
	震颤	有机磷农药、氨基甲酸酯类农药、有机氯农药、一氧化碳、二氧化碳、士的宁、氯丙嗪、毒鼠强等
	惊厥	士的宁、一氧化碳、二化碳、氯丙嗪、异烟肼、氰化物、毒鼠强、有机氯农药、拟除虫菊酯类药等
	瘫痪	一氧化碳、可溶性钡盐、箭毒、蛇毒、绵子等
	精神失常	阿托品、二硫化碳、一氧化碳、异烟肼、利血平、汽油等
呼吸系统	呼吸气味	酒精、氰化物、氨水、有机磷农药、来苏等
	呼吸加快	呼吸中枢兴奋剂、水杨酸、甲醇、刺激性气体等
	呼吸减慢	安眠药、吗啡、鱼藤等
	肺水肿	刺激性气体、有机磷农药、磷化锌、氨水、安妥等
循环系统	心律失常	阿托品、拟肾上腺素、洋地黄、夹竹桃、蟾酥、利血平等
	心脏骤停	洋地黄、奎尼丁、锑剂、麻醉剂、有机磷农药、吐根碱、河豚鱼、棉酚等
	休克	强酸、强碱、巴比妥类、安眠药、氯丙嗪、奎尼丁、蛇毒、一氧化碳等
消化系统	呕吐、腹泻	强酸、强碱、洋地黄、利血平、有机磷农药、酒精、毒蕈、磷化锌、汞、砷、铅等

	主要临床表现	可能引起该临床表现的常见毒物
消化系统	腹痛	腐蚀性毒物、食物中毒、铅、钡、砷磷、有机磷农药、毒蕈、巴豆等
	呕血	腐蚀性毒物、水杨酸类、抗凝剂等
	肝脏损害	四氯化碳、毒蕈、异烟肼、抗癌药等
泌尿系统	血尿	肝素、双香豆素、四氯化碳、黄胺类、水杨酸盐、苯、蛇毒等
	急性肾衰	四氯化碳、苯酚、黄胺类、先锋霉素、生鱼胆、毒蕈、蛇毒等
血液系统	溶血性贫血	砷化氢、苯胺、硝基苯、毒蕈、伯氨喹啉、蚕豆病等
	白细胞减少	氯霉素、抗癌药等
	出血	乙酰水杨酸、抗癌药、氯霉素、肝素、双香豆素、蛇毒、杀鼠灵等

急性中毒的临床经过大致可分为三个阶段。

1. 急性反应阶段

机体对侵入毒物的局部或(和)全身性立即反应。

2. 暂时缓解阶段

血中毒物浓度在体内扩散而暂时降低,以及机体的代偿机制,致毒症状暂时减轻。

3. 脏器损害阶段

此期毒物浓集于某些组织或脏器,引起严重的功能性与器质性损害,致患者病情加重。

以上三个阶段并非在所有中毒患者中都能较明显地区分,临床医生尤其要重视第二阶段,切勿放松对患者的积极救治。

四、诊断要点

(一) 中毒病史

中毒病史是诊断急性中毒的第一环节,对诊断很有帮助。

1. 了解病情

应详细了解患者有关情况,判断有无接触毒物的可能。询问病史时重点了解以下情况:

(1)职业性中毒:要询问职业史,向陪送人员仔细询问患者的工种、有无违反操作规程、所接触化学物质的剂量和时间、主要症状和发生时间、同工种其他人员有无类似症状等。

(2)生活性中毒:病史的搜集较为复杂,要了解患者的生活情况、精神状态、经常服用药物的种类以及发病前活动地点、接触人员和事物。对疑为食物中毒的要询问同餐进食者情况。

（3）调查中毒现场：以查明接触毒物的证据，如盛药容器、药袋、购药收据、衣袋或床头上的剩余毒物等。对一氧化碳中毒者要了解室内炉火、烟囱及室内其他人情况。

（4）了解中毒发病过程及处理情况：以判断是否符合某种毒物中毒。

（5）了解患者中毒前的情况：以评估中毒的严重程度和预后。

2. 深入追寻

有肯定的毒物接触史者并非是诊断中毒的绝对证据，如临床表现与中毒症状不一致，应继续追寻其原因。

（二）临床表现

患者的临床表现是诊断急性中毒的重要线索和依据。

（1）凡遇突然出现呕吐、呼吸困难、紫绀、惊厥、休克、昏迷而原因不明者，都应考虑急性中毒的可能性，但须与其他内科急症做好鉴别诊断。

（2）对有可疑中毒史而毒物种类不详者，应注意各种毒物中毒的特异性表现，尽早作出判断。

（3）体检时应特别注意中毒的特异性体征。对生命体征不稳者，要边检查边抢救。

（三）实验室检查

实验室检查对确诊价值最大，但治疗不能等待结果出来才开始。

1. 毒物分析

对毒物进行分析是确诊的最可靠方法。应留取剩余的毒物或可能含毒的标本，如患者的呕吐物、胃内容物、血、尿、粪等进行毒物鉴定，以明确毒物种类。

2. 辅助检查

在中毒急诊中辅助检查对确诊起着很重要的作用。

有机磷中毒可作血胆碱酯酶活力测定；亚硝酸盐或杀虫脒中毒可作高铁血红蛋白测定；一氧化碳中毒可作碳氧血红蛋白测定；水杨酸盐类中毒可测定血小板功能等。此外，X线胸片对金属粉尘引起的化学性肺炎，刺激性气体吸入出现肺水肿；心电图对洋地黄或奎尼丁中毒，脑电图对巴比妥类中毒都可提供重要线索。

（四）中毒严重程度的评估

可从以下几方面预测中毒严重程度：

（1）患者一般情况及神智状态。

（2）毒物品种和剂量。

（3）中毒方式。

（4）个体易感性。

（5）有无严重内科并发症。

下列任何一种临床表现都应看作危重的信号：①深度昏迷；②高血压或血压偏低；③高热或体温过低；④呼吸功能衰竭；⑤肺水肿；⑥吸入性肺炎；⑦心律失常；⑧精神激动；⑨癫痫发作；⑩抗胆碱能综合征；⑪少尿或肾功能衰竭。

五、急救与处理

急性中毒种类繁多，病情复杂，不少患者发展迅速，经过凶险，稍有延误治疗可造成机体的严重损害，甚至死亡。因此，在进行诊断的同时，要争分夺秒，奋力抢救。

（一）现场抢救

应根据不同情况采取相应措施。

1. 进入现场抢救

如现场空气中被有毒气体或蒸气污染，首要任务是将患者迅速救出现场，救援人员进入现场应佩戴防护设备，同时有人进行监视，并立即呼救，准备下一步抢救及送医院等工作。

2. 抢救出现场后紧急处理

（1）如果患者呼吸、心跳停止，应立即施行心肺脑复苏术，在施行口对口呼吸时，施术者应注意不可吸入患者呼出气味，以防发生意外。

（2）保持呼吸道通畅。

（3）如果患者呼吸急促、表浅，应进行人工呼吸，注射呼吸兴奋剂。

（4）检查有无头颅、胸部外伤、骨折等。

（5）立即转送医院，并及时通知医院做好抢救准备工作，去医院途中要有经过训练的医护人员陪同，继续进行抢救，并做好记录。

3. 初步清除毒物

（1）强酸、强碱致皮肤、眼灼伤，应立即用大量流动水彻底冲洗。

（2）口服中毒者如患者处于清醒状态，可给予催吐，吐出物保留待检查，但口服腐蚀剂或惊厥、休克者禁催吐。

4. 现场用药

现场条件有限，紧急处理必须用药时，应由医护人员掌握。

5. 吸入刺激性气体的处理

如当时无明显症状，应保持安静，休息，并加强观察。因体力活动或精神紧张都可诱发肺水肿，也应注意有些刺激性气体中毒，可在吸入数小时后出现迟发性肺水肿。

（二）治疗原则

立即终止接触毒物，清除未吸收的毒物；防止毒物吸收，降低毒物的毒力；促进已吸收毒物排出；应用特殊解毒剂；对症支持治疗。各种抢救措施应根据患者具体情况，灵活掌握。

1. 立即终止接触毒物，清除未吸收的毒物

（1）呼吸道污染（毒物）：迅速抬离中毒现场，将患者移至空气新鲜的地方。

（2）皮肤污染：立即脱离中毒现场，脱去污染的衣物，用微温水和肥皂水彻底清洗污染的皮肤。某些毒物可选用特殊溶液清洗与清除。

（3）眼睛污染：立即用清水彻底冲洗。

（4）口服中毒：应立即清除胃肠内尚未吸收的毒物。

1）催吐（口服洗胃）

方法简便易行。

（1）适应证：神志清醒，中毒时间小于 2～4 h 且能合作者。

（2）禁忌证：腐蚀性毒物中毒；煤油、汽油中毒；食道静脉曲张、主动脉瘤、溃疡病出血等；昏迷、惊厥、肺水肿、严重高血压、心衰和休克者。

（3）催吐方法：①机械催吐：可让患者饮温水 300～500 ml，用手指或压舌板刺激咽后壁或舌根，以引起呕吐。如此反复进行，直至吐出液体变清为止。②药物催吐：首选吐根糖浆，15～20 ml 加水 200 ml 口服，15～30 min 后即发生呕吐。阿朴吗啡副作用多，现少用。

2）洗胃

（1）适应证：对服毒患者，一般都应及时彻底洗胃，服毒时间在 4～6 h 以内洗胃效果较好，饱腹、中毒量大或减慢胃排空毒物中毒超过 6 h 仍要洗。

（2）禁忌证：吞服腐蚀性毒物；石油化工产品和产生泡沫的毒物（引起类脂质性肺炎）；惊厥或昏迷患者慎重（可先作气管插管）；食道静脉曲张患者。

（3）洗胃方法：选用粗大胃管，其头部涂以石蜡油，经口或鼻腔插入胃内。洗胃时患者左侧卧位，头部稍低于躯体，以防误吸入气道，先吸出胃内容物留作毒物分析。应掌握"先出后入、快入快出、出入量大致相等"的原则，每次注入洗胃液量 300 ml 左右，反复清洗，直到回收液澄清为止，总量可用到 2～5 L，必要时还可增多。拔管时应将胃管前部夹住，以免胃管内液体反流进入气管内。插管失败而又必须洗胃者，可行胃造瘘洗胃。

洗胃液应根据毒物性质进行选择，如毒物性质不详，为争取时间，应尽快洗胃，用清水更为方便。

3）导泻

（1）适应证：口服中毒洗胃后，以清除进入肠道的毒物。

（2）禁忌证：①腐蚀性毒物；②肾功能不全或昏迷患者。

（3）方法：常用50％硫酸镁或硫酸钠30～40 ml口服或由胃管注入。一般不用油类泻药，以防促进脂溶性毒物吸收。

4）灌肠

（1）适应证：口服中毒超过6小时以上、导泻无效者及抑制肠蠕动的毒物中毒。

（2）禁忌证：腐蚀性毒物中毒。

（3）方法：常用1％温肥皂水5 000 ml，连续多次灌肠。

2. 防止毒物吸收，降低毒物的毒力

可按毒物的特性分别选用以下一般解毒剂，常可配制成洗胃液。

（1）吸附剂：活性碳20～30 g加水200 ml胃管注入或口服，可吸附多种毒物。但活性碳吸入肺可引起严重肺部损伤甚至ARDS。

（2）保护剂：如牛奶、蛋清、米汤、植物油等，用于强腐蚀剂及重金属盐类中毒。

（3）溶剂：液体石蜡150～200 ml口服，用于脂溶性毒物，如汽油、煤油等有机溶剂中毒。

（4）中和剂：弱酸如稀醋、果汁等可中和强碱中毒，弱碱如氢氧化铝凝胶、镁乳可中和强酸中毒。但碳酸盐中毒时忌用弱酸，强酸中毒忌用碳酸氢钠类碱性溶液，以免产生二氧化碳使胃内胀气，引起穿孔。

（5）沉淀剂：有利于使毒物沉淀，减少其毒性及吸收，如硫酸钠用于钡中毒，硫酸铜用于无机磷中毒。

（6）氧化剂1∶5 000高锰酸钾液可使生物碱和毒蕈类氧化解毒。

3. 促进已吸收毒物排出

（1）吸氧。吸入有毒气体（如一氧化碳）时，吸氧能使毒物排出，有条件时采用高压氧治疗效果更好。

（2）输液，利尿。大多数毒物经肾脏排出，故多饮水、输液及利尿可增加尿量而促进毒物的排泄。利尿剂可用呋塞米（速尿）、利尿合剂及甘露醇。利尿过程须注意水和电解质的平衡。

（3）改变尿液pH。酸化或碱化尿液可促进一些毒物的排泄。

（4）血液净化。①血液透析：是清除很多毒物的有效方法，常用于清除分子量小、水溶性、不与血浆蛋白结合毒物，特别是伴有急性肾衰的患者。一般在12小时内透析效果较好。常见可透析性毒物有苯巴比妥、导眠能、眠尔通、安眠酮、抗组织胺类药、氨茶碱、水杨酸类、氨基糖苷类、磺胺类、呋喃坦啶、四环素、樟脑、奎尼丁、甲醇、乙醇、乙二醇、甲醛、毒蕈等。②血液灌流：血液流经装有活性炭或树脂的灌流柱，毒物被吸附后，再输回患者体内。适用于分子量大、脂溶性与血浆蛋白牢固结合的毒物。常见可吸附的毒物有各类镇静催眠药、氯丙嗪、安坦、解热镇痛药、吗啡、洋地黄、阿托品、抗结核药、有机磷农药、有机氯农药、百草枯、毒鼠强、抗癌药等。

4. 特殊解毒剂的应用

虽然许多毒物并无特殊解毒药，但有些药物对某些毒物中毒有特殊的解毒作用。常见毒物的特效解毒药物见表 8.2。

表 8.2　常见毒物的特效解毒药物

常见毒物中毒	特效解毒药物
有机磷杀虫剂中毒	阿托品、氯磷定或解磷定、长效托宁
氟乙酰胺中毒	乙酰胺（解氟灵）
苯二氮卓类中毒	氟马西尼（安易醒）
氰化物中毒	亚硝酸盐—硫代硫酸钠疗法
亚硝酸盐、苯胺类中毒	亚甲蓝（美蓝）
吗啡、酒精类中毒	纳洛酮
铅等重金属中毒	EDTA、DTPA（二乙三胺五乙酸、促排灵）
砷、汞中毒	二巯丙醇（BAL）
肼类（异烟肼）	维生素 B_6
洋地黄中毒	地高辛抗体
对乙酰氨基酚	乙酰半胱氨酸
肉毒杆菌中毒	肉毒抗毒素血清
毒蛇咬伤	蛇毒抗毒素血清
铁中毒	去铁敏

5. 对症支持治疗

对症支持治疗是治疗急性中毒的重要措施。许多中毒患者，尤其是无特殊解毒疗法者，对症治疗可保护重要脏器，使其恢复功能，帮助危重患者渡过险关。

（1）急性中毒患者应卧床休息，保暖，酌情吸氧。密切观察患者神志、呼吸、循环等情况。

（2）昏迷患者必须加强护理，注意保持呼吸道通畅，维持呼吸和循环功能；定时翻身以防坠积性肺炎和褥疮；鼻饲或输液以维持营养。

（3）惊厥者予以抗惊厥药控制症状。

（4）防治脏器功能衰竭：对心脏骤停、呼吸衰竭、脑水肿、肺水肿、休克、心律失常、消化道出血、肾功能衰竭、DIC 等情况须作紧急处理，以挽救生命。

（5）保持水电解质及酸碱平衡，积极防治感染。

第二节　急性一氧化碳中毒

一、概述

一氧化碳（carbon monoxide，CO）是引起急性中毒最常见的有害气体之一，是由含碳物质燃烧不完全产生的无色、无臭、无刺激性气体。

二、中毒原因

可分为工业生产性中毒和日常生活性中毒两大类。

三、中毒机理

（1）CO 吸入呼吸道后，可通过肺泡和毛细血管壁迅速弥散入血，进入血液中 CO 约 90％ 与红细胞内血红蛋白可逆性结合，形成碳氧血红蛋白（COHb），不易解离。

（2）COHb 的存在还影响氧和血红蛋白（HbO_2）的解离，阻碍了氧的释放和传递。

（3）10％CO 与血管外的肌红蛋白、细胞色素氧化酶、细胞色素 P450 以及过氧化氢酶、过氧化物酶结合，造成细胞利用氧的功能障碍。

四、病理生理

（1）中枢神经系统对缺氧最为敏感，可出现严重的脑功能障碍、脑水肿和颅内压增高，甚至发生脑疝，危及生命。继发性脑血管病变可导致皮层下或基底节等部位局灶性缺血坏死、皮层下白质广泛性脱髓鞘病变，引起帕金森综合征、失明、听觉障碍等迟发性脑病。

（2）心肌对缺氧亦很敏感，可造成心肌损害和各种心律失常。

五、临床表现

（一）急性中毒

主要为急性脑缺氧的症状和体征，按病情轻重分为三级。

1. 轻度中毒

患者有剧烈的头痛、头昏、四肢乏力、恶心、呕吐、烦躁、步态不稳、意识模糊,血中 COHb 可高于 10%。脱离中毒场所后吸入新鲜空气或氧气数小时后,可很快恢复。

2. 中度中毒

除上述症状外,患者面色潮红,口唇呈樱桃红色,多汗、脉快,浅至中度昏迷,血中 COHb 可高于 30%。脱离中毒现场并急救处理后,可逐渐恢复。无并发症和后遗症。

3. 重度中毒

深昏迷,各种反射消失,呈去大脑皮层状态,高热、惊厥并伴有以下任何一项者:脑水肿、呼吸衰竭、肺水肿、严重心肌损害、心律失常、上消化道出血、休克及脑局灶损害病征等。血中 COHb 可高于 50%。死亡率高,幸存者常有严重后遗症。

若短时间内吸入高浓度 CO,患者可迅速出现昏迷、痉挛、呼吸困难和呼吸麻痹,即所谓"闪电样中毒"。

(二) 急性 CO 中毒迟发性脑病

急性 CO 中毒患者在意识恢复后,经过 2~60 天的"假愈期",可发生迟发性脑病,出现下列表现之一:精神意识障碍;椎体外系神经障碍;椎体系神经损害;大脑皮质局灶性功能障碍;脑神经和周围神经损害。

1. 诊断要点

(1) 有吸入 CO 的病史。

(2) 出现以组织缺氧为主的临床表现。

(3) 应与其他药物或有害气体中毒、糖尿病昏迷、脑血管意外等鉴别。

(4) 临床上按病情轻重分为轻、中、重三级(见本节五/(一)急性中毒)。

2. 急救与处理

重点是纠正缺氧和防治脑水肿。

1) 现场处理

使患者尽快脱离中毒现场,移至空气新鲜处,松开衣领,保暖,保持呼吸道通畅。救援人员佩戴 CO 防护面具。心搏、呼吸骤停者应立即 CPR。

2) 纠正缺氧

(1) 轻度中毒:给予吸氧、休息和对症处理。

(2) 中度中毒:应立即给予高浓度氧气吸入。密闭式面罩法供氧,在防漏条件下,氧流量 6 L/nin 时氧浓度可达 60%~80%,在无高压氧治疗地区可首选。

(3) 重度中毒:应尽早进行高压氧治疗,最好在 4 小时内进行。

高压氧治疗机理：①提高肺泡氧分压；②提高全血中物理溶解的氧；③加速COHb 的解离。故有效地纠正缺氧，缩短昏迷时间，减轻脑水肿，降低病死率，并减少并发症和后遗症的发生。

3）控制脑水肿

急性中毒 2～4 h 后即出现脑水肿，24～48 h 达高峰，可持续多天。应给予脱水降颅压：甘露醇、速尿、地塞米松等。

4）恢复脑功能

可应用促进脑细胞代谢药物，如 ATP、辅酶 A、细胞色素 C、胞二磷胆碱等。纳洛酮静脉注射可促进清醒。

5）防治并发症及对症治疗

（1）高热者：予以头部物理降温为主的冬眠疗法。

（2）控制抽搐：首选安定 10～20 mg 静注，也可以应用苯妥英钠。

（3）治疗肺水肿、心律失常、休克及呼吸衰竭等。

（4）纠正水电解质及酸碱平衡失调。

（5）加强护理：应保持呼吸道通畅，防止肺炎和褥疮，注意维持营养，有效控制感染。

第三节　急性有机磷农药中毒（AOPP）

一、概述

有机磷类农药于 20 世纪 60 年代在世界各地普遍生产和使用，主要用作杀虫剂，而且常与其他农药杀虫剂混合使用。其中毒的发生率和病死率均占农药中毒的首位。

有机磷类农药大都呈油状或结晶状，具有特殊的蒜臭味，挥发性较强，易溶于有机溶剂，对光、热、氧稳定，遇碱迅速分解破坏。敌百虫为白色结晶，易溶于水，遇碱后可转变为毒性更强的敌敌畏。

有机磷农药的毒性按大鼠急性经口进入体内的半数致死量（LD50）分为 4 类：

（1）剧毒类：甲拌磷（3911）、内吸磷（1059）、对硫磷（1605）等。

（2）高毒类：甲胺磷、氧乐果、敌敌畏、速灭磷等。

（3）中度毒类：乐果、敌百虫、久效磷、除草磷等。

（4）低毒类：马拉硫磷、辛硫磷、四硫特普等。

二、中毒原因

（1）生产性中毒：主要因皮肤污染、呼吸道吸入而发生中毒。

（2）使用性中毒：主要因皮肤污染、呼吸道吸入而发生中毒。

（3）生活性中毒：主要由于误服、自服而发生中毒。

三、毒物的吸收和代谢

有机磷农药可经过消化道、呼吸道、皮肤和黏膜吸收入人体，迅速分布到全身各脏器。主要在肝内代谢进行生物转化，一般氧化产物毒性增强，水解产物毒性降低。有机磷农药排泄较快，主要通过肾脏排出，少量有粪便、呼吸排出，48 h 后完全排出体外。

四、中毒机理

进入体内的有机磷农药可迅速与胆碱酯酶（ChE）结合，形成磷酰化胆碱酯酶，使 ChE 失去水解乙酰胆碱（Ach）的能力，造成 Ach 蓄积而引起胆碱能神经先兴奋后抑制的一系列中毒症状。

磷酰化胆碱酯酶早期尚可部分水解恢复其活性，老化的磷酰化胆碱酯酶恢复其活性只能靠再生。

五、临床表现

（一）潜伏期

与有机磷农药的品种、剂量、吸收途径及机体健康状况等因素有关。口服中毒一般在 5 分钟到 2 小时内出现症状，呼吸道吸入约 30 min 发病，皮肤吸收在 2～6 h 后发病。

（二）急性中毒症状

胆碱能危象。

1. 毒蕈碱样症状（M 样症状）

出现最早，主要是副交感神经末梢兴奋所致。

（1）腺体分泌亢进：多汗、流涎、口鼻分泌物增多及肺水肿等。

（2）平滑肌痉挛：呼吸困难、恶心呕吐、腹痛、腹泻及二便失禁等。

（3）瞳孔缩小：虹膜括约肌收缩，使瞳孔缩小（重者针尖样）。

（4）心血管功能抑制：心动过缓、血压下降和心律失常等。

2. 烟碱样症状（N 样症状）

为交感神经节兴奋和横纹肌活动异常。

（1）交感神经节和肾上腺髓质兴奋：血压升高、心跳加快、心律失常。

（2）横纹肌神经肌肉接头受刺激：使面、眼睑、舌、四肢和全身横纹肌发生肌纤维颤动，甚至全身肌肉痉挛，而后肌力减退和瘫痪。呼吸肌麻痹引起周围性呼吸衰竭。

（3）中枢神经系统症状：主要为中枢神经系统功能障碍。早期表现为头晕、头痛、倦怠、乏力、共济失调等,随后烦躁不安、言语不清及意识障碍。重者出现脑水肿、癫痫样抽搐,甚至呼吸中枢麻痹。

(三)中间综合征(intermediate syndrome,IMS)

一些患者在急性中毒后1~4天,出现以肌肉麻痹为特征的临床表现,常造成猝死。因其发生时间介于急性有机磷中毒胆碱能危象消失后和迟发性神经病变发生前,故称"中间综合征"。

主要表现:肢体近端肌肉(颈、上肢)麻痹,颅神经(眼肌、面肌)麻痹。呼吸肌麻痹可致周围性呼吸衰竭。

发生机理:可能与胆碱酯酶受到长期抑制,影响神经—肌肉接头处突触后的功能有关。

(四)有机磷迟发性神经病(OPIDP)

部分急性有机磷重度中毒患者在症状消失后2~3周,可发生迟发性神经损害,出现感觉、运动型多发性神经病变表现,主要累及肢体末端,可发生下肢瘫痪、四肢肌肉萎缩,多伴有感觉减退。

发病机制:可能是由于有机磷农药抑制神经靶酯酶(NTE)并使其老化所致。

(五)并发症

1. 脑水肿

以下情况应考虑有脑水肿:

(1)应用足量解毒剂后,其他症状已明显好转,而意识障碍仍不见好转。

(2)球结膜充血、水肿,两侧瞳孔不等大或眼底视神经乳头水肿。

(3)有中枢性呼吸衰竭表现。

(4)相对的脉搏变慢,而血压升高。

(5)频繁发生喷射性呕吐。

2. 中毒性心肌损害

出现第一心音低钝,心律失常或呈奔马律,心电图异常。

3. 猝死

其原因有以下几种可能:

(1)中枢性呼吸衰竭。

(2)脑水肿、脑疝形成。

(3)中毒性心肌损害所致的严重心律失常。

(4)急性呼吸窘迫综合征(ARDS)。

(5)IMS。

(6)"反跳"。

4. 上消化道出血

有些中毒可出现：①腐蚀性胃肠炎；②应激性溃疡。

5. 肺部感染

肺水肿或呕吐物吸入肺内可并发感染。

六、诊断要点

（1）有明确的有机磷农药接触史。

（2）患者衣服、呕吐物或皮肤有大蒜臭味。

（3）典型的临床表现：多汗、流涎、瞳孔缩小、肌颤。

（4）全血 ChE 活力降低——可确诊。

（5）患者血、胃内容物及可疑污染物的有机磷检测。

（6）阿托品试验：阿托品 1～2 mg 肌肉或静脉注射，如很快出现"阿托品化"可排除。

（7）应与中暑、急性胃肠炎、脑炎及其他农药中毒等鉴别。

急性有机磷农药中毒程度一般可分为三级。

（1）轻度中毒。出现轻度 M 样症状和中枢症状，全血胆碱酯酶活性在 50％至 70％之间。

（2）中度中毒。M 样症状加重，出现 N 样症状，全血胆碱酯酶活性在 30％至 50％之间。

（3）重度中毒。除上述症状加重外，还出现肺水肿、抽搐、昏迷、呼吸肌麻痹或脑水肿之一者，全血胆碱酯酶活性在 30％以下。

七、急救与处理

急救原则：切断毒源，治本为主，标本兼治，以标保本。在急救中须视当时具体情况和病人的病情，采取先后顺序不同的急救措施。

（一）清除毒物和防止毒物继续吸收（治本）

（1）立即使患者脱离中毒现场。

（2）脱去污染衣服，用温肥皂水彻底清洗。

（3）口服中毒者反复洗胃：重症患者可留置胃管。常用的洗胃液有：①温清水（30～35 ℃）；②2％碳酸氢钠（敌百虫忌用）；③1：5000 高锰酸钾（对硫、磷忌用）。

（4）活性碳：洗胃后活性碳 30～50 g 胃管注入。

（5）导泻：可用硫酸钠 20～40 g 或 20％甘露醇 500 ml 胃管注入。

（二）特效解毒药的应用

1. 应用原则

（1）早期、足量、联合、重复。

(2) 合理选择给药途径,肌注、静注。

(3) 根据酶活力停药。

当全血 ChE 活力恢复至正常值 50%～60% 及以上时,可停药观察;稳定在 60% 以上超过 12 小时可出院。

2. 胆碱酯酶复能剂(治本)

能恢复被有机磷抑制的 ChE 活性,减轻烟碱样症状。常用的肟类化合物有:碘解磷定(PAM-I)、氯磷定(PAM-Cl)、双复磷(DMO_4)。

用药原则如下:

(1) 尽早用药、首量要足、酌情重复用药。

(2) 一般采用静注或肌注;不宜静滴。

(3) 须与阿托品合用。

注意事项如下:

(1) 对各种有机磷中毒的疗效不一。氯磷定和碘解磷对内吸磷、对硫磷、甲胺磷、甲拌磷等中毒疗效好,对敌百虫、敌敌畏等中毒疗效差,对乐果和马拉硫磷中毒疗效可疑。双复磷对敌敌畏及敌百虫效果较好。

(2) 对已老化的胆碱酯酶无复能作用。给药越早,作用越好。一般于中毒 48 h 后应用效果差。

(3) 依 ChE 活性决定停药。

(4) 用药期间注意观察肟类复能剂的毒副作用。肟类复能剂的毒副作用主要有短暂的眩晕、视力模糊、复视、血压增高等。过量可引起癫痫样发作和抑制胆碱酯酶活力。碘解磷定注射过快可致暂时性呼吸抑制。双复磷剂量过大可引起室性期前收缩和传导阻滞。个别患者发生中毒性肝病。

3. 抗胆碱药(治标)

1) 外周作用较强的抗胆碱药——阿托品(为 M 胆碱受体阻断药)

能减轻由于 Ach 蓄积所引起的毒蕈碱样症状和中枢神经系统症状,同时对呼吸中枢具有兴奋作用,但对烟碱样症状和 ChE 复能没有作用。

用药原则如下:

(1) 早期、足量、快速、反复给药,迅速达到"阿托品化"。

(2) 须与复能剂合用。

注意事项如下:

(1) 阿托品剂量应根据病情用药个体化。在用药中观察,在观察中用药。直到毒蕈碱样症状消失或出现"阿托品化"后减量维持,并逐步减量、停药。

(2) "阿托品化"表现应综合判断,"一干二动"较可靠。

（3）当全血 ChE 活力恢复并稳定在 60％以上时停用阿托品。

（4）两种药物合用,阿托品量应减少,以防阿托品中毒。

阿托品化的指标主要有:瞳孔较前扩大、口干、皮肤干燥、颜面潮红、心率加快（90～100 次/min）、稍有躁动、肺部罗音消失等。

阿托品中毒的指标主要有:瞳孔散大到边、皮肤极度干燥、体温升高、心动过速或心律失常、神志模糊、烦躁不安、抽搐、昏迷;肠麻痹、尿潴留等。

2）中枢性抗胆碱药——东莨菪碱、苯那辛、苯甲托品、开马君等

这类药对中枢神经胆碱能受体有明显抑制作用,能较好地减轻或消除有机磷农药中毒出现的躁动不安、惊厥和中枢呼吸抑制。但对抗外周毒蕈碱症状较弱,常用量也不能对抗外周烟碱样中毒症状。一般须同时合用复能剂或其他药物。

3）中枢和外周抗胆碱药——长托宁（盐酸戊乙奎醚）

长托宁是具有较强的中枢抗胆碱（抗 M、N）作用和较强的外周抗胆碱（抗 M 强,抗 N 轻弱）作用的新型抗胆碱药。具有选择性,作用强而全面,对 M_1、M_3、N_1、N_2 受体均有作用,对 M_2 受体无明显作用,故能较好和较全面地对抗有机磷农药中毒导致的胆碱能功能亢进的一系列中毒症状,同时不良反应较少或较轻。

长托宁的用法:①首次用量:轻度中毒 1～2 mg,中毒中毒 2～4 mg,重度中毒 3～6 mg;同时根据中毒程度分别使用氯磷定 500～2 500 mg。②重复剂量:1～2 mg。

4. 急救复方制剂

由 2 种不同作用特点的抗胆碱药与 1 种作用较快、较强的复能剂组成。

（1）解磷注射液:含阿托品 3 mg,苯那辛 3 mg,氯磷定 400 mg。

（2）苯克磷注射液:含苯甲托品、开马君、双复磷。

（三）对症治疗及防治并发症（治标）

1. 急性呼吸衰竭或肺水肿

有机磷农药中毒的死因主要是呼吸衰竭,可发生于中毒本身或解毒剂过量。除解毒治疗外,还须:①及时清除分泌物,保持呼吸道通畅。②正确氧疗,机械通气;ARDS:呼气末正压通气。③限制入量,加强利尿。④糖皮质激素应用。

"中间综合征"（IMS）的防治:①充分认识中间综合征是提高抢救成功率的关键。②对高危患者应密切观察是否出现胸闷、气短、面色苍白或紫绀、呼吸表浅等表现。③一旦出现呼吸肌麻痹,建议采用突击量氯磷定。④纳洛酮对改善呼吸功能有显著作用。⑤在综合治疗的同时,及时行气管插管,正确应用机械通气辅助呼吸是又一抢救成功的关键,48～72 h 后可行气管切开。

2. 心肌损害、心律失常或心跳骤停

(1) 床边心电监护。

(2) 中毒性心肌损害：早期、大量、短程使用糖皮质激素。应用营养心肌药物。

(3) 心律失常：抗心律失常药物。扭转型室速首选异丙肾上腺素，无效用临时起搏超速抑制。

(4) 心跳骤停：立即 CPR，这些患者多无心肺疾患，千万不要轻易放弃抢救。

3. 急性脑水肿

(1) 脱水疗法：可用 20％甘露醇、利尿剂、糖皮质激素等。

(2) 头置冰袋降温。

(3) 保护脑细胞药物。

4. 并发感染

应用抗生素。

5. 保护肝肾功能

采取一切可能措施，保护肝肾功能，防止肝、肾衰竭。

6. 纠正严重酸中毒和电解质失衡

密切注意纠正严重酸中毒，保持电解质平衡。

7. 危重患者

可酌情给予输血。

8. 加强护理

密切观察病情，防止病情反复或复发。重度中毒者应至少观察 3～7 天。

第九章　淹溺、触电、中暑、叮咬伤、狂犬病的救治

第一节　淹　溺

淹溺又称溺水,是指人淹没于水中或其他液体中,呼吸道被外物堵塞或因惊恐、寒冷、异物等刺激造成喉、气管反射性痉挛,引起窒息和缺氧,以及水或其他液体进入肺内造成呼吸、循环系统及电解质平衡紊乱,如得不到及时抢救,可危及生命。不慎跌入粪坑、污水池和化学物贮槽时,可引起皮肤和黏膜损害及全身中毒。

一、发病机制

根据淹溺发生水域不同,淹溺又可分为淡水淹溺和海水淹溺。

(一) 淡水淹溺

当人体大量吸入淡水后,低渗性液体经肺组织渗透迅速渗入肺毛细血管而进入血液循环,引起肺水肿和心力衰竭。低渗性液体使红细胞肿胀、破裂,发生溶血,造成高钾血症和血红蛋白血症,继发引起急性肾功能衰竭。淡水进入血液循环稀释血液,还可出现低钠、低氯和低蛋白血症。

(二) 海水淹溺

海水含3.5%氯化钠及大量钙盐和镁盐,为高渗性液体,吸入后可引起急性非心源性肺水肿。病人大都伴有不同程度低氧血症,可伴有高钠血症、高钙血症和高镁血症等电解质紊乱。

二、临床表现

向陪同人员了解有确切的淹溺史,并伴有面部肿胀、青紫、四肢厥冷,呼吸和心跳微弱或停止;口、鼻充满泡沫或泥污;腹部膨胀,胃内充满水而呈胃扩张,即可诊断为淹溺。

近乎淹溺病人的临床表现个体差异较大,与溺水持续时间长短、吸入水量多少、吸入水的性质及器官损害范围有关。患者可有头痛或视觉障碍、剧烈咳嗽、胸痛、呼吸困难、咳粉红色泡沫痰。海水淹溺者口渴感明显,最初数小时可有寒战、发

热。体征上可有皮肤发绀,颜面肿胀,球结膜充血。常出现精神状态改变,烦躁不安、抽搐、昏睡、昏迷和肌张力增加。呼吸表浅、急促或停止。肺部可闻及干、湿罗音。偶有喘鸣音,心律失常,心音微弱或消失。腹部膨隆,四肢厥冷。

血常规检查示白细胞总数和中性粒细胞增多,红细胞和血红蛋白因血液浓缩或稀释情况不同而变化不同。海水淹溺者血钠、血氯增高,血钾变化不明显,血中尿素增高。淡水淹溺者血钾增高,血钠、血氯下降。胸部 X 线检查常显示斑片状浸润,有时出现典型肺水肿征象。

三、现场急救

救护原则为救离出水,恢复通气,心肺复苏,对症处理。

(1) 自救

可采取仰面位,头顶向后,口、鼻露出水面,呼气宜浅,吸气宜深,使身体浮于水面,等待他人抢救。不可将手上举或挣扎。会游泳者,若因小腿腓肠肌痉挛而致淹溺,应冷静并及时呼救,同时将身体抱成一团,浮上水面;深吸一口气,把脸浸入水中,将痉挛(抽筋)下肢的拇趾用力向前上方拉,使拇趾跷起来,持续用力,直到剧痛消失,痉挛也就停止。

(二) 他救

1. 迅速将淹溺者救出水面

使用救生圈、木板、绳索或小船等工具,或投下绳索、竹杆、木板等,使溺水者握住再拖上岸或高声呼叫,待人救援。

2. 保持呼吸道通畅

迅速清除口、鼻腔中污水、污物、分泌物及其他异物,保持气道通畅。

3. 倒水处理

倒出淹溺者呼吸道和胃内击积水的方法有膝顶法、肩顶法、抱腹法。注意避免倒水时间过长影响心肺复苏的进行。

4. 心肺复苏

如心跳、呼吸停止者,迅速心肺复苏。

5. 转送医院

尽快转送医院进一步救治,途中不得中断救护。

(三) 头及脊柱损伤淹溺者的抢救

淹溺者在救离出水时须始终保持头颈的水平与背一致,并在水中保持气道通畅。若无背板或无其他硬支撑物可用作夹板时,不要轻易将病人从水中移出。很多淹溺者被发现时脸朝下浮起,必须翻转背部。

四、院内救护

（1）迅速将病人送入抢救室，给予监护并换下湿衣裤，注意保暖。

（2）维持呼吸功能。高流量吸氧，用40％～50％的乙醇湿化。必要时气管内插管予呼吸机辅助呼吸，或气管切开。遵医嘱用药等。

（3）维持循环功能。注意患者血压（有CVP更佳）、脉搏、末梢循环情况，掌握输液的量和速度。

（4）对症处理。对合并心律失常、低血压、肺水肿、脑水肿、应激性溃疡、电解质紊乱等情况应进行对症治疗和处理。

五、护理要点

（一）密切观察病情变化

注意病人的神志，呼吸频率、深度，判断呼吸困难程度。观察有无咳痰，痰的颜色、性质，听诊肺部罗音及心率、心律情况，测量血压、脉搏。注意尿量、颜色、性质，准确记录尿量。

（二）输液护理

对淡水淹溺者应该严格控制输液速度，从小剂量、低速度开始，避免短时间内大量液体输入，加重血液释稀程度。对海水淹溺者出现血液浓缩症状的应及时保证5％葡萄糖和血浆液体等的输入，切忌输入生理盐水。淡水淹溺可用3％氯化钠溶液500 ml静脉滴注；海水淹溺用5％葡萄糖溶液500～1 000 ml静脉滴注，或低分子右旋糖酐500 ml静脉滴注。

（三）复温护理

对于淹溺者，水温越低，人体的代谢需要越小，存活的机会越大。但及时复温对病人的预后非常重要。注意复温时速度不能过快，使病人体温恢复到30～32 ℃。另可用热水浴法、温热林格液灌肠法等。

（四）做好心理护理

消除病人焦虑与恐惧心理，向其解释治疗措施及目的，使其能积极配合治疗。对于自杀淹溺的病人应尊重病人的隐私权，注意引导其正确对待人生、事业、他人；同时做好家属的思想工作，以协助护理人员使病人消除自杀的念头。

（五）记录

将患者的病情、处理措施详细记录于抢救记录本上。

第二节　触　　电

触电是指一定量的电流或电能量（静电）通过人体，引起组织不同程度损伤或器官功能障碍甚至死亡。触电常发生于违反用电操作规程者,风暴、地震、火灾使电线断裂也可使人体意外触电,雷击常见于农村旷野。电流通过人体引起两种损伤,其主要的发病机制是组织缺氧。一种是全身性损伤,也叫电击伤;另一种为局限性损伤,也叫电烧伤。

一、影响触电损伤严重程度的因素

与电流类型(交流电还是直流电)、强度(成正比)、电压高低(成正比)有关。另外,与人体组织的电阻大小、电流通过人体的途径及电流接触时间相关。

二、临床表现

向触电者或陪同人员详细了解触电经过,包括时间、地点、电源情况等,以指导抢救。

轻者仅有头痛、头晕、心悸等瞬间感觉异常,重者可发生意识丧失、心脏、呼吸骤停,如复苏不及时可致死亡。幸存者可有定向力丧失和癫痫发作。部分病例有心脏损害,如出现房颤、心肌梗死和非特异性 ST 段降低。局部损伤者可见损伤伤口,较重者可见电流进出部位,烧伤部位组织炭化或坏死成洞,组织解剖结构清楚。患者可并发有短期精神异常、心率失常、肢体瘫痪、继发性出血或血供障碍、局部组织坏死继发感染、高钾血症、酸中毒、急性肾功能衰竭、周围神经病、永久性失明或耳聋、内脏破裂或穿孔等。

早期实验室检查可有肌酸磷酸激酶(CPK)、同工酶(CK-MB)、LDH 的活性增高。尿中查见血红蛋白或肌红蛋白尿。

三、现场救护

(1)迅速脱离电源:首先迅速切断电源,或应用干燥木棍等绝缘物使患者与电源断离。

(2)轻型触电者:就地观察及休息 1～2 h。

(3)重型触电者:对心跳呼吸停止者立即进行心肺复苏,并迅速转送医院,途中不中断抢救。

四、急诊室处理

(1)扼要询问病史,了解致伤原因、受伤环境与经过、现场救治及转送途中紧急处置情况,并迅速判断伤情。

(2)保持呼吸道通畅,维持有效呼吸。

(3)建立和维持有效的输液通道。迅速建立静脉通道,遵医嘱用药。

(4)心电监护和纠正心律失常。除继续现场的胸外心脏按压外,同时进行心电监护、除颤、临时心脏起搏等抢救措施。及时发现心律失常,最严重的心律失常是心室颤动。常用的除颤方法有电除颤和药物除颤。

（5）脑复苏。给予脱水、降温治疗，如用 20％甘露醇、速尿、地塞米松等静脉注射，以减轻脑水肿，降低颅内压。头部置冰帽、冰枕，配合人工冬眠，以降低脑细胞的代谢，减少脑细胞的耗氧量。在低温、脱水等综合支持治疗的基础上，排除高压氧治疗的禁忌证后，可争取尽早进行高压氧治疗，有利于脑细胞功能的恢复。

（6）创面处理。原则为积极清除坏死组织，为早期创面植皮覆盖创造条件；常规注射破伤风抗毒素、抗生素等。

五、急诊护理要点

（一）严密观察病情变化

（1）定时监测生命体征，尤其应注意呼吸频率和病人神志变化。

（2）心功能的监护，应注意心率和心律的变化，判断有无心律失常。

（3）肾功能的监测，观察尿的颜色和量的变化，使用利尿剂和脱水剂者，应准确记录尿量。

（4）观察受伤肢体端的血液循环，注意制动、抬高患肢，如肢端冷、紫绀、充盈差及肿胀严重时，应通知医师处理，以恢复肢体的血液供应。

（二）合并伤的护理

因病人触电后弹离电源或自高空跌下，常伴有颅脑损伤、气胸、血胸、内脏破裂、四肢骨折、骨盆骨折等，应配合医生做好抢救。

（三）积极联系医院

对复苏成功的病人，应进行全方位的护理，以最大限度减少并发症的发生，并积极与病房联系，使病人能及时收住入院。

六、预防

严格用电制度，掌握安全用电基本知识，火警及台风袭击时切断电源，雷雨时避免在野外行走或在大树下避雨等。由于电击伤伤情复杂，医院最好成立专门的抢救小组，及时为病人实施全方位的治疗和护理，以降低致残率和死亡率，提高存活率和治愈率。

第三节 中 暑

一、概述

中暑是指在高温或烈日暴晒下或湿度较大的环境中引起的以体温调节功能紊乱所致体热平衡失调，水、电解质代谢紊乱或脑组织细胞受损而致的一组急性临床综合征，又称急性热致疾患。

（一）中暑的原因

（1）产热增加，如从事重体力劳动、发热、甲状腺功能亢进症和应用某些药物（如苯丙胺等）。

（2）散热减少，如环境湿度较大、过度肥胖、穿透气不良的衣服等。

（3）热适应能力下降。年老体弱、产褥期女性及患有心脑血管疾病等基础病的患者热适应能力相对较弱，同等环境下更易发病。

（二）易中暑人群

从事高温或野外作业的青壮年；患有心脑血管等慢性病的老年人；孕、产妇；婴、幼儿；汗腺功能障碍疾病患者等。

（三）发病机制

当外界环境温度增高时，机体大量出汗，引起失水、失盐。若机体以失盐为主或单纯补水，导致血钠降低，易发生热痉挛；大量液体丧失会导致失水、血液浓缩、血容量不足，若同时发生血管舒缩功能障碍，则易发生外周循环衰竭；当外界环境温度增高，机体散热绝对或相对不足，汗腺疲劳，引起体温调节中枢功能障碍，致体温急剧增高，产生严重的生理和生化异常而发生热射病。

二、病情评估

（一）病史

询问有无中暑原因存在，此为中暑的主要诊断依据。

（二）临床表现

1. 先兆中暑

大汗、口渴、头晕、注意力不集中、眼花、耳鸣、胸闷、心悸、四肢无力、体温正常或略升高。脱离高温环境，稍事休息，即可恢复。

2. 轻度中暑

除具有先兆中暑症状外，兼有以下情况之一而不能继续工作：①面色潮红、皮肤灼热。②体温在 38 ℃以上，有早期周围循环衰竭的表现，如恶心、呕吐、面色苍白、四肢皮肤湿冷、脉搏细速、血压下降等。进行及时有效的处理，3～4 小时可恢复正常。

3. 重度中暑

除具有轻度中暑症状外，伴有高热、痉挛、晕厥和昏迷。可分为：

（1）热痉挛。在高温环境下进行剧烈运动，大量出汗后出现肌肉痉挛，常在活动停止后发生，主要累及骨骼肌，持续 2～3 分钟后缓解。无明显体温升高。症状的出现可能与大量出汗或出汗后只补水未补钠而导致体钠严重缺失有关。可为热射病的早期表现。

（2）热衰竭。常常发生于老年人、儿童或一时未能适应高温的人。主要症状为头晕、头痛、心慌、口渴、恶心、呕吐、皮肤湿冷、血压下降、晕厥或神志模糊等，有明显脱水征。此时的体温正常或稍微偏高。热衰竭可以是热痉挛和热射病的中介过程，如不治疗可发展成为热射病。

（3）热射病。又称中暑高热，以高热、无汗、意识障碍"三联症"为典型表现，是致命性急诊，患者可发生脑水肿、肺水肿、急性肾衰竭、DIC、多器官功能衰竭，甚至死亡。

（三）辅助检查

外周血 WBC 总数增高，以 N 增高为主，注意与合并感染相鉴别。血尿素氮、血肌酐可升高。血电解质检查可有高钾、低氯、低钠血症。尿常规可有不同程度的蛋白尿、血尿、管型尿改变。

（四）病情判断

根据病史及临床表现诊断不难确立，但重度中暑应与脑炎、脑血管意外等疾病相鉴别。

三、现场救护

救护原则为尽快使病人脱离高温环境、迅速降温和保护重要脏器功能。

（1）改变环境。迅速将病人安置到通风良好的阴凉处或 20～25 ℃房间里，解开或脱去外衣。

（2）降温。轻症病人可用冷水擦拭全身或饮用含盐冰水或饮料。

疑为重度中暑者应立即转送医院，一旦发现病人呼吸、心跳停止应立即进行口对口人工呼吸和胸外心脏按压进行复苏。

四、院内救护

（1）降温。迅速降温是抢救成功的关键。通常在 1 小时内使直肠温度降至 38 ℃ 左右。降温措施包括物理降温和药物降温。物理降温可用冰水擦浴或将躯体浸入 27～30 ℃ 水中传导散热降温；对循环虚脱者可采用蒸发散热降温，如用 15 ℃ 冷水反复擦拭皮肤或同时应用电风扇、空气调节器；另可用冰盐水进行胃或直肠灌洗，也可用 20 ℃ 或 9 ℃ 无菌生理盐水进行血液透析或腹膜透析。药物降温可用氯丙嗪 25 ～50 mg 加入 500 ml 溶液中静脉输注 1～2 h，用药过程中注意速度慢而均匀，应进行血压监测。

（2）对症处理：针对患者出现的心力衰竭、心律失常、肾衰竭、DIC 等不同情况应予以对症治疗和处理。

五、护理要点

（1）密切观察病情变化，注意降温效果的观察。并发症的监测及观察与高热同时存在的其他症状,如是否有寒战、咳嗽、腹泻、出疹或出血等。

（2）保持有效降温。

（3）对症护理:保持呼吸道通畅;口腔、皮肤护理;惊厥的护理;饮食护理等。

六、预防

（1）改善工作环境。特别是对于在高温环境中工作的人群,应装备良好的通风、降温、调节湿度和隔绝热源的设施。经常饮用含钾、镁、钙盐和多种维生素的防暑降温饮料。

（2）改善居住环境。对于年老体弱、慢性疾病患者及产褥期妇女,在高温、高湿季节,应在通风良好、温度适宜的房间中居住。并且适当补充防暑饮料,注意合理营养膳食。在高温季节要尽可能地减少外出活动。

（3）合理安排作息时间。夏日出门、田间劳作或户外作业者最好避开阳光最强烈、气温最高的时段（上午10时至下午4时）。避免劳累,注意休息,延长午睡时间。曾经发生过中暑的病人,恢复后数周内避免室外剧烈活动和烈日下暴晒。

（4）合理着装。炎热的夏季,着浅色、透气、宽松的棉、麻、丝质服装,便于汗液挥发,有利于散热。戴隔热遮阳帽,涂抹防晒霜。

（5）携带药物。外出时随身携带防暑药物,如仁丹、清凉油、十滴水或藿香正气水等。出汗较多时应多饮含盐类和多种水溶性维生素的清凉饮料,保持水和盐代谢平衡。

（6）热适应锻炼。长期享受到空调的办公室工作一族缺乏热适应,应抽出一定时间到室外活动,以适应自然气温,避免中暑。

第四节　叮咬伤、狂犬病的救治

一、毒蛇咬伤

（一）毒素分类

有毒蛇的毒素大致可分为以下几种:

1. 神经毒素

可以阻断运动神经—肌肉接头的传导,引起全身横纹肌迟缓性瘫痪。肋间肌和膈肌瘫痪引起的外周性呼吸麻痹常为其致死原因。

2. 血液毒素

血液毒素种类很多,如凝血毒素、抗凝血毒素、纤维蛋白溶解毒素和出血毒素等,急性中毒时表现为畏寒、发热、皮肤瘀斑、全身广泛性出血等典型的DIC症状,严重时可致休克和重要脏器功能衰竭,死亡原因多为循环衰竭或急性肾功能衰竭。

伤口局部可出现肿痛、瘀斑、水泡和血泡、组织坏死和溃烂,患肢有淋巴结炎和淋巴管炎。

3. 心脏毒素

毒素可直接损害心肌,引起心肌细胞变性坏死。心血管系统功能先呈短暂的兴奋,后转为抑制。

4. 酶类

蛋白水解酶可损害血管壁引起严重出血和组织坏死,同时释放局部组胺、5-羟色胺、肾上腺素、乙酰胆碱、缓激肽及腺苷类物质等多种血管活性物质。

（二）临床表现

临床症状包括伤口局部症状和全身中毒症状,其表现与毒蛇种类、毒蛇排毒量和毒液吸收量密切相关。

1. 银环蛇

体背部黑白横纹相间,白纹较窄,腹面白色,尾末端尖细,成年蛇全长一般为60~120 cm。其毒素主要为神经毒、卵磷脂 A 和心脏毒。中毒后潜伏期短,一般1~2 h 即可发病,局部症状较轻,略有麻木感。但患者可有全身疼痛,声音嘶哑,吞咽困难,眼睑下垂,视物模糊,呼吸困难,呼吸麻痹等全身症状。

2. 金环蛇

头背黑色,全身由宽大金黄色与黑色环纹相间排列,成年蛇全长约 100 cm。毒素主要成分是卵磷脂 A、神经毒和心脏毒。中毒特征大致同银环蛇,但起病与发展均较慢,全身疼痛更明显,并伴阵发性加剧。

3. 海蛇

种类多,一般头小,鼻孔朝上,颈细,躯干后端粗大,腹鳞退化。毒素主要成分是卵磷脂 A 和神经毒,毒性程度较金环蛇轻,中毒特征大致同银环蛇,伤后 3~5 h出现眼睑下垂、复视、吞咽困难等症状,重者可出现肾功能衰竭和心衰。

4. 竹叶青蛇

头大,呈三角形,颈细,体绿色,有白、淡黄或红白色侧线。毒素主要成分是血液毒、卵磷脂 A 和蛋白水解酶。中毒后局部症状较重,灼痛、肿胀明显。全身症状可有头晕、眼花、恶心等一般中毒症状,也可出现出血症状,但程度较轻。

5. 尖吻蝮蛇(五步蛇)

头呈三角形,吻尖,体背棕色,背正中有约 20 余块方形大块斑。毒素主要成分是蛋白水解酶、血液毒和卵磷脂 A。中毒后局部剧痛,出血多,肿胀迅速扩大,创面有水疱,溃烂。全身症状出现快,来势凶,出血倾向明显,心律失常,血压下降,可有急性肾功能衰竭等。

6. 蝰蛇

头长,吻宽,体背棕灰色,有三行大圆斑。毒素主要成分是血液毒、神经毒和卵磷脂A。中毒特征大致同五步蛇,可伴有溶血表现。

7. 蝮蛇

体背浅褐色至红褐色,有两行深棕色圆斑,腹面灰白色,有褐色点密集分布。毒素主要成分是蛋白水解酶、血液毒、神经毒和卵磷脂A。受伤后1~6 h局部肿胀、疼痛明显,肿胀迅速向伤肢近端蔓延,伴有水疱、血疱、淤斑等,引流淋巴结肿痛明显。全身症状有头晕、嗜睡、胸闷、全身肌肉痛、眼睑下垂、复视,重者吞咽发音困难,重者24 h内发生呼吸循环衰竭。

8. 眼镜蛇

头扁,体背棕褐色,腹面色浅,颈背部有白色圈状眼镜斑,成年蛇体长1~2 m,前1/4~1/3可竖立,略向后仰。毒素主要成分是心脏毒、蛋白水解酶、神经毒、血液毒和卵磷脂A。伤后2~6 h高热、咽痛、吞咽和发音困难,呼吸困难,重者24 h内发生呼吸循环衰竭。

9. 眼镜王蛇

形态特征类似眼镜蛇,是身体最大的毒蛇,颈背部无眼镜斑,成年蛇体长3~5 m,性情凶猛,会主动攻击人,一次可排出毒液400 mg,相当于致死量数倍。毒素主要成分是卵磷脂A、心脏毒、神经毒和血液毒。其中毒特征也大致同眼镜蛇咬伤,但发病急(伤后1/2 h)且重。头痛头晕、共济失调、视物模糊、发音困难,肌肉麻痹症状出现早,可同时出现心脏损害,往往于发病后1~2 h死亡,病死率高。

(三) 急救处理

(1) 应保持镇静并尽量认清咬伤毒蛇的外观及特征(必要时可将蛇带至医院)。

(2) 尽量勿移动患肢,并使其低于心脏的位置;伤口处血液可以用手或吸血器挤出(勿用口吸),但一般不建议用。

(3) 去除戒指或其他约束带。

(4) 用弹性绷带或具有弹性的宽衣料等,自患部周围往上包扎至高过两个关节,并用夹板或护木固定患肢使其不乱动,并快速送医救治。不宜使用橡皮止血带阻断静脉回流或动脉回流,避免局部循环变差,造成局部组织的坏死、溃烂。

(四) 院内处理

1. 防止毒素扩散吸收

用1∶5 000高锰酸钾溶液(紧急时冲洗液可为冷开水、肥皂水、生理盐水、3%双氧水等任一种)冲洗伤口后,于伤口牙痕处作"＋"字切开,深达皮下组织。用拔火罐或吸奶器反复吸出毒液。紧急情况下,现场可直接用口吸吮,并立即吐出(注意吸吮者必须口腔黏膜无溃破、发炎等病变)。吸吮后,伤口应消毒,吸吮者漱口。将患肢置于下垂位置,也可将伤口部位浸入2%冷盐水中,用手自上而下、自四周向伤口中心挤压排毒。彻底排毒后,用1∶5 000 呋喃西林溶液湿敷,以利于毒液继续排出。

2. 解毒措施

抗蛇毒血清和蛇药的应用。

3. 对症治疗

视病情进展,及时对症治疗。

4. 防治并发症

呼吸衰竭、休克、心肌损害、心力衰竭、DIC、急性肾功能衰竭、继发感染等均应及时处理,特别是呼吸衰竭发生率高、出现早、持续时间长(通常数周),应及时应用呼吸机。

二、毒虫咬伤

常见陆生有毒昆虫和节肢动物有膜翅目昆虫蜜蜂、马蜂、大黄蜂及节肢动物蝎、蜈蚣等,它们对人体的伤害多局限于叮咬部位,全身反应常见于继发性的过敏反应,极少数年幼、体弱者被多只毒虫咬伤可能会造成死亡。

(一) 常见毒虫螫伤临床表现及急救处理

1. 蜂螫伤

黄蜂、蜜蜂尾部有刺,螫伤人时射出毒液,可引起局部或全身症状,并可引起过敏反应。螫伤局部红肿、疼痛,若伤口内遗留有蜂刺,则易引起感染,一般情况下,局部症状可于数小时内自行消失。全身可有不适、乏力、发热、呼吸困难等症状,严重时可出现休克、痉挛或瘫痪。黄蜂毒液呈碱性,可用弱酸性溶液冲洗;蜜蜂毒液呈酸性,螫伤局部可用3%氨水或2%～3%碳酸氢钠或肥皂水冲洗,确信伤口内已无蜂刺。伤口周围可涂以蛇药。疼痛剧烈者,予0.25%普鲁卡因局部封闭。全身治疗以对症处理为主。

2. 毒蝎螫伤

毒液为无色蛋白毒,主要成分有神经毒素、溶血毒素、出血毒素等,毒性较大。被螫伤后局部表现红肿、剧痛,可持续数日;严重时肿胀、起水疱、血疱甚至坏死,引起淋巴结肿大。全身症状常见有寒战、发热、恶心、呕吐、抽搐或肌肉强直等。由于毒蝎毒液呈酸性,所以在急救中局部处理可用弱碱性溶液冲洗,并涂抹中草药,如疼痛剧烈,可用复方奎宁0.1～0.3 ml或麻黄素0.3～0.5 ml沿伤口周围皮下注射。而全身治疗以对症治疗为主,有条件时可注射抗蝎毒血清。

3. 蜈蚣刺伤

蜈蚣毒液主要成分与毒蜂成分相似。螫伤轻者局部红肿痒痛,重者局部组织坏死。全身可有畏寒发热、头晕头痛、恶心呕吐、休克、抽搐、昏迷等。局部伤口用弱碱性溶液冲洗,可外敷蛇药。全身以对症治疗为主。

4. 毒蜘蛛刺伤

其毒液成分复杂,呈弱酸性,多为神经毒,螫伤后局部红肿疼痛,可起水疱或血疱。全身症状常较重,可出现头痛头晕、恶心呕吐、发热等。严重时可出现腹肌痉挛、谵妄、昏迷,甚至死亡。处理时局部可用弱酸性溶液冲洗,疼痛剧烈时,可用普鲁卡因溶液作伤口局封。全身以对症治疗为主,防治继发感染、休克、急性肾功能衰竭等。

三、狂犬病

(一) 概述

狂犬病又称恐水症,是人被含有狂犬病毒的狗、狼、猫等动物咬伤,或通过患病的人或带病毒的动物唾液污染破损皮肤而引起的急性传染病。

(二) 狂犬病的流行病学特点

1. 传染源

人和温血动物均可感染,以犬科动物(犬、狼、狐)和猫科动物最易感染。在我国病犬是人畜狂犬病的主要传染源。

2. 传染途径

人畜多由于被患病动物咬伤或抓伤而受感染,其次为损伤的皮肤或黏膜接触病毒时被感染。

3. 易感性

人群对狂犬病毒普遍易感,年龄、性别分布无明显特征。

4. 季节性

一年四季均可发病,但气候温暖季节相对较多,与人外出频繁、衣服单薄易为犬咬伤有关。

5. 地区性

农村地区发病高于城市。

(三) 病情评估

一般有被(病)犬或(病)兽咬伤、抓伤史。潜伏期一般数日至数月不等,长者可1年以上,有报道最长者33年。

典型病例临床经过可分为3期,即前驱期、兴奋期和麻痹期。突出症状为高热,烦躁不安,恐怖感强烈。凡轻触、微风、喝水和光线刺激均可引起喉头肌肉痉挛、呼吸困难和全身痉挛性抽搐,病人吞咽困难、乱喊乱喷吐、声嘶怪叫。一般 1～3 天狂躁后进入麻痹期,终因呼吸、循环衰竭而死亡,病死率极高,如处理不及时,死亡率几乎 100%。

有被病犬、病猫咬伤史,或被病兽唾液沾染皮肤黏膜破损处的病史,结合典型的恐水、怕风、怕光,即"三怕"临床表现,排除其他诸如破伤风、脑炎等疾病,即可诊断。

(四)急救与处理

(1)彻底清创。在伤后 24 h 内尽早用大量清水反复冲洗伤口,切除伤处组织,开放伤口,不作一期缝合。

(2)注射被动免疫血清。应用抗狂犬病免疫血清或狂犬病免疫球蛋白。

(3)预防注射狂犬疫苗。被咬伤后应采用鸭胚疫苗进行全程接种。

(4)常规注射破伤风抗毒素和抗生素。

(5)对症处理。如隔离治疗,减少声光刺激;狂躁患者可予以安定、苯巴比妥钠、氯丙嗪等药物;不能进食者,应补足水分和营养等。

第十章 灾难医学概述与院前救护实施

一、灾难医学概述

随着社会的发展,人口日渐增加,自然、社会环境受到严重破坏,近年来全球性灾难时有发生,给人类的生活和健康带来巨大的威胁和破坏,因此实施紧急医学救助,以最大限度地保障人的生命安全为目的的灾难医学由此产生,并且受到社会各界的广泛认同和关注。

(一) 灾难医学的定义

灾难医学(disaster medicine)是指专门研究在各种自然灾难和人为事故中所造成的灾害性损伤条件下实施紧急医学救治、疾病预防和卫生保障的一门科学,它是一门独立的且多学科相互交叉、渗透的新兴边缘学科。

(二) 灾难的分类

根据不同的目的和方式可对灾难进行不同形式的分类。

1. 根据灾难发生的原因分类

灾难分为自然灾难和人为灾难。由自然因素引起的灾难称为自然灾难,如地震、水灾、干旱、海啸等。而非自然因素或人为因素引起的灾难称为人为灾难,如战争、道路交通事故、传染病爆发、流行等。

2. 根据灾难发生方式分类

灾难分为突发性灾难和潜在性灾难。突发性灾难发生突然,事先难以预测,因而造成的危害很大,如地震、火山爆发等。而潜在性灾难则发生缓慢,往往影响时间长、面积大,具有一定的隐蔽性,危害很严重。

3. 根据灾难性质分类

灾难分为气象灾难、海象灾难、地质灾难、疫病灾难、环境灾难、交通灾难、社会灾难等。

4. 根据灾难发生地点分类

灾难分为陆地灾难、水上灾难、空中灾难。也有人简单地分为城市灾难和非城市灾难等。

（三）灾难医学特点

1. 灾难救援组织随机性大

由于灾难发生突然，各方救援力量短时间内集中，根据灾难发生的特点，随即组成临时救援机构，且在最短时间内完成组建，立即奔赴灾区，迅速开展工作。

2. 救援现场危险性高

灾难救援工作不具备医院的大型设备和优越的救护条件，救援工作均在现场进行，灾区环境遭到严重破坏，公共设施无法运行，缺少水、电、食物、药品等物资，同时继发性灾难随时可能发生，而抢险救援工作不可能等到灾难完全平息后才展开，因此救援条件、救治环境十分艰险。

3. 伤情复杂且不可预测

受害者往往是多部位、多系统器官损伤，伤情轻重缓急不一，且病情与所处环境条件密切相关、变化莫测，传统的内、外、妇、儿分科不能适应现场救治，而多科同步进行的医疗救治更加适应现场需求，因而对医护人员的技术水平、应急能力、综合思维及判断能力要求更高。有资料研究表明，灾后伤员得到救护的时间越短，存活率越高，国外救灾组织总结得出，灾后 3 h 内得到救护的伤员生存率为 90%，若 6 h 后，只能达到 50%。拯救生命，分秒必争，时间就是生命在这里体现得尤为突出。

二、灾难现场急救与护理

灾难救援中，现场急救技术是各级救治机构中的主要救治手段，救护人员应就地取材、灵活运用，且必须正确运用急救技术，可降低死亡率、伤残率，为后续治疗赢得时间。

（一）现场救治原则

在最短的时间内，救治最多的患者、先排险后施救、先重伤后轻伤、先施救后转运、急救与呼救并重、转运与监护急救相结合、紧密衔接前后一致。

所有救援人员抵达现场时，并非立即进入现场展开救治而应沉着冷静仔细思考，首先应确认灾难现场情形，查看现场发生了什么，是否会发生新的灾难，再发灾难时如何逃生，以及逃生路线是什么，自身装备是否完好等。

（二）评估救援可能性

第一阶段：评估搜索区域内可能幸存者（在地面上、被掩埋），进行结构稳定性评价，确保安全。

第二阶段：尽可能迅速且安全地转移地面受伤者。

第三阶段：搜寻并探索所有空隙和可进入空间，以发现可能的幸存者，只有经过训练的人员方可对空隙、可进入空间进行搜寻。

第四阶段:确定受害者方位后,使用恰当的工具和技术。

第五阶段:通常在所有已知受害者均转移以后,再实施大规模清理。

(三)搜救队伍的人员组成及职责

搜救队的组成,需根据救援现场不同而合理分配,可分 5 人组、10 人组、20 人组等,一支完整的搜救队伍由搜救员、通讯员、财务管理员、膳食管理员、后勤管理员、电气工程技师、驾驶员、军人、医师、护士、放射技师等组成。

队伍必须有清晰的领导结构,队长是队伍的领头人,由受过专业训练且有资质的专业人员担任,所有队员必须服从领导安排,绝不能单独作业。

搜救员是受专业培训的急救技术员,在整个队伍中最先进入现场,掌握正确的搜救知识和技巧,拥有专业的搜救工具和丰富的搜救经验,并能熟练判断患者伤情且正确地发放伤票,能将风险降至最小,从而提高受灾人员的生还率。

医师、护士负责安全转出的患者伤情确定性评估、抢救、治疗、护理、转运等方案的制订与实施。

其他队员各司其责,并服从领导统一调度与安排。

(四)救援现场检伤分类

检伤分类是灾难医学的重要组成部分,当突发灾难、重大事故造成现场大批伤者时,早期紧急救治对降低死亡率、伤残率起决定性作用。为了科学、规范地抢救伤病员,必然需要对伤者进行快速检伤分类,然后再分别按照伤情的轻重,依先后顺序给予医疗急救和转送医院。

1. 检伤分类原则

(1)首先治疗生命垂危但有救治成功希望的伤员。

(2)只做简单而可以稳定伤情且不耗人力的急救动作。

(3)不要在单个伤员身上停留时间太长。

(4)对没有救治希望的伤员放弃处理。

(5)对心跳停止视为已死亡,不做优先处理。

(6)明显感染的患者及时隔离处理。

(7)动态评估分类、再分类。

2. 灾难现场检伤分类的标记方法

灾难现场检伤分类分为四个等级,即危重伤、重伤、轻伤、死亡四类,使用红、黄、绿、黑四种不同颜色的伤票,红色表示伤者病情危急需立即处理(危重伤),黄色表示病情危重有潜在危险(重伤),绿色表示伤者可以延迟处理(轻伤),黑色表示死亡(死亡),伤票固定于患者左胸部,救护人员按伤票确定救治、转运顺序,但并非绝对一成不变,需动态评估病情,合理调整伤票颜色,为患者有效救治奠定基础。

（五）现场救护要点

1. 脱离危险环境

将患者转送到指定的、相对安全的临时区域救治，现场救治中注意急救与呼救并重，合理寻求帮助。

2. 快速判断伤情的常用方法

（1）进入救治现场前，大声呼喊："我们是救援队，请往我们这里来"，若循音而来的患者均属于轻伤，安置于绿色救治区域，指定人员进一步检伤分类。

（2）对不能走动的患者，施救者站立于患者脚部，面向患者，大声问到"您那里不舒服，请示意"。当患者说出或是指出某处时，此时已经完成快速评估，已经判断了神志、呼吸、语言、运动且快速发现重点伤及的部位，并做出合理的判断与处理。

（3）对于始终沉默不语者，不容忽视，仔细评估和判断，及时处理。

3. 现场患者评估流程

（1）保护颈椎开放气道（A）：将所有患者均视为颈椎损伤做到相对制动，检查口鼻腔内有无分泌物，若有气道阻塞症状使用辅助通气设备。

（2）检查呼吸（B）：用 10 s 检查是否有呼吸（快速耳听、面感、眼视），如果有呼吸暴露颈部、胸部检查颈动脉、胸廓运动，呼吸频率、形态、节律，必要时叩诊和听诊。

（3）检查循环（C）：检查脉搏不超过 10 s，如果没有脉搏，则应立即进行胸外按压（按照心脏骤停的标准流程），如果有脉搏，则应检查是否有活动性出血，进行毛细血管充盈实验，检查皮肤的温度和颜色。

（4）功能障碍（D）：重新检查 AVPU 意识水平，检查瞳孔大小及反应。

（5）环境（E）：如果必须要充分暴露病人，注意保护病人免受环境影响。

（6）检查宫底（F）：如果怀孕或者出现怀孕的迹象，需检查宫底，检查是否有阴道出血。

4. 实施有效的急救措施

（1）保持呼吸道通畅，维持呼吸功能。

（2）维持有效的循环功能。

（3）维持中枢神经系统功能。

（4）对症救护措施：开放气道、CPR、给氧、输液、止血、包扎、固定、搬运等。

（5）治疗护理、监测、记录等。

5. 动态病情评估

（1）复苏阶段：气道开放、氧气、辅助通气装置及 AED 使用，评估血压、氧饱和度、脉搏、呼吸、皮肤颜色、温度及格拉斯哥评分等。

（2）第二阶段（进一步评估）：对病人全方位的评估和管理（头、颈、颈椎、肩、胸壁、胸腔、胸椎、腹部、骨盆、腰椎、生殖器、直肠、四肢顺序进行）。

6. 有效分流、安全转运

（1）轻伤者初步处理后分流到暂住点；中度损伤者经对症处理后分流到附近有条件的医院；重度伤者现场维持有效生命体征后，分流到有条件医院；死亡者做好善后及遗体处理。

（2）合理选择转运工具（步行、海、陆、空），要做到医疗监护运输，且必须成为途中监护急救场所，才能使受伤病人安全到达目的地。

（3）转运前准备：必须遵循的原则是：①每一步是否必要；②治疗是否充分；③治疗是否有效；④转运是否安全；⑤知情同意。确定能转运需做好患者的充分评估，按 ABC 原则完成气道通畅、呼吸循环功能维持，处理危及生命的损伤，确保安全；医护人员做到心中有数，且能做到正确地评估、判断和处理可能发生的情况，并做好物品、药品的准备工作。

（4）转运中处理：根据伤情合理安置体位，做到转运中监护与处理，且保持与转送医院的联系，提前告知伤情和到达时间，做好抢救准备。

（5）患者病情及资料有效交接。

7. 灾后尸体处理、疫情控制与心理干预

灾难发生后，不仅对幸存者实施紧急救援，对尸体的处理和身份的鉴定、地区疫情控制、幸存者心理干预至关重要，由政府组织专项、专人、专业人员实施构建与处理。

8. 救援人员的生存技能和自我防护

在整个救援过程中，救援人员的自身防护与救护至关重要，绝不能为了救治伤员而损伤自我，野外生存技能也是我们救援人员在恶劣条件下生存生活的基本技能，避免救援人员变成伤员，将损失降低到最低程度。

下 篇

专科急救技能

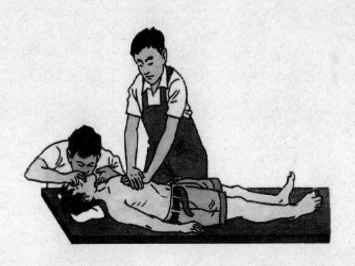

第十一章 心肺脑复苏术

《2010美国心脏协会心肺复苏及心血管急救指南》(以下简称《2010指南》)更新要点：

心肺脑复苏(cardio-pulmonary-cerebral resuscitation,CPCR)是抢救心脏呼吸骤停及保护恢复大脑功能的复苏技术，主要用于复苏后能维持较好的心、肺、脑功能及较长时间生存的病人。CPCR包括心、肺、脑复苏3个主要环节。完整的CPCR包括基础生命支持(basic life support,BLS)、进一步生命支持(advanced life support,ACLS)和延续生命支持(prolonged life support,PLS)三部分。BLS的主要目标是向心、脑及全身重要器官供氧。ACLS主要为在BLS基础上应用辅助设备和特殊技术恢复及保持自主呼吸及心跳；PLS的重点是脑保护、脑复苏及其他复苏后疾病的防治。

一、基础生命支持更新要点

基础生命支持(BLS)又称初步生命急救或现场急救，是复苏的关键。BLS包括心跳呼吸停止的判定，开放气道(A)、人工通气(B)、胸外按压(C)等环节。

(一)调度员确认濒死喘息

由于心脏骤停患者可能呈现短暂的似癫痫症状或临终喘息情况，因而导致可能采取行动的施救者无法分辨。调度员应经过专门培训以识别心脏骤停的表现，从而提高对心脏骤停的识别能力并立即进行心肺复苏。

为帮助旁观者识别心脏骤停，调度员应向其询问成人患者的反应，确定患者是否有呼吸以及呼吸是否正常，以尝试区分濒死喘息的患者(即需要心肺复苏的患者)以及可正常呼吸且不需要心肺复苏的患者。应指导非专业施救者在患者"没有呼吸或仅仅是喘息"的情况下开始心肺复苏。应指导医护人员在患者没有呼吸或不能正常呼吸(即仅仅是喘息)的情况下开始心肺复苏。所以，医务人员检查是否发生心脏骤停时应该快速检查呼吸，然后启动急救系统并找到AED(或由其他人员寻找)，再(快速)检查脉搏，如果在10秒内没有明显摸到脉搏，则应开始CPR并在可取得的情况下使用AED(自动体外除颤器)。

（二）调度员应给予心肺复苏指令

进一步强调，调度员应指导未经培训的非专业施救者为无反应且没有呼吸或不能正常呼吸的成人提供单纯胸外按压心肺复苏。对于可能发生窒息性骤停的患者，调度员应给予进行传统心肺复苏的指令。

（三）启动急救系统——EMS（立即或后启动）

医务人员在查看患者时应检查其有无反应，以确定其是否有呼吸或呼吸是否正常。如果患者没有呼吸或仅仅是喘息，则施救者应怀疑发生心脏骤停。

（四）心肺复苏程序变化

1. 成人、儿童程序

从"A-B-C"（开放气道—人工通气—胸外按压）更改为"C-A-B"（胸外按压—开放气道—人工通气）（图11.1）。

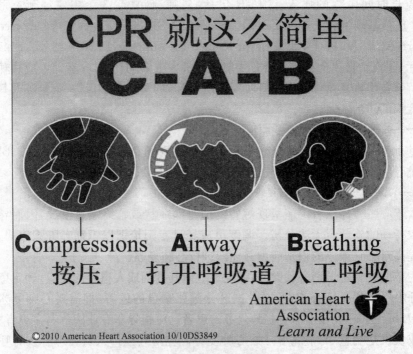

图 11.1 心肺复苏程序

2. 新生儿程序：未变动

因新生儿心脏骤停基本都是窒息性骤停，所以仍保留 A-B-C 复苏程序（按压与通气比率为 3 : 1），但心脏病因导致骤停除外。

（五）取消"看、听和感觉呼吸"

取消心肺复苏程序中的"看、听和感觉呼吸"。在进行 30 次按压后，单人施救者开放患者的气道并进行二次人工呼吸。

不建议为心脏骤停患者常规地采用环状软骨加压。

（六）继续强调实施高质量心肺复苏

1. 强调胸外按压

对于经过培训及未经培训的施救者，都需要强调胸外按压。

2. 胸外按压速率

每分钟至少 100 次。

非专业施救者和医务人员以每分钟至少 100 次按压的速率进行胸外按压较为合理。

3. 胸外按压幅度

（1）成人按压幅度至少为 5 cm。

（2）婴儿和儿童的按压幅度至少为胸部前后径的三分之一（婴儿大约为 4 cm，儿童大约为 5 cm）。

（3）每次按压后确保胸部完全回弹。

（4）尽量减少按压中断。

4. 避免过度通气

（1）单一施救者对成人、儿童和婴儿（除新生儿外）施行急救时，建议按压吹气比为 30∶2（并未变动）。

（2）急救人工呼吸的吹气约持续 1 s。

（3）建立高级气道之后可以继续胸外按压，速率至少为 100 次/min，不再配合通气周期，接下来可以使用每 6～8 s 一次的人工呼吸进行急救（每分钟 8～10 次呼吸）。

注意：持续强调需要缩短最后一次按压与施予电击间的时间，以及缩短施予电击后与立即恢复按压间的时间。

（七）以团队形式实施 BLS

进 步强调以团队形式给予心肺复苏，因为大多数急救系统和医疗服务系统都需要施救者团队的参与，由不同的施救者同时完成多个操作。例如，一名施救者启动急救系统，第二名施救者开始胸外按压，第三名施救者则提供通气或找到气囊面罩以进行人工呼吸，第四名施救者找到并准备好除颤器。

（八）电击治疗

并未对除颤、电复律及起搏进行重大更改，仍强调在给予高质量 CPR 同时应尽早除颤。

（1）AED 在社区及医院内使用。

（2）心脏骤停电击和心肺复苏顺序：①院外：如施救者目睹发生心脏骤停且现场有 AED，应从胸外按压开始心肺复苏，并尽快使用 AED；如目击者不是急救人员，现场没有 AED，则急救人员到达后先进行 1.5～3 min 心肺复苏，然后再尝试除颤。②院内：如有心电监护患者，从室颤到给予电击时间不应超过 3 分钟，并且应在等待除颤器就绪过程中进行心肺复苏。对于其他心脏骤停者，没有足够证据支持或反对在除颤之前进行心肺复苏。

（3）电击次数（未更改 2005 版本的内容）：《2010 指南》在一次电击除颤后立即再行 5 组 CPR（约 2 min），再检查脉搏和心律，仍为室颤可再行电击。研究显示，与三次电击方案相比，单次电击除颤方案可显著提高存活率。如果一次电击不能消除心室颤动，再次电击增加的益处很低。

（4）除颤能量级别（未更改 2005 版本的内容）：①成人除颤，首次单相波 360 J；双相波 120～200 J；②1～8 岁儿童除颤，首次为 2～4 J/kg，第二次及续后为 4～10 J/kg 或成人最大剂量；③小于 1 岁婴儿建议可以除颤。

（5）装有植入式心律转复除颤器进行体外除颤。

建议应该避免将电极片或电极板直接放在植入装置上。

（6）儿童使用 AED：目前包括婴儿。

（7）同步电复律能量级别：①室上性快速心律失常：房颤首次剂量 120～200 J（双相波）或 200 J（单相波）、房扑和其他室上性心律失常首次剂量 50～100 J（单相波或双相波），如果首次失败，再次电击时应逐渐提高能量级别。②室性心律失常：室速首次剂量 100 J（单相波形或双相波），如果对第一次电击没有反应，应逐步增加剂量。

（九）起搏（未更改 2005 版本的内容）

（1）对于无脉心脏骤停患者，并不建议将起搏作为常规处理。

（2）对于有脉搏但有症状的心动过缓患者，若对药物（阿托品，增强心律药物）无反应时应进行经皮起搏。如果经皮起搏失败，可以经中心静脉心内起搏。

（3）电极位置：①默认前—侧；②替代：前—后、前—左肩胛、前—右肩胛；③装有植入式心律转复除颤器患者的体外除颤：前—后或前—侧电极，不影响除颤且避免直接放在起搏器上。

（十）心肺复苏技术和装置

到目前为止，除了除颤器以外，其他的设备和装置都不能提高院外心脏骤停的长期存活。

（十一）成人 BLS 简化流程

成人 BLS（成人基础生命支持）简化流程见图 11.2。

成人基础生命支持简化流程

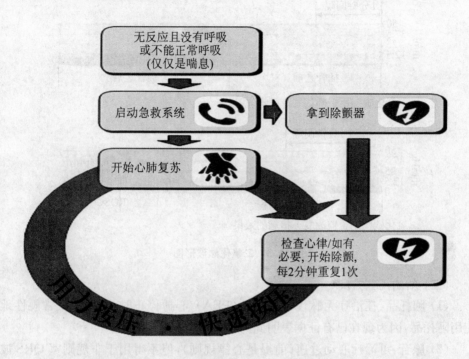

图 11.2　成人 BLS 简化流程图

二、进一步生命支持更新要点

进一步生命支持（ACLS）包括在继续进行 CPR 的同时，运用辅助设备和特殊技术建立与维持有效的通气和血液循环，改善并保持心肺功能及治疗原发病。

（一）建议进行二氧化碳波形图定量分析

目前建议在围停搏期为插管患者持续使用二氧化碳波形图进行定量分析。在为成人使用二氧化碳波形图进行定量分析方面，目前的应用包括确认气管插管位置以及根据呼气末二氧化碳（$PETCO_2$）值监护心肺复苏质量和检测是否恢复自主循环的建议（图 11.3）。

（二）强调生理参数监测指导和评价复苏

（1）二氧化碳波形图定量分析：如果 $PETCO_2 < 10\ mmHg$，尝试提高心肺复苏质量。

（2）有创动脉压力监测：如果舒张阶段（舒张）压力＜20 mmHg，尝试提高心肺复苏质量。

二氧化碳波形图

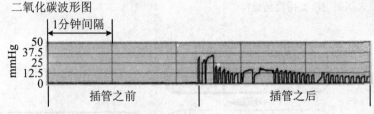

二氧化碳图用于确认气管插管位置。

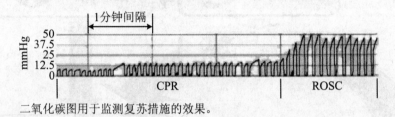

二氧化碳图用于监测复苏措施的效果。

图 11.3　二氧化碳波形图

（三）新的用药方案

（1）阿托品：在治疗无脉性心电活动（PEA）/心搏停止时，不再建议常规性地使用阿托品，因为现在已有证据表明此药不太可能有治疗效果。

（2）腺苷：可治疗心动过速（前提是心律规则），但不得用于非规则宽 QRS 波群心动过速。

（3）增强心率药物：对于有症状或不稳定型心动过缓，建议输注增强心率药物，因为在阿托品无效的情况下，这与经皮起搏同样有效。

（4）吗啡：对于发生不稳定型心绞痛 UA/非 STEMI 应谨慎给予吗啡，因为它会导致心律变成室颤。

（5）阿司匹林：鼓励急救操作者为所有胸部不适患者启动急救系统，在等待急救人员到达过程中，如果患者没有阿司匹林过敏病史或近期没有消化道出血，急救操作者应建议患者咀嚼一片成人（非肠溶片）或两片低剂量"儿童"阿司匹林。

（6）钙剂：如果无确诊低钙血症、钙通道阻滞剂过量、高镁血症或高钾血症，不建议为儿童心脏骤停常规性地给予钙剂。对于心脏骤停常规性地给予钙剂并没有好处，反而可能有害。

（7）依托咪酯：尽管证明使用它可帮助婴儿和儿童进行气管插管，并且对血流动力学影响不大，不过不建议为感染性休克的儿童患者常规性地使用它。依托咪酯会导致肾上腺抑制。

（四）加强心脏骤停后治疗

复苏成功并不意味着万事大吉，会面临着各方面的问题，如心肌损害、低心排、低灌注、脑损伤、全身缺血再灌注的损伤等，引起一系列的心脏骤停综合征。心脏骤停综合征的影响因素有两个：一是心脏骤停的持续时间，时间越长，综合征越严重；二是心肺复苏的质量，当前国际上专家已经意识到缺少复苏后治疗部分是既往指南缺失的环节。《2010 指南》新增"心脏骤停后治疗"部分，强调复苏后治疗的重要性，目的是为了提高在恢复自主循环后收入院的心脏骤停患者的存活率。心脏骤停后治疗主要通过对患者实施集中多学科的优化干预，进行综合治疗以恢复正常或基本正常的功能状态，提高心脏骤停自主循环恢复（ROSC）率和出院存活率。包括低温、脑电监测癫痫控制、经皮冠状动脉介入术（PCI）、控制血糖（血糖超过 10 mmol/L 即应控制，但强调应避免低血糖）、避免氧过剩（饱和度高于 94% 就要谨慎给氧）和过度通气等。

（五）心脏骤停后早期救治及主要目标

（1）保护及改善 ROSC 后患者心肺功能和重要器官的灌注。

（2）转运至适合的医院或综合心脏骤停后救治的监护病房。

（3）识别并治疗急性冠状动脉综合征（ACS）和其他可逆病因。

（4）控制体温以促进神经功能恢复。

（5）预测、治疗和防止多器官功能障碍，包括避免过度通气和氧过多。

怀疑患有急性冠状动脉综合征的患者应分流到具有冠状动脉血管造影和再灌注介入治疗能力（主要经皮冠状动脉介入）的机构；常规进行神经系统评估，尽早发现有可能治疗的癫痫等神经系统紊乱症状；在进行低温治疗和使用神经肌肉阻滞药物后，癫痫的诊断可能非常困难，建议进行脑电图监测。

（六）环形成人高级生命支持（ACLS）流程

环形成人高级生命支持流程示于图 11.4。

（七）急救成人生存链

新的美国心脏协会心血管急救成人生存链（见图 11.5）中的环节包括：

（1）立即识别心脏骤停并启动急救系统。

（2）尽早进行心肺复苏，着重于胸外按压。

（3）快速除颤。

（4）有效的高级生命支持。

（5）综合的心脏骤停后治疗。

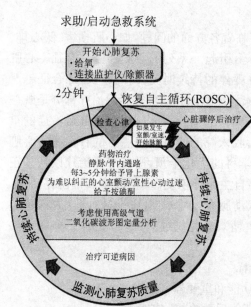

心肺复苏质量
- 用力(≥5 cm)快速(≥100次/min)按压并等待胸壁回弹
- 尽可能减少按压的中断
- 避免过度通气
- 每2分钟交换一次按压职责
- 如果没有高级气道，应采用30:2的按压—通气比率
- 二氧化碳波形图定量分析
——如果P_{ETCO_2}<10 mmHg，尝试提高心肺复苏质量
- 有创动脉压力
——如果舒张阶段(舒张)压力<20 mmHg，尝试提高心肺复苏质量

恢复自主循环(ROSC)
- 脉搏和血压
- P_{ETCO_2}突然持续增加(通常≥40 mmHg)
- 自动动脉压随监测的有创脉波动

电击能量
- 双相波:制造商建议值(120~200 J)；如果该值未知，使用可选的最大值，第二次及后续的剂量应相当，而且考虑提高质量。
- 单相波:360 J

药物治疗
- **肾上腺素静脉/骨内注射剂量:每3~5分钟1 mg**
- **血管升压素静脉/骨内剂量:40个单位即可替代首剂量或第二次剂量的肾上腺素**
- **胺磺酮静脉/骨内剂量:首剂量:300 mg推注。** 第二次剂量:150 mg。

高级气道
- 用于高级气道或气管插管
- 用于确认和监测气管插管位置的二氧化碳波形图
- 每分钟分8~10次人工呼吸，伴以持续的胸外按压

可逆病因
- 低血容量
- 缺氧
- 氢离子(酸中毒)
- 低钾血症/高钾血症
- 低温治疗
- 张力性气胸
- 心脏填塞
- 毒素
- 肺动脉血栓形成
- 冠状动脉血栓形成

图 11.4 环形成人高级生命支持(ACLS)流程

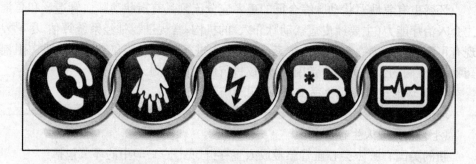

图 11.5 美国心脏协会心血管急救成人生存链

（八）培训、实施和团队（新增）

该新增部分中的主要建议和强调的要点包括：

（1）定期评估施救者掌握的知识和技能，并根据需要提供完善或更新的信息（至少每间隔 2 年）。

（2）要提高旁观者自愿实施心肺复苏的概率，可以给予正式心肺复苏培训。

（3）向可能不愿意或没有能力实施传统心肺复苏人员介绍单纯胸外按压（仅按压）心肺复苏，并且应培训操作者克服实施心肺复苏的障碍。

第十二章　心电图机的应用

一、概述

(一) 心电图形成原理

心脏在发生机械收缩之前,首先发生电位变化(由窦房结开始),经传导系统至心室,最后到达心肌,引起肌肉收缩。心脏兴奋活动的综合性电位变化可通过体液传播到人体的表面,经体表电极引导并放大而成的波形为心电图。

(二) 心电图组成及生理意义

(1) 四波:即 P 波——心房除极波;QRS 波——心室除极波;T 波——心室复极波;U 波——机制不明。

(2) 一段(ST 段):心室除极结束到复极开始的一段时间。

(3) 两间期:即 PR 间期——心房除极到心室除极的时间;QT 间期——心室除极到复极的时间总和。

(三) 心电图测量法

通过心电图波形,确定心房和心室率。

1. 心电图栅格

由水平线和垂直线划分成各为 1 mm² 的方格。

水平线:代表时间,走纸速度:50 mm/s、25 mm/s、10 mm/s、5 mm/s;常采用 25 mm/s,1 mm=0.04 s。

垂直线:代表振幅或电压:20 mm/mV、10 mm/mV、5 mm/mV、2.5 mm/mV;标准电压 10 mm/mV,1 mm=0.1 mV。

2. 心电图测量法

(1) 十倍法:也适用于心律不规整。

心房率(心室率)——计数 6 s 内有多少个 P(R)波并乘以 10。

(2) 1 500 法:只用于心律不规整。

心房率(心室率)——计数相邻 2 个 PP(RR)间相同测量点间有多少个小格,用 1 500 除以这个数即可(1 500 个小格=1 分钟)。

(3) 序列法:记住一组序列的数字(300、150、100、75、60、50)。

心房率(心室率)——找到一个 P 波峰位于一条粗的黑线上,随后连续的 6 条黑线代表 300、150、100、75、60、50,找到下一个 P 波所在的位置,即可确定。

(四) 心电图临床价值

识别:心肌缺血、损伤及梗死;节律和传导紊乱;心脏扩大;电解质紊乱;药物中毒。

二、心电图导联

在人体不同部位放置电极,并通过导联线与心电图机电流计的正负极相连,记录心脏的电活动。

导联分类如下:

(1) 标准导联(双极肢体导联):Ⅰ、Ⅱ、Ⅲ。

Ⅰ:左臂(+)右臂(一);Ⅱ:左腿(+)右臂(一);Ⅲ:左腿(+)左臂(一)。

(2) 加压单级肢体导联(单级导联):aVR、aVL、aVF。

aVR:右臂(+)中心电端(一);aVL:左臂(+)中心电端(一);aVF:左腿(+)中心电端(一)。

(3) 胸导联:$V_1 \sim V_9$、V_{3R}、V_{4R}、V_{5R}。

V_1:胸骨右缘第 4 肋间;V_2:胸骨左缘第 4 肋间;V_3:V_2 与 V_4 两点连线的中点。

V_4:左锁骨中线与第 5 肋间相交处;V_5:左腋前线 V_4 水平处;V_6:左腋中线 V_4 水平处;V_7:左腋后线 V_4 水平处;V_8:左肩胛骨线 V_4 水平处;V_9:左脊旁线 V_4 水平。

V_{3R}、V_{4R}、V_{5R}:置胸骨右侧并分别与 V_3、V_4、V_5 相对应。

三、心电图操作

(一) 准备

(1) 护士准备:着装整洁、洗手、戴口罩、态度和蔼。

(2) 病人准备:向病人说明检查目的,消除紧张心理,取下金属物,选择合适体位(急诊抢救例外)。

(3) 环境准备:门窗关闭、注意保暖,使用隔帘、保护隐私。

(4) 用物准备:心电图机、酒精棉签、心电图纸、污物桶。

(二) 操作程序

(1) 将用物携至床旁核对,再次解释。

(2) 将心电图机与电源正确连接,开机。

(3) 暴露两手腕内侧、两下肢内踝。

(4) 擦拭接触部位:手腕关节内侧上方 3 横指处,内踝上 3 横指处。

(5) 接肢体导联:红:右手;黄:左手;绿:左足;黑:右足。

(6) 解开衣钮,暴露胸前区,酒精棉签擦拭接触部位。

(7) 接胸前导联:V_1、V_2、V_3、V_4、V_5、V_6;$V_7 \sim V_9$(后壁心梗);$V_{3R} \sim V_{5R}$(疑有右位心或右室心梗)。

(8) 定标:ACMFDF(抗干扰);S＝AUTO(振幅为自动);25 mm/s(走纸速度);自动或手动;安静时。

(9) 确认心电图波形走动正常无干扰。

(10) 按"STAR/STOP"按钮,描记心电图。

(11) 去除导联线,整理病人衣物、床单元。

(12) 记录病人姓名、性别、年龄、日期、时间。

(13) 临床医师进行诊断。

(14) 清洁、整理物品,充电、定位放置。

(三) 心电图伪差识别

(1) 左右导联接错时:Ⅰ导联的三波(P、QRS、T)全倒立。

(2) 上下导联接错时:aVR 波变直立。

(3) 肌肉震颤波(肌电干扰波):寒冷、情绪紧张、诊察床过窄(小于 80 cm)、甲亢、帕金森等。

(4) 基线不稳:身体移动、电极松动、深呼吸。

(5) 交流电干扰:电扇、X 线机等.

(四) 注意事项

(1) 检查前不可做剧烈活动。

(2) 检查中应保持安静、不讲话、咳嗽或移动。

(3) 检查时不要碰触病人,并使病人保持仰卧姿势。

(4) 适当保暖,以防肌肉因寒冷而发生颤动,影响检查结果。

(5) 检查完毕将病人皮肤表面拭净,减少不适感。

(五) 维护与保养

(1) 使用后洗净电极:铜合金的电极,如果有锈斑,应可用细砂纸擦掉后,再用生理盐水浸泡一夜,使电极表面形成电化性能稳定的薄膜;镀银的电极,用水洗净即可,使用时应避免擦伤镀银层。

(2) 导联电缆的芯线或屏蔽层容易损坏,使用时切忌用力牵拉或扭转,收藏时应盘成直径较大的圆盘,或悬挂放置,避免扭转或锐角折叠。

(3) 交直流两用心电图机,应按说明书要求定期充电,以利延长电池使用寿命。

(4) 心电图主机应避免高温、日晒、受潮、尘土或撞击,盖好防尘罩。

(5) 由医疗仪器维修部门定期检测心电图机的性能。

第十三章 除颤心电监护仪的应用

第一节 心 电 监 护

一、目的

通过对患者心率、心律和心电图波形的监测,判断患者心脏和机体状态,为病情判断和治疗提供依据。

二、意义

(1) 诊断心律失常类型。

(2) 了解所测导联的心肌缺血表现。

(3) 对心房、室腔增大或肥厚以及心室肌劳损的观察。

(4) 心律及心肌供血改善的估价指标。

(5) 了解某些药物、电解质紊乱和酸碱平衡对心肌的影响。

(6) 观察心脏手术及心导管检查时病人的心律与心肌情况。

(7) 协助观察某些疾病的演变情况。

三、适应证

(1) 各种心血管疾病者(AMI、心律失常、心肌病等)。

(2) 其他脏器疾病导致急性循环衰竭者(严重创伤、感染、大量失血、电解质紊乱等)。

(3) 手术前后的保护性应用。

四、操作程序

(1) 解释并取合适体位。

(2) 开启心电监测仪。

(3) 清洁皮肤。

(4) 安装电极。右臂(RA/白):靠近右锁骨中线,右锁骨下方;左臂(LA/黑):靠近左锁骨中线,左锁骨下方;左腿(LL/绿):在左锁骨中线上,胸肌下方。

(5) 选导联;调振幅;设置心率报警值。

（6）打印心电图。

五、注意要点

（1）一般选择 P 波明显的导联（Ⅱ、V_1），以便于心电分析。

（2）任何导联的 QRS 波振幅应足以触发心率计。

（3）留出除颤电极板放置位置。

（4）避免干扰造成的伪差。

（5）根据波形显示的清晰度，及时更换电极。

第二节　电　除　颤

一、机理

利用除颤器发出高能量、短时限的脉冲，使电流通过心肌，使所有心肌细胞在瞬间内同时发生除极，然后心脏自律性最高的起搏点重新主导心脏节律，通常是窦房结。

二、适应证

同步电除颤：房颤、房扑、室速、室上速等快速性心律失常。

非同步电除颤：VF（室颤）、Vf（室扑）或无脉性室速。

三、除颤类别及意义

（一）类别

（1）单向波除颤：单方向释放电流。

（2）双向波除颤：释放的电流在一个特定时限是正向的，而在剩余的数毫秒内其电流方向改变为负向。

（二）意义

（1）双向波除颤 120 J 相当于单向波除颤 200 J 的能量效应。

（2）除颤所造成的心肌损伤主要取决于波形的峰值电流而不是使用能量的焦耳数。

四、除颤操作方法

（1）选择除颤模式：（非）同步按钮。

（2）选择能量：能量选择/电源控制。

（3）充电：按充电按钮。

（4）放电：同时按下两个电击按钮。

【附】　非同步电除颤具体步骤

（1）迅速将病人平卧木板床或床上垫一硬板。

（2）（插电源）启动心电监护仪。

（3）确定除颤器处于非同步状态。

（4）取出电极板，表面涂以导电糊或生理盐水纱布。

（5）能量选择。

（6）安放电极板：前—侧、前—后、前—左肩胛下、前—右肩胛下。

（7）充电（充电完成标识：指示灯点亮、警鸣音连续响起、显示屏上显示可用能量）。

（8）再次确认病人有 VF。

（9）放电：双拇指同时按电击按钮。

（10）自动走纸记录心电波形。

（11）放电后置监护位置，并立即 CPR(2 min)。

（12）擦干病人胸前、电极板上导电糊。

（13）记录。

五、电除颤应用进展

（一）早除颤理由

（1）除颤是治疗室颤最有效的方法。

（2）在发生心跳骤停的病人中，约80%为室颤引起。

（3）除颤成功的可能性随着时间的流逝而降低。除颤每延迟1分钟，成功率将下降7%～10%。

（4）室颤可能在数分钟内转为心脏停跳。因此，尽早快速除颤也是"生存链"中最关键的一环。

（二）除颤时机把握

院内：如果有心电监护的患者，从心室颤动到给予电击的时间不应超过3分钟。

院外：如果任何施救者目睹发生院外心脏骤停且现场有 AED，施救者应从胸外按压开始心肺复苏，并尽快使用 AED；如果院外心脏骤停的目击者不是急救人员，现场没有 AED，则急救人员到达后先进行1.5～3 min 的心肺复苏，然后再尝试除颤。

（三）3次改为1次除颤的理由

（1）连续3次除颤会延误胸外心脏按压的实施。

（2）采用单次能量够大的除颤足以消除90%以上的 VF，不需要连续实行递增式除颤。

（3）如果1次电击未能终止 VF，则再次电击增加的益处也很低，此时重新

CPR 或许使随后的除颤更有效。

（四）每次除颤后应施行 2 min CPR，再检查心电及脉搏的理由

（1）即使除颤能消除 VF，但很多患者会转为无脉心电活动或停搏，并且心脏会因血液灌流不足而导致心脏收缩无力。

（2）在每次除颤后应继续施行 2 min CPR，以增加心脏血液灌流，使心脏有能量进行有效的收缩及泵血。

（五）除颤能量选择

（1）成人除颤（首次）：单相波：360 J；双相波：120～200 J。

（2）1～8 岁儿童除颤：首次：2～4 J/kg；第二次及续后：4 J/kg＜剂量＜10 J/kg 或成人剂量。

（3）小于 1 岁婴儿建议除颤。

六、电除颤常见并发症

心律失常；低血压；急性肺水肿；心肌损伤；皮肤灼伤；栓塞。

七、电除颤注意事项

（1）急救药械：完好备用。

（2）病人准备：去除病人身上携带的金属首饰；平卧木板床或身体下垫上硬板。

（3）功能正常，除颤安全：除颤前，需认真检查仪器；除颤时，不要接触病人、病床或连接到病人身上的任何设备。

（4）避免灼伤：避开心电图电极；避开埋藏式起搏器；电极板与皮肤密切接触（9～13 kg 压力）；体瘦病人选用生理盐水纱布；电极板之间的距离为 10～15 cm，且皮肤干燥。

第三节　体外心脏电起搏

一、定义

心脏起搏器系利用起搏器装置，节律性地发放一定频率的脉冲电流，通过导线和电极的传导，刺激心肌，使其发生节律性收缩。

二、适应证

严重过缓性心律失常；保护性起搏；超速抑制。

三、操作程序

（1）取用起搏专用电极。

（2）阴极（L）紧贴在心前区，阳极（R）贴在心底部。

（3）将电极导线连接到"心电图输入"连接器上。

（4）开通心电监护仪。

（5）开起搏电源开关；选模式；调节起搏频率；选输出电流。

（6）按开始/停止键。

（7）观察心电情况。

（8）停用时，关闭起搏器，撕下电极。

四、注意事项

（1）起搏有效，应抓紧时间安装临时起搏器。

（2）应根据病人情况选择合适的起搏频率和电流，电流太大，起搏时病人感觉局部疼痛；电流太小起搏失效。

（3）持续心电监护，密切观察心电情况，主要观察是否有 T 波（复极波），如无 T 波，起搏失效。

五、仪器保养与维护

（1）平时保持预充电状态，专人保管，定期检查、维修。

（2）监护仪置于通风、干燥处。

（3）保持仪器外部清洁。

（4）当打印的心电图条带太淡或深浅不一时，用沾有酒精的棉球清洗打印头表面，去除上面残留的纸屑。

（5）导线勿折叠、受压，过长的导线可弯成较大圆圈扎起，妥善放置。

第十四章 紧急开放气道、气道异物梗阻（FBAO）急救

第一节 紧急开放气道

在急诊抢救中，无论任何原因引起的气道阻塞，最重要的是打开气道，保证通气和有效的氧供。紧急开放气道的方法有：手法开放气道、鼻咽和口咽通气导管通气、喉罩通气、气管内插管、环甲膜穿刺和环甲膜切开术、气管切开术等。

一、解剖

呼吸系统由呼吸道和肺组成。呼吸道包括鼻、咽、喉、气管、支气管及相应的分支（见图14.1）。

呼吸道又称气道。在急诊抢救中紧急开放气道尤其重要。

喉不仅是呼吸道，也是发音器官，向上开口于喉咽部，向下与气管通连。喉是呼吸系统中构造比较复杂的器官，它是由软骨作支架，以关节、韧带和肌肉连结，以及内面衬和黏膜构成。

甲状软骨在喉的软骨中最大，它的中间向前方突出叫喉结。成年男子的喉结特别明显。

会厌软骨位于甲状软骨的后上方，形似树叶，上宽下窄，上端游离，下端借韧带连于甲状软骨的内面。会厌前面根部是弯形喉镜片的着力部位。吞咽时喉上提，会厌软骨盖住喉入口处，防止食物进入气管。

环状软骨在甲状软骨的下方，是喉的下界，是气管上端的第一块软骨，也是呼吸道软骨支架中唯一完整的软骨环，对呼吸道的开张有重要作用。环的前面与甲状软骨前缘之间有膜状韧带相连，称为环甲膜。

黏膜在喉腔形成两对皱襞，上方的一对为前庭襞，活体呈粉红色；下方的一对称声襞，又称声带，活体颜色较白。两侧声襞之间的裂隙叫声门裂。

二、引起气道阻塞的原因

（1）舌根后坠在咽水平阻塞气道；会厌松弛在喉水平阻塞气道。

（2）上呼吸道、口腔异物，血块等阻塞气道。

（3）急性喉痉挛、喉头水肿等。

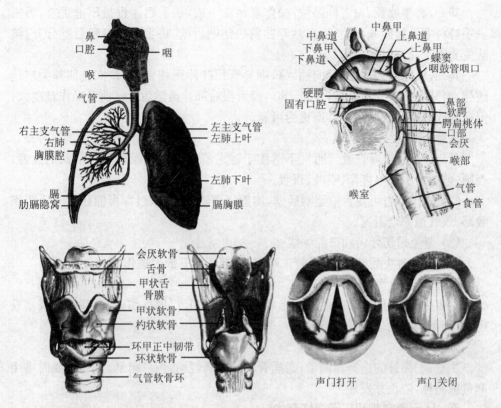

图 14.1 呼吸系统示意图

三、手法开放气道

对于昏迷或无自主呼吸的患者，在急救现场和急诊室首先可采用手法开放气道的办法打开气道。常用的方法如下：①仰头举颏法。②托颌法。

对于无自主呼吸者，开放气道后应做口对口或口对鼻人工呼吸。如不能满足通气需要，应尽快做器械人工气道。

四、口咽和鼻咽通气导管通气

适用于昏迷的患者，防止舌根后坠所致的气道阻塞。

（一）口咽通气

口咽通气导管有两种外形：一种为普通形，一种呈 S 形。

插管前先根据患者的体型，选择大小合适的口咽通气管，通常唇到下颌角的距离即为该患者所需的型号。

置管方法分为两种：

其一，直接放置：患者仰卧位，操作者站在一边，一手用压舌板压迫舌头，另一只手持口咽导管插入口腔，沿自然弯曲前进达咽后壁，将舌根与口咽后壁分开，该法主要用于儿童。

其二，反向插入法：先反向插入口咽导管用叶片压住舌头，并推进使其尖端达硬腭，当其全部进入口腔后，反转180°，抵舌根后部。虽然后者比前者操作难度大，但在开放气道及改善通气方面更为可靠。

注意：

（1）口咽通气导管通气通常不适用于神志清楚或上呼吸道反应活跃的患者。否则，可能会引起喉痉挛、呕吐、误吸。

（2）操作不当可使舌推至咽后壁，加重气道阻塞；插入过深可能压迫会厌阻塞喉部，致气道完全阻塞。

（3）避免损伤牙齿和口腔黏膜。

（4）插管时头后仰，防止导管末端退缩，起不到开放气道作用。

（二）鼻咽通气

主要用于：不能行口咽通气的患者，如牙关紧闭、口周外伤、腭面部畸形及半昏迷状态，不能耐受口咽通气道等。

方法略。

注意：①导管的选择和润滑；②插管动作正确轻柔，切忌粗暴行事，必要时可用麻黄碱滴鼻，防止并发症。

五、环甲膜穿刺和环甲膜切开术

环甲膜穿刺和环甲膜切开主要用于现场急救。当上呼吸道阻塞，尚有自主呼吸，而又无法行气管插管时，为争取时间可紧急行环甲膜穿刺和环甲膜切开通气，为进一步的救治赢得时间。急性喉阻塞尤其声门区阻塞，严重呼吸困难，来不及行普通气管切开时，或需行气管切开，但缺乏必要器械时，可先行环甲膜穿刺。在紧急气管插管困难时选用，方法如下：

（一）环甲膜穿刺

紧急的方法是：患者取仰卧位，头后仰，操作者用一粗针头（16号）在行皮肤消毒后，刺向环甲膜气管腔。进入后明显感觉有气流冲出，随即上呼吸道阻塞症状缓解。

（二）环甲膜切开术

方法略。

常见并发症：出血、穿破食管、皮下或纵膈气肿、喉狭窄等。多为操作不当或局部解剖结构不熟悉所致。

环甲膜穿刺是非确定性气管开放技术,一旦复苏成功应立即改为气管切开术或尽早进行消除病因的处理。

气管内插管:后续介绍。

第二节　气道异物梗阻(FBAO)急救

一、概述

气道异物梗阻(foreign body airway obstruction,FBAO)是指食物或其他物体进入呼吸道导致气道受阻或气道肌肉痉挛,需紧急救助的急性症状。因异物的性质、所在的部位、存留的时间及所致气道阻塞的程度等不同,导致的后果也不同。可致呼吸道和肺损伤,甚至窒息死亡。气管异物是耳鼻喉科常见急诊之一,75%发生于2岁以下的儿童。

二、病因与发病机制

FBAO常见于儿童,因为:①小儿的咀嚼功能及喉反射功能不健全,较硬或大块食物未经嚼碎而咽下,容易误吸;②进食时嬉笑、受恐吓、哭闹、跌倒时,极易将口含物吸入气道。

成人发生FBAO的情况较少,多发生于:①在睡眠、意识不清、吞咽困难时将食物、黏痰、呕吐物、假牙等吸入气管;②进食过急,说话或精神不集中,易将异物吸入气管;③溺水者,可能是污水和泥沙堵塞气道;④酗酒后也可发生呕吐物堵塞气道;⑤医护人员诊疗操作不当,可能发生医源性气道异物。

三、病情评估

异物可造成呼吸道部分或完全梗阻。气道部分梗阻时,患者尚能有气体交换。患者能够用力咳嗽,咳嗽停止时,出现喘息声是气体交换良好的表现;患者乏力、无效咳嗽,吸气时出现高调喘鸣音、呼吸困难加重、紫绀是气体交换不良的表现。

气道完全梗阻是一种急症,指喉或气管的骤然梗阻,表现为不能讲话,不能呼吸或咳嗽,可能用双手指抓住颈部,气体交换消失,吸气性呼吸困难,眼结膜点状充血,烦躁不安,失声,三凹征阳性。任何患者突然呼吸骤停都应考虑到FBAO,尤其是年轻患者,呼吸突然停止,出现紫绀,无任何原因的意识丧失。

四、救治与护理

(一)现场徒手抢救法

1. 体位排除法

抢救者可根据患者的特点和现场情况选择体位,各种体位的优劣顺序是:头低臀高位、平卧位、头高臀低位。婴幼儿可俯卧于抢救者手臂上且保持头低位等。

2. 冲击法

（1）腹部冲击法［海姆立克（Heimlich）法］：适用于 1 岁以上患者。①对于站位或坐位患者，抢救者首先询问患者是否有异物在喉，结合 FBAO 症状快速确认，鼓励患者咳嗽，告诉患者头尽量放低，抢救者在患者背后以弓箭步姿势站稳，双手环抱患者腹部，手掌向下握拳，将拳头扁平面向内放在患者肚脐上方腹中线位，远离剑突，再用另一只手紧扣拳头，向内、向上数次施力冲击，以驱出异物，要注意防止腹内脏器损伤。②对于卧位患者，抢救者首先帮患者仰卧，头偏向一侧，解开领扣，双膝分开跨在患者的双腿旁，将一只手的食指放在肚脐，再将另一只手的掌根放在该食指的上方，提起放在肚脐位的手与另一只手互扣，贴腕翘指，远离剑突，向下、向前数次施力冲击以驱出异物，同时注意防止腹内脏器损伤。③对于无人救治的患者，可以用自己的双手紧扣拳头冲击自己的上腹部，或将上腹部抵压在一块扁平的平面上，如椅背、栏杆等，然后用力冲击腹部，直至驱出气道内异物。

（2）胸部冲击法：适用于有意识的孕妇或肥胖者。①对于站位或坐位患者，抢救者站于患者的背后，双手经患者腋下环抱患者胸部，在胸骨中下部向后压胸数次。②对于卧位患者，抢救者首先帮患者仰卧，头偏向一侧，解开领扣，抢救者跪于患者一侧，双手掌根重叠，手指紧扣，贴腕翘指，掌根部置于患者胸骨中下 1/3 交界处，垂直向下按压数次，速度较胸外心脏按压慢。

（3）拍背压胸法：适用于 1 岁以内婴儿。抢救者观察婴儿是否不能咳嗽或哭叫，结合 FBAO 症状快速确认，对于仰卧位婴儿，一只手扶着头部，虎口位置放在婴儿下颚，以前臂放在他的胸腹，另一只手从下面伸入固定婴儿的头、颈及背，慢慢将婴儿反转，让婴儿俯卧在抢救者的前臂上，将前臂斜放在同侧的大腿上稳定地承托，婴儿的头部应低于躯体，再以另一只手的掌根在婴儿两肩之间拍击 5 次，如未能把哽塞物拍出，应压胸 5 次，以拍背的手支持婴儿的头和背部，将婴儿反转，使婴儿的面部向上，仰卧于抢救者的前臂上，将前臂放在同侧的大腿上，婴儿头部略低于躯体，将两指放在婴儿两乳头连线中点下，按压 5 次，深度为 2～3 cm，速度较胸外心脏按压慢。重复 5 次拍背及 5 次压胸，直至驱出气道内异物。

（二）医疗救治

根据异物的性质、所在的部位、存留的时间及所致气道阻塞的程度等不同采取不同的方法，如喉镜取异物、吸痰法、环甲膜穿刺法、气管切开法、支气管镜下取异物、开胸术等。

第十五章　气管插管术

一、气管插管的重要性

急诊科患者病情具有急、危、重、变化快等特点,当患者出现呼吸骤停等危急状况时,需要保持气道通畅,紧急建立人工气道以恢复通气,获得早期有效的氧供应。能否迅速成功地气管插管是抢救成功的关键。气管插管术是建立人工气道的"金标准",但不是唯一的金标准,还有其他方法可以临时代替,如无创性氧气面罩、喉罩通气道、紧急环甲膜穿刺等,然而气管插管仍旧是唯一最可靠的方法。

二、急诊气管插管的评估和判断

(一) 评估和判断

基于以下几点评估可做出是否需急诊插管的决断:

(1) 气道是否通畅和(或)气道保护是否存在。

(2) 通气和(或)氧合是否足够。

(3) 预计转归是否会导致前两项的发生。

(4) 同时要权衡插管的利弊。

(5) 当对是否需要气管插管存在疑虑时,可先行插管,待病情稳定后再拔除。

(二) 急诊气管插管指证

(1) 呼吸心跳骤停。

(2) 不能用常规氧疗法纠正氧合衰竭,导致严重低氧血症。

(3) 肺泡低通气,导致高碳酸血症。

(4) 上呼吸道不通畅,如分泌物阻塞呼吸道等。

(5) 缺乏保护性反射,如呕吐反射、呛咳反射消失。

(6) 可能发生上呼吸道梗阻患者,如上呼吸道烧伤。

(7) 严重头面部创伤,呼吸道可能不能自主维持者。

三、急诊气管插管时机的把握

对有急诊插管指证患者,应准确抓住插管时机,为抢救治疗提供有力保障。呼吸心跳骤停患者应立即行气管插管控制气道,复苏开始越早,存活率越高。以急性呼吸衰竭致呼吸、心跳骤停者,应首选气管插管以改善通气,同时根据复苏情况选择心脏电击除颤的应用。呼吸衰竭需气管插管者,呼吸心跳尚未停止时即进行气管插管、机械通气,复苏成功率高。急性重度有机磷农药中毒并呼吸衰竭者早期进行气管插管的病死率低。

四、气管插管的方法及适用对象(具体操作见技能演示)

(一)经口气管插管

急诊科抢救危重患者时,大多采用经口紧急气管插管,突出的优点在于插管快捷。但用普通喉镜暴露声门可刺激迷走神经,会引起一些严重的心血管反应,如心律失常甚至心跳停止。因此插管前可采取充分供氧、过度通气、咽喉部表面麻醉等措施,以减少气管插管反应。

(二)经鼻气管插管

经鼻盲探气管插管适用于重症尤其是有自主呼吸的患者,合并颈椎损伤、牙关紧闭、张口困难的患者,但禁用于颅底骨折、鼻腔通路狭窄、严重凝血功能障碍的患者。

(三)纤支镜气管插管

纤支镜气管插管是气道管理发展的一个里程碑,尤其对于困难气道者,其适应证包括预期的困难插管、颈椎制动、解剖异常、常规插管失败但能维持通气等。

(四)气管插管型喉罩

气管插管型喉罩通气(ILMA)是一种专门为引导盲探气管插管而特殊设计的改良型喉罩通气道。首先迅速插入插管型喉罩,建立有效通气,然后再根据病情需要,经喉罩插入气管导管行机械通气。特别是对困难插管的心肺复苏,不失为一种有效、快捷的通气方式。

(五)食管—气管联合气道

食管—气管联合气道具有双重管道,一是食管通道,二是气管通气管道,具有双囊,近端有两个接口。食管—气管联合气道无需附加设备,无需移动病人的头颈部,无论插入食管还是气管,均可确保有效的人工通气,无单腔单囊气管导管插管时,喉镜导致的并发症。尤其适用于现场急救,大大提高了急救成功率。

五、困难气管插管的处理

困难气管插管是指常规喉镜下插管时间超过 10 min 或插管次数超过 3 次,急诊室困难插管的发生率为 3‰~5‰。

(一)常见原因

病人因发育畸形、创伤或者疾病引起解剖部位差异而不能完全暴露声门,例如张口困难、颈短粗、咽喉部水肿等。快速的床旁评估有助于预见可能的困难气道。"3-3-2"法则是以患者的手指为标准,分别测量张口度(了解喉镜和气管导管置入是否困难)、颏骨—舌骨距离(评估下颌间隙是否足够)、舌骨—甲状软骨切迹距离(反映喉的位置是否足够低,以满足经口插管),不能同时满足 3 指、3 指、2 指者,则困难插管发生率高。

(二)处理措施

(1)在建立高级人工气道失败时,通常情况下可采用球囊面罩加压呼吸。

(2)对过度肥胖、颈部粗短、喉头过高、显露声门困难的,由助手进行环状软骨压迫操作,大多能使声门显露明显改善;应用经口改良插管法。

(3)急诊科内备一定量的肌松药,遇到喉肌痉挛病人时,在值班医师指导下,使用适量肌松药,对插管很有帮助。

(4)急诊科可以备气管插管型喉罩、食管—气管联合导管等盲插管,在紧急情况下可以快速建立人工气道。

(5)无盲插管也可采用食道气管双管插管法。

(6)若条件和时间许可,可在纤支镜引导下插管、环甲膜穿刺逆行引导插管、环甲膜切开术、紧急气管切开术。

六、气管插管的并发症

气管插管是一项机械性操作技术,最常见的问题和失误多由插管技术本身不足所致;常见的有缺氧、损伤、误吸、插管位置不当、喉痉挛、插管过深等。

七、插管者的职业防护

很多传染性疾病可通过呼吸道或密切接触传播,如 SARS,因此个人防护是极其必要的。急诊气管插管时应用末端带套囊气管导管,由于末端套囊改变了气流方向,并暂时增高气道的呼吸阻力,减缓气流速度,插管时患者呼出的气体不再直接喷向插管操作者,可避免插管操作者被从导管中喷出的分泌物直接污染。

八、气管插管中急诊科护士面临的挑战

以前都是由麻醉医师进行操作,随着急救医学的不断发展和急诊患者的急救需要,同时急诊护士也会面临诸多挑战:

(1)技术操作不熟练。

(2)困难气管插管的处理。

(3)气管插管可能加剧患者业已存在的生理紊乱。

(4)如有插管致残、致死或失败,可能涉及法律问题。

九、经口明视下气管插管操作流程

(一)评估

(1)有无插管指证。

(2)有无禁忌证,如喉头水肿、血肿、急性喉炎、颈椎骨折、升主动脉瘤、Ⅲ度张口困难等(相对禁忌证)。

(3) 预计有无困难插管。

(4) 插管途径有无解剖异常,如评估:病人面色紫绀情况;无呼吸或呼吸微弱;颈部活动度;张口度;鼻腔、牙齿、咽喉部等情况。

(二) 准备

1. 物品准备

喉镜和喉镜柄、备用电池、气管导管、导引钢丝、5 ml 注射器、消毒润滑剂、消毒纱布和换药盒、手套、牙垫与胶布、弯盘、无菌治疗巾;带活瓣的复苏球囊、面罩、听诊器、吸引装置及吸痰管、生理盐水、吸氧装置;必要时备插管钳和喷雾器。

2. 导管选择

导管选择见表 15.1。

表 15.1 气管插管导管选择

性别	年龄	导管内径(mm)	插入深度(cm)
男	成年	7.5～8.5	22～24
女	成年	7.0～7.5	20～22
	儿童	年龄÷4+4	年龄÷2+12
	6～12 个月	4.0	12
	1～6 个月	3.5～4.0	11
	足月儿	3.0～3.5	11
	早产儿	2.5～3.0	10

物品准备就绪,导管选定后接着铺无菌巾;选择、安装喉镜,检查性能;选择、检查气管导管,润滑导管前端,正确置管芯;安装、检查吸引装置。

(三) 操作流程

(1) 安置体位。去枕平卧,头后仰位或头部垫高 5～10 cm,术者站立于病人的头顶部,两脚一前一后呈蹲弓步,身体尽量往下沉,视线与喉轴线平行。

(2) 清理呼吸道,去除假牙,必要时(指病人有心跳时),面罩给纯氧 1 分钟。

(3) 开放气道。将右手拇指伸入病人口腔,食、中指提起下颌,拇指和食指交叉拨开上下嘴唇,保护好口唇和牙齿。

(4) 准确置入喉镜。术者左手持弯形喉镜,沿右侧口角垂直进入口腔;将舌体推向左侧,喉镜移至口腔正中线上。喉镜进入口腔后,术者右手不需再保护口唇,应及时将右手移至病人前额,用虎口往下压额头。

(5) 解剖标志为引导深入喉镜。喉镜在口腔居中见到悬雍垂(第一标志)后,继续慢慢推进;喉镜转弯绕过舌根部,即可见会厌(第二标志)始终在会厌的上方继续深入,直至尖端抵达会厌根部。

(6) 上提喉镜暴露声门裂。喉镜尖端抵达会厌根部,即须向前向上用力提喉镜(沿45°角的合力),禁止以病人的牙齿为支点去撬喉镜(可下压喉结),用力上提喉镜即可使会厌随之而抬起,暴露其下方的声门,立即见到左、右声带及其之间的裂隙。

(7) 直视下插入气管导管。右手以握毛笔手式持气管导管(握持部位在导管的中后1/3段交界处),斜口端朝左对准声门裂,沿着喉镜的镜片凹槽在明视下送入导管,轻柔旋转导管,使其顺利地一次通过声门裂进入气管内。

(8) 拔出管芯后再前进到位,导管通过声门裂1 cm左右,迅速拔出导管芯,插入气管,调整好插管深度后,放入牙垫再退出喉镜。

(9) 确认导管在气管内及深度:①出气法:看导管壁有白雾;感觉导管开口是否有温热气流呼出。②进气法:看胸廓起伏;听诊五点——两肺上下、上腹部;监测呼气末 CO_2 和 SPO_2。

(10) 妥善固定导管与牙垫:①内固定:向气管导管气囊内充气5~10 ml,最适宜的气囊压力为25~30 cmH_2O。②外固定:两条胶布十字交叉,将导管固定于病人面颊部;第一条胶布应把导管与牙垫分开缠绕一圈后,再将两者固定在一起。

(11) 酌情清理呼吸道分泌物。

(12) 接呼吸囊或试机正常的呼吸机。

(13) 记录:插管时间、型号、深度;病人面色等缺氧状况改善程度;血氧饱和度等。

(四) 注意事项

(1) 插管前:对呼吸困难或呼吸停止者,行人工呼吸或吸氧;检查物品是否齐全、完好适用。

(2) 插管时:部位暴露充分,视野清晰;动作轻柔。

(3) 插管后:注意气囊的管理;留置时间:经口72小时,经鼻一周;加强气道护理。

(五) 并发症

常见并发症有:组织损伤、喉痉挛、误吸、缺氧、血压骤升、心动过缓甚至心搏骤停、插管位置不当、插管过深等。

第十六章　洗　胃　术

一、概述

洗胃法(gastric lavage)是将洗胃管由口腔或鼻腔插入胃内,反复灌入洗胃溶液,冲洗胃腔的方法。

(一) 目的

1. 解毒

用于急性服毒或食物中毒的病人,清除胃内毒物或刺激物,减少毒物的吸收,服毒后 6 小时内洗胃最佳。

2. 减轻胃黏膜水肿

如对于幽门梗阻的病人,可将胃内潴留食物洗出,减少潴留物对胃黏膜的刺激,从而消除胃黏膜水肿与炎症。

3. 为某些手术或检查做准备

如胃肠道手术前。

(二) 洗胃禁忌证

(1) 强腐蚀性毒物(如强酸、强碱)中毒。

(2) 上消化道溃疡、食道梗阻、食道胃底静脉曲张、胃癌。

(3) 近期有上消化道出血及胃穿孔病人、近期上消化道手术病人。

(4) 胸主动脉瘤、重度心功能不全、呼吸困难者。

(5) 正在抽搐者。

二、洗胃方法

(一) 口服催吐洗胃术

适用于清醒、合作的病人。

(二) 胃管洗胃术

(1) 漏斗胃管洗胃术(经济落后地区,不宜机器洗胃者)。

(2) 注洗器洗胃术(小儿、幽门梗阻和胃手术前的病人、停电时)。

(3) 电动吸引器洗胃术(服毒量大、毒物毒性强、不合作病人)。

(4) 全自动洗胃机洗胃术(同上)。

（5）剖腹胃造口洗胃术（困难置管的危重病例）。

三、各种药物中毒的灌洗溶液和禁忌药物

临床上常见的药物中毒的灌洗溶液和禁忌药物列于表 16.1。

表 16.1 各种药物中毒的灌洗溶液和禁忌药物

毒物种类		灌洗溶液	禁忌药物
酸性物		镁乳、蛋清水、牛奶	强酸药液
碱性物		1%～5%醋酸、白醋、蛋清水、牛奶	强碱药液
敌敌畏		2%～4%SB、1%盐水、(1∶15 000)～(1∶20 000)高锰酸钾洗胃	
1605、1059、乐果(4049)		2%～4%SB	高锰酸钾溶液
敌百虫		1%盐水、(1∶15 000)～(1∶20 000)高锰酸钾	碱性药液
DDT、666		温开水或等渗盐水洗胃、50%硫酸镁导泻	油性泻药
氰化物		饮3%过氧化氢饮吐、(1∶15 000)～(1∶20 000)高锰酸钾洗胃	
巴比妥类(安眠药)		(1∶15 000)～(1∶20 000)高锰酸钾洗胃,硫酸钠导泻	硫酸镁
异烟肼(雷米封)		同上	
灭鼠药	1. 磷化锌	(1∶15 000)～(1∶20 000)高锰酸钾洗胃、0.1%～0.5%硫酸铜洗胃,0.5%～1%硫酸铜溶液每次 10 ml,每 5～10 分钟服一次,刺激舌根引吐	鸡蛋、牛奶、脂肪及其他油类食物
	2. 有机氟类(氟乙酰胺等)	0.2%～0.5%氯化钙或淡石灰水洗胃、硫酸钠导泻,饮用豆浆、蛋白水、牛奶等	
	3. 抗凝血类(敌鼠钠等)	催吐、温开水洗胃、硫酸钠导泻	碳酸氢钠溶液
除虫菊酯类		催吐、2%～4%SB洗胃、活性炭 60～90 g 用水调成糊状注入胃内、硫酸钠或硫酸镁导泻	
河豚、生物碱		1%活性炭悬浮液	
发芽马铃薯、毒蕈		1%～3%鞣酸	
酚类、石炭酸、来苏尔(煤酚皂)		温水、植物油洗胃至无酚味为止。(1∶15 000)～(1∶20 000)高锰酸钾洗胃后多次服用牛奶、蛋清水	

四、洗胃操作流程

一般情况下,洗胃需遵循:评估—计划—实施—评价的操作流程。

(一) 评估

首先,了解病人的病情、意识、瞳孔、生命体征。如遇病情危重者,首先进行维持呼吸循环的抢救,然后再洗胃。

其次是了解病人的中毒情况:

(1) 中毒毒物的名称、种类、剂型、浓度、性质和量。

(2) 中毒的时间和途径。

(3) 口鼻腔黏膜情况,有无腐蚀现象,口中异味;来院前的处理措施等。

第三,了解病人有无禁忌证。

第四,掌握病人的合作程度及心理状态、有无活动的义齿。

第五,根据病情和毒物种类选择合适的洗胃方法及洗胃溶液。

(二) 计划

1. 护士准备

洗手,戴口罩,沉着,动作敏捷。

2. 环境准备

宽敞、明亮、具有私密性。

3. 病人准备

向病人解释洗胃操作的目的和程序,取得清醒且合作病人的配合,以减轻痛苦。

4. 用物准备

(1) 根据病情及所处条件选择洗胃术并准备用物(以全自动洗胃机洗胃为例)。

(2) 选择合适的洗胃液:根据毒物准备拮抗性溶液(见表 16.1)。

(3) 毒物不明时,可备温开水或等渗盐水,量一般为 1 万~3 万毫升,温度为 25~38 ℃。

【附】 全自动洗胃机洗胃术用物

(1) 治疗盘内置:无菌洗胃管、口含嘴、纱布、手套、液体石蜡油、棉签、清洁开口器、压舌板、胶布、橡胶单、治疗巾、弯盘、水温计、量杯、听诊器、50 ml 注射器或洗耳球,必要时备检验标本容器、拉舌钳等。

(2) 洗胃溶液。

(3) 水桶 2 只。

(4) 全自动洗胃机(根据病情另备吸引、吸氧装置;监护设备;气管插管用物等)。

(5) 必要时备洗漱用物。

(三) 实施

1. 全自动洗胃机洗胃术

原理:利用电磁泵作为动力源,通过自控电路的控制,使电磁阀自动转换动作,分别完成向胃内冲洗药液和吸出胃内容物的过程。

1) 术前准备

(1) 带齐用物至床旁,遵医嘱再次核对并解释,取下活动义齿。必要时签署特殊治疗告知同意书。

(2) 协助病人取合适体位(中毒较重者取左侧卧位,昏迷者取平卧位,头偏向一侧),铺橡胶单和治疗巾于病人颈前、头下,弯盘放于口角旁,污物桶置床旁。

2) 洗胃操作

(1) 接通电源,将三根橡胶管分别与机器的进液管、胃管、排污管正确连接,启动全自动洗胃机,试吸2次,以排出管道内空气和检查机器性能。

(2) 备2条长胶布,病人口腔内置口含嘴,取石蜡油,戴手套,取胃管,润滑胃管前端,测量实际应插入胃管长度,反折胃管末端,插管(插管时嘱清醒病人吞咽)。

(3) 证实胃管在胃内(三种方法)。

(4) 固定插入胃内的胃管。

(5) 连接紧密。必要时同时连接过滤器。

(6) 启动开关,先吸出胃内容物,再对胃进行自动冲洗(必要时留取吸出物送检),反复灌洗,直至洗出液无色、无味、澄清为止。

3) 过程观察

洗胃过程中密切观察:

(1) 病人的病情、意识、瞳孔、面色、脉搏、呼吸、血压等变化。

(2) 插入胃内胃管的深度是否正确,洗胃机运转是否正常。

(3) 洗出液的性质、颜色、气味、量;保持出入胃内溶液量平衡。

(4) 有无洗胃并发症(急性胃扩张、胃穿孔、昏迷病人误吸、过量胃内液体反流致窒息、迷走神经兴奋致反射性心脏骤停等)。

4) 动态评估病人

如有呛咳、紫绀、腹痛、血压下降等,应立即停止洗胃,与医生共同采取相应的急救措施。

5) 术后处理

(1) 洗胃结束时,先吸出胃内容物,再反折胃管,迅速拔出。

(2) 协助病人漱口、洗脸。必要时更衣,嘱病人卧床休息或进行下一步的诊治。

(3) 整理床单位,处理、补充用物,消毒洗胃机及管道后,将管道作医疗垃圾处理。

(4) 洗手、记录(灌洗液的名称、量;洗出液的颜色、气味、性质、量;病情变化及处理等)。

6) 健康教育

(1) 对自服毒物者应耐心有效地劝导,积极鼓励,并给予针对性的心理护理,为病人保守秘密和隐私。

(2) 向病人及家属介绍洗胃后的注意事项。

2. 口服催吐洗胃术

1) 术前准备

术前准备同全自动洗胃机洗胃术。

2) 洗胃

(1) 嘱病人自饮大量洗胃液,然后吐出,必要时可用压舌板压其舌根催吐。

(2) 反复进行,直至吐出的液体澄清、无味为止。

(3) 必要时,留取呕吐物送检。

3)~6) 同全自动洗胃机洗胃术。

3. 漏斗胃管洗胃术

1) 术前准备

术前准备同全自动洗胃机洗胃术。

2) 洗胃

(1) 润滑,插管,证实,固定。

(2) 置漏斗低于胃部水平,挤压橡胶球,抽尽胃内容物,必要时送检。

(3) 举漏斗高过头部 30~50 cm,将洗胃液缓缓倒入漏斗内 300~500 ml,当漏斗内尚余少量时,速将漏斗降低胃部以下,并倒向污水桶。

(4) 如引流不畅,可挤压橡胶球负压吸引。

(5) 反复灌洗,直至洗出液无色、无味、澄清为止。

3)~6) 同全自动洗胃机洗胃术。

4. 电动吸引器洗胃术

原理:利用负压吸引作用,吸出胃内容物。

1) 术前准备

术前准备同全自动洗胃机洗胃术。

2）洗胃

（1）接通电源，检查吸引器功能。

（2）安装灌洗装置，夹紧输液管。

（3）润滑，插管，证实，固定。

（4）开动吸引器（负压宜保持在 13.3 kPa），吸出胃内容物，必要时送检。

（5）关闭吸引器，夹紧贮液瓶上的引流管。

（6）开放输液管，流入胃内 300～500 ml 洗胃液。

（7）夹紧输液管，开放贮液瓶上的引流管，开动吸引器，吸出灌入的液体。

（8）反复灌洗，直至洗出液无色、无味、澄清为止。

3）～10）同全自动洗胃机洗胃术。

5. 注洗器洗胃术

1）术前准备

术前准备同全自动洗胃机洗胃术。

2）洗胃

（1）润滑，插管，证实，固定。

（2）用 50 ml 注射器注入适量洗胃液。

（3）再用注射器抽吸，必要时送检。

（4）反复进行，直至洗出液无色、无味、澄清为止。

3）～6）同全自动洗胃机洗胃术。

五、评价

（1）正确选用洗胃液。

（2）操作程序正确，病人胃内毒物得到最大程度的清除，病人无并发症发生。

（3）在操作中注意观察病人的病情，对洗胃过程中出现的紧急情况能正确有效地处理。

（4）沟通有效，体现关爱病人。

六、洗胃术注意事项

（一）操作前

（1）检查机器各管道衔接是否正确、牢固，运转是否正常。严禁无液体时开机操作，以免损坏水泵。

（2）评估病人的病情、中毒情况。根据病情选择洗胃方法及备齐抢救用物。

（3）中毒原因不明时，洗胃液可用温水或等渗盐水，待毒物性质明确后再采用拮抗剂洗胃。

（4）吞服强酸或强碱等腐蚀性药物者，禁忌洗胃以免造成穿孔。可按医嘱给予药物或迅速给予物理性对抗剂,如牛奶、豆浆、蛋清(用生鸡蛋清调水至 200 ml)、米汤等。

(5) 禁忌证:消化道溃疡、食道梗阻、食道静脉曲张、胃癌等不洗胃,昏迷病人洗胃宜谨慎,惊厥患者应止惊后再洗胃。

(二) 操作中

(1) 插管时,动作要轻快,切勿损伤食道黏膜或误入气管,遇病人呛咳时应立即拔管,休息片刻后再插。

(2) 每次灌入量以 300~500 ml 为宜。应准确记录灌入量和洗出量,保持进出平衡。

(3) 洗胃过程中,应密切观察病情,保持呼吸道通畅。如病人感觉疼痛,且流出血性液体或出现虚脱现象,应立即停止,并报告医生进行处理。

(4) 幽门梗阻病人洗胃宜在饭后 4~6 h 或空腹时进行。洗胃后需记录胃内潴留量,以便于了解梗阻情况。胃内潴留量=洗出量-灌洗量。

(5) 疑为食物中毒病人应另备一容器,收集第一次洗胃液,送有关部门作毒物检验,以明确诊断和治疗,并提供法律依据。

(6) 规定服毒时间在 6 h 内进行洗胃,但目前不受此时间限制,对于服毒量大或所服毒物吸收后经胃排出,超过 6 h 仍应洗胃,对于洗胃不彻底者也应重新洗胃。

(三) 操作后

术中所用器物应及时清洗、消毒以备用。

七、洗胃新进展

(一) 插胃管时机的选择

急性中毒昏迷患者呼吸道分泌物及呕吐物容易误吸阻塞呼吸道,并且此类病人吞咽功能和咳嗽反射消失,加之咽喉部松弛,置胃管时容易误入气管而发生窒息。因此主张先气管插管以保持呼吸道通畅,呼吸衰竭患者气管导管接呼吸机辅助呼吸,无呼吸衰竭者通过气管导管给氧,待氧饱和度上升至 90% 以上时置胃管洗胃。传统观点认为,洗胃越早效果越好,一般不超过服毒后 6 小时。但据报道,有机磷农药中毒 11 小时后,尸检胃肠腔仍有明显的农药气味。所以,有学者研究认为,有机磷农药中毒者应不受时间限制,予立即、反复、彻底洗胃。

(二) 洗胃的方法

(1) 延长胃管插入深度:传统洗胃法胃管插入长度为 45~55 cm,此长度仅达贲门以下,使每次进入胃内的液体不能充分吸引,延长了洗胃时间。有人通过临床研究认为,延长胃管插入长度使之至 55~70 cm,从而使胃管深达胃底部,每次进入的液体均能充分吸引,这样可以缩短洗胃时间,为抢救病人赢得了时机。

(2) 增加胃管侧孔:有人通过改良,在普通胃管的前端 7～9 cm 处错开老孔再均匀增加 10 个左右的小孔,每个小孔的直径为 0.4～0.5 cm,使进水时水流呈淋雨喷头状,使洗胃速度加快,胃壁得到充分冲洗,洗胃更彻底。

(3) 变换体位:昏迷病人洗胃多采用左侧头低位,可防止洗胃时胃内容物进入十二指肠,并利于引流。如果病情允许,在洗胃的后阶段应适当变换体位成右侧卧位和平卧位,配合轻轻的胃部按摩,以达到不留盲区。

(4) 间歇脱机抽液洗胃法:昏迷病人洗胃过程中,胃内潴留量过多,常由口鼻腔溢出,有引起窒息的危险。金丽萍等研究了 62 例中毒患者,采用间歇脱机抽液法,即每 3 个"进胃""出胃"循环后脱机,用一次性灌洗器吸尽胃内容物,接着将胃管与洗胃机再相连,按"自动"键,如此反复,直至洗出液澄清、无味为止。此法避免操作中胃内容物经口鼻腔溢出,还可以减轻胃黏膜的损伤,控制不安全因素的发生。

(三) 洗胃液的选择

传统的洗胃液是根据不同的中毒药物来选择,摄入毒物种类不明时,一般先用温开水洗胃,儿童用生理盐水。近年来,很多人对洗胃液作了大量研究,如使用生理盐水加去甲肾上腺素配成 0.001% 溶液洗胃,减少洗胃时毒物的继续吸收,避免胃黏膜出血,并且对血压没有明显影响。使用 0.45% 氯化钠溶液洗胃,吸收入血后,相对低于晶体渗透压,产生强的利尿作用,促进毒物的排泄,又不产生溶血反应。国外多主张在洗胃液中加入吸附剂药用炭,利用它的吸附作用吸附胃肠内的有机磷,以中断毒物在体内胃肠—血浆—胃肠循环及肝—肠循环,减少毒物吸收和血药浓度。国内有学者主张用十六角蒙脱石胃管灌注,可起到保护胃肠功能、阻止毒物吸收、促进胃肠功能恢复的作用。

第十七章　呼吸机的使用

一、机械通气的目的

(1) 增加通气。

(2) 改善换气。

(3) 减少或代替呼吸肌做功,让疲劳或衰竭的呼吸肌恢复。

(4) 手术麻醉过程中,为安全使用镇静剂和神经肌肉阻断剂。

二、机械通气的适应证

(1) 呼吸系统疾病所致的呼吸衰竭,如 COPD、肺间质性疾病等。

(2) 肺外原因所致的呼吸衰竭,如中枢神经系统疾病、神经肌肉疾患、心肺复苏术后等。

三、禁忌证

无绝对禁忌证。相对禁忌证有:①巨大肺大泡;②张力性气胸没有进行适当引流时;③大咯血发生窒息;④低血容量性休克未予纠正前;⑤急性心肌梗死。

四、常用机械通气的模式

(1) 控制通气 CMV。

(2) 间歇正压通气 IPPV。

(3) 辅助/控制通气 A/C。

(4) 同步间歇指令通气 SIMV。

(5) 压力支持通气 PSV。

(6) 持续气道正压 CPAP。

(7) 呼气末正压 PEEP。

五、常用呼吸机参数

(1) 潮气量 TV:8～15 ml/kg。

$$潮气量＝流速×吸气时间$$

(2) 呼吸频率 f:12～20 次/min。

对于 COPD 患者应选用较慢的通气频率,一般为 12～16 次/min。

对于限制性肺部疾病患者应选用较高的通气频率 18～24 次/min。

（3）分钟通气量 V_E：$V_E = TV \times f$。

（4）吸呼比 I/E：1∶（1.5～2）。

慢阻肺 1∶（2～3）。

碱中毒 1∶（1～1.5）。

（5）流速：40～100 L/min。

（6）触发灵敏度：－0.5～－2 cmH_2O，1～3 L/min。

（7）吸入氧浓度 FiO_2：40%～50%。

（8）呼气末正压 PEEP：当 $FiO_2 \geqslant 0.6$，$PaO_2 \leqslant 60$ mmHg 时应加 PEEP。

其作用：①阻止肺泡和小气道陷闭；②增加功能残气量，改善肺顺应性；③改善氧合；④改善肺内分流，减少肺间质的渗出。

其副作用：使胸腔内压增加，心输出量下降。

其正常值：5～15 cmH_2O

六、脱机指证

（1）$TV \geqslant 5$ ml/kg。

（2）自主呼吸平稳，$R < 35$ 次/min。

（3）最大吸气压＞－20 cmH_2O。

（4）血气正常。

（5）循环稳定。

七、操作流程

评估—计划—实施—评价。

（一）评估

1. 一般情况

病情、神志、体重、合作程度。

2. 专科情况

一听，二看，三检查。

（1）评估气道是否通畅，有无分泌物——听诊双肺。

（2）评估病人的缺氧程度——看口唇、甲床；看血氧饱和度。

（3）评估气管插管情况，仔细检查气管插管的深度、气管插管的固定情况、气管插管的气囊情况。

（二）计划

1. 护士准备

着装整洁，洗手，戴口罩、帽子。对急诊抢救病例，要有抢救意识。

2. 用物准备

呼吸机、一套管道、湿化器、湿化液、模拟肺、呼吸囊、听诊器、一套氧气装置、胶布、弯盘、笔、特护单。必要时备多功能电插板、约束带、5 ml 注射器。

3. 环境准备

整洁、安静、安全。

（三）实施

（1）正确连接呼吸机管道和湿化罐。

（2）检查气源压力和电源电压。

（3）推呼吸机至床旁，核对病人并解释。

（4）连接电源、气源。

（5）开机：压缩机→主机→湿化罐。

（6）选择模式，设置参数。

（7）接模肺，观察机器运转是否正常。

（8）接病人，评估病人通气效果。

（9）严密观察呼吸、循环、血氧饱和度等各项指标，并做好记录。

（10）半小时后测血气，根据结果调参数。

（11）病人符合条件可试脱机。

（12）脱机后吸氧。

（13）关机：主机→压缩机→湿化罐。

（14）整理床单位并记录。

（四）评价

（1）操作熟练、正确。

（2）尊重、关心、爱护病人。

（3）病人呼吸道通畅，通气功能良好，气体交换有效。

八、注意事项

（1）使用呼吸机期间，病人床旁应备有呼吸囊、吸引器、吸氧装置，并且性能良好。

（2）使用呼吸机期间，应严密观察生命体征的变化，加强气道的管理，保持呼吸道通畅，遵医嘱定时做血气分析，防止机械通气并发症的发生。

（3）及时正确处理呼吸机报警。

（4）加强呼吸机的管理：①调节呼吸机支架，妥善固定好人工气道，防止因气道牵拉造成气管插管或气管套管脱出，导致病人窒息；②长期使用呼吸机的病人，应每日更换湿化液，每周更换呼吸机管道，每月清洗过滤网；③及时添加湿化罐内蒸馏水，使之保持在所需刻度处；④保持集水杯在管道最低位，及时倾倒集水杯和管道内的冷凝水。

第十八章 血液净化仪的使用

一、概述

血液净化技术应用于临床治疗急慢性肾功能衰竭已有近半个世纪的历史，其疗效肯定。经过 20 多年的临床实践，人们将 CAVH 派生出的上述治疗模式统称为连续性肾脏替代治疗（CRRT）。1995 年在美国加利福尼亚召开了第一届国际性 CRRT 学术会议，对 CRRT 技术进行了统一命名。所谓 CRRT 也就是指所有每天 24 小时或接近 24 小时的缓慢、连续清除水和溶质的治疗方法。但 CRRT 不仅仅应用于重症肾功能不全的患者，也广泛应用于各种非肾脏疾病的危重病人，如 SEPSIS、急性呼吸窘迫综合征（ARDS）、多脏器功能障碍综合征（MODS）或 MOF 以及急性坏死性胰腺炎等。2000 年，季大玺提出将 CRRT 改为连续血液净化（continuous blood purification，CBP）更为恰当。

二、CBP 优缺点

（一）优点

1. 血流动力学稳定

CRRT 与传统的间歇性血液透析（IHD）相比，其优点为连续性治疗，可缓慢、等渗地清除水和溶质，容量波动小，净超滤率明显低，胶体渗透压变化程度小，基本无输液限制，能随时调整液体平衡，从而一般对血流动力学影响较小，更符合生理情况。而 IHD 治疗时，短时间内清除大量液体，通常会引起血流动力学不稳定，不利于肾功能的恢复。尤其是血流动力学不稳定的患者，通常难以在 IHD 的治疗中清除较多的液体。CRRT 也可能导致容量大量丢失，故在治疗中要严密监测出入量。CRRT 时血液温度可能降低，是否有利于血流动力学稳定尚无定论。

2. 溶质清除率高

CRRT 时溶质清除率高，尿素清除率＞30 L/d（20 ml/min），而 IHD 很难达到，并且 CRRT 清除中、大分子溶质优于 IHD。CRRT 能更多地清除小分子溶质，清除小分子溶质时无失衡现象，能更好地控制氮质血症，有利于重症 ARF 或伴有 MODS、败血症和心力衰竭患者的治疗。

3. 清除炎性介质

严重感染和感染性休克患者血液中存在着大量中分子的炎性介质,这些介质可以导致脏器功能障碍或衰竭。

4. 营养改善好

大多数慢性肾衰、急性危重病患者消化吸收功能差,加之反复感染、极度消耗等,一般都伴有营养不良。传统的透析治疗对水清除的波动较大,制定的热卡摄入量往往不能达到要求,蛋白质摄入量常需控制在 $0.5\ g/(kg \cdot d)$ 以内,常出现负氮平衡,所以影响患者的营养支持。而 CRRT 能满足大量液体的摄入,不存在输液限制,有利于营养支持治疗,保证了每日的能量及各种营养物质的供给,并维持正氮平衡。

(二) 缺点

与 IHD 相比,CRRT 有诸多优势,但是也有不足:

(1) 需要连续抗凝,因此出血的危险性相对较大。

(2) 可能丢失有益物质,如抗炎性介质、营养物质等。

(3) 乳酸盐对肝功能衰竭患者不利。

(4) 能清除分子量小或蛋白结合率低的药物,故其剂量需要调整,难以建立每种药物的应用指南。

(5) 工作量大、费用高。

(6) 尚无确切证据说明 CRRT 可以改善预后,降低死亡率。

三、工作原理

(一) 弥散

溶质清除的主要机制:任何溶质总是从浓度高的部位向浓度低的部位流动,这种依靠浓度梯度差进行的转运叫弥散。影响因素有溶质浓度梯度、溶质分子大小、膜的阻力、置换液(透析液)和血流速。

(二) 对流

液体在压力梯度作用下通过半透膜的运动称超滤,也叫对流。驱动力是膜两侧的静水压和渗透压所形成的梯度。

(二) 吸附

是指溶质吸附至滤器膜的表面。只对某些溶质有效,且与溶质浓度关系不大,与溶质和膜的亲和力及膜的吸附面积有关。

四、CBP 治疗适应证

(一) 肾脏疾病

(1) 急慢性肾衰。

（2）少尿患者而又要大量补液时。

（3）液体潴留。

（4）碱及电解质紊乱。

（二）非肾脏疾病

SIRS、MODS、ARDS、SAP、药物和毒物中毒、慢性心衰等。

五、操作及治疗模式

（一）CRRT 的实施

首先需建立血管通路，留置单针双腔导管（股静脉、颈内静脉及锁骨下静脉），或用动静脉内瘘（极少数），在血泵驱动下行体外循环；CVVH 的血流量可达 50～400 ml/min，置换液量可达到 144 L/d（用前稀释法）。

其次选择合适的抗凝，CRRT 的抗凝治疗持续时间比 IHD 长，抗凝不充分，会造成超滤率下降，滤器凝血，过度的抗凝又会引起出血；CRRT 虽有多种抗凝方法，但到目前为止还没有一种非常理想的抗凝剂。肝素仍为 CRRT 最常用的抗凝剂，而低分子肝素因具有抗血栓，还可以减少出血倾向，在临床应用也比较广泛。CRRT 使用的膜多为合成膜，属无毒、无致热源、生物相容性好的生物膜，与非合成膜相比，膜孔径大、通透性高。置换液目前大多自行配制。

（二）CRRT 的方式

目前所有的 A-V 方式趋于淘汰，而多采用 V-V 方式。

1. 连续性静脉血液滤过（CVVH）

其原理是对流。能清除体内大、中、小分子物质（包括电解质）和水分。特点为可根据原发病治疗的需要补充一部分置换液，通过超滤以降低血中溶质的浓度以及调控机体容量平衡。应用于 SIRS、MODS 的治疗中。

2. 连续性静脉血液透析（CVVHD）

其原理是弥散。能清除体内大、中、小分子物质（包括电解质）和水分。特点为血流和透析逆向流动清除效果好；透析液流速为血流速的 2 倍，最有利于溶质的清除。常治疗急慢性肾衰、少尿患者而又要大量补液时、慢性液体潴留、酸碱及电解质紊乱的患者。

3. 连续性静脉血液透析滤过（CVVHDF）

其原理是对流、弥散。能清除体内大、中、小分子物质（包括电解质）和水分。特点是 CVVHDF 也是在 CVVH 的基础上发展起来的，加上透析以弥补 CVVH 对氮质清除不足的缺点；溶质清除率可增加 40%。可应用 SIRS、MODS 合并急慢性肾衰患者的治疗。

4. 缓慢连续性超滤(SCUF)

其原理是对流。特点为不必补充置换液,也不用透析液,主要清除水分,对溶质清除不理想,不能保持肌酐在可以接受的水平,有时需要加用透析治疗。常用来治疗顽固性水肿、难治性的心衰等。

5. 血浆置换(PE)

其原理是用离心或血浆分离的方法,从全血中分离出血浆,以清除其中含有的致病因子。同时向体内补充等量血浆或其他替代品,以清除病人血浆中的致病物质或与蛋白质结合的毒物的治疗方法。主要治疗肝功能衰竭、药物或毒物中毒。

6. 血液灌流(HP)

其原理是吸附。常用吸附材料是活性炭、树脂和免疫吸附剂。主要用于治疗急性药物和毒物中毒。

(三) 临床应用常用参数

血流速:30～450 ml/h;置换液速度:0～10 000 ml/h;透析液速度:0～10 000 ml/h;超滤率速度:0～12 000 ml/h;工作时间:0～48 h;肝素首剂:10～40 mg;肝素泵速:0～8 mg/h;置换液温度:37～38 ℃;SB 速度:125 ml/h;NS 冲管:(100～200)ml/(30 min～2 h)。

六、抗凝技术

1. CBP 抗凝常用方法

全身肝素化法、低剂量全身肝素化法、局部肝素化法、低分子量肝素化法、无肝素法。常用抗凝剂效果比较见表18.1。

表 18.1　常用抗凝剂效果比较

方法	优点	问题	功效
普通肝素	抗凝良好	出血、血小板减少	良好 APTT/ACT
低分子肝素	血小板减少症	出血	良好
枸橼酸	出血最少	代谢失调需特殊透析液	特好 APTT/ACT
盐水冲洗	无出血危险	滤过膜凝血	不足

2. 肝素抗凝方案

2 000～5 000 U(20～40 mg)首次负荷剂量个体化,500 U/h(4 mg)连续量,动脉管道监测 APTT/4 h,根据凝血象调整抗凝剂量。

3. 影响抗凝的相关因素

血流量、血液黏稠度、超滤速度、透析过程中输血液或脂肪、动静脉壶的使用等。

七、护理

(一) 心理护理

由于疼痛、隔离、各种机器的噪音、体外的血液等应激源的存在，患者易出现恐惧、焦虑、抑郁、依赖的心理问题，甚至自杀倾向。为了稳定患者情绪、配合治疗护理，护理人员应对患者态度温和，给予更多的人文关怀，使用多种沟通技巧和支持性语言，协同医护人员及家属，共同满足患者身心需求。

(二) 管道护理

1. 保持管路通畅

治疗前向双腔导管分别抽取回血，只有抽、推都通畅才可以连接机器引血；如怀疑导管内血栓形成，先用小剂量尿激酶溶栓，无效给以拔管后重新置管。检查管路，防止管路受压、扭曲、打折；遵医嘱给予定时盐水冲洗管道，并观察滤器和静脉壶有无凝血，有肝素透析常规生理盐水 q2h 冲洗 200 ml，无肝素透析时 qh 冲洗管路。监测凝血象维持活化凝血酶时间（APTT）60～90 s（正常为 30～45 s），密切观察动脉压、静脉压和跨膜压的情况，压力过高，超过 150 mmHg 应引以重视，分析其原因并给予必要处理；给予患者合适的体位，有时导管贴血管壁，动脉端引血不畅或静脉端回血不畅，导致压力过高报警，给予适当调整体位或导管即可；给予适当的血流速，一般在 150～250 ml/min，过低容易引起凝血。

2. 静脉导管护理

严格无菌操作下配合医生置管，用无菌敷贴固定，治疗结束后用肝素液封管，每天换药，如有渗液、渗血应及时更换敷贴，先抽出管路中保留的肝素液，再看回血是否通畅，若通畅再次封管。并对烦躁患者给予适当约束或使用镇静剂，防止导管意外脱出。

(三) 严密观察生命体征等病情变化，积极配合治疗

在行 CBP 治疗期间，加上病情危重，专人护理，持续心电、无创血压、呼吸、血氧饱和度监测，需要严密观察病人的意识、瞳孔、体温、末梢循环和电解质生化等情况，发现异常及时汇报医生给予相关处理。

1. 体温的监测

病人在开始治疗时觉得怕冷、寒战、体温下降，这与超滤时大量置换液交换致体温下降有关。另一方面，与血液引出体外、外界温度低于机体温度也有关。所以应给予连续体温监测、保暖、提高室温，使用输液加温器，ACRRUA 仪器有加热盘，可把温度设置高于体温，使体温恢复正常。

2. 血压的监测

CBP 治疗一开始时即出现血压下降,这主要是由于血液被引出体外,体内血容量减少引起,给予从外周加快补液使血压稳定,也有病人行 CVVH 或 CVVHDF 治疗 3～5 h 后出现血压下降,给予降低超滤率。鉴于这种情况,5～10 min 观察血压情况,必要时给予有创血压监测,及时准确了解病人循环情况。

（四）液体的管理

1. 置换液的配置

采用 Port 配方,根据电解质的指标给予补充胰岛素和钾,5％碳酸氢钠作缓冲剂,配置时按照 TPN 配置的要求,在层流条件下严格无菌操作。

2. 液体失衡的预防

CBP 治疗时大量的超滤和置换液的输入可能导致机体液体和电解质的失衡,Van Pommel 等报道:ICU 行 CBP 治疗的患者中 21％的病人是因为容量超负荷,因此液体平衡的管理是至关重要的,护士认真并准确记录患者的出入量,包括冲洗量和 SB,每小时监测中心静脉压的情况,去指导补液和超滤,从而成功完成 CBP 的治疗。

（五）抗凝使用的护理

准确给予肝素的用量,从前稀释入路,监测 PT 和 APTT 的情况,上机前、上机后 1～2 h 复查,等 TT、APTT 稳定后每 4 h 测一次。观察病人全身皮肤、口腔有无出血点,大便的颜色和呼吸机病人的气道分泌物的性质;同时冲洗时观察滤器的颜色,正常时治疗滤器颜色应是均匀淡红色,若出现滤器颜色变青或黑色条纹则提示滤器有凝血。

（六）加强基础和生活护理

给予患者口腔、会阴护理,床上温水擦洗。机械通气病人及时给予气道湿化、排痰,防止肺部感染。由于导管、血流速的因素,在治疗期间翻身动作要轻,避免管道受压或扭曲。为防皮肤受压,在治疗前放置气垫床,预防性使用褥疮贴。同时加强肠内外营养,增强机体免疫。

（七）各种压力监测及其报警处理

1. 动脉压(PA)

动脉压为血泵前的压力,由血泵转动后抽吸产生,通常为负压。主要反映血管通路所能提供的血流量与血泵转速的关系,血流不足时负压值增大,正常情况下大于－200 mmHg,低于此值时需干预。处理一般检查血管通路、解除管路受压、扭曲状态和监测患者血压。

2. 滤器前压(PBF)

滤器前压是体外循环压力最高处。与血泵流量、滤器阻力及血管通路静脉端阻力相关,血流量过大,滤器凝血及空心纤维堵塞,回路静脉端阻塞都可导致压力大。PBF 不仅是压力指标,还是安全性监测指标。各种原因导致 PBF 过度升高,易造成循环管路接头处崩裂、失血及导致滤器破膜。处理、更换滤器。

3. 静脉压(PV)

血液流回体内的压力,反映静脉入口通畅与否的良好指标,通常为正值。处理变换体位解除管路受压、扭曲的状态和清除血凝块、更换管路和滤器。

4. 漏血报警

更换滤器,用酒精擦拭壶表面及探测器,将废液壶内液体装满或更换管或采用假的废液壶。

5. 跨膜压(TMP)

为计算值,反映滤器要完成目前设定超滤率所需的压力,为血泵对血流的挤压作用及超滤液泵的抽吸作用之和。TMP 过大,可能反映滤器凝血,也可能反映设定超滤率过大,超过滤器的性能。滤器前压、静脉压及废液压构成计算。处理一般是更换滤器、解除滤液管扭曲或夹闭状态、设置合适的超滤量和提高血流量。

第十九章 血流动力学监测技术

第一节 中心静脉压监测技术

一、概述

中心静脉压(CVP)是指引流入右心房的胸腔内大静脉的压力,即由锁骨下静脉、颈静脉及股静脉插入导管送至腔静脉至右心房入口处所显的压力。正常值5～12 cmH$_2$O。可反映体内血容量、静脉回血量、右心室充盈压力或右心功能的变化,对补血补液的速度,防止心脏过度负荷及指导利尿药的应用等,具有重要的指导参考意义。因此是 ICU 患者尤其是心血管术后循环功能的重要监测项目。临床上多选择颈内静脉和锁骨下静脉进行中心静脉压的测量。

二、CVP 监测的临床意义

(1) 评价右心功能。

(2) 评价全身循环血量的多少。

(3) 观察心功能不全或休克过程,决定治疗方案。

(4) 输液或静脉全营养。

(5) 插入漂浮导管及心脏起搏器。

三、检测方法

临床上有两种测量 CVP 的方法。传统的水柱压力测定系统是以 cmH$_2$O 为单位,以患者右心房所在水平面为压力的零点。传统的 CVP 监测方法,具有操作比较烦琐、浪费药液、管道开放容易引起逆行感染等弊端。目前,多采用液压传感器系统来测量 CVP,这 系统通常以 mmHg 为单位。正常值范围是 5～12 cmH$_2$O 或 3.5～8.5 mmHg。应用压力传感器动态中心静脉压监测是应用有创压监测的原理,通过压力传感器把机械性的压力波转变为电子信号,经放大由示波屏直接显示压力波形和数值,并连续记录、储存,供分析研究。因此,监护仪压力校准、压力传感器的质量、压力传感器固定位置、零点调节、测压管道通畅度与管内气泡等因素均可影响传感器监测法 CVP 值的准确性。

（一）压力传感器监测法

（1）首先中心静脉留置管。

（2）选择一通畅良好的管腔作为监测中心静脉压专用通路，用1‰的肝素液将传感器测压装置排尽气后分别与中心静脉留置管和多功能监护仪连接。

（3）患者取平卧位，将传感器定于右心房水平（相当于腋中线第四肋间）处。

（4）转动传感器测压装置上的三通管，使传感器与大气相通、与中心静脉不相通，进行校准零点，然后再转动三通管，使传感器与中心静脉相通进行持续 CVP 监测，此时 CVP 值及波形就连续、动态、直观地显示在显示屏幕上。

（5）按要求记录 CVP 值。监护仪上显示的 CVP 值单位是"mmHg"，记录时换成"cmH_2O"，$1\ mmHg = 1.36\ cmH_2O$。

（二）传统测定法

（1）用三通管连接好测压装置，三通管的前端与中心静脉留置管相连，侧孔连接测压管，尾端与输液器相连。

（2）将测压管垂直固定在有刻度的标尺上。

（3）患者取平卧位，将测压管刻度上的"0"调到与右心房水平处。

（4）确定管道通畅后，转动三通管使输液管与测压管相通进行排气，液面要高于患者的实际 CVP 值，同时不能从上端管口流出。

（5）转动三通，关闭输液通路，使测压管与中心静脉相通，测压管内液面下降，记录液面不再下降的读数即是 CVP 值。

（6）转动三通，关闭测压管，开放输液通路。

四、影响 CVP 的因素

（一）病理因素

可使 CVP 升高的因素有右心及全心衰竭、心房颤动、心包填塞、缩窄性心包炎、张力性气胸及血胸、肺动脉高压及肺水肿、缺氧性肺血管收缩、支气管痉挛、肺梗死、纵隔压迫、腹内高压、输血或输液过量等；使 CVP 下降的病因有失血引起的低血容量、脱水、周围血管张力下降等。

（二）神经体液因素

交感神经兴奋导致静脉张力升高，体内儿茶酚胺、抗利尿激素、肾素、醛固酮分泌升高可使 CVP 升高。

（三）药物因素

应用血管收缩药使 CVP 升高，而血管扩张药或强心药的应用可使 CVP 下降，用高渗液测压可使 CVP 下降，因此一般应用等渗盐水测压。

（四）其他因素

零点位置不正确、体位的改变、插管的深浅都会影响 CVP 的结果；若病人正在使用 IPPV（间歇正压通气）或 PEEP（呼气末正压通气），则可使 CVP 升高 2～5 cmH$_2$O。

五、监测注意要点

监测 CVP 时，要做到"三防"：①防栓塞；②防感染；③防心衰。

主要注意事项有：

（1）每次测量前需确认静脉管道的通畅，测量后肝素水冲管，防血栓形成，保持通畅。

（2）CVP 测量的时间间隔视病情而定。

（3）体位改变时，测压时应重新定零点，使零点与右心房在同一水平线上。

（4）熟练使用三通。

（5）持续使用血管活性药物者，不应因测压而中断或加速药物的输注。

（6）CVP 的测量应在患者安静状态下进行，机械通气治疗时应用压力支持时，可以暂停压力支持，避免在咳嗽、烦躁时测压。

（7）严格无菌操作，每日消毒穿刺部位的皮肤，更换敷贴，消毒连接部位。

（8）严密观察中心静脉置管的并发症。常见并发症有：气胸、血胸、纵隔气肿；神经和淋巴管损伤以及空气栓塞、血栓、感染、血肿等。

第二节 有创动脉压监测技术

一、概述

有创直接动脉压监测法是经周围动脉插管直接测量动脉内压力的一种方法。可通过换能器测量血管内整个心动周期的压力变化，连续监测收缩压、舒张压及平均动脉压，并将其数值和波形显示于监护仪荧光屏上。ABP 是重危病人血流动力监测的主要手段。危重病人往往心血管功能不稳定，血压波动幅度大且变化迅速，无创血压监测（NBP）不能及时发现变化，可能延误最佳治疗时机。

有创直接动脉压监测为持续的动态变化过程，不受人工加压、袖带宽度及松紧度影响；准确可靠，随时可取值；还可根据动脉波形变化来判断分析心肌的收缩功能。患者在应用血管活性药时，可及早发现动脉压的突然变化，并可反复采集动脉血气标本，减少患者的痛苦。

二、穿刺部位的准备

桡动脉为首选途径，穿刺和管理方便，做桡动脉穿刺应做 Allen's 试验。当桡动脉穿刺有困难时选用股动脉或足背动脉。

三、Allen's 试验

让患者手臂与心脏同高,握拳;同时压迫尺动脉及桡动脉 30~60 s;在持续加压下放低手臂并让患者松拳,手掌为苍白,放开尺动脉,如手掌颜色在 10~15 s 变红,则为 Allen's 试验阴性。

四、有创动脉压测量方法

测压前应调"0",调"0"时应保证换能器与心脏在同一水平,为保证测定数值的准确,病人体位变换时也要始终保持换能器与心脏水平一致。测定"0"点步骤:

(1)将三通方向调至换能器与大气相通的位置,此时换能器的位置应与心脏在同一水平。

(2)当监测仪上的压力数字为"0"时,调转三通方向,将病人端与换能器相通,此时监测仪上可出现所测的动脉压力数值及压力波形。

五、动脉血压升高与降低的常见原因及处理

(一) 高血压

高血压是指成人血压>140/90 mmHg。术后早期出现血压高的原因及处理:

(1)早期麻醉初醒状态,病人肌张力高、抖动,可静脉注射吗啡给予纠正。术后早期体温较低,外周血管收缩而使外周血管阻力增加,致使血压增高。可选用扩张血管药物降低外周血管阻力,临床常用硝酸甘油 0.5~5 $\mu g/(kg \cdot min)$ 等持续静脉泵入。同时用暖水袋(水温不宜超过 37 ℃)、棉被、变温毯等复温与保温。

(2)动脉导管未闭(PDA)闭合术、主动脉瓣置换术(AVR)及动脉瘤切除术等,术后如各血压偏高应给扩张血管药物。

(3)术后早期低氧血症和高碳酸血症导致血压增高,应提高供氧和增加通气。

(4)容量负荷过重而血压升高,应控制液体入量及利尿治疗。

(5)单位时间内正性肌力药物输入过多引起的高血压,应控制药物入量。

(二) 低血压

低血压是指成人收缩压<80 mmHg,当血压下降后,不要简单地增加正性肌力药物提高血压,而应分析判断引起的血压下降的原因,如血容量不足、心肌收缩力降低或心功能不全引起的血压下降。

术后血压下降的原因和处理:

(1)血容量不足:是心外科手术后引起血压下降的常见原因。术后早期由于体温较低,外周血管处于收缩状态,此时有效循环血量不足不能反映出来,随着体温升高,末梢血管床扩张及小动脉扩张后,血容量不足才较明显地反映出来。临床表现为 HR↑,CVP↓,PCWP↓,尿量↓。此时应及时补充血容量,可使低血压得

到纠正。

（2）心肌收缩力下降，心功能不全：术前心脏扩大、肥厚；心功能低下；左室射血分数低；术中机械或物理性损伤心肌、心肌保护不当、慢性心肌功能低下、心肌梗死；以肉膜下坏死、心内残余分流或畸形矫正不满意等，均可影响心肌收缩力，使心脏功能下降。主要表现有 CVP↑，BP↓，LAP↓，HR↑等。此种情况应选用正性肌力药物和血管活性药物。

（3）心包填塞：引流液多而突然减少或完全消失，静脉压进行性升高和血压下降，尿少，脉压差小，对正性肌力药物反应不佳，X线示纵膈影增宽，发生上述改变均应考虑有心包填塞的可能。心包填塞使心脏舒张受限，阻碍左心室充盈，使心排血量减少。一旦确诊有心包填塞应立即开胸探查手术。

（4）药物影响：β受体阻滞剂可抑制心脏收缩力，如氨酰心安或扩张血管药物用量不当等。

（5）心律失常：心动过缓或心动过速可使心排血量减少而引起血压下降。应用药物或采取其他措施及时给予纠正。①心动过缓：应用起搏器或给予阿托品、654-2、异丙肾上腺素、多巴酚丁胺等。②心动过速：氨酰心安、西地兰、可达龙等。③室性心律失常：利多卡因、可达龙等。

（6）呼吸性或代谢性酸中毒：可影响血压，如有发生应及时纠正。

六、动脉测压管的护理

（1）动脉穿刺针及连接管妥善固定，防止脱出。

（2）连接管要有一定的硬度，以防打折、受压。长度要适宜，既要保证患者能翻身，又不可因过长而影响取值的准确性。动脉测压管的各个接头，包括测压管、三通、换能器、监测仪及注射器，要紧密连接避免脱开后出血或漏液。

（3）为了保证动脉管路的通畅，可用加压气袋驱使肝素液持续冲洗，压力包的压力应在压力包标本的绿色区域范围内＞300 mmHg（肝素液的配制：0.9％生理盐水 250 ml＋肝素 0.2 ml）。

（4）固定：将动脉测压管沿肢体长轴固定好，皮肤穿刺点用透明保护膜固定，每日更换透明膜，保持动脉穿刺点局部的干燥，若有渗血应及时更换。

（5）当动脉波形出现异常、低钝或消失时，考虑动脉穿刺针是否有打折或血栓堵塞。应揭开皮肤保护膜进行检查与调整。

（6）动脉测压管内严禁进气，应定时检查动脉管道内有无气泡，也不能从动脉管道给药。

（7）定时检查带有测压管的肢体的血运情况，如发现局部肿胀、颜色或温度异常等情况，应及时报告医生，并准备重行动脉穿刺。

(8) 预防感染:三通接头应置于无菌治疗巾内,每 8 h 更换 1 次,抽血气标本时严格执行无菌操作技术。一般脱开呼吸机 12～24 h 后,循环与呼吸功能相对稳定者,应及早拔除动脉测压管,拔除后局部压迫 10 min,观察无渗血后,用无菌纱布覆盖。

(9) 做好患者的心理护理。心脏术后患者进入 ICU 时大多处于麻醉未醒状态,须对患者四肢进行束缚,尤其是置管侧肢体进行固定。当患者清醒后,多不耐受各种置管,有挣扎反应。此时做好患者心理护理,劝说患者配合治疗尤其重要。如患者极不合作,可适当镇静。

七、预防并发症的护理

(一) 出血

穿刺损伤、应用抗凝药物、拔管后处理不当均可引起穿刺处出血。因此,在进行穿刺时,应尽量减轻对动脉的损伤,防止反复穿刺;在应用 0.1% 肝素钠进行冲管时,给予按需间断冲洗(每 1～2 h 冲洗管道一次,每次 1 ml);拔除动脉置管后,按压进针处 10 min,无菌敷料加压包扎穿刺处。并应随时观察穿刺处有无渗血,穿刺肢体末梢血运状况,若发现远端发白、肿胀或湿冷,应立即拔除。

(二) 感染

置管时严格无菌操作。保持穿刺处皮肤干燥、清洁、无渗血。针帖每日更换 1 次,有渗血时随时消毒并更换。延长管、三通管等物品每 1～2 天更换 1 次。采集动脉血做血气分析前后用 0.5% 碘伏消毒,并将管道内血液冲洗干净。导管一般保留 3～4 天,太久易引起感染,如局部出现红、肿、热、痛等感染征象应立即拔除。

(三) 气栓

及时检查各管道,防止松动、脱出。在采集动脉血气标本及校零时应特别注意,防止空气进入,确保整个连接管道及监测系统的封闭状态,可有效地预防气栓。

(四) 血栓

穿刺时动作轻柔,成人选择 20 号套管针,争取一次成功,避免损伤动脉内膜。并采用 0.1% 肝素冲洗导管,以预防血栓的形成,一般 1～2 h 冲洗 1 次,有回血时随时冲洗,冲洗时遇到阻力或怀疑套管内有凝血块时,切不可强行注入,应先用注射器抽吸掉,并分析情况,及时调整穿刺针的方向,确保穿刺针在血管内,再注入冲洗液。

抽血气用的肝素液的配制:0.9% 生理盐水 250 ml＋肝素 12500 U(100 mg)。肝素冲洗液的配制:0.9% 生理盐水 250 ml＋肝素 0.2 ml(10 mg)。

有创测压较无创测压高 5～20 mmHg,股动脉压较桡动脉压高 10～20 mmHg,而舒张压低 15～20 mmHg。

表 19.1 列出了中心静脉压与血压变化的关系及其处理。

表 19.1　中心静脉压与血压变化的关系及其处理

CVP	BP	原因	处理
低	低	有效血容量不足	充分补液
低	正常	血容量不足,心收缩力好	适当补液,注意改善心功能
高	低	心功能不全或血容量相对过多	强心、纠酸、扩血管
高	正常	容量血管过度收缩,肺循环阻力增高	扩张血管
正常	低	心功能不全或血容量不足	补液试验

第二十章　外伤止血、包扎、固定、搬运

第一节　止　血

一、概述

（一）出血分类及处理方法

1. 按部位分

（1）外出血：是指血从伤口流出，可以见到出血。

（2）内出血：是指血液流入体腔或组织间隙，不能看到出血。

2. 按血管分

（1）动脉出血：鲜红色，自伤口近心端喷射出来，随脉搏冲出。

（2）静脉出血：暗红色，自伤口远心端缓缓流出，呈持续性。

（3）毛细血管出血：浅红色，由创面渗出，看不清大的出血点。

3. 处理方法

（1）动脉出血——指压止血法、止血带止血法。

（2）静脉出血——加压包扎止血法。

（3）毛细血管出血——加压包扎止血法。

（二）出血表现

成人全身血量占体重的 7%～8%。

失血量达 10%——无任何反应或轻度头昏。

失血量达 20%——出现休克症状。

失血量达 30%——可危及生命。

二、目的

及时有效地止血，防止失血过多而导致生命危险。

三、适应证

凡出血的伤口，均需要止血。

四、操作

（一）评估

（1）出血的部位、出血量、出血颜色、出血速度及出血时间。

（2）观察生命体征及皮肤、黏膜颜色有无变化。

（3）造成出血的原因。

（二）准备

（1）消毒敷料、绷带、三角巾、干净的毛巾、衣服等。

（2）制式止血带：橡皮止血带、充气止血带。

（3）止血钳。

（三）实施方法

1. 加压包扎止血法

适用于小动脉、中小静脉、毛细血管出血。四肢、头颈、躯干出血都可采用。

2. 抬高肢体止血法

与压迫止血联合应用，适用于四肢出血（前臂和足部），四肢骨折及脊髓损伤时禁忌抬高肢体。

3. 填塞止血法

适用于伤口较深的出血。

4. 止血钳止血法

易损伤组织，避免盲目钳夹。

5. 结扎止血法

于清创的同时结扎止血。

6. 屈曲肢体加垫止血法

适用于肘或膝关节以下的肢体出血，禁用于伤肢骨关节损伤处。

7. 指压止血法

适用于头部或四肢中等或较大动脉出血（按压部位骨折或有异物禁用）。

1）常用指压点

（1）头顶部出血——颞浅动脉：压迫同侧耳屏前方颧骨根部的搏动点。

（2）颜面部出血——面动脉：压迫同侧下颌骨下缘，咬肌前缘的搏动点。

（3）头颈部出血——颈总动脉：同侧气管外侧与胸锁乳突肌前缘中点之间的强搏动点，压向第六颈椎横突上。

（4）头后部出血——枕动脉：同侧耳后乳突下稍后方的搏动点，将动脉压向乳突。

（5）肩部、腋部、上臂出血——锁骨下动脉：同侧锁骨上窝中部的搏动点，压向第一肋骨。

（6）前臂出血——肱动脉：肱二头肌内侧沟中部的搏动点，将动脉压向肱骨干。

（7）手掌、手背出血——尺、桡动脉：手腕横纹稍上方的内、外侧搏动点。

（8）手指出血——指掌侧固有动脉：指部两侧，压向第一指骨

（9）大腿出血——股动脉：大腿根部腹股沟中点稍下的强搏动点。

（10）足部出血——胫前动脉、胫后动脉：足背中部近脚腕处的搏动点（胫前），足根与内踝之间的搏动点（胫后）。

2）原则及注意事项

（1）根据动脉分布情况，用手指、手掌或拳头在出血部位的近心端，用力将该动脉压在骨上达到止血目的。

（2）指压止血法是一种临时性的止血方法，不能持久，故同时应做伤口的加压包扎、钳夹或结扎止血等其他止血措施。

（3）对颈总动脉的压迫止血应慎重，绝对禁止同时压迫双侧颈总动脉，以免脑部缺血缺氧而昏迷。

8. 止血带止血法

适用于四肢较大动脉的出血，用加压包扎法不能有效止血而有生命危险时。

（1）止血带种类：①橡皮止血带；②充气止血带；③绷带、帆布带、三角巾或其他结实的布带。

（2）止血法分类：①勒紧止血法；②绞紧止血法；③橡皮止血带止血法；④气囊止血带止血法。

（3）原则及注意事项：①部位准确——缚扎在伤口近心端，尽量靠近伤口，且有衬垫。②压力适宜：止血带标准压力：上肢为 250～300 mmHg，下肢为 300～500 mmHg；如无压力表以达到远端动脉搏动消失，恰能止血为度。③标记明显：记录开始日期、时间、部位、放松时间。佩戴使用止血带卡。④时间控制：尽量缩短时间＜1 h，不能超过 5 h，每隔 30～60 min 放松一次，一般 2～3 min，放松时改用其他止血措施。不可在同一平面反复缚扎。肢体严重挤压伤者禁用。前臂和小腿不宜上止血带。⑤禁忌：对伤口远端肢体明显缺血或严重挤压伤等。

（四）终末评价

（1）伤口出血停止或止血有效。

（2）病人皮肤、黏膜颜色无变化。

（3）病人生命体征平稳，无并发症发生。

（4）操作熟练，动作迅速，有急救意识。

第二节 包 扎

一、目的
压迫止血,保护伤口,减少污染,固定敷料、药品和骨折位置,减轻疼痛等作用。

二、适应证
身体表面的伤口,一般均需要包扎。

三、操作

(一)评估
(1)病人受伤情况。

(2)包扎区域皮肤颜色、温度、完整性,有无麻木及擦伤或损伤。

(3)包扎区域肢体活动情况,有无骨折、水肿及不适。

(二)准备
(1)绷带、三角巾、胸带、腹带、丁字带、四头带、尼龙网套、创可贴等。

(2)干净的毛巾、布料等。

(三)实施方法

1. 创可贴

适用于小伤口包扎。

2. 绷带包扎

(1)环形包扎法:最简单、最常用,用于各种包扎的开始和结束及粗细相等的部位。常用部位为额、颈、腕、腰部等处。

(2)蛇形包扎法:用于临时性包扎或固定夹板时用。

(3)螺旋形包扎法:用于直径大小差异不大的部位,如上臂、手指、躯干、大腿等。

(4)螺旋反折法:用于直径大小差异较大的肢体,如前臂、小腿等部位。

(5)回返包扎法:用于头部、指端及截肢残端的包扎。

(6)"8"字包扎法:用于关节附近的包扎和制动,如肘、膝、肩、髋等。

3. 三角巾使用

适用于大面积创伤的包扎。

(1)头、面部包扎。

(2)肩、胸、背部包扎。

(3)腹、臀部包扎。

（四）终末评价

（1）被包扎肢体末梢感觉、运动、温度正常。

（2）病人症状减轻。

（3）包扎时松紧适宜，肢体处于功能位。

（五）原则及注意事项

（1）包扎伤口前，先简单清创，再选择合适的包扎材料及方法。包扎时应注意"三要"和"五不"。三要：动作要轻、快；部位要准确；包扎要牢靠且松紧适宜。五不：不用手和脏物接触伤口；不准用水冲洗伤口（化学伤除外）；不准轻易取出伤口内异物；不准将脱出体腔的脏器送回去；不准在伤口上用消毒剂或消炎粉。

（2）适当添加衬垫物，保持肢体的功能位置。

（3）包扎方向为自下而上、由左向右，从远心端向近心端包扎。露出肢体的末端。

（4）固定时的结应放在肢体的外侧面。

（5）密切观察，如肢体末梢感觉、运动、温度等。

第三节　固　　定

一、目的

（1）限制受伤部位的活动度，减轻疼痛。

（2）避免损伤血管、神经乃至重要脏器。

（3）有利于防治休克，便于伤员的搬运。

二、适应证

所有的四肢骨折均应进行固定，脊柱损伤和骨盆骨折及四肢广泛软组织创伤在急救中应相对固定。

三、操作

（一）评估

（1）病人受伤的情况。

（2）病人的意识及合作程度。

（3）伤侧肢体活动情况，有无出血。

（二）准备

（1）夹板、竹板、木棒、雨伞、枪托等。

（2）借助病人的健侧肢体或躯干进行临时固定。

（3）另备纱布、毛巾、衣服、绷带、三角巾等。

（三）实施方法

常见骨折的临时固定法：

（1）锁骨骨折。

（2）上臂骨折。

（3）前臂骨折。

（4）大腿骨折。

（5）小腿骨折。

（6）脊柱骨折：立即将伤员俯卧于硬板上，不可移动。

（7）骨盆骨折：仰卧位，先在伤者的两膝及两踝之间放一衬垫，后在踝关节、膝关节及髋关节上各以绷带束紧固定。

（8）颈椎骨折：伤员仰卧，在头枕部垫一薄枕，使头颈部成中立位，头部不要前屈或后仰，再在头的两侧用枕头或衣服卷固定，最后用一条带子通过伤员额部固定头部，限制头部前后左右晃动。

（四）终末评价

（1）固定牢固、有效、松紧适宜。

（2）局部血液循环良好，无不良反应。

（3）局部感觉正常，无发麻及感觉异常。

（五）原则及注意事项

（1）先止血、包扎，抗休克处理。

（2）不可把刺出的骨端送回伤口。

（3）在夹板两端、骨突出部位和悬空部位应加厚衬垫，防止受压或固定不妥。

（4）夹板的长度和宽度要与骨折的肢体相适应，其长度必须超过骨折的上、下两个关节。

（5）夹板应放在伤部的下方或两侧，固定时除骨折部位上、下两端外，还要固定上、下两关节。

（6）固定中避免不必要的搬动。

（7）固定应松紧适度。

（8）肢体骨折固定时，一定要将指（趾）端露出，以便随时观察末梢血液循环情况。

（9）对于闭合性骨折，如有明显成角、扭曲或骨折尖锐端顶于皮下或即将穿破时，可先顺肢体纵轴轻轻手法牵引作初步改善性矫正后，作外固定。

第四节　搬　　运

一、基本原则

及时、迅速、安全地将伤员搬至安全地带。现场搬运多为徒手搬运,也可用一些专用搬运工具或临时制作的简单搬运工具,但不要因寻找搬运工具而贻误搬运时机。

二、目的

(1) 防止再次负伤。

(2) 能及时接受进一步诊治。

三、操作

(一) 评估

(1) 伤员受伤的情况。

(2) 经过何种急救处理。

(3) 明确伤员分类。

(4) 能否搬运。

(二) 准备

(1) 平车、枕头、床褥、被子。

(2) 需要时备急救物品与药品。

(三) 实施方法

1. 平车担架搬运

适用于转运路途较长、病情较重的病人。

2. 徒手搬运

适用于转运路途较近、伤情又轻的伤者。

(1) 单人搬运法。

(2) 双人搬运法。

(3) 三人搬运法。

(4) 多人搬运法:用于病情危重或颈、胸、腰椎骨折等病。

3. 特殊伤员的搬运方法

(1) 腹部内脏脱出的伤员:脱出的内脏严禁送回腹腔,以免加重污染。包扎后取仰卧位,屈曲下肢,并注意腹部保温,防止肠管过度胀气。

(2) 昏迷伤员:使患者侧卧或俯卧于担架上,头偏向一侧,以利于呼吸道分泌物引流。

（3）骨盆损伤的伤员：先将骨盆用三角巾或大块包扎材料作环形包扎后,让伤员仰卧于门板或硬质担架上,膝微屈,膝下加垫。

（4）脊柱脊髓损伤的伤员：应严防颈部与躯干前曲或扭转,应使脊柱保持伸直。

（5）身体带有刺入物的伤员：应先包扎好伤口,妥善固定好刺入物,才可搬运。

（6）颅脑损伤的伤员：取半卧位或侧卧位,保持呼吸道通畅,保护好暴露的脑组织,用衣物垫好头部,防止震动。

（7）开放性气胸的伤员：搬运封闭后的气胸伤员。

（四）终末评价

（1）搬运伤员方法正确且及时、迅速、安全。

（2）护士动作轻稳、协调。

（3）护患沟通有效,病人乐意接受。

（五）原则及注意事项

（1）搬运前,应根据病人的伤情进行急救处理和伤员分类,并选择合适的搬运方式。

（2）搬运时,要妥善安置,注意病人的安全。

（3）搬运途中,要随时观察伤者的伤情有无变化,及时处理。

（4）输液病人,应妥善固定,保持通畅,调节滴速。

（5）双人以上搬运时,搬运者动作应协调一致。

（6）平车进出门时,应先将门打开,不可用车撞门。

（7）平车上下坡时,病人的头部应在高处一端。

（8）自然条件恶劣时,应注意保暖、遮阳、避风、挡雨雪等。

（9）重视危重病人的心理支持,使病人积极面对。

（10）搬运到目的地时,要与接收的医护人员进行详细病情交接。

附录　急救技能操作评分标准

一、连续性血液净化(CBP)操作考核标准

项目	操作程序	分值	扣分标准
操作前准备20分	1. 护士准备:着装整洁,洗手,戴口罩帽子	3	一项不符合扣2分
	2. 病人准备:评估病情、化验检查、合作程度。清醒病人交流、解释取得合作	5	未解释扣5分
	3. 备齐用物:建立血管通路用物、血液净化机、滤器、管路、置换液和透析液、抗凝剂、三通、无菌剪刀、无菌手套、注射器、0.9%NS预充液、止血钳、碘酒、酒精、棉签、特护单、笔	10	缺一项扣1分
	4. 环境准备:整洁、安静、安全	2	一项不符合要求扣1~2分
操作方法及程序70分	1. 配合医生行深静脉穿刺,建立血管通路,并妥善固定	2	配合不娴熟扣2分
	2. 血液净化机连接电源,打开开关,使其自检	4	未按先后顺序开机扣2分
	3. 根据病情需要选择合适的治疗模式	5	选错模式扣3分
	4. 按照示意图正确安装管路和滤器	10	安装错误一处扣1分
	5. 安装有抗凝剂的注射器	4	安装有误扣1~2分
	6. 预冲管路(遵医嘱0.9%NS 500 ml+肝素50~100 mg)	5	预冲错误一处扣0.5分
	7. 再次检查管路的连接及液体充盈情况	2	未再次检查扣4分
	8. 遵医嘱设定治疗参数。观察上机前病人的反应和生命体征	6	参数一项不符合扣1分,未观察扣1分
	9. 连接病人(先动脉端引血至静脉端时再连接静脉端)开始治疗	6	未按照程序连接病人错一步扣2分
	10. 妥善固定导管,并覆盖无菌纱布	5	固定不妥扣1分,未覆盖扣2分
	11. 观察上机后病人的反应和生命体征的变化,给予保暖等适当处理,并记录	5	未发现病情变化扣2分,未及时处理扣2分,未记录扣1分

项目	操作程序	分值	扣分标准
操作方法及程序 70分	12. 上机后半小时,根据病情需要、化验结果改变参数	5	没有及时调整参数扣1~2分
	13. 准备结束,按照步骤先回血	4	未按程序回血每错一步扣2分
	14. 消毒静脉管口,肝素液封管并固定	2	未按要求封管扣2分
	15. 关机,卸下管路等装置并处置	2	未正确关机或处置用物扣2分
	16. 记录并统计出入量的情况,汇报医生	3	未及时记录扣1分,记录有误扣1分,未汇报医生扣1分
效果评价 10分	1. 操作熟练、正确	3	超时一分钟扣1分,操作不熟练扣3分
	2. 操作过程中注意观察病情变化,尊重并关心、爱护病人	2	无观察病情意识扣1分,未体现关心爱护病人扣1分
	3. 患者体液平衡,静脉导管通畅	2	一项未达到扣1分
	4. 无菌观念强,用物、污物处置恰当	3	违反无菌原则一处扣1分

二、中心静脉压(CVP)操作考核标准

项目	操作程序	分值	扣分标准
操作前准备 20分	1. 护士准备:着装整洁,洗手、戴口罩	6	一项不符合扣2分
	2. 病人准备:评估病情,确认深静脉置管位置、深度;交流、解释取得合作	4	未评估扣2分,未解释扣2分
	3. 备齐用物:测压装置一套(三通、生理盐水、输液器、配套监护仪、换能器或玻璃测压管等)	10	缺一项扣2分
操作方法与程序 60分	1. 核对,解释;根据病情,取合适体位	5	未核对解释扣3分,未取合适体位扣2分
	2. 连接CVP测压装置并检查连接是否紧密通畅,将导线连接于监护仪的压力模块	5	未检查扣2分,连接不正确扣3分
	3. 建立生理盐水通路,再次检查输液管路是否通畅,连接是否紧密,并连接三通	5	未再次检查扣3分,未正确连接三通扣2分
	4. 消毒病人静脉端管口,用10 ml注射器抽回血,见回血,用肝素稀释盐水冲管腔,以保证通畅,将三通管连接病人	5	未消毒端口扣2分,未冲管扣3分

项目	操作程序	分值	扣分标准
操作方法与程序 60分	5. 确定基线，校定零点，调节三通	10	未校零点扣5分，未正确使用三通扣5分
	6. 监测器测量法：将测压换能器与循环相通，观察监护仪上显示值和波形	15	未正确接通扣2分 未正确测压扣8～10分 未正确观察显示扣3分
	(简易测量法：将玻璃测压管内生理盐水升高至约25 cm，转动三通使循环与大气相同，观察玻璃测压管水柱波动至稳定)	(15)	
	7. 观察数值并记录	5	未正确记录扣5分
	8. 调节三通，使循环与补液相通，调节输液速度	5	未调节输液速度扣5分
	9. 测压后，协助患者取舒适体位	5	体位不舒适扣5分
效果评价 20分	1. 操作流程正确、熟练，动作轻巧、敏捷，达到目的	10	流程不熟练扣3～5分，未达到目的扣3～5分
	2. 尊重、关心、爱护病人	5	未体现关心、爱护病人扣5分
	3. 无菌观念强，用物、污物处置恰当	5	违反无菌原则扣3分，污物处置不当扣2分

三、心肺复苏术操作考核标准

项目	操作程序	分值	扣分标准
操作前准备 20分	1. 护士准备：着装整齐，动作敏捷	4	一项不符合要求扣2分
	2. 物品准备：硬板床或硬板、纱布	6	缺一项扣3分
	3. 环境准备：脱离危险环境、使用隔帘	10	未脱离危险环境扣5分，未使用隔帘扣5分
操作方法及程序 60分	1. 判断病人意识：轻摇或手拍患者双肩并大声呼叫患者，同时快速检查有无呼吸，看时间	5	未判断意识扣3分，未看呼吸扣1分，未看时间扣1分
	2. 呼救：通知同事或医师，取除颤仪	5	未呼救扣5分
	3. 检查脉搏：	10	
	① 安置体位：去枕，平卧体位，置按压板	(3)	摆放体位不当扣3分
	② 解开衣领、腰带	(2)	未解开衣领、腰带各扣1分
	③ 判断大动脉搏动：触摸颈动脉，判断时间为5～10秒	(5)	判断方法不准确扣5分

项目	操作程序	分值	扣分标准
操作方法及程序 60分	4. 胸外心脏按压:	20	
	① 术者体位:位于病人一侧,根据个人身高及病人位置高低选用踏脚凳或跪式等体位	(2)	按压姿势不正确扣2分
	② 定位方法:快速方法——两乳头连线中点	(4)	按压部位不当扣4分
	③ 按压姿势:双手掌根重叠,手指不触及胸壁,双臂肘关节绷直,垂直向下用力	(2)	按压姿势不正确扣2分
	④ 按压幅度:胸骨下陷至少5 cm	(5)	按压深度不当扣5分,按压无效每次扣0.5分,最高扣5分
	⑤ 按压频率:至少100次/min	(5)	按压频率不当扣5分
	⑥ 按压与放松时间1∶1,放松时掌根部不能离开按压部位	(2)	按压与放松时间不当扣2分
	5. 人工呼吸	10	
	① 开放气道:选择适当方法——仰头举颏法、托颌法(必要时检查口腔,去除异物或义齿)	(5)	未开放或气道开放不到位扣5分
	② 口对口、口对鼻:捏鼻—撑口—正常吸气—吹气—抬头看胸廓起伏—正常吸气—吹气—抬头看胸廓起伏	(5)	人工呼吸方法一处不当扣1分,最多扣5分
	6. 按压与人工呼吸比例:30∶2	2	按压与人工呼吸比例不当扣2分
	7. 完成五个循环、呼吸周期,判断心肺复苏是否有效,如无效,继续CPR,并记录(自主呼吸出现、颈动脉搏动可触及)	8	未达要求扣2分,未判断或判断不准确扣4分,未记录扣2分
效果评价 20分	1. 有急救意识	3	无急救意识扣3分
	2. 操作熟练、正确	10	不熟练、不正确各扣5分
	3. 关心、爱护病人,体现救死扶伤精神	2	未关心、爱护病人扣2分
	4. 无并发症	5	有并发症扣5分

四、非同步电除颤操作考核标准

项目	操作程序	分值	扣分标准
操作前准备 25分	1. 护士准备:着装整洁,动作敏捷	2	一项不符合扣1分
	2. 病人准备:评估患者病情、年龄、体重、局部皮肤情况、是否安装起搏器;去除金属饰物,	10	评估少一项扣1分,未去除金属饰物扣3分,未卧硬板床扣2分

项目	操作程序	分值	扣分标准
操作前准备25分	平卧于硬板床 3. 物品准备：75%酒精、棉签、电极（3～5个）、心电图纸、除颤仪、导电糊或生理盐水纱布、治疗碗（内放干燥纱布6块）、弯盘、护理记录单、笔、砂轮（必要时）	10	用物缺一项扣1分
	4. 环境准备：使用隔帘，清除无关人员	3	环境准备未做扣3分
操作方法与程序65分	1. 携用物至病床旁，接电源，开机，连接电极	5	未接电源扣2分，未连接电极或连接不当扣3分
	2. 评估心电图并打印、看时间、呼救	6	缺一项扣2分
	3. 选择除颤的方法（口述：同步/非同步）	5	同步/非同步选择不当扣5分
	4. 选择电极板（成人和儿童）	2	电极板选择不当扣2分
	5. 电极板均匀涂抹导电糊或包裹生理盐水纱布	3	未涂导电糊或未包裹生理盐水纱布扣2分，涂抹不均匀扣1分
	6. 根据医嘱选择电击能量（单向/双相、成人/儿童）	5	未选择能量或选择不当扣5分
	7. 正确握持电极板：右手Apex Paddle，左手Sternum Paddl	5	未正确握持电极板扣5分
	8. 放置电极板：一电极板放置在心尖部（左锁骨中线第四、五肋间），另一电极板放置在心底部（胸骨右缘第二肋间），两电极板相距10 cm以上	5	放置电极板一处不正确扣2分
	9. 按充电按扭充电，术者两臂伸直固定电极板，并以88～127 N的力按压，使电极板与胸壁皮肤紧密接触	10	未充电扣5分，姿势不当扣2分，电极板与皮肤接触不良扣3分
	10. 再次观察心电示波，确定需要除颤，嘱旁人离开床边，自己的身体离开床缘，双手同时按下放电按钮进行除颤	6	未观察心电示波扣2分，未确认安全扣2分，未放电扣2分
	11. 放电后立即CPR（2 min），并处于监护位置；观察心电示波，了解效果（口述恢复窦性心律时间）	6	未行CPR扣2分，未处于监护位置扣2分，未观察心电波形及口述扣2分
	12. 评估有无并发症（心律失常、肺水肿、低血压、栓塞、心肌损伤及皮肤灼伤等）	3	未评估扣3分

项目	操作程序	分值	扣分标准
操作方法与程序 65分	13. 整理床单位并记录（整理：病人、物品、仪器、自身；记录：除颤方法、除颤能量、时间、效果、次数）	4	未整理扣2分，未记录扣2分，记录不全扣1分
效果评价 10分	1. 操作正确，熟练	5	操作不正确扣5分，不熟练扣2分
	2. 急救意识强	5	无急救意识扣5分

五、呼吸机操作考核标准

项目	操作程序	分值	扣分标准
操作前准备 20分	1. 护士准备：着装整洁，洗手，戴口罩、帽子	4	未洗手扣2分，未戴口罩、帽子各扣1分
	2. 患者准备：交流解释，取得合作（急诊除外），评估一般情况及专科情况	5	评估少一项扣1分
	3. 物品准备：呼吸机、一套管道、湿化器、湿化液、模拟肺、呼吸囊、听诊器、一套氧气装置、胶布、弯盘、笔、特护单。必要时备多功能电插板、约束带、5 ml注射器	9	用物缺一项扣1分
	4. 环境准备：整洁、安静、安全	2	环境准备未做扣2分
操作方法与程序 70分	1. 正确连接呼吸机管道和湿化罐	5	未连接或连接错误扣5分
	2. 检查气源（压缩气与氧气）和电源电压	2	未检查气源或电源各扣1分
	3. 推呼吸机至床边，接通电源和气源，湿化罐中加入无菌蒸馏水	3	未连接电源、气源各扣1分，未加蒸馏水扣1分
	4. 开机：压缩机→主机→湿化罐	5	未开主机、压缩机各扣1分，未开湿化罐扣1分，顺序错扣2分
	5. 根据病人病情及体重选择模式及各项参数	10	未遵医嘱选择模式或参数，设置不当酌情扣3～10分

项目	操作程序	分值	扣分标准
操作方法与程序 70分	6. 接模拟肺试运行,检查各管路是否连接完好、机器运转是否正常	8	未接模拟肺扣4分,未检查管路及机器运转扣4分
	7. 连接病人	2	连接病人不当扣2分
	8. 检查通气效果	5	未检查通气效果扣5分
	9. 严密观察呼吸、血氧饱和度、面色等指标,并做好记录	5	指标缺一项扣1分,未记录扣2分
	10. 机械通气30分钟后,行动脉血气分析,根据结果调整通气参数	10	分析血气分析有误扣5分,调整参数不当扣5分
	11. 病人符合脱机条件可脱机	5	未掌握病人脱机条件扣5分
	12. 脱机后吸氧	4	未吸氧扣4分
	13. 关机:主机→压缩机→湿化罐	3	关机顺序错误扣3分
	14. 整理床单位并记录	3	未整理床单位扣1分,未记录扣2分
效果评价 10分	1. 操作正确、熟练	3	操作不正确扣3分,不熟练扣2分
	2. 尊重关心、爱护病人	2	未体现关心、爱护病人扣2分
	3. 病人呼吸道通畅,通气功能良好,气体交换有效	5	未达到目的扣5分

六、经口气管插管术操作考核标准

项目	操作程序	分值	扣分标准
操作前准备 20分	1. 护士准备:着装整洁、态度庄重、反应敏捷	2	一项不符合扣1分
	2. 病人准备:评估患者一般情况(年龄、性别、身高等);有无急诊气管插管指征;有无禁忌证;预计气管插管有无困难;插管途径有无解剖异常等;去除义齿或活动性牙齿	8	评估少一项扣2分
	3. 物品准备:喉镜和喉镜柄、备用电池、气管导管、导引钢丝、5 ml注射器、消毒润滑剂、消毒纱布和换药盒、手套、牙垫与胶布、弯盘、无菌治疗巾、带活瓣的复苏球囊、面罩、听诊器、吸引装置及吸痰管、生理盐水、吸氧装置,必要时备插管钳和喷雾器	8	用物缺一项扣0.5分,气管导管型号选择不正确扣2分,喉镜选择不正确扣1分
	4. 环境准备:使用隔帘,清除无关人员	2	环境准备未做扣2分

项目	操作程序	分值	扣分标准
操作方法与程序 60分	1. 安置体位(去枕平卧头后仰位或头部垫高5~10 cm)	3	未摆体位扣2分,体位不当扣1分
	2. 清理呼吸道分泌物、血液等	3	未清理呼吸道扣3分
	3. 开放气道:右手拇指伸入病人口腔,食、中指提起下颌,继之拇指和食指交叉拨开上下嘴唇	5	未开放气道扣5分,不到位扣3分
	4. 准确置入喉镜:术者左手持弯形喉镜,沿右侧口角垂直进入口腔;将舌体推向左侧,喉镜移至口腔正中线上	3	喉镜置入方法不当扣3分
	5. 以解剖标志(悬雍垂、会厌)为引导深入喉镜,弯型喉镜尖端抵达会厌根部	3	未正确深入喉镜扣3分
	6. 上提喉镜暴露声门裂:向前向上沿45°角的合力用力提喉镜	5	上提喉镜方法不当扣5分
	7. 直视下插入气管导管:右手以握毛笔式持气管导管的中后1/3段交界处	5	插入不及时或方法不当扣5分
	8. 拔出管芯后再前进到位:导管通过声门裂1 cm左右,迅速拨出导管芯,导管深度成人距门齿20~24 cm	6	未及时拔出管芯扣2分,置入导管深度不当扣4分
	9. 确认导管在气管内:出气法、进气法	5	未确认导管在气管内扣5分
	10. 固定导管:内固定:套囊内充气约5~10 ml,最适宜的气囊压力为25~30 cmH$_2$O;外固定:胶布固定导管与牙垫	4	未固定一项扣2分
	11. 酌情清除呼吸道分泌物、血液等	2	未清理呼吸道扣2分
	12. 接调试正常的呼吸囊或呼吸机	5	未及时接呼吸囊或呼吸机扣5分
	13. 再次评估病人气道、呼吸、缺氧等情况	5	评估不全扣3分,未评估扣5分
	14. 整理用物,洗手并记录:插管时间、型号、深度、病人面色、血氧饱和度、缺氧改善程度等	6	未整理用物扣2分,未洗手扣1分,未记录扣3分,记录缺一项扣1分
效果评价 20分	1. 操作熟练、正确,有急救意识	10	操作不正确扣5分,不熟练扣3分,无急救意识扣5分
	2. 关心、爱护病人,体现救死扶伤精神	5	未关心、爱护病人扣5分
	3. 无并发症	5	有并发症扣5分

七、特护记录考核标准

项目	操作程序	分值	扣分标准
操作前准备20分	1. 评估病人、病情	10	未评估扣10分
	2. 备齐用物:护理记录单、钢笔(蓝黑墨水)、手表	10	缺一项扣4分,未做扣10分
操作方法及过程60分	1. 项目填写完整、正确	5	一处未填写或填写错误扣1分
	2. 记录时间准确、及时,具体到分钟,一般半小时记录一次,特殊变化随时记录	5	未及时、按时或提前记录扣5分
	3. 内容具体、准确、真实	5	记录内容与实际有误扣5分
	4. 按PIO程序记录	10	未按PIO记录扣10分
	5. 用医学术语,语句简练	4	未用医学术语一处扣2分,语句不通一处扣0.5分
	6. 详细记录出入量,尤其注意描述量的性质和颜色	5	未准确记录出入量扣5分
	7. 病情栏应客观记录病情、护理措施及效果,并签全名	6	病情观察不及时扣2分,护理措施不到位扣2分,未签名扣2分
	8. 白班和夜班统计出入量	5	未统计扣5分,统计有误扣4分
	9. 转科病人叙述转科原因、日期时间并签名	5	转科未描述原因扣2分,未写日期、时间、未签名各扣1分
	10. 手术后患者记录回病房时间及术后情况,主要护理措施、伤口及引流情况	10	未记录时间扣2分,未描述术中补液和出血量各扣2分,未描述术后伤口、引流情况各扣2分
效果评价20分	1. 字迹清楚,无涂改,签名完整	5	字迹潦草扣1分,涂改一处1分,未签全名扣2分
	2. 书写格式符合要求	5	格式一处不符合要求扣1分
	3. 无代签名,每周有上级护士或护士长审阅并签名	5	发现一处代签名扣2分,无上级护士或护士长审阅并签名扣3分
	4. 内容具体,重点突出	5	内容不具体扣3分,重点不突出扣2分

八、全自动洗胃机操作考核标准

项目	操作程序	分值	扣分标准
操作前准备20分	1. 护士准备:着装整洁,洗手,戴口罩,帽子	3	一项未做到扣2分,未洗手扣3分
	2. 病人准备:了解患者病情,评估患者年龄、意识、生命体征、合作程度、心理状况;对于服毒患者应了解毒物名称、剂量、服用时间、口鼻腔黏膜情况、是否患有食道静脉曲张等禁忌证;有活动义齿要取下	5	未评估扣5分,评估少一项扣1分
	3. 物品准备:全自动洗胃机、洗胃液(根据病情及医嘱配制洗胃溶液1～2万 ml,25～38℃)、桶2只、医用垃圾袋及垃圾桶、弯盘、橡胶单、治疗巾、治疗盘(内置:水温计、量杯、胃管、压舌板、牙垫、50 ml注射器、听诊器、手电筒、石蜡油、手套、纱布、胶布、棉签、标本容器,必要时备拉舌钳、开口器)	10	用物缺一件扣1分
	4. 环境准备:安全、整洁、使用隔帘、温度适宜	2	环境准备未做扣2分
操作方法及程序65分	1. 备齐用物携至床前,核对、解释取得病人合作	5	未核对或未解释扣5分
	2. 接通电源,正确连接进、出液及接胃管三种管道,开机试运转,检查机器性能,排除管道内空气	5	管道连接错误扣3分,未开机试运转扣2分
	3. 协助病人取舒适卧位:中毒轻者取坐位或半坐位,中毒较重者取左侧卧位,昏迷者去枕平卧位,头转向一侧,将橡胶单、治疗巾围在颌下,置弯盘于口角,取石蜡油,备胶布,口腔内置开口器	6	未取合适体位扣2分,其他一项不符合扣1分
	4. 戴手套,测量实际应插入胃内长度(一般成人45～55 cm),润滑胃管前端,插胃管,当胃管插至10～15 cm(咽喉部)时,嘱病人做吞咽动作;昏迷病人插管:先将病人头向后仰,当胃管插入10～15 cm时,左手将病人头部托起,使下颌靠近胸骨柄,以利于胃管插入	10	未戴手套扣1分,未测量胃管长度扣2分,未润滑胃管扣1分,插胃管方法不对扣6分

项目	操作程序	分值	扣分标准
操作方法及程序 65分	5. 证实胃管在胃内:①抽吸有胃液;②注入空气听气过水声;③胃管末端置于水中是否气泡出现	5	未证实胃管在胃内扣5分
	6. 固定胃管,将其与洗胃机紧密连接,启动开关自动洗胃,遵循"先出后入"的原则,先抽出胃内容物	6	一项不符合扣2分
	7. 洗胃过程中密切观察,动态评估,及时处理	6	未密切观察病情或未及时处理扣6分
	8. 反复灌洗,每次进液量400~450 ml,直至洗出液无色、无味、澄清为止	6	清洗不彻底扣6分
	9. 洗胃完毕遵医嘱反折胃管拔出	3	拔管手法不正确扣3分
	10. 帮助病人漱口、洗脸,必要时更衣	2	未帮助病人漱口或洗脸扣2分
	11. 整理床单位并洗手,记录病情、洗胃时间、洗胃液种类、量及性质	6	未整理床单位扣2分,未记录扣4分,记录缺一项扣1分
	12. 清洗并消毒洗胃机及管道,整理、补充用物	5	洗胃机终末处理不当扣3分,未整理补充用物扣2分
效果评价 15分	1. 操作熟练正确,动作轻柔,无机械性损伤发生	5	整个过程不熟练扣5分
	2. 患者胃内毒物得到最大程度的清除,中毒症状得以缓解或控制	5	未达到洗胃目的扣5分
	3. 关心爱护病人,护患沟通有效,病人能配合操作	5	沟通不够扣2分,发生误吸扣3分

九、心电监护技术操作考核标准

项目	操作程序	分值	扣分标准
操作前准备 20分	1. 护士准备:了解病情、监护的目的	5	一项不符合扣2分
	2. 病人准备:解释取得合作,并予适当体位	5	未解释扣2~5分
	3. 物品准备:监护仪、电极片、弯盘、砂轮、棉签、75%酒精	10	缺一项扣2分

项目	操作程序	分值	扣分标准
操作方法及程序 60分	1. 连接电源,打开主机开关,再开显示屏开关	5	未按要求顺序扣3~5分
	2. 根据监护的项目设置监护通道:EKG、NIBP、SP02	5	一项不符合扣3分
	3. 75%酒精清洁皮肤,放置电极片(右锁骨下、左锁骨下、右下腹、左下腹、根据需要设置胸导联位置)	10	电极一处放置不当或错误扣3分,未清洁皮肤扣2分
	4. 连接各导联,一般选择Ⅱ导联	10	导联选择不适当或错误一处扣3~5分
	5. 接SP02,连接血压袖带,启动并设置时间	15	一处不符合扣3分
	6. 根据监测情况设置报警范围,一般上下浮动在10%左右	10	设置报警不当扣5分,未设置扣10分
	7. 整理床单位并记录	5	未整理床单位扣2分,未记录扣3分
效果评价 20分	1. 操作熟练、正确,达到目的,报警设置合适	10	操作不熟练扣5分,不正确扣10分
	2. 尊重、关心、爱护病人	5	未体现关心、爱护病人扣5分
	3. 用物、污物处置恰当	5	处理不当一处扣1分

十、心电图机操作考核标准

项目	操作规程	分值	扣分标准
操作前准备 20分	1. 护士准备:着装整洁,洗手,戴口罩、帽子	5	缺一项扣2分
	2. 病人准备:评估患者病情、皮肤情况、有无酒精过敏史,解释取得合作	5	评估少一项扣1分,未解释扣2分
	3. 物品准备:心电图机并检查其性能、心电图纸、75%酒精棉球(有过敏者生理盐水棉球)、弯盘	8	用物缺一项扣2分,未检查心电图机性能扣2分
	4. 环境准备:光照适宜,无电磁波干扰,关闭门窗,屏风遮挡	2	环境未准备或准备不当扣2分
操作方法与程序 60分	1. 携用物至病床旁,核对床号、姓名并予适当体位(平卧位或半坐卧位,急诊抢救例外)	3	未核对扣2分,体位不当扣1分
	2. 开机	2	未先开机扣2分

项目	操作程序	分值	扣分标准
操作方法与程序60分	3. 暴露两手腕内侧、两下肢内踝,皮肤用75%酒精棉球或生理盐水棉球擦拭	3	未充分暴露局部扣2分,未擦拭扣1分
	4. 正确连接肢体导联:红色—右腕,黄色—左腕,绿色—左内踝,黑色—右内踝	7	肢导联连接错误一处扣7分
	5. 暴露胸前区,皮肤用75%酒精棉球或生理盐水棉球擦拭	3	未充分暴露局部扣2分,未擦拭扣1分
	6. 正确连接胸导联: V_1—胸骨右缘4肋间隙 V_2—胸骨左缘4肋间隙 V_3—V_2与V_4连线中点 V_4—左锁骨中线第5肋间 V_5—左腋前线平V_4水平 V_6—左腋中线平V_4水平	7	胸导联连接错误一处扣7分
	7. 定准电压、走纸速度,打开抗干扰	6	一项未做到扣2分
	8. 正确描记各导联心电图	12	少描记一个导联心电图扣1分
	9. 观察病情,注意保暖和保护患者隐私	4	未注意病情变化扣2分,未保暖或隐私保护不够扣2分
	10. 关机,去除导联线,协助患者穿好衣服,整理床单位	3	一项未做到扣1分
	11. 心电图报告单上标记床号、姓名、年龄、日期、时间、粘贴(必要时),并向病人简要说明心电图后交于医生	7	未注明扣5分,注明少一项扣1分,未做简要说明后交于医生扣2分
	12. 整理用物,洗手	3	用物处理不当扣2分,未洗手扣1分
效果评价20分	1. 操作熟练、正确	5	操作不熟练扣5分
	2. 关心、爱护病人	5	未体现关爱病人扣5分
	3. 能识别正常和常见心律失常心电图波形	10	不能识别正常和常见异常心电图扣10分

十一、止血、包扎、固定、搬运操作考核评分标准

项目	操作程序	分值	扣分标准
操作前准备20分	1. 护士准备:着装整洁、洗手、戴口罩	5	一项不符合扣2分
	2. 病人准备:交流解释,取得合作(急诊抢救例外)	5	未解释扣5分
	3. 备齐用物:纱布、纱布垫、止血带、止血钳、绷带、三角巾、胸带、腹带、夹板、平车、枕头、被子等,需要时备急救物品与药品	10	缺一项扣2分
操作方法与程序60分	1. 快速评估,伤票分类,急救处理	6	分类不正确、未急救处理各扣3分
	2. 取合适体位,充分暴露受伤部位,检伤	4	体位不正确、未检查伤口各扣2分
	3. 选用正确的止血方法止血	10	止血方法不正确扣10分
	4. 伤口:先清创再包扎,遵循"三点、一走行"等包扎原则	10	未先清创扣2分,包扎不规范、不舒适各扣3分
	5. 正确固定各骨折部位,松紧适度,随时观察末梢血液循环情况	10	固定方法不正确扣4分,过紧或过松扣2分,未随时观察末梢血液循环情况扣4分
	6. 再次评估能否搬运	2	未评估扣2分
	7. 准确、安全搬运伤员,途中随时观察伤员的病情变化,并及时予恰当的处理	10	违反搬运原则扣4分,未随时观察病情扣4分,处理不及时、恰当扣2分
	8. 到达目的地时与接受医护人员进行详细病情交接,并签字	4	未交接扣2分,未签字扣2分
	9. 整理用物并记录	4	未整理床用物扣2分,未记录扣2分
效果评价20分	1. 操作熟练,达到目的,有急救意识	10	整个过程不熟练扣2~3分,缺乏急救意识扣5分,未达到目的扣4~5分
	2. 关心、爱护病人,无意外发生	5	未体现、关心爱护病人扣5分
	3. 用物、污物处置恰当	5	用物或污物处理不符要求扣5分

参 考 文 献

［1］金静芬. 全面流程管理在急诊护理管理中实施与效果评价［J］. 中国护理管理，2010，10(8)：5-7.

［2］葛星，黄鹏. 流程管理理论设计与工具实践［M］. 北京：清华大学出版社，2008.

［3］郑再英. 危重患者院内转运的模式化护理［J］. 中国实用护理杂志，2010，26(9)：28-29.

［4］卓雪英. 危重病人院内转运的安全护理［J］. 全科护理，2010，8(8)：2032-2033.

［5］朱大年. 生理学［M］. 北京：人民卫生出版社，2008.

［6］Sherwood L. Human Physiology［M］. 4th ed. Books/cole，2001.

［7］刘大为. 实用重症医学［M］. 北京：人民卫生出版社，2010.

［8］陈国庭，谭军，刘中民. 急诊创伤外科的新进展和挑战［J］. 中国创伤外科，2009，18(12)：1334-1336.

［9］刘喜奎，于艳霞，张继业. 创伤外科的院前急救探讨［J］. 中国医药指南，2010，8(16)：63-64.

［10］郑琦涵，岳茂兴，李瑛. 快速反应有效救治的创伤外科急救新模式［J］. 中华急诊医学，2010，19(12)：1333-1334.

［11］裴辉，罗志毅，刘保池. 四种院前创伤评分对急诊创伤患者的评估研究［J］. 中华临床医师杂志：电子版，2011，5(15)：4394-4400.

［12］Gennarelli T A，Wodzin E. AIS 2005：a contemporary injury scale［J］. Injury，2006(37)：1083-1091.

［13］王正国. 新世纪道路交通事故的发生趋势［J］. 中华创伤杂志，2002(18)：325-328.

［14］Baker S P，O Neill B，Haddon W Jr，et al. The injury severityscore：a method for describing patients with multiple injuries and evaluating emergency care［J］. J Trauma，1974(14)：187-196.

［15］Osler T，Baker S P，Susan P，et al. A modification of the injury severity score that both improves accuracy and scoring［J］. J Trauma，1997(43)：

922-925.

[16] 谭宗奎,唐运章,郑玉明,等.创伤严重度评分法改进的研究[J].中华外科杂志,1994(10):201-203.

[17] 陈斓.急诊创伤外科的发展和展望[J].黑龙江医药,2012,11(25):99-102.

[18] 高劲谋.我国创伤急救模式现状及思考[J].创伤外科杂志,2004,6(1):3-5.

[19] 华积德.多发伤的紧急处理[J].中华创伤杂志,2000,16(8):510-511.

[20] 王正国.对青年创伤医师的希望[J].中华创伤杂志,2002,18(1):5-6.

[21] 王一镗.努力提高我国创伤急诊救治水平[J].中华创伤杂志,1997,13(4):202-203.

[22] 吴在德,吴肇汉.外科学[M].6版.北京:人民卫生出版社,2006.

[23] 陈孝平,刘允怡.外科学[M].北京:人民卫生出版社,2009.

[24] 许怀谨.实用小手术学[M].2版.北京:人民卫生出版社,2009.

[25] 王学谦,娄思权.创伤骨科学[M].天津:天津科技翻译出版公司,2007.

[26] 伍世珍,于丽娜,桂丽.我国创伤护理的研究现状与进展[J].解放军护理杂志,2010,27(7A):1000-1001.

[27] 刘颂.创伤后应激障碍[J].腹部外科,2009,22(4):250-251.

[28] 郭树彬,于学忠.高血压急症的处理及靶器官保护策略[J].中国急救医学,2009,29(1):76-79.

[29] 张文武.高血压急症的诊断和治疗[J].中国急诊医学,2007,16(10):1118-1120.

[30] 王维慧.高血压危象合并中枢神经系统急症的血压控制[J].全科护理,2008,6(32):2966.

[31] Varon J. Treatment of acute severe hypertension:current and new eragents[J]. Drugs, 2008, 68(3):283-297.

[32] 潘静薇,魏盟,李京波,等.急性心肌梗死患者住院期死亡相关因素变化分析[J].实用诊断与治疗杂志,2007,21(4):280-282.

[33] 李跃洲.老年与青年急性心肌梗死患者危险因素和心理状态分析[J].中华实用诊断与治疗杂志,2007,21(8):638-639.

[34] 胡大.循证再评药物支架规范使用介入技术 2ESC/WCC 热点现场报道[J].中国实用内科杂志,2006,26(21):1689-1690.

[35] 韩雅玲.抗血小板药物在冠心病介入治疗中的应用[J].中国实用内科杂志,2005,25(1):21-23.

[36] 闫瑞云,宋国.急性心肌梗塞溶栓治疗的护理[J].医学信息,2008(3):68.

[37] 陈芸.急性心肌梗死溶栓治疗的观察与护理[J].实用临床医药杂志,2009,5

(4):32-33.

[38] 姜云华,张浩,常玥.尿激酶溶栓治疗急性心肌梗塞的护理体会[J].中外健康文摘,2009,6(12):45.

[39] 高明宇,齐国先,孙雪岩,等.非 ST 段抬高性急性冠状动脉综合征的治疗策略[J].中国动脉硬化杂志,2008,16(2):149-151.

[40] 吴兆苏.高血压患者总体危险评估的重要性:2007 年欧洲高血压协会和欧洲心脏病学会高血压指南解读[J].中华高血压杂志,2007,15(9):705-707.

[41] 赵碧莲,范维琥.2007 年 ACC/AHA 关于 ST 段抬高型心脏梗死指南重点更新的介绍[J].国际心血管病杂志.2008,35(8):124-127.

[42] 中华心血管杂志编辑委员会.不稳定性心绞痛和非 ST 段抬高心肌梗死诊断与治疗指南[J].中华心血管病杂志,2007,35(4):295-304.

[43] 叶益聪,方全.高危患者应更早进行介入治疗:2011 年美国不稳定性心绞痛/非 ST 段抬高型心肌梗死指南解读[J].中国循环杂志,2012,27:22-23.

[44] 宋莉,颜红兵.2012 年 ESC 急性 ST 段抬高性心肌梗死治疗指南[J].心血管病学进展,2012,33(6):688-690.

[45] 中国生物医学工程学会心律分会.胺碘酮抗心律失常治疗应用指南(2008)[J].中国心脏起搏与心电生理杂志,2008,22(5):380.

[46] 王乃平.药理学[M].上海:上海科学技术出版社,2006.

[47] 谭光林,段文涛,肖莉,等.胺碘酮在院前心肺复苏中的应用[J].西部医学,2010,22(3):456-457.

[48] 马虹,陈小林.新Ⅲ类抗心律失常药物治疗心房颤动[J].中华心律失常学杂志,2006,10(6):70-73.

[49] 林涛.新Ⅲ类抗心律失常药物及其临床应用[J].心血管病学进展,2006,27(2):210-212.

[50] 赵枫,李莉,徐志云,等.围术期应用胺碘酮预防治疗心脏术后心房颤动[J].中国心脏起搏与心电生理杂志,2006(20):210.

[51] 尤黎明,吴瑛.内科护理学[M].4 版.北京:人民卫生出版社,2006.

[52] 张小来,陆一春.内科护理学[M].2 版.北京:科学出版社,2012.

[53] 林江涛.我国《哮喘防治指南》解读[J].中国社区医师,2009,25(1):11-12.

[54] 殷建团,韩晓光,等.急性重症哮喘的诊断、治疗进展[J].临床肺科杂志,2007,12(8):22-26.

[55] 黄晗,吴素玲,等.30 重症哮喘的临床治疗观察[J].中外医疗,2012(7):54-55.

[56] 沈四新,江晓肖,等.重症哮喘急性发作期甲基泼尼松龙的脉冲疗法[J].中国

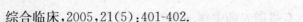

综合临床,2005,21(5):401-402.

[57] 郝秀芹,矫海燕,等. 重症哮喘胸部并发症的护理[J]. 齐鲁医学杂志,2007,22(5):462.

[58] 吴素玲. 教育对支气管哮喘患者的临床影响观察[J]. 当代医学,2011,17(2):110-111.

[59] 王维治. 神经病学[M]. 北京:人民卫生出版社,2006.

[60] LEWIS P ROWL,MERRITT'S. 神经病学[M]. 10 版. 李军杰,主译. 沈阳:辽宁科学技术出版社,2002.

[61] Victor M,Ropper A H. Coma and related disorders of consciousness[C]//Victor M,Ropper A H. Adams arzd Victor's Principles of neurology. McGraw-Hill, Inc. , 2001:366-389.

[62] Victor M,Ropper A H. Faintness and syncope[C]//Victor M,Ropper A H. Adams arzd Victor's Principles of neurology. McGraw-Hill, Inc. , 2001:390-403.

[63] 尤黎明,吴瑛. 内科护理学[M]. 北京:人民卫生出版社,2006.

[64] 徐丽华,钱培芬. 重症护理学[M]. 北京:人民卫生出版社,2008.

[65] 周秀华. 急危重症护理学[M]. 北京:人民卫生出版社,2006.

[66] 张伟英. 实用重症监护护理[M]. 上海:上海科学技术出版社,2005.

[67] 刘大为. 实用重症医学[M]. 北京:人民卫生出版社,2010.

[68] 崔焱. 儿科护理学[M]. 4 版. 北京:人民卫生出版社,2006.

[69] 沈晓明,王卫平. 儿科学[M]. 7 版. 北京:人民卫生出版社,2008.

[70] 王一镗,茅志成. 现场急救常用技术[M]. 2 版. 北京:中国医药科技出版社,2006.

[71] 王育珊. 急救医学[M]. 北京:高等教育出版社,2006.

[72] 圣约翰救伤会出版委员会. 急救课程手册[M]. 香港:香港圣约翰救护机构,2006.

[73] 蔡映云. 机械通气及临床应用[M]. 上海:上海科学技术出版社,2002.

[74] 宋志芳. 现代呼吸机治疗学[M]. 北京:人民军医出版社,1999.

[75] 俞森洋. 现代机械通气的理论和实践[M]. 北京:中国协和医科大学出版社,2000.

[76] 殷磊. 护理学基础[M]. 北京:人民卫生出版社,2002.

[77] 查仁慧,叶汉萍. 预防性气管插管与洗胃同时进行抢救中毒昏迷的应用[J]. 中国误诊学杂志,2010,10(31):7611.

[78] 秦忠智,游春华.急性有机磷农药中毒洗胃时应注意的问题[J].中国误诊学杂志,2002,2(5):790-791.

[79] 付华珍,何晓霞,张贺真.新法洗胃在有机磷中毒病人中的应用[J].全科护理,2010,8(1,中旬版):139-140.

[80] 冯小梅.延长胃管插入长度洗胃抢救有机磷中毒的护理研究[J].护士进修杂志,2002,17(5):337-338.

[81] 许效松,孔静.改良洗胃法抢救口服有机磷农药中毒103例[J].中国实用护理杂志,2004,20(9):22-23.

[82] 黄波.不同卧位洗胃操作探讨[J].中国误诊学杂志,2009,9(29):7075-7076.

[83] 孙红,何东蕾,楼滨城.口服有机磷农药中毒洗胃术的临床研究进展[J].护理研究,2007,21(8):2076-2077.

[84] 金丽萍,宁永金,何雅娟,等.间歇脱机抽液洗胃法在口服中毒患者抢救中的应用[J].中华护理杂志,2007,42(3):253-254.

[85] 刘东顺.恒温逐量间断洗胃在有机磷农药中毒治疗中的应用研究[J].河北医药,2010,32(22):3187-3188.

[86] 游涧惠,曾清.间断反复洗胃抢救急性有机磷重度中毒病人的体会[J].四川医学,2002,23(1):108-109.

[87] 马瑞风,边淑芬,张建英,等.新型医用活性炭粉临床试用性研究[J].河北医药,2009,31(16):2135-2136.

[88] 陈红,王伯良,陆将,等.思密达在抢救有机磷农药中毒中的治疗作用[J].中国急救医学,2004,24(10):732-733.

[89] Boussarsar M, Ihierry G, Jaber S, et al. Relationship between ventilatory setting and barotrauma in the acute respiratory distress syndrome[J]. Intensive Car-Med. , 2002,28(4):406-413.

[90] Hurford W E, Bigatello L M, Haspel K L, Hess D, Warren R L. Critical Care handbook of the massachusetts general hospital[M]. 3th ed. Philadelphia: Lippincott Williams & Wilkins, 2000.

[91] Naham A, Marini J J, et al. Rescent advances in mechanical ventilation[J]. Clin Chest Med, 1996, 17(3):355-619.

[92] Robert M, Bojar M D. Manual of perioperative care in cardiac surgery[M]. 3th ed. Malden: Blackwell Science, 1999.

[93] Shoemaker M D, Ayres M D, Grenvik M D, Holbrook M D. Textbook of critical care[M]. 4th ed. Beijing: Scince Press, 2001.